高等职业教育护理专业教材

生理学

主　编　陈宝琅　倪月秋
副主编　王　晶　梁秀艳　林艳华　张　量
编　委（按姓氏拼音排序）

陈宝琅（菏泽医学专科学校）　　　　　　王　晶（哈尔滨医科大学大庆校区）
李辉勤（辽源职业技术学院医药分院）　　王　平（黑龙江农垦职业学院护理分院）
梁秀艳（辽源职业技术学院医药分院）　　闫长虹（菏泽医学专科学校）
林艳华（吉林职工医科大学）　　　　　　姚　阳（沈阳医学院）
刘慧霞（菏泽医学专科学校）　　　　　　姚丹丹（广州医学院从化学院）
倪月秋（沈阳医学院）　　　　　　　　　张　量（沈阳医学院）
孙德英（辽源职业技术学院医药分院）

北京大学医学出版社

SHENGLIXUE

图书在版编目（CIP）数据

生理学 / 陈宝琅，倪月秋主编 . —北京：北京大学医学出版社，2013.11（2018.1 重印）
ISBN 978-7-5659-0676-3

Ⅰ. ①生… Ⅱ. ①陈… ②倪… Ⅲ. ①人体生理学－医学院校－教学参考资料 Ⅳ. ①R33

中国版本图书馆 CIP 数据核字（2013）第 248746 号

生理学

主　　编：陈宝琅　倪月秋
出版发行：北京大学医学出版社
地　　址：（100191）北京市海淀区学院路 38 号　北京大学医学部院内
电　　话：发行部 010-82802230；图书邮购 010-82802495
网　　址：http://www.pumpress.com.cn
E-mail：booksale@bjmu.edu.cn
印　　刷：北京信彩瑞禾印刷厂
经　　销：新华书店
责任编辑：韩忠刚　张立峰　　责任校对：王怀玲　　责任印制：罗德刚
开　　本：787 mm×1092 mm　1/16　　印张：19　　字数：464 千字
版　　次：2013 年 11 月第 1 版　2018 年 1 月第 4 次印刷
书　　号：ISBN 978-7-5659-0676-3
定　　价：33.00 元

版权所有，违者必究

（凡属质量问题请与本社发行部联系退换）

高等职业教育护理专业教材编审委员会

学术顾问 郑修霞

主任委员 肖纯凌　沈阳医学院　　　　　　　院长

副主任委员（按姓氏笔画排序）

　　孔晓霞　菏泽医学专科学校　　　　副校长
　　任云青　山西医科大学汾阳学院　　副院长
　　向　宇　仙桃职业学院医学院　　　院长
　　孙　宁　宁夏师范学院医学院　　　院长
　　纪　霖　辽源职业技术学院医药分院　院长
　　李正直　宁夏医科大学　　　　　　副校长
　　李洪亮　黑龙江农垦职业学院　　　副院长
　　战文翔　山东中医药高等专科学校　副校长
　　耿　杰　淄博职业学院护理学院　　院长

委　　员（按姓氏笔画排序）

　　于淑霞　王　杰　王　雁　王凤荣　王克志
　　王炜振　王效杰　田　健　乔海兵　刘观昌
　　刘桂萍　齐云飞　李　玲　李　琳　李晓琳
　　吴晓露　宋维芳　汪晓静　张　庆　张　忠
　　张　勇　张凤萍　张炳盛　张翠华　陆予云
　　陈宝琅　陈艳东　陈焕芬　邵爱玉　郑友凡
　　袁志勇　倪月秋　高占玲　郭　宏　唐慧玲
　　鹿瑞云　景汇泉　鲁春光　谢明夫　潘永忠

序

护理工作是医疗卫生工作的一个重要组成部分,护理事业健康发展关系到人民群众的健康和生命安全。随着医学模式的转变,对护理工作和护理人员的要求越来越高。近年来国家陆续发布了《国家中长期教育改革和发展规划纲要(2010—2020年)》、《关于全面提高高等职业教育教学质量的若干意见》以及新的《全国护士执业资格考试大纲》等文件,对高等职业教育护理专业教学提出了更高要求,教材建设也相应地面临新的考验。护理高等职业教育在为我国培养护理人才、提高人民健康水平中,发挥着极其重要的作用,如何发展护理高等职业教育已成为护理教育领域关注的首要问题。因此,只有不断更新观念,深化改革,抓住机遇,才能迎接新的挑战,使护理高等职业教育不断发展。

《教育部关于加强高职高专教育人才培养工作的意见》中指出:大力发展高等职业教育,培养和造就适应生产建设、管理、服务和技术第一线的高等技术应用型人才,客观上要求必须高度重视高等职业教育的教材改革和建设。本套教材正是为了适应新时期医学护理教育发展趋势,满足高等职业护理教育工作者和广大护理专业学生的需要而编写的。教材结合高等职业教育护理人才培养目标,内容与时俱进,充分体现护理特色,强调基础知识与基本技能并重,突出适用性、科学性、新颖性,体现"整体护理"和以"人"为中心的护理理念,引导学生自主学习。教材注重专业核心能力培养,与执业护士资格考试和护理实践紧密结合,紧跟临床护理的发展方向,加入"考点"、"案例"、"知识链接"等,具有很好的实用性。本套教材涵盖基础课教材七部:《人体解剖学》、《组织学与胚胎学》、《生物化学》、《生理学》、《病理学与病理生理学》、《护理药理学》、《病原生物学与免疫学》;专业课教材十六部:《基础护理学》、《健康评估》、《内科护理学》、《外科护理学》、《妇产科护理学》、《儿科护理学》、《急救护理学》、《精神科护理学》、《护理心理学》、《护理学导论》、《护理管理学》、《中医护理学》、《护理礼仪与人际沟通》、《老年护理学》、《社区护理学》、《护理伦理学》。教材形式包括主教材、配套教材、多媒体课件。教材编写淡化学科意识,强化专业理念,注重体现医学人文教育理念,以促进学生素质的全面提高。在客观上,本套教材反映了当今护理学领域的新理论、新技术和新进展,拓展了护理教育的视野。

本套教材以专业培养目标为导向,以职业技能教育为根本,满足学科需要、教学需要、社会需要，既可以作为医学院校高等职业教育护理专业的教材，也可以作为临床医护人员了解和掌握护理问题的参考书。教材的编写得到全国多所医学院校领导及广大教育工作者大力支持和帮助，百余位奋斗在教学、科研和临床一线的学者专家，群策群力，同心同德，汇集各自的智慧和心血，阐述护理专业知识，介绍学科最新进展，汇编成本套教材，在此表示由衷感谢。

由于水平所限，整套教材编写难免存在提法不当和不足之处，诚挚期待医学教育界同仁和广大读者予以批评指正。

前 言

生理学是建立在形态科学基础之上的机能学科之一，论述人体正常机能，是学习其他机能学科的基础，又是学习临床科学的基础，构成护理岗位工作中机能学思维的核心，解决护理工作中的"为什么"或"为什么不能"的问题。护理学生需要一本针对护理专业培养目标和适用于工作岗位的《生理学》教材作为学习的蓝本。

随着专业培养目标的调整、教育教学思想的更新、教学方法与教学手段的进步、护理课程体系的重构、学生学习能力的变化，对传统教材的编写思想和内容择取需要作相应调整。结合作者们自身长年一线教学实践经验，我们确立了"基础知识与基本技能并重，突出适用性、科学性、新颖性"的指导思想，引导学生习惯于用生理学知识分析临床现象进而启发寻求解决之道。

《生理学》在内容选取上，注重面向专业培养目标，对构成护理工作岗位所需生理学核心内容的基本理论知识，以必需、够用、适用为度；适当联系临床，启发思维，使知识活化；拓展知识，兼顾执业护士资格考试，支持学生后续发展；重视与相关基础学科的协调和融合。

知识链接和应用案例系本书编写特色。知识链接，目的是加强与邻近学科的联系和加强与护理岗位的联系，使教条的知识点活化成为分析问题的启示和解决问题的工具。应用案例，适当采集和应用临床案例，作为课程内容的引导，再通过理论学习，回归到问题的解决，使学生感到生理学知识并不遥远，而是始终伴随着护理岗位的每一个工作环节。

行文表达力求概念表述准确、简明；生理作用、意义，表述准确、条理；生理规律表述确切、简明；机制表达，引进最新研究成果；正常生理量值引用确切、有文献依据。行文力求通达晓畅、易读易懂无艰涩。

本书的编写得到菏泽医学专科学校、沈阳医学院、哈尔滨医科大学大庆校区、辽源职业技术学院医药分院、吉林职工医科大学、黑龙江农垦职业学院、广州医学院从化学院等院校的大力支持，并把本校宝贵的教学思想和教学经验融于其中，使本书更具博采众长、更具普适性的优势。

师生对本教材的使用是检验本书的真正标准，感谢并期待您的反馈，正反馈、负反馈都需要。

陈宝琅

目 录

第一章 绪 论 ………………………… 1
 第一节 人体生理学研究对象和任务 … 1
 第二节 生命的基本特征 …………… 2
  一、新陈代谢 ……………………… 2
  二、兴奋性 ………………………… 3
  三、适应性 ………………………… 4
  四、生殖 …………………………… 4
 第三节 人体与环境 ………………… 5
  一、人体与外环境 ………………… 5
  二、内环境及其稳态 ……………… 6
 第四节 人体功能的调节 …………… 7
  一、人体功能的调节方式 ………… 7
  二、人体功能的自动控制 ………… 9

第二章 细胞的基本功能 ……………… 11
 第一节 细胞膜的基本结构和物质转运功能 …………………………… 11
  一、细胞膜的基本结构 …………… 11
  二、细胞膜的物质转运功能 ……… 13
 第二节 细胞的跨膜信号传递功能 … 17
  一、由通道蛋白质完成的跨膜信号传递 …………………………… 17
  二、由受体完成的跨膜信号传递 … 18
 第三节 细胞的生物电现象 ………… 19
  一、静息电位 ……………………… 20
  二、动作电位 ……………………… 21
  三、动作电位的产生条件和传导 … 23
 第四节 肌细胞的收缩功能 ………… 27
  一、神经-肌肉接头处的兴奋传递 … 27
  二、骨骼肌的结构特征 …………… 29
  三、肌丝滑行的基本过程 ………… 31
  四、骨骼肌的兴奋-收缩耦联 …… 32
  五、骨骼肌的收缩形式 …………… 32
  六、影响骨骼肌收缩的主要因素 … 33
  七、平滑肌细胞的结构和功能特点 …………………………… 34

第三章 血液 …………………………… 36
 第一节 血液的组成和理化特性 …… 36
  一、血液的组成 …………………… 37
  二、血液的理化特性 ……………… 37
 第二节 血细胞 ……………………… 40
  一、红细胞 ………………………… 40
  二、白细胞 ………………………… 43
  三、血小板 ………………………… 43
 第三节 血液凝固及纤维蛋白溶解 … 45
  一、血液凝固 ……………………… 45
  二、纤维蛋白溶解 ………………… 48
 第四节 血量和血型 ………………… 50
  一、血量 …………………………… 50
  二、血型 …………………………… 50
  三、Rh血型系统 …………………… 52

第四章 血液循环 ……………………… 54
 第一节 心脏生理 …………………… 54
  一、心肌细胞的生物电现象 ……… 54
  二、心肌的生理特性 ……………… 58
  三、心脏的泵血功能 ……………… 63
  四、心音和心电图 ………………… 69
 第二节 血管生理 …………………… 71
  一、血流动力学 …………………… 72
  二、动脉血压和动脉脉搏 ………… 73
  三、静脉血压和静脉血回流 ……… 75
  四、微循环 ………………………… 77
  五、组织液和淋巴液的生成和回流 …………………………… 79
  六、淋巴循环 ……………………… 80

第三节　心血管活动的调节 …………… 81
　一、神经调节 ……………………… 81
　二、体液调节 ……………………… 85
第四节　器官循环 ………………………… 86
　一、冠脉循环 ……………………… 86
　二、肺循环 ………………………… 87
　三、脑循环 ………………………… 88

第五章　呼　吸 …………………………… 89
　第一节　肺通气 ………………………… 90
　　一、肺通气的原理 ………………… 90
　　二、肺通气功能的评价 …………… 96
　第二节　肺换气与组织换气 …………… 99
　　一、气体交换的原理 ……………… 100
　　二、气体交换的过程 ……………… 100
　　三、影响气体交换的因素 ………… 101
　第三节　气体在血液中的运输 ………… 104
　　一、氧的运输 ……………………… 104
　　二、二氧化碳的运输 ……………… 107
　第四节　呼吸运动的调节 ……………… 109
　　一、呼吸的中枢调控 ……………… 109
　　二、呼吸运动的反射性调节 ……… 111

第六章　消化与吸收 ……………………… 115
　第一节　概述 …………………………… 115
　　一、消化道平滑肌的生理特性 …… 115
　　二、消化腺的分泌功能 …………… 117
　　三、消化道的神经支配及其作用 … 117
　　四、消化道的内分泌功能 ………… 119
　第二节　口腔内消化 …………………… 121
　　一、咀嚼和吞咽 …………………… 121
　　二、唾液及其作用 ………………… 122
　第三节　胃内消化 ……………………… 122
　　一、胃的运动 ……………………… 123
　　二、胃液及其分泌 ………………… 125
　第四节　小肠内消化 …………………… 129
　　一、小肠的运动 …………………… 129
　　二、胰液的分泌 …………………… 130
　　三、胆汁的分泌和排出 …………… 132
　　四、小肠液及其分泌 ……………… 133
　第五节　大肠的功能 …………………… 133

　　一、大肠的运动和排便 …………… 133
　　二、大肠液的分泌及大肠内细菌
　　　　的活动 ……………………… 134
　第六节　吸　收 ………………………… 135
　　一、吸收的部位 …………………… 135
　　二、小肠内主要营养物质的吸收 … 135
　第七节　社会、心理因素对消化功能
　　　　的影响 ……………………… 137

第七章　能量代谢与体温 ………………… 138
　第一节　能量代谢 ……………………… 138
　　一、几种主要营养物质的能量
　　　　转化 ………………………… 138
　　二、能量代谢的测定原理和
　　　　方法 ………………………… 140
　　三、影响能量代谢的因素 ………… 143
　　四、基础代谢 ……………………… 144
　第二节　体温及其调节 ………………… 145
　　一、体温及其生理变动 …………… 145
　　二、机体的产热和散热 …………… 146
　　三、体温调节 ……………………… 149

第八章　肾的排泄 ………………………… 152
　第一节　概述 …………………………… 152
　　一、肾的结构特征 ………………… 152
　　二、肾血液循环的特征 …………… 155
　第二节　肾小球的滤过功能 …………… 156
　　一、滤过的结构基础：滤过膜 …… 157
　　二、滤过的动力：有效滤过压 …… 158
　　三、肾小球滤过率和滤过分数 …… 159
　　四、影响肾小球滤过的因素 ……… 159
　第三节　肾小管和集合管的重吸收
　　　　功能 ………………………… 160
　　一、重吸收的方式 ………………… 161
　　二、肾小管对几种主要物质的
　　　　重吸收 ……………………… 161
　　三、影响肾小管和集合管重吸收的
　　　　因素 ………………………… 165
　第四节　肾小管和集合管的分泌
　　　　功能 ………………………… 166
　　一、H^+的分泌 …………………… 166

| 二、K^+的分泌 ………………… 167
| 三、NH_3的分泌 ………………… 167
第五节 尿液的浓缩和稀释………… 167
 一、尿液浓缩和稀释的过程 …… 167
 二、尿液浓缩的结构基础：
  肾髓质高渗梯度 ……………… 168
第六节 尿生成的调节……………… 170
 一、体液调节 ……………………… 170
 二、神经调节 ……………………… 173
第七节 尿液及其排放……………… 174
 一、尿液的化学组成和理化特性 … 174
 二、膀胱和尿道的神经支配 …… 174
 三、排尿反射 ……………………… 174
 四、排尿异常 ……………………… 175

第九章 感觉器官……………………… 176
第一节 概述………………………… 176
 一、感受器、感觉器官的概念
  和分类 ……………………… 176
 二、感受器的一般生理特性 …… 177
第二节 视觉器官…………………… 178
 一、眼的折光功能 ……………… 179
 二、眼的感光功能 ……………… 181
 三、与视觉有关的几种生理现象… 185
第三节 听觉器官…………………… 186
 一、外耳和中耳的传音功能 …… 187
 二、内耳（耳蜗）的感音功能 … 189
 三、听阈和听域 ………………… 191
第四节 前庭器官…………………… 191
 一、前庭器官的感受细胞 ……… 191
 二、椭圆囊和球囊的功能 ……… 192
 三、半规管的功能 ……………… 193
 四、前庭反应 …………………… 193

第十章 神经系统……………………… 195
第一节 神经系统活动的基本原理… 195
 一、神经元和神经胶质细胞 …… 195
 二、突触传递 …………………… 198
 三、神经递质和受体 …………… 201
 四、反射中枢的活动规律 ……… 205
第二节 神经系统的感觉分析功能… 210

 一、脊髓的感觉传导功能 ……… 211
 二、丘脑及其感觉投射系统 …… 211
 三、大脑皮层的感觉代表区 …… 213
 四、痛觉 ………………………… 214
第三节 神经系统对姿势和运动的
  调节 ……………………… 215
 一、脊髓的调节功能 …………… 215
 二、脑干的调节功能 …………… 218
 三、小脑的调节功能 …………… 219
 四、基底神经节的调节功能 …… 220
 五、大脑皮层的调节功能 ……… 221
第四节 神经系统对内脏活动的
  调节 ……………………… 223
 一、自主神经系统的结构特征 … 223
 二、自主神经系统的功能 ……… 223
 三、自主神经系统的功能特征 … 224
 四、中枢对内脏活动的调节 …… 226
第五节 脑电活动、觉醒与睡眠…… 227
 一、脑电活动 …………………… 227
 二、觉醒与睡眠 ………………… 229
第六节 脑的高级功能……………… 230
 一、大脑皮层的语言活动功能 … 230
 二、条件反射 …………………… 231
 三、学习与记忆 ………………… 232

第十一章 内分泌系统………………… 234
第一节 概述………………………… 235
 一、激素的定义及其分类 ……… 235
 二、激素的作用机制 …………… 237
 三、激素的作用及其特点 ……… 238
第二节 下丘脑与垂体……………… 239
 一、下丘脑与垂体的功能联系 … 239
 二、腺垂体 ……………………… 239
 三、神经垂体 …………………… 244
第三节 甲状腺……………………… 245
 一、甲状腺激素的合成、贮存、
  释放、运输和灭活 ………… 245
 二、甲状腺激素的生理作用 …… 246
 三、甲状腺激素的分泌调节 …… 248
第四节 肾上腺……………………… 249

一、糖皮质激素的作用 ………… 250
二、糖皮质激素的分泌调节 …… 253
三、肾上腺髓质 ………………… 254
第五节 甲状旁腺激素、降钙素、
　　　　1,25(OH)$_2$维生素 D$_3$ … 255
一、甲状旁腺激素 ……………… 255
二、降钙素 ……………………… 255
三、1,25(OH)$_2$维生素 D$_3$ …… 256
第六节 胰岛 …………………… 257
一、胰岛素 ……………………… 257
二、胰高血糖素 ………………… 258
第七节 其他内分泌腺 ………… 259
一、松果体及其激素 …………… 259

二、胸腺激素 …………………… 259
第十二章 生 殖 ………………… 260
第一节 男性生殖 ……………… 260
一、睾丸的功能 ………………… 260
二、睾丸功能的调节 …………… 262
第二节 女性生殖 ……………… 263
一、卵巢的功能 ………………… 263
二、卵巢周期性活动的调节 …… 265
第三节 妊娠与避孕 …………… 268
一、妊娠 ………………………… 268
二、避孕 ………………………… 270
参考文献 ………………………… 272
生理学课程标准 ………………… 273

第一章 绪 论

> **学习目标**
>
> 本章主要概括人体生理学的概念、主要内容、在护理学课程体系中的地位和作用；认识生命的基本特征；认识人体与内、外环境的关系；形成内环境稳态的观念；认识人体功能调节的方式以及反馈调节对维持稳态的意义。本章内容为学习后续各章内容奠定基础。
>
> 1. 归纳并说出生命的基本特征。熟记刺激与反应、兴奋与抑制的概念；说出阈值的概念和兴奋性与阈值的关系。
> 2. 说出内环境的概念、稳态的概念和意义。
> 3. 说出人体功能调节方式。说出人体自动调节的机制。
> 4. 知道生理学的概念和内容、生理学在课程体系中的地位和作用。
> 5. 知道生理学的研究方法、生理学研究的层次。
> 6. 知道外环境的构成及其对人体功能的影响。

第一节 人体生理学研究对象和任务

人体生理学是研究人体功能及其生命活动规律的科学。人体生理学以人体为研究对象，主要研究正常状态下人体及其各部分的功能，以及人体生命活动的产生原理、产生条件、产生过程以及影响规律等，从而为人类防病治病、增进健康、延长寿命，提供科学的理论依据。

人体生理学是一门重要的泛医学基础理论课程，属于人体功能科学范畴，是基于形态学科（如人体解剖学、组织胚胎学等学科）之上的各功能学科（如生物化学、药理学、病理生理学、免疫学等学科）的论证核心和学习基础；同时又是临床各学科的基础，构成临床医疗护理工作的功能学思维核心。医学临床实践和发展，又为人体生理学的研究不断提出新课题、新任务，不断扩展人体生理学的研究领域，丰富其研究内容。医护学生只有掌握了正常生命活动的规律，才能更好地学习其他学科以及从事医疗、护理工作实践。

人体生理学的研究方法一直随着社会的进步、人们思想观念的不断更新和科学研究手段的日益发展而发展和提高。近二三十年来，伴随着电子技术、电子显微镜技术、免疫组织化学、分子生物学、放射性核素、三维成像、超微量测定等技术的发展，特别是计算机技术的应用，人体生理学的研究方法已进入一个崭新的、迅速发展的新阶段。

对生命现象机制的研究，需要从各个不同水平提出问题进行研究。整体水平的研究是关于机体内各器官、系统的相互联系和相互影响，以及机体与环境之间相互联系和相互影响的研究。研究的对象是整个机体，例如，在完整人体内心脏搏动的频率和力量，会受体内外环境条件、人体的健康状况以及情绪等因素的影响。器官和系统水平的研究是关于机体内各器官和系统的功能的研究，着重于阐明器官和系统对于机体有什么作用，它们是怎样进行活动的，其活动受到哪些因素的控制等。例如，将蟾蜍的心脏取出来观察某些离子对其影响就是器官水平的研究。细胞和分子水平的研究是关于生命现象的细胞和分子机制的研究。这类研究的对象是细胞和它所含的物质分子，例如细胞对物质的转运功能的研究，需要对细胞膜上转运蛋白质的生理特性和功能活动进行研究。生理功能虽然以细胞和分子特性为基础，并服从于物理、化学的规律，但并不等同于物理学和化学，它们既有细胞和分子水平的研究和科学规律，还有器官、系统和整体水平的研究和科学规律。三个水平的研究只是相对而言。要全面地理解某一生理功能的机制，必须将细胞和分子、器官和系统以及整体水平，三个水平结合起来进行研究。

人体是一个完整统一的整体，其各种功能活动都是整体活动的一部分，并与环境保持密切的联系。学习人体生理学，必须以辩证唯物主义思想为指导，用对立统一的观点去看待机体的一切功能活动，从人体所具有的生物的、社会的、心理的属性来综合观察和理解人体的生命活动，才能全面正确地认识人体生命活动的本质和规律。学习人体生理学必须坚持理论联系实际，既要重视经典理论，也要重视动物实验，重视临床观察和应用，使生理学成为临床工作有用的活化的知识。生理学不仅存在于书本上，其实就真真切切地存在于自己身上，学习理论、体悟自身，是个好方法。

第二节 生命的基本特征

案例 1-1

某医院急诊室内，一中年男性患者因头部外伤被急送就诊。患者仰卧在诊断床上，闭目，呼之不应。急诊大夫作如下检查：压眶试验无反应、瞳孔对光反射检查见双侧瞳孔可缩小，量血压基本正常。

思考：医生作压眶试验和瞳孔对光反射检查是想判断病人什么？

生命现象有多种多样，新陈代谢、兴奋性、适应性和生殖等，是生命区别于非生命的最基本特征。了解这些特征，有助于理解机体各种活动的特定规律。

一、新陈代谢

机体与环境之间进行物质和能量的交换，实现自我更新的过程称为新陈代谢（metabolism）。新陈代谢包括合成代谢（同化作用）和分解代谢（异化作用）。一切生物体总是在不断地重新建造其自身的结构，同时又不断地破坏其自身衰老的结构，不断进行机体生物分子的新旧交替。一方面机体不断地从外界环境中摄取各种营养物质，经过机体的改造、转化，以提供建造结构所需要的新的物质，产生并贮存功能活动所需要的能量。这一过程称为合成代谢。另一方面机体不断分解自身旧的物质，释放能量供生命活动的需要，并把分解产物排出体外。这一过程称为分解代谢。

生命过程中的一切机能活动都是建立在新陈代谢基础上，机体在新陈代谢的基础上表现出生长、发育、生殖、运动等一切生命现象。新陈代谢一旦停止，生命也就随之终结。

二、兴奋性

机体或组织对刺激产生反应的能力或特性称为兴奋性（excitability）。兴奋性是一切生物体所具有的另一基本特征，能使生物体对环境的变化作出应变，因此这是生物体生存的必要条件。

能被机体所感知并引起反应的内、外环境的变化称为刺激（stimulus）。机体或组织接受刺激后所出现的理化过程和生理功能的变化称为反应（response）。例如，骨骼肌受到电流刺激，肌细胞发生一系列理化变化，引起肌肉收缩，这是肌肉组织对电流刺激的反应。寒冷刺激可使机体分解代谢加强，产热量增加，皮肤血管收缩，散热减少，甚至肌肉颤抖等，这就是机体对寒冷刺激的反应。

机体各种组织中，神经、肌肉和腺体组织兴奋性较高，称为可兴奋组织（excitable tissue）。它们对刺激作出反应迅速，易于观察，并有电位变化作为客观标志。但其对刺激所作出的反应形式各异，神经组织的反应表现为生物电的产生和传导（神经冲动）；肌肉组织的反应表现为肌纤维收缩；腺体的反应为腺细胞分泌。

（一）刺激与反应

刺激的种类很多，按其性质可分为：物理刺激，如声、光、电流、机械、温度、射线等；化学刺激，如酸、碱、离子、药物等；生物性刺激，如细菌毒素、抗体等。就人类而言，社会因素和心理活动构成的刺激对人体的生理功能和疾病的发生、发展具有十分重要的作用。

并非所有刺激都能引起机体产生反应。实验表明，任何刺激要引起机体或组织产生反应，必须具备三个条件（刺激三要素）：强度（刺激强度）、时间（刺激持续时间）和强度时间变化率（刺激强度变化速度）。

1. **足够的强度** 如刺激的时间和强度变化率保持不变，刺激必须要达到一定的强度，才能引起组织反应。能引起组织产生反应的最小刺激强度称为阈强度（threshold，刺激阈或阈值）。强度等于阈值的刺激称为阈刺激（threshold stimulus）；强度大于阈值的刺激称为阈上刺激；强度小于阈值的则称为阈下刺激。阈刺激和阈上刺激都能引起组织发生反应，所以是有效刺激，而单个阈下刺激则不能引起组织产生反应。组织的兴奋性与阈强度呈反变关系（兴奋性 $\propto$ 1/阈值），即阈强度越小，说明组织的兴奋性越高；阈强度越大，说明组织的兴奋性越低。各种组织的兴奋性高低是不同的，阈强度可以作为衡量组织兴奋性高低的客观指标。

2. **足够的作用时间** 刺激必须持续一定的时间，才能引起组织的反应。如果刺激持续的时间太短，那么即使刺激强度足够，也不能引起组织反应。

3. **强度时间变化率** 刺激作为引起组织反应的始动因素，必须有变化。刺激由弱变强，或由强变弱，均可引起组织反应。单位时间（秒）内强度增减的量，即强度变化速度，称为强度时间变化率。即指作用到组织的刺激需多长时间其强度由零达到阈值而成为有效刺激。强度时间变化率愈大，刺激作用愈强。

在所有刺激中，由于电刺激的三个条件易于控制，且可重复使用而不易损伤组织，故这种刺激方法最为生理学实验所常用。

（二）兴奋与抑制

组织在安静时，无明显功能活动表现，但其内部理化过程仍不断进行，处于相对静止状态，称为生理静息状态。在此基础上，当机体接受到刺激而发生反应时，从其外表活动特征来看有兴奋（excitatiton）和抑制（inhibition）两种基本表现形式。兴奋是指组织接受刺激后由生理静息状态变为活动状态，或活动由弱增强。如肌肉受刺激而收缩；肾上腺素作用于心脏，使心率加快、心肌收缩力量加强、心输出量增大等都是相应组织兴奋的表现。抑制是指组织接受刺激后由活动状态转入生理静息状态，或活动由强减弱。如当人体吸入过多的 CO_2 可使呼吸运动减弱甚至暂停；乙酰胆碱作用于心脏，引起心率减慢、心肌收缩力量减弱、心输出量减少。这些都是组织抑制的表现。兴奋和抑制是相对的概念，二者可以相互转化，兴奋的减弱可以认为是抑制，而抑制的减弱可以认为是兴奋。

机体接受刺激后究竟发生兴奋还是抑制，主要取决于刺激的质和量以及组织处于何种功能状态。同样的功能状态，刺激的强弱不同，反应可以不同。例如，疼痛刺激可引起心率加快、呼吸加快、血压升高等，这是中枢兴奋的表现；而过于剧烈的疼痛则引起心率减慢、呼吸变慢、血压降低，甚至意识丧失，这却是抑制的表现。当机体的功能状态不同时，同样的刺激，引起的反应可不同。例如，饥饿、饱食或不同精神状态下的人，对食物的反应截然不同。

三、适应性

机体根据内、外环境的变化而调整自身活动以保持自身生存的能力或特性称为适应性（adaptability）。适应性包括行为性适应和生理性适应。行为性适应是生物界普遍存在的本能行为，常通过躯体活动的改变而实现。如夏天趋凉，冬天趋暖；遇到伤害性刺激时作出躲避活动等。生理性适应是指机体内部的协调性反应。如在高温环境下皮肤血管扩张、血流量增加、汗腺分泌增多等，机体通过加强散热过程而保持体温的相对稳定。

人类生存过程中既受自然环境的影响，又受社会环境的影响。自然界中的生物、理化因素及语言文字、思想情感等社会心理因素的改变，均可影响人体功能活动。人体也经常随着环境变化调整其心理、生理活动，以适应环境变化，维持正常生存。

四、生殖

生物体生长发育到一定阶段后，能产生与自己相似的子代个体，这种功能称为生殖（reproduction）或自我复制（self-replication）。生物个体的寿命是有限的，只有通过生殖过程产生新的个体来延续种系。所不同的是，人类及高等动物已经分化为雄性和雌性两种个体，分别发育产生雄性生殖细胞和雌性生殖细胞，由这两种生殖细胞结合以后才能产生子代个体。通过生殖，人类和生物种系得以延续，生殖是生命区别于非生命的又一基本特征。

案例 1-1 解析

该病人处于昏迷状态，此时医生最想知道的是病人有无生命危险，是要判断病人的昏迷程度。

压眶试验是用拇指用力按压眼眶上缘，正常情况下，被按压者应该出现因疼痛而拒按并有痛苦表情，说明具有对刺激作出反应的能力，即有兴奋性。而本案患者无反应，说明昏迷程度较深。

给予瞳孔对光反射检查，有反应，说明损伤尚未波及中脑及脑干，病人尚无生命危险。

第三节　人体与环境

案例 1-2

20岁男性大学生。发病前5小时曾与同学在校外餐馆进餐,吃了较多的凉菜和喝了大约4瓶加冰啤酒;现腹痛和腹泻6小时,已呕吐3次和排水样大便9次,排小便一次且量少;全身乏力。与其一起进餐的另外两名同学亦发生腹痛和腹泻,但症状较之为轻。患者精神委靡;眼眶凹陷,皮肤弹性较差;血清钠132mmol/L,血清钾2.4mmol/L,标准碳酸氢盐16.0mmol/L。

诊断:急性胃肠炎。

问题与思考:

1. 机体各系统功能在维持内稳态中的作用如何?
2. 呕吐和腹泻主要引起机体内环境理化性质发生哪些改变?

一、人体与外环境

人类和一切生物都生活在地球表面这个环境(enviroment)中。环境是人类和生物赖以生存的空间。人类生存的环境又分为自然环境(natural enviroment)和社会环境(social enviroment)。

(一)自然环境对人体的影响

自然环境即存在于人们周围的客观物质世界。分为原生环境(primary enviroment)和次生环境(secondary enviroment)。原生环境即天然形成的环境条件,其中许多自然因素,它们都对健康起促进作用,但有些地域水或土壤中某些元素含量过多或过少,可以导致地方性特有疾病如地方性甲状腺肿、地方性氟中毒、克山病等。次生环境是由于人类生产、生活对自然环境施加影响所造成的,包括人工优化环境(如绿化美化环境)和污染环境,后者系人类过度影响环境所造成的,如超量开采地下水、过度砍伐森林、噪声、工矿企业产生的废水、废气等,已经成为危害人类健康的严重问题。

(二)社会环境对人体的影响

社会环境又称非物质环境,是指人类在生产、生活交往中相互间形成的特殊关系,包括社会因素和心理因素,如社会制度、教育、人的行为方式、心理状况、医药卫生服务等。

社会环境因素是随着社会条件的改变、病因和致病条件的改变而成为影响健康的重要因素之一,它不但可直接影响人群的健康状况,而且还可以影响自然环境和人的心理环境。最常见的社会环境问题是由于社会剧烈变化所带来的环境紧张。过度的紧张可引起心理状态失去平衡,导致心理上或情绪上的波动,从而通过神经系统、内分泌系统和免疫系统引起机体功能的变化。出现诸如精神障碍、各种变态、各种心理障碍等严重问题。社会心理因素也已成为目前严重威胁人类健康的心脑血管疾病、恶性肿瘤、胃肠溃疡、内分泌紊乱等疾病的重要原因。

(三)人与环境的关系

地球表层适宜于人或一切生物生存的范围称为生物圈(biosphere)。在生物圈内,自然界不断提供生命所必需的物质。人与其他生物之间、生物与环境之间,保持密切联系,彼此相互影响、相互适应和相互制约。构成生物与环境的结合体,即生态系统(ecological system)。人与生物、自然之间的和谐、平衡即生态平衡（ecological balance）。

人与环境的关系主要表现在以下三个方面：人与环境不断地进行物质和能量的交换，两者之间保持着动态平衡关系；人对外界环境改变有较强的适应能力，只要不超过一定的限度，就不致迅速损害人的健康。人体一方面要依赖环境、适应环境，另一方面又不断地影响环境、改变环境。人们已不再消极地适应环境，而是主动地去改善和保护自然生态环境，综合治理周边环境，使环境更适合人体生命活动的需要。当然，一旦自然环境急剧变化并超过一定限度，即可引起人体疾病或死亡。人有改变环境的主观能动作用，但人们在改造环境的同时，必须充分估计和尽量避免环境对人类惩罚的反作用，使环境向着对人类有利的方向发展。

二、内环境及其稳态

人体内大量物质需溶解在体液当中，才能适应细胞代谢的需要，体内的液体总称为体液。在成人，体液约占体重的60%。体液可分为两大部分：存在于细胞内的称为细胞内液，约占2/3（约占体重的40%）；存在于细胞外的称为细胞外液，约占1/3（约占体重的20%），包括组织液、血浆、淋巴液、脑脊液、房水、体腔液（胸膜腔液、滑膜液、心包液）等。细胞外液中，血浆约占1/4，组织液约占3/4。体液的各部分彼此隔开而又互相沟通（图1-1）。血浆的组成与性质不仅可反映机体与外环境之间物质交换情况，而且成为沟通各部分体液与外界环境进行物质交换的媒介，并能反映组织代谢与内环境诸部分之间物质交换情况。

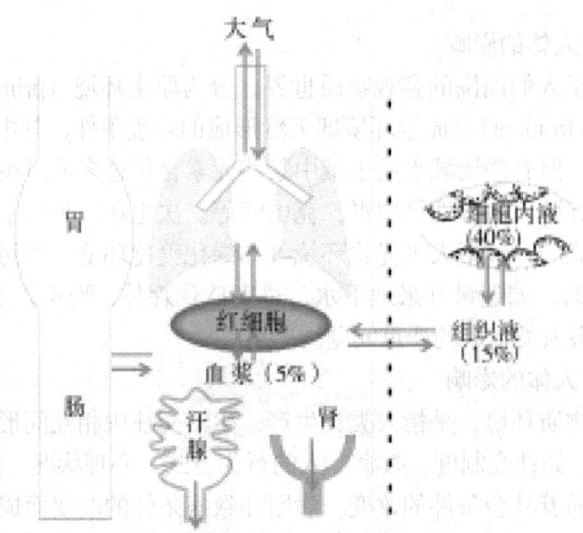

图1-1　体液的分布与相互关系示意图

体内的绝大多数细胞并不与外环境直接进行物质交换，而是浸浴和生存在细胞外液之中。细胞代谢对O_2的摄取和CO_2的排出、营养物质的摄取和代谢产物的排泄等细胞赖以生存的物质交换过程，都必须通过细胞周围的细胞外液进行。所以，细胞外液是细胞直接生活的体内环境，称为机体的内环境（internal enviroment），以区别机体赖以生存的自然环境，即外环境。

细胞生活于内环境之中，并不断从其中摄取营养物质、氧气以及维持其正常活动所必需的物质；同时又不断排出代谢产物及过剩物质至细胞外液。细胞外液则依赖于循环系统、呼吸系统、消化系统和排泄系统与外环境相沟通，保持机体内、外环境之间的联系，从而保证了内环境即细胞外液的不断更新。

内环境的理化特性，如温度、渗透压和酸碱度以及各种离子成分等，都是影响细胞正常生命活动的重要因素。细胞的正常生理活动需要内环境的各种理化因素和各种物质的浓度，必须在一定范围内保持动态的相对恒定。这种内环境的理化因素相对恒定的状态称为稳态（homeostasis）。内环境稳态是细胞进行正常生命活动的必要条件。正常机体内，细胞的代谢活动和外环境的变化经常引起内环境的波动，但通过各种调节系统的作用，改变各器官组织的活动以适应这些变化，维持各器官组织功能的稳定，是内环境稳态概念的扩展。

案例 1-2 解析

1. 由于不洁饮食（进食者均发病是食物被细菌污染的重要依据）而引起剧烈的呕吐和腹泻，导致体液从消化道大量丧失。
2. 正常情况下，成人每日从消化腺分泌的液体为 6~8L。消化液的渗透压与血浆的基本一致，其中的成分绝大部分被消化道黏膜细胞重吸收入血（见第六章）。
3. 剧烈的呕吐和腹泻可导致内环境的理化性质发生以下改变：①食入的物质和消化液同时丧失。由于消化液的渗透压与血浆的基本一致，故主要是等渗性脱水（血钠由 142mmol/L 降为 132mmol/L，仅轻度降低）。②由于体液是循环的，脱水使细胞外液容量减少，表现为眼眶凹陷和皮肤弹性差。③消化液中钾的含量较血浆的高（血浆和组织液的为 3.5~5.5mmol/L，胃液和小肠液的可为 20mmol/L），呕吐和腹泻导致血钾降低。④胰液、胆汁和小肠液均为碱性液体。此时，体内碳酸氢盐减少（标准碳酸氢盐由正常的 24mmol/L 降为 16mmol/L），呈代谢性酸中毒改变。⑤整体细胞外液容量不足，反射性地使肾血流量减少，生成尿量减少以阻止体液量的进一步丧失。
4. 体内水、电解质和酸碱平衡紊乱等因素综合作用，致患者精神委靡和感觉全身无力。

第四节　人体功能的调节

机体能够保持自身的稳态和对环境的适应，这是因为机体有一整套调节机构，能对各种生理功能进行调节。调节是指机体根据体内外的变化来调整和控制机体的各种活动，使机体内部各器官和系统功能协调一致，使机体外部运动与所处的外环境相适应。

一、人体功能的调节方式

人体生理功能的调节包括三种调节方式，即神经调节（neuroregulation）、体液调节（humoral regulation）与自身调节（autoregulation）。其中神经调节起主导作用，最为重要。

（一）神经调节

通过神经系统的活动对机体生理功能的调节称为神经调节。神经调节是人体最主要的调节方式。神经调节的基本方式是反射（reflex）。所谓反射，是指在中枢神经系统的参与下，机体对内、外环境刺激作出的规律性应答。反射的结构基础是反射弧，由感受器、传入神经、中枢、传出神经和效应器五个部分组成（图1-2）。反射活动的完成有赖于反射弧的完整。反射弧的任何一部分受到结构或功能的损害，都将使经该反射弧进行的反射活动不能产生。

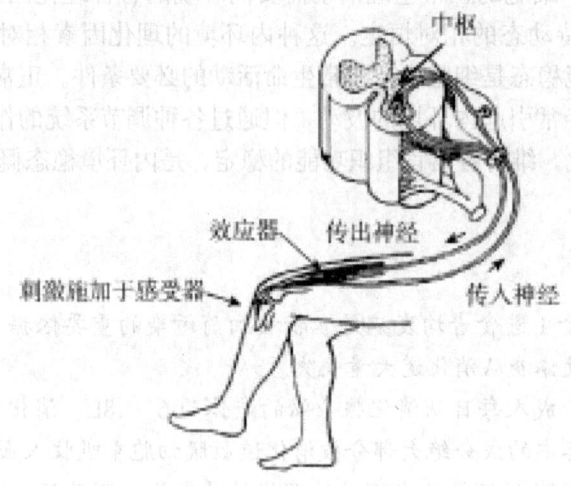

图1-2 反射弧及其组成示意图

人和动物的反射活动，可区分为非条件反射（unconditioned reflex）和条件反射（conditioned reflex）两大类。

非条件反射是与生俱来的，其反射弧和反射活动较为固定，数量庞大而有限，属于初级的神经活动，多与维持生命的本能活动有关。如食物进入口腔引起唾液分泌（唾液分泌反射）；物体触及婴儿唇部引起的吸吮动作（吮吸反射）；异物触及角膜而引起的眨眼动作（角膜反射）；光照眼睛引起瞳孔缩小等均属非条件反射。

条件反射是后天获得的，是在非条件反射的基础上根据个体生活实践而建立起来的，属于高级的神经活动，刺激性质与反应之间的关系不是固定的，反射活动灵活可变，数量无限，并具有预见性。通过建立条件反射，可以使大量无关刺激成为预示某些环境变化即将来临的信号，从而扩大了人或动物适应环境变化的能力。

神经调节的特点是传导迅速、作用时间短暂而精确，作用范围较小，表现为高度的自动化。这是由其传导途径、反射效应器官和反馈性自动控制等所决定的。

（二）体液调节

体液调节是指某些化学物质通过细胞外液或血液循环途径，对人体某种器官或组织功能进行的调节。参与体液调节的化学物质主要是各种内分泌腺和内分泌细胞所分泌的激素。如肾上腺髓质分泌的肾上激素，通过血液循环运输到心脏，使心肌收缩力增强、心率加快、心输出量增多。这种由激素经血液循环运至远隔组织器官，并影响全身多种组织器官的活动，称为全身性体液调节。还有某些存在于组织液中的生物活性物质或细胞代谢产物，如CO_2、H^+、腺苷、组胺、乳酸、激肽、前列腺素、5-羟色胺等，可在细胞外液内扩散至邻近组织细胞，调节其活动，如使局部血管扩张、通透性增加等，称为局部性体液调节。

体液调节的特点是作用出现比较缓慢、作用持续时间长、作用范围广泛，也具有反馈性自动调节的特点。

在完整机体内，神经调节和体液调节相辅相成，密切相关。各种内分泌腺体构成的内分泌系统既相对独立，可以感受内环境中某种理化成分或性质的变化，直接作出相应的反应，同时又受神经调节的支配。神经系统同全身各器官有广泛的联系，大多数内分泌腺或内分泌细胞直接或间接地接受神经系统的调节，这种情况下体液调节就成为神经调节的一个传出环节，是反射传出途径的延伸，这种调节称为神经-体液调节（nouro-humoral regulation）（图1-3）。如肾上腺髓质受交感神经支配，交感神经兴奋时，可促使肾上腺髓质分泌肾上腺素和去甲肾上腺素增加，从而使神经与体液因素共同参与机体的调节活动。

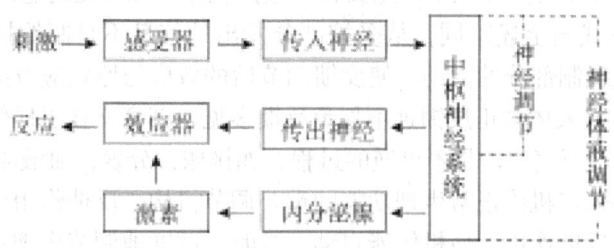

图1-3 神经调节和神经体液调节示意图

（三）自身调节

自身调节是指组织或器官不依赖于神经或体液调节，由其自身对刺激产生的适应性反应。通常是在组织或器官的活动超过一定限度时，由其自身活动进行调节，使之不发生过度活动。这种调节只局限于少部分组织和器官，在心肌和平滑肌表现明显。如随着全身动脉血压在一定范围内升高或降低波动时，肾小球入球小动脉可通过自身的舒缩活动来改变血流阻力，使肾血流量经常保持于相对恒定的水平，以保证肾功能的正常进行。一般来说，自身调节的特点是作用准确、稳定和局限，效应也小，但对于这些器官乃至全身生理功能的调节仍有一定的意义。

二、人体功能的自动控制

人体生理功能的各种调节方式的进行，是自动发生的，调节的方向总是向着对机体有利的方向进行，这种自动调节的机制，可借用工程学自动控制理论加以解释。其中控制部分相当于反射中枢或内分泌腺；受控部分相当于效应器或靶器官、靶细胞；控制部分与受控部分存在着双向的信息联系，通过闭合环路而完成。来自受控部分的信息，称为反馈信息，由受控部分发出的信息反过来影响控制部分的活动过程称为反馈（feedback，图1-4）。

反馈作用包括负反馈和正反馈两种方式。负反馈（negative feedback）是指受控部分发出的信息反过来作用于控制部分，使控制部分对受控部分的活动进行新的调节，新调节产生的

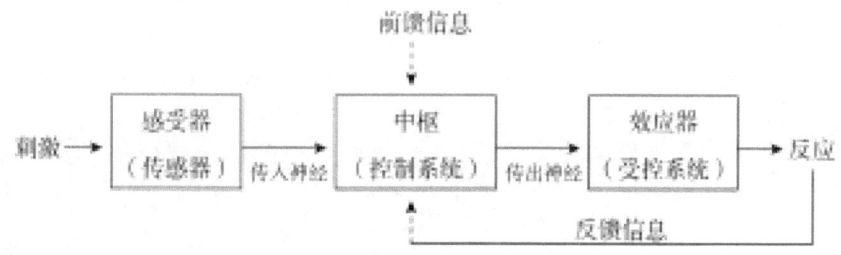

图1-4 人体功能的反馈调节示意图

效应与原效应相反。如动脉血压的相对恒定就是以减压反射为基础的典型的负反馈。当动脉血压偏高于正常水平时，压力感受器传入冲动通过心血管中枢的整合活动，使心血管活动水平降低，动脉血压回降至正常水平；反之，当动脉血压降低时，这种对心血管中枢的抑制作用减小，使心血管活动增加，血压得以回升，从而使动脉血压总能自动地保持相对稳定的水平。在正常生理功能调节中负反馈较为多见和重要。机体的任何功能活动，总是处于相对恒定状态，仅在一定的范围内波动，皆由于机体能以负反馈的形式自动调节其活动水平，避免机体功能过大地偏离正常生理范围，意义在于维持机体生理功能的稳态。

另一种反馈的形式与上述不同，从受控部分发出的信息不是制约控制部分的活动，而是反过来促进与加强控制部分的活动，使反馈调节后的效应与原效应方向一致，称为正反馈（positive feedback）。在人体内正反馈远不如负反馈多见，其意义在于促使某些生理功能一旦发动起来就迅速加强直至完成，是不可逆的过程。如排尿、分娩、血液凝固等。

反馈控制系统是保持机体正常生理功能的重要调节机构，反馈作用反映了人体功能活动调节的自动化。通过反馈作用，使机体能自动、及时、适度地调节生理功能状态，从而更好地适应内、外环境的变化。

（陈宝琅）

第二章 细胞的基本功能

学习目标

本章主要包括四个部分：细胞的跨膜物质转运功能、细胞的生物电现象、细胞的信号转导、肌肉收缩及影响因素。学习细胞的基本功能是认识机体各种生理活动和学习后续各章内容的基础。

1. 归纳并熟记细胞膜的单纯扩散、易化扩散和主动转运等物质转运功能及特点。
2. 解释并熟记静息电位的概念、静息电位的形成机制；动作电位的概念、动作电位的组成、锋电位的形成机制；动作电位的特点；动作电位产生的条件；动作电位的意义。阈电位、局部反应的概念。
3. 知道神经肌肉接头处兴奋传递的过程及特点；骨骼肌兴奋-收缩耦联的概念；耦联因子。知道动作电位之后电位的组成和形成机制；肌丝滑行的基本过程；平滑肌细胞的收缩结构和功能特点。
4. 说出膜蛋白的种类和作用；细胞的信号转导方式。
5. 识别并说出极化、超极化、去极化、复极化的含义；局部反应的特点；兴奋在单一细胞上的传导机制及传导特点。
6. 说出单收缩和复合收缩、等长收缩、等张收缩的概念。
7. 解释并熟记影响肌肉收缩的因素。

细胞是人体的基本结构和功能单位。人体的所有生理功能都是在细胞功能的基础上进行的。只有了解了细胞的结构和功能，才能对人体和组成人体的各系统、器官的生理功能及其发生机制有更深入的理解和认识。人体细胞的数量极多，其形态、结构和功能差异甚大，但绝大多数细胞在结构和功能上仍具有某些共同特点。本章重点讨论各种细胞所共有的基本功能，如细胞膜的跨膜物质转运功能、信号传递功能、细胞的生物电现象以及肌细胞的收缩功能等。

第一节 细胞膜的基本结构和物质转运功能

细胞的表面是一层具有特殊结构和功能的半透膜，称为细胞膜，它将细胞内容物与细胞的周围环境（主要是细胞外液）分隔开来，构成细胞的屏障，使细胞成为一个相对独立的结构和功能单位。细胞内外的物质交换、生物信号的传递等生理过程都必须经过细胞膜才得以实现。

一、细胞膜的基本结构

细胞膜主要由脂质、蛋白质和糖类等物质组成，其中以蛋白质和脂质为主，糖类只占少量。这几种物质分子在细胞膜中以怎样的形式排列和存在，是决定膜的基本生物学特性的重要因素。膜以液态的脂质双分子层为基架，其中镶嵌着具有不同生理功能的蛋白质（图2-1）。

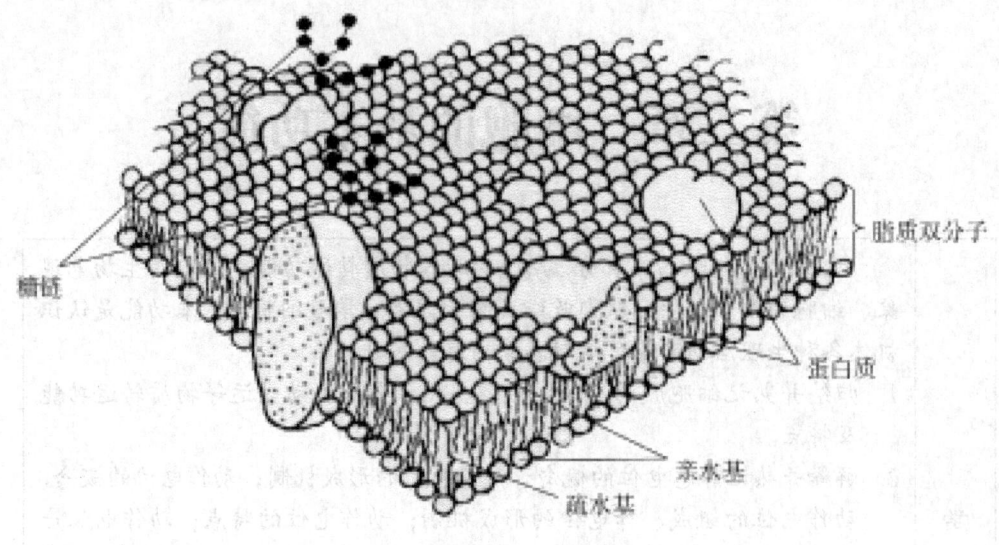

图 2-1 细胞膜的液体镶嵌模型

（一）脂质双分子层

细胞膜的脂质以磷脂为主，以双层形式整齐地排列。每个磷脂分子的一端由磷酸和碱基构成亲水性极性基团，因为膜的两侧均为水溶液，亲水基团与水相吸引，它朝向膜的外表面和内表面。磷脂另一端由两条较长的脂肪酸烃链构成疏水性非极性基团，它们在膜的内部两两相对排列，这样的结构最稳定。另外，脂质的熔点较低，膜中的脂质在一般体温条件下是液态，从而使膜具有一定程度的流动性，使细胞可以承受较大的压力不致破裂，即使细胞膜发生一些较小的断裂，也易于自动融合和修复。由于细胞膜是以脂质双分子为基架，水溶性物质和离子一般不能自由通过。

（二）细胞膜蛋白质

在细胞膜脂质双分子层的基架中镶嵌着各种各样的膜蛋白质，有些贯穿整个脂质双分子层，两端露在膜的两侧。有的分子较小，以一定深度埋在膜的外侧面或内侧面。有的附着在脂质双分子层的内面。膜蛋白质是膜功能的主要执行者。镶嵌在膜内的蛋白质具有不同的生理功能。例如，细胞膜上的载体、通道和离子泵等蛋白质与细胞膜的物质转运功能有关；膜外侧的糖蛋白与细胞识别功能和接受环境中某些特异性化学刺激有关；有些膜蛋白可将外界环境变化的信息以新的信号形式传递到细胞内，引起细胞产生相应的生理活动。总之，各种细胞都有其特有的膜蛋白质，这是决定细胞功能特异性的重要因素。

（三）细胞膜糖类

细胞膜所含的糖类较少，主要是寡糖和多糖，它们都以共价键的形式与膜脂质或蛋白质结合，形成糖脂或糖蛋白，其糖链绝大多数都裸露在细胞膜的外表面。由于这些糖链在化学结构上具有特异性，因而可以作为细胞或所结合蛋白质的特异性的标志。其中有些是作为膜受体的"可识别"部分，能特异地与某种递质、激素或其他化学信号分子相结合；有些则作为抗原物质，表示某种免疫信息。

二、细胞膜的物质转运功能

进出细胞的物质种类很多,有脂溶性的、水溶性的和带电荷的离子。由于细胞膜的基架是脂质双分子层,所以脂溶性的物质才有可能通过细胞膜,而水溶性物质则不能直接通过细胞膜,它们必须借助某些物质的帮助才能通过,其中细胞膜结构中具有特殊功能的蛋白质起着关键性的作用。细胞膜转运物质的形式有多种。

(一) 单纯扩散

脂溶性小分子物质从细胞膜的高浓度一侧向低浓度一侧移动的过程称为单纯扩散(simple diffusion)。在溶液中,溶质分子总是从高浓度区向低浓度区顺浓度差移动,直到两个区的该物质浓度达到平衡。扩散的过程不需要消耗能量。决定扩散通过量(简称通量,是指某物质在每秒钟内通过每平方厘米的假想平面的摩尔数或分子个数)的主要因素有两个:①细胞膜两侧该物质的浓度差,这是物质扩散的动力,浓度差越大,扩散通量越大;②该物质通过细胞膜的难易程度,即膜的通透性的大小。细胞膜对该物质的通透性大,则扩散通量也大,通透性小时,扩散通量也小。人体内脂溶性的物质种类为数不多,因而靠单纯扩散进出细胞膜的物质种类较少,比较肯定的有 O_2、CO_2 等气体分子。它们既能溶于水,也能溶于脂质,靠各自的浓度差进出细胞。

(二) 易化扩散

不溶于脂质或脂溶性很小的物质,在特殊膜蛋白质的帮助下,由高浓度一侧通过细胞膜向低浓度一侧扩散的现象称为易化扩散(facilitated diffusion)。易化扩散也是顺浓度差进行的,所以细胞也不直接消耗能量。但是易化扩散与单纯扩散不同的是必须在膜蛋白质的帮助下才能进行。根据参与易化扩散的蛋白质分子的不同,一般可将易化扩散分为以下两种类型。

1. **载体运输** 载体运输是指在细胞膜上载体蛋白的帮助下完成的跨膜物质运输形式。细胞膜的载体蛋白质在物质浓度高的一侧与被转运物质结合,这一结合引起膜蛋白质的构型变化,把物质转向浓度低的一侧,然后与物质分离。如葡萄糖、氨基酸等亲水性物质由浓度较高的细胞外液进入细胞内即属于这种类型。如图 2-2 所示,葡萄糖分子首先与膜外侧的葡萄糖载体蛋白质相结合,然后转运至膜内侧与载体蛋白质解离,葡萄糖分子被放入细胞内,载体蛋白的构型也恢复到转运前。

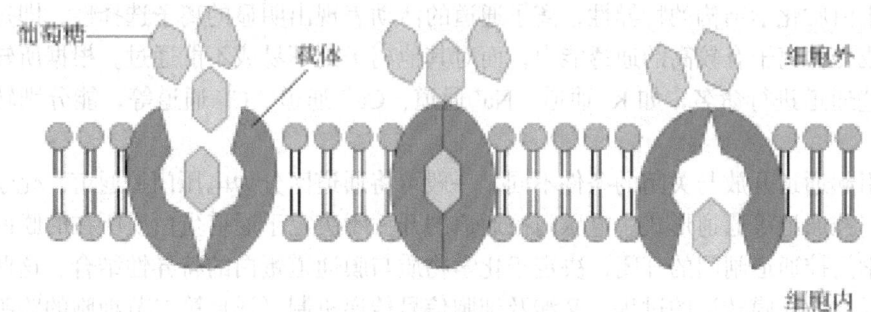

图 2-2 载体运输示意图

载体运输具有以下特点:

(1) 特异性:每一种载体蛋白质只能转运具有某种特定结构的物质,葡萄糖载体可选择性结合右旋葡萄糖,而对分子质量相同的左旋葡萄糖则不能或不易结合。

（2）饱和现象：膜两侧物质的浓度差增大到一定程度后，再增大该物质的浓度差，扩散通量也不会随之增大，这是由于膜载体蛋白的数量是有限的，所能结合的物质的数量也因此受到限制。

（3）竞争性抑制：如果某种载体对甲乙两种结构相似的物质都有转运能力，而且物质通过细胞膜的总量又是一定的，那么当增加甲物质的浓度时，甲物质将更多地占据有限的载体蛋白，使甲物质的扩散量增多，而乙物质占据的载体数量少，扩散量也必然减少。

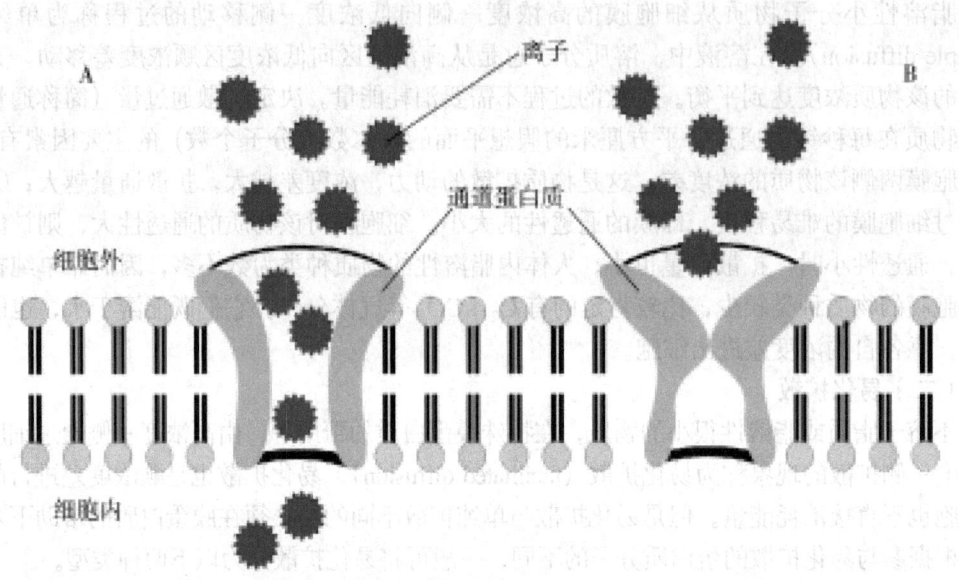

图 2-3　通道运输模式图
A：通道开放　B：通道关闭

2. 通道运输　通道运输是在镶嵌于膜上的通道蛋白质的帮助下完成的物质跨膜运输。如图 2-3 所示，通道蛋白像贯通细胞膜并带有闸门装置的一条管道。闸门开放时，物质从高浓度的一侧经过通道向低浓度的一侧扩散；闸门关闭时，即使膜两侧存在物质的浓度差，物质也不能通过细胞膜。各种离子如 K^+、Na^+、Ca^{2+}、Cl^- 等，主要就是通过这种方式进出细胞的。由于通道蛋白质化学结构的特异性，离子通道的活动表现出明显的离子选择性。即每种通道都对一种或几种离子有较高的通透能力，而对其他离子则不易或不能通过。根据所转运的离子，对这些通道进行命名，如 K^+ 通道、Na^+ 通道、Ca^{2+} 通道、Cl^- 通道等，能分别转运相应的离子。

根据引起通道开放与关闭的条件不同，一般可将通道区分为电压门控通道、化学门控通道和机械门控通道等通道形式。电压门控通道的开、闭决定于通道蛋白质所在的膜两侧的电位差。化学门控通道闸门的开闭，决定于化学物质与膜通道蛋白的特异性结合。这两种通道的开闭既是物质跨膜转运的过程，又涉及细胞信号传递机制（详见第二节细胞的跨膜信号传递功能）。机械门控通道如存在于听觉感受器的听毛细胞上的膜通道。听毛细胞纤毛的机械摆动，会引起相邻膜通道的开放，从而引起相应离子跨膜流动。

在单纯扩散和易化扩散中，物质分子或离子移动的动力是膜两侧的浓度差或电位差所含的势能，扩散的过程不需要细胞另外提供能量。因此，单纯扩散和易化扩散都属于被动转运。

（三）主动转运

与被动转运完全不同，主动转运（active transport）是通过细胞自身的耗能过程，将物质分子（或离子）由细胞膜的低浓度一侧向高浓度一侧，或从低电位一侧向高电位一侧转运的过程。它是通过生物泵的活动来完成的。

生物泵是一种镶嵌在细胞膜中的特殊蛋白质。生物泵活动时，细胞要为生物泵的运转提供能量，而能量来源于细胞的代谢过程，所以它与细胞代谢紧密相关。如果细胞代谢障碍，生物泵的功能就会受到影响。生物泵转运物质分子（或离子）是逆浓度差或电位差进行的，即把物质分子（或离子）从低浓度一侧"泵"到高浓度的另一侧，从低电位一侧"泵"到高电位一侧，就像水泵把水从低处泵到高处一样，必须另外提供能量来推动才能实现物质转运。生物泵有多种，常以其所转运的物质来命名。例如转运 Na^+ 和 K^+ 的钠-钾泵、转运 Ca^{2+} 的钙泵等。在各种生物泵中，以钠-钾泵存在最广泛，对它的研究也最充分。

钠-钾泵也可简称为钠泵，是镶嵌在细胞膜中对 Na^+ 和 K^+ 进行跨膜转运的特殊蛋白质。它具有 ATP 酶的活性，可以分解 ATP 使之释放能量，并利用此能量进行 Na^+ 和 K^+ 逆浓度差的转运。因此，钠泵就是一种被称为 Na^+-K^+ 依赖式 ATP 酶的蛋白质。近年来的研究发现，钠泵是由 α 和 β 亚单位组成的二聚体蛋白质，转运 Na^+、K^+ 和促使 ATP 分解的功能主要由 α 亚单位完成。钠泵的活性可被细胞内 Na^+ 的增加和细胞外 K^+ 的增加所激活。钠泵活动时，它泵出 Na^+ 和泵入 K^+ 这两个过程是同时进行的。在一般生理情况下，每分解一个 ATP 分子可以使 3 个 Na^+ 移出细胞，同时有 2 个 K^+ 移入细胞（图 2-4）。

钠泵活动的意义主要是保持 K^+、Na^+ 在细胞内外的浓度差。以神经细胞为例，正常状态下，细胞内 K^+ 浓度约高于细胞外 28 倍，细胞外 Na^+ 浓度约高于细胞内 13 倍。这种 K^+、Na^+ 在细胞内外分布不均匀的现象是依靠钠泵的作用来保持的，而 K^+、Na^+ 在细胞内外的浓度差形成的势能贮备（细胞内 K^+ 有顺浓度差向细胞外扩散的趋势，细胞外 Na^+ 有顺浓度差向细胞内扩散的趋势），是一些重要生理功能如生物电产生的物质基础。

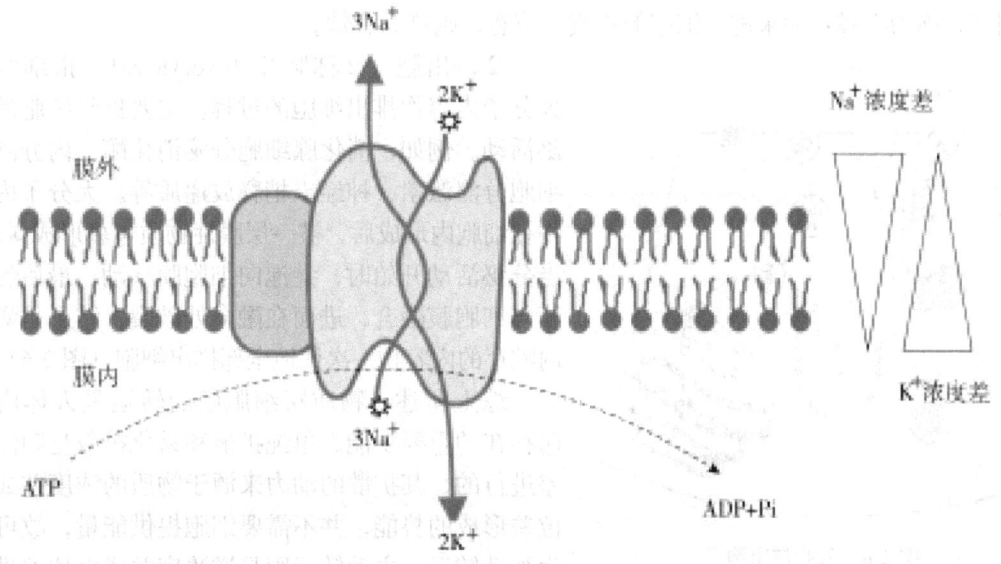

图 2-4 Na^+-K^+ 泵作用机制模式图

钠泵活动造成的势能贮备，还可以促使某些其他物质进行逆浓度差的跨膜转运（图2-5），小肠内的葡萄糖，能够逆浓度差由肠腔内进入小肠上皮细胞，就是因为钠泵的持续活动，形成了膜外 Na^+ 的高势能。当 Na^+ 顺浓度差进入膜内时，所释放的势能可用于葡萄糖分子的逆浓度差转运。由于葡萄糖主动转运所需的能量是间接来自钠泵活动时 ATP 的分解，故这种类型的转运称继发性主动转运或称联合转运。

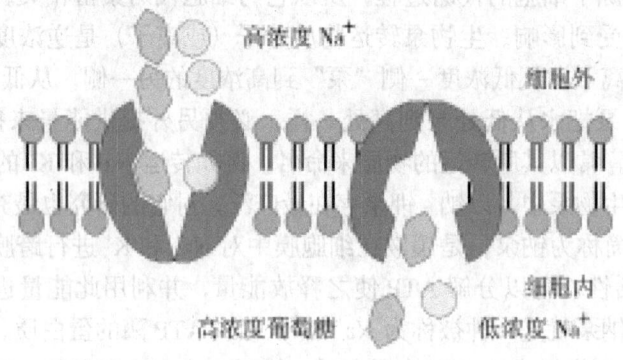

图 2-5 继发性主动重吸收模式图

（四）入胞和出胞

以上所述的物质跨膜转运，主要涉及小分子物质或离子。细胞对一些大分子物质或物质团块的转运，还要通过细胞膜更复杂的结构和功能的变化，使之进出细胞，称之为入胞或出胞（图2-6）。

1. 入胞 又称胞吞（endocytosis）。指细胞外大分子或物质团块进入细胞内的过程。例如，血浆中的脂蛋白颗粒、大分子营养物质、细菌、异物等进入细胞。首先，这些物质被细胞识别并相互接触，然后接触处的细胞膜向内凹陷或伸出伪足把物质包裹起来，此后包裹的细胞膜融合断裂，使物质连同包裹它的细胞膜一起进入细胞（图2-6）。如果进入细胞的物质是固态，称为吞噬；如果进入细胞的物质是液态，则称为吞饮。

2. 出胞 又称胞吐（exocytosis）。指细胞把大分子内容物排出细胞的过程，主要见于细胞的分泌活动。例如，消化腺细胞分泌消化酶、内分泌腺细胞分泌激素、神经末梢释放递质等。大分子内容物在细胞内形成后，被一层膜性物质包裹形成囊泡。当分泌活动开始时，囊泡向细胞膜移动，最后囊泡膜与细胞膜融合，进而在融合处破裂，结果是囊泡内贮存的内容物一次性地全部排出细胞（图2-6）。

综上所述，物质跨细胞膜的转运是人体内普遍存在的重要功能。单纯扩散和易化扩散是顺浓度差进行的，其扩散的动力来源于物质的浓度差或电位差形成的势能，并不需要细胞提供能量，故可称为被动转运。主动转运则是逆浓度差或电位差进行的，必须由细胞提供能量。出胞和入胞主要依靠细胞本身的活动来完成，也需要细胞代谢提供能量。

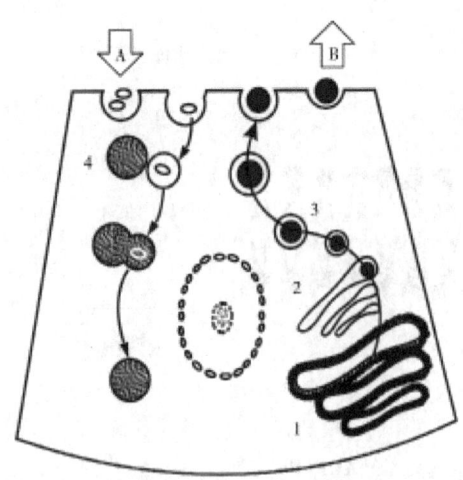

图 2-6 入胞与出胞
A：入胞 B：出胞
1. 粗面内质网 2. 高尔基复合体
3. 分泌颗粒 4. 溶酶体

第二节　细胞的跨膜信号传递功能

每个细胞在机体内并非孤立地存在，而是不断受到其生活环境中各种理化因素的影响。各种信号，如化学、机械、电刺激信号，一般首先作用于细胞膜，膜上某些特异性蛋白质能选择性地接受某种特定信号，引起细胞膜两侧电位变化或细胞内发生某些功能改变，细胞膜的这种作用称为跨膜信号传递功能。主要的跨膜信号传递方式有二种：①由通道蛋白质完成的跨膜信号传递；②由受体完成的跨膜信号传递。

一、由通道蛋白质完成的跨膜信号传递

前文已述，通道蛋白质对离子的转运是一种跨膜物质转运，其实这种物质转运的过程也正是一种跨膜信号传递的过程。因为离子跨膜出入细胞，必然导致细胞膜两侧电位差发生改变，从而改变细胞的功能活动，实现细胞间的信息传递。由通道蛋白质介导的跨膜信号传递有多种类型，根据控制通道开放与否的因素分类，主要有化学门控通道、电压门控通道和机械门控通道等。

（一）化学门控通道

化学门控通道是指由某种特定的化学物质决定其开放的通道，又称化学依从性通道。这类通道蛋白质裸露于膜外的分子部分上，存在着能与某种特定化学物质发生特异性结合的位点。一旦某种特定化学物质与之相结合，即能引起通道蛋白质分子发生构型改变，导致通道开放而允许某种或某些离子通透，而离子的跨膜转移，又引起了细胞膜两侧跨膜电位的改变，从而引发细胞功能状态的改变（图2-7）。骨骼肌细胞终板膜上有一种离子通道，其膜外分子结构上有能与乙酰胆碱发生特异性结合的位点，乙酰胆碱和该结合位点结合后，引起Na^+通道开放、Na^+内流、终板膜电位上升，最终导致骨骼肌细胞的兴奋和收缩（详见本章第四节）。另外，中枢神经系统内的一些氨基酸类递质如谷氨酸、门冬氨酸、γ-氨基丁酸和甘氨酸等，也通过类似的化学门控通道进行跨膜信号传递。

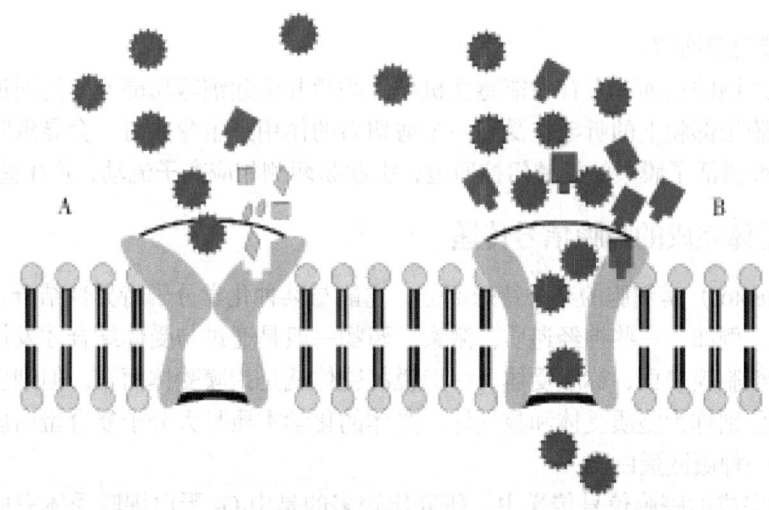

图2-7　化学门控通道示意图
A：没有神经递质与通道蛋白结合位点特异性结合，通道不开放
B：有神经递质与通道蛋白结合位点特异性结合，通道开放，如Na^+内流

（二）电压门控通道

电压门控通道是由所在膜两侧跨膜电位的改变决定其开放的通道，也称电压依从性通道。在这一类通道蛋白质的分子结构中，有一些对细胞膜两侧的跨膜电位改变敏感的基团或亚单位，由于自身的带电性质，在跨膜电位改变时，产生蛋白分子构型改变，由此而诱发通道的开放，导致细胞膜两侧相应离子的流动，离子的跨膜流动又引起细胞膜两侧电位差的改变，从而引起细胞功能的改变。跨膜电位改变到一定程度，又引起通道蛋白构型的改变和通道通透性的改变。神经细胞和肌细胞膜上存在的某些 Na^+ 通道和 K^+ 通道就属于这一类通道。

电压门控通道如 Na^+ 通道的通透性通常有三种状态：备用状态、激活状态和失活状态。备用状态是指细胞静息时，通道是关闭的但又是可被激活而开放的状态。激活状态是指细胞受刺激后通道开放，Na^+ 正在跨膜流动；当经历一定时程后，通道又关闭，Na^+ 跨膜流动终止，且暂时不能被再次激活，即进入了失活状态。因此电压门控通道的状态决定于跨膜电位和时间进程。如图 2-8 所示。

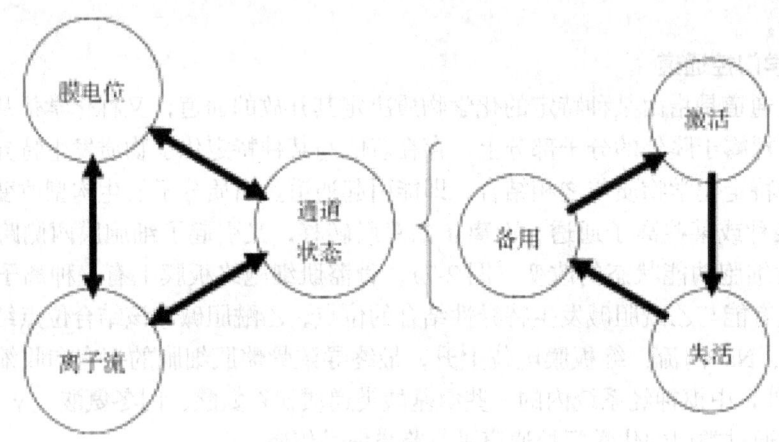

图 2-8　电压门控通道状态变化示意图

（三）机械门控通道

体内许多细胞的表面膜上存在能感受机械性刺激并引起细胞功能改变的通道样结构，例如，内耳毛细胞顶部膜上的听毛在受到一个剪切力的作用产生弯曲时，会导致听毛根部所在膜的变形，从而激活了膜中的机械门控通道，引起膜两侧相应离子流动，产生感受器电位。

二、由受体完成的跨膜信号传递

受体（receptor）是细胞的某一特殊部分，它能与某种化学分子特异性结合，引发细胞特定的生理效应。例如，一些神经递质、激素、药物一般是通过与受体结合才发挥作用的。受体主要存在于细胞膜表面，称膜受体。一般说的受体就是指膜受体而言。但细胞质和细胞核内也有受体，分别称为胞质受体和核受体。受体的化学本质是大分子复合蛋白质或酶系，亦是细胞膜中的一种镶嵌蛋白质。

在由受体完成的跨膜信号传递中，研究比较多的是由 G- 蛋白耦联受体完成的跨膜信号传递。它的作用过程是：化学物质（如神经递质、激素）与细胞膜表面受体蛋白结合后，通过受体变构激活了膜中的另一种蛋白质即 G- 蛋白（鸟苷酸调节蛋白），后者的激活又导致膜结构中靠近膜内侧面的第三类蛋白质，即膜的效应器酶（如腺苷酸环化酶）的激活（或被抑制），由此而引起胞浆中第二信使（如环磷腺苷，即 cAMP）的生成量改变（增加或减少），进而使蛋白激酶的活性改变，以调节细胞的各种生物效应。

在这一跨膜信号传递系统中，把作用于细胞膜的化学信号（如激素）看做第一信使，由它引起细胞内有关酶系和功能改变而产生的物质（如 cAMP）称为第二信使（second messenger）。可作为第二信使的物质还有 cAMP、环磷鸟苷（cGMP）、三磷酸肌醇（IP_3）、二酰甘油（DG）和 Ca^{2+} 等。第二信使的产生至少与膜中三类特殊蛋白质有关，即受体、G-蛋白和效应器酶（详见第十一章）。

受体具有以下三个特征：

（1）特异性：某种受体只能与它对应的特定物质结合，产生特定的生理效应。也就是说，受体具有识别功能。细胞外液中存在多种化学物质，但是对某种受体来说，只有与之对应的特定化学物质才能与它结合，这就为细胞反应的特定性和准确性奠定了物质基础。

（2）饱和性：细胞膜某种受体的数量和结合能力是有限的，因此它结合某种化学分子的数量也有一定的限度。

（3）可逆性：即化学分子与受体既可以结合，又可以分离。

能与受体结合的化学物质依据所引起的不同效应分为两类：一类在与受体结合后引发特定的生理效应，称为该受体的激动剂。一类虽然能与受体结合，但不能引发特定的生理效应或使这种效应减弱，称为该受体的阻断剂。

第三节　细胞的生物电现象

案例 2-1

48 岁女性患者，患有胰岛素依赖型糖尿病，伴高血压症，医生同时给她使用胰岛素和普萘洛尔治疗。患者近来感觉明显的肌肉无力。血液检查发现其血钾为 6.5mmol/L（正常值是 4.5mmol/L）。医生决定减少其服用普萘洛尔的剂量并增加了胰岛素的用量。数日后，血钾降至 4.7mmol/L，她的肌力也恢复正常。

诊断：高血钾性肌无力。

问题与思考：

1. 血钾的变化对细胞的兴奋性有何影响？
2. 试分析患者肌无力的原因？
3. 医生调整患者胰岛素的用量为何有利于改善肌无力的症状？

生物细胞在安静和活动时都伴随有电现象的发生，称为生物电。例如，心电图、脑电图、肌电图，分别是心肌、大脑皮质、肌肉活动时所记录到的生物电变化。生物电现象是一种非常普遍的生理现象，也是生理学重要的基础理论。生物电现象主要包括静息电位和动作电位，现以单个神经细胞为例加以叙述。

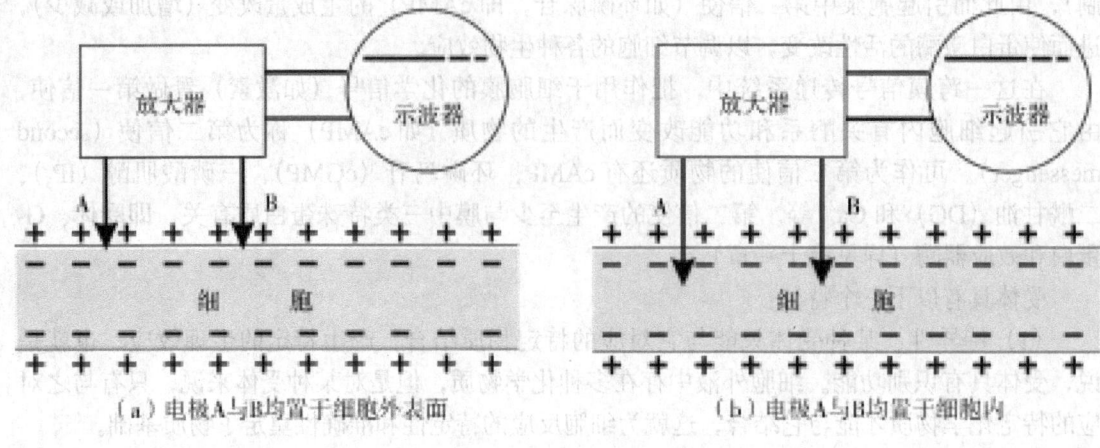

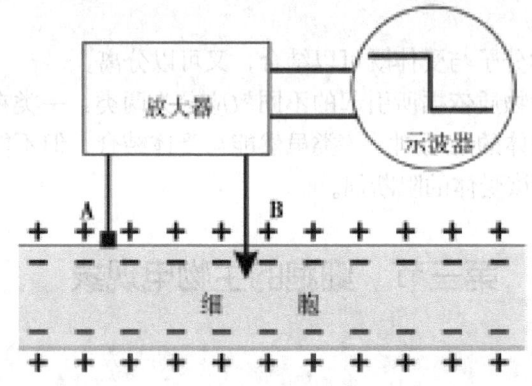

图 2-9 测定静息电位存在的实验示意图

一、静息电位

（一）静息电位的概念

静息电位（resting potential，RP）是指细胞处于静息时，细胞膜两侧存在的电位差。它是一切生物电产生和变化的基础。

如图 2-9 所示，用电生理仪器测量细胞的电变化。当电极 A 和 B 均置于细胞膜的外表面 [图 2-9（a）] 或均插入细胞内 [图 2-9（b）] 时，示波器荧光屏上的光点没有上下移动，说明细胞膜外表面任意两点之间或细胞内的任意两点之间不存在电位差，是等电位的。但是，如果把电极 A 置于细胞膜外表面而把电极 B 插入细胞内时 [图 2-9（c）]，就在电极 B 插入细胞的一瞬间，荧光屏上的光点立即向下移动，并停留在一个较恒定的水平上。这一现象说明：

（1）细胞内和细胞外之间存在电位差，这种电位差存在于细胞膜的两侧，所以称为跨膜电位，简称膜电位（membrane potential）。

（2）电流是从置于细胞外表面的电极 A 流向插入细胞内的电极 B，说明细胞外电位高于细胞内电位，如规定细胞外电位为零，则细胞内为负电位。

(3) 它是一个相对稳定的直流电位。

大多数细胞的静息电位都在 –10 ～ –100mV 之间。例如，枪乌贼巨大神经轴突的静息电位为 –50 ～ –70mV；哺乳动物的肌细胞或神经细胞为 –70 ～ –90mV；而人的红细胞为 –6 ～ –10mV 等。正常细胞在安静时膜内外的电位差稳定于某一数值的状态，称为极化状态（简称极化）。以静息电位为准，细胞受到某种因素的影响，使膜内电位向负值减小的方向变化称为除极或去极化。反之，膜内电位向负值增大方向变化时，则称为超极化。细胞先发生去极化，然后再向正常安静时膜内所处的负值方向恢复的过程称为复极化。

(二) 静息电位产生的机制

细胞静息时为什么会在膜内外存在一定的电位差呢？这个问题一般用离子流学说来解释。它的要点有二：① 细胞内外各种离子的浓度和分布不均；② 在不同状态下，细胞膜对各种离子的通透性不同。如表 2-1 所示：哺乳动物神经轴突内 K^+ 浓度高于细胞外 K^+ 浓度的 28 倍，而细胞外 Na^+ 和 Cl^- 的浓度分别高于其细胞内浓度 13 倍和 30 倍。细胞内的负离子主要是大分子的蛋白质离子（A^-）。因此，如果细胞膜允许这些离子自由通过的话，将顺浓度差产生 K^+、A^- 的外向流及 Na^+、Cl^- 的内向流。

表 2-1 哺乳动物神经轴突内外离子的浓度 (mmol/L)

	K^+	Na^+	Cl^-
细胞内	140	10	4
细胞外	5	130	120
细胞内外浓度比	28 : 1	1 : 13	1 : 30

在安静状态时，细胞膜主要对 K^+ 有通透性，而对 Na^+ 的通透性很小，于是细胞内的 K^+ 将在浓度差的驱使下，由细胞内向细胞外扩散。由于细胞内带负电荷的蛋白质大分子不能透过细胞膜，所以带正电荷的 K^+ 外流将使膜内变负而膜外变正。但是，K^+ 的外流并不能无限制地进行下去。因为最先流出膜外的 K^+ 产生的外正内负的电场力，将阻碍 K^+ 的继续外流，随着 K^+ 外流增加，这种阻止 K^+ 外流的力量（膜两侧的电位差）也不断加大。当促使 K^+ 外流的浓度差和阻止 K^+ 外流的电位差这两种力量达到平衡时，膜对 K^+ 的净通量为零，于是不再有 K^+ 的跨膜净移动，而此时膜两侧的电位差也就稳定于某一数值不变，此时的跨膜电位称 K^+ 平衡电位。

由于静息电位主要是 K^+ 外流达到平衡时的电位，所以又称之为 K^+ 的平衡电位。不难理解，K^+ 平衡电位的大小主要是由细胞膜内外 K^+ 的浓度差决定的。

二、动作电位

(一) 动作电位的概念

前述静息电位是指细胞未受刺激时存在于细胞膜两侧的稳定的电位差。若细胞受到了适当的刺激，则细胞膜两侧的电位差会出现连续的变化过程，并且这种电位变化又可不衰减地传向相邻的细胞膜，因此我们将细胞受到刺激时，在静息电位基础上产生的可传布的连续电位变化过程称为动作电位（action potential，AP）。动作电位与静息电位的主要区别是：① 动作电位是电位的连续变化过程，而不像静息电位是一个稳定的电位差；② 动作电位在细胞膜某一部位一旦产生,就会迅速向四周传播,而静息电位则不能传播;③ 动作电位标志细胞处于兴奋状态,而静息电位则标志细胞处于静息状态。

(二)动作电位的演变过程

下面用细胞内记录的方法,以神经轴突为例,介绍动作电位的演变过程。在神经轴突上记录到的动作电位波形由锋电位和后电位两部分组成。细胞感受刺激后,在静息电位的基础上会爆发一次快速上升又快速下降的电位变化。它进展极迅速,一般历时不超过2.0ms。因此,上升支和下降支形成尖锋样波形,故称锋电位(spike potential)(图2-10中abc)。锋电位之后膜电位还要经历微小而缓慢的波动,称为后电位(after-potential)(图2-10中cde)。包括到达静息电位水平以前的负后电位(图2-10中cd),也叫去极化后电位,和到达静息电位后膜电位继续下降并继之再回升到静息水平的正后电位(图2-10中de),也叫超极化后电位。只有在后电位结束之后,细胞内电位才完全恢复到静息电位的水平。

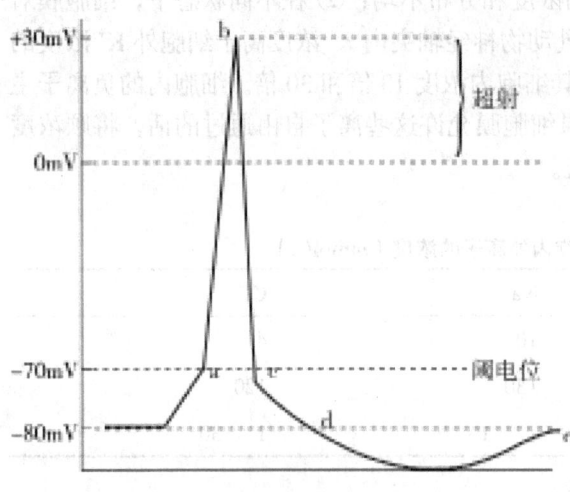

图2-10 单一神经纤维动作电位示意图

由图2-10可见,神经纤维受刺激后,膜电位由静息电位很快减小到零,并进而使膜内电位由原来的负电位变成正电位。例如可由 –80mV 到 0mV 再到 +30mV,电位变化的幅度为110mV,形成锋电位上升支。上升支历时很短,大约为0.5ms。上升支可再分为两段:一段从 –80mV 到 0mV,极化状态逐渐减弱以至消失,但细胞内电位仍为负值;另一段从 0mV 到 +30mV 称为超射(overshoot),这时膜内侧的电位变为正电位,出现了反极化。反极化是指极化状态的反转,膜电位转变为内正外负的状态。

(三)动作电位产生的机制

动作电位产生的机制也是用离子流学说来解释。以神经纤维产生动作电位的过程为例,细胞在安静时,细胞膜上的 Na^+ 通道多数处于关闭状态(备用状态),膜对 Na^+ 相对不通透,当细胞膜受到刺激时,Na^+ 通道的构型发生改变,细胞膜对 Na^+ 的通透性增大,引起 Na^+ 内流,使膜电位减小,当膜电位减小到一定水平时,膜上的 Na^+ 通道突然大量开放(激活),膜外的 Na^+ 借其浓度差以及膜内负电位的引力作用,Na^+ 迅速内流。Na^+ 的内流使膜内的负电位迅速消失,继而出现正电位,膜内电位升高,形成电场力阻止 Na^+ 内流,Na^+ 内流的动力和阻力达到平衡时,Na^+ 内流的净通量为零,即达到了 Na^+ 的电-化学平衡电位,也就达到了动作电位上升支的顶点。根据Nernst公式计算,Na^+ 的平衡电位值与实际测出的超射值相近。

综上所述,动作电位去极相形成的原因包括两个过程,由静息电位到阈电位是由于刺激作用于细胞膜引起 Na^+ 内流,阈电位达到动作电位顶点是由于 Na^+ 通道大量开放,Na^+ 快速内流达到 Na^+ 的平衡电位。

复极相的发生是由于动作电位去极达到顶点时,Na^+ 通道进入失活状态,膜对 Na^+ 的通透性迅速下降,而对 K^+ 的通透性又升高。细胞内 K^+ 又向膜外扩散,K^+ 外流使膜内电位下降变为负值,形成动作电位下降支。

细胞每产生一次动作电位，去极相 Na^+ 内流和复极相 K^+ 外流，离子都是顺浓度差进行的易化扩散，造成细胞内 Na^+ 浓度和细胞外 K^+ 浓度稍有增多，改变了细胞内外离子的浓度比值，从而激活了膜上的钠泵，钠泵进行主动转运，排出细胞内增多的 Na^+，同时将细胞外的 K^+ 摄入细胞，恢复细胞膜内外 Na^+ 和 K^+ 的浓度分布。但钠泵的活动对细胞内电位的影响很小，可能只是形成后电位的原因之一。

概言之，锋电位的上升支主要是由于 Na^+ 大量、快速内流，形成 Na^+ 电-化学平衡电位；而下降支主要是由于 K^+ 快速外流的结果。

三、动作电位的产生条件和传导

（一）阈电位和动作电位的引起

兴奋的本质是产生动作电位，刺激作用于细胞可以产生兴奋，但不是任何刺激都能产生兴奋。在某些情况下，刺激引起的是与去极化相反的变化，膜内负电荷增加，静息电位增大（超极化），便不出现动作电位。而有些刺激引起膜内负电荷减少，静息电位减小（去极化），当减小到一个临界值时，细胞膜中大量 Na^+ 通道开放，就能触发动作电位，这个能触发动作电位产生的膜电位的临界值称为阈电位（threshold potential，TP）。如果去极化没有达到阈电位水平，就不会出现大量 Na^+ 通道开放和大量 Na^+ 内流，也就不出现动作电位。膜电位去极化达到阈电位是产生动作电位的必要条件。一般可兴奋细胞阈电位的数值比静息电位的绝对值小 10～20mV。

（二）动作电位与兴奋性

细胞兴奋性的高低与细胞的静息电位和阈电位的差值呈反变关系，即差值愈大，细胞的兴奋性愈低；差值愈小，细胞的兴奋性愈高。例如，超极化时静息电位增大，使它与阈电位之间的差值扩大（图 2-11，a），受刺激时膜电位去极化较不容易达到阈电位，所以超极化使细胞的兴奋性降低。兴奋性的大小还决定于膜通道的状态。本章第二节中提到电压门控通道有三种状态：备用、激活和失活。其中备用状态下兴奋性正常，受到合适刺激即可激活产生兴奋；激活状态下，通道闸门正开放着，离子正流动着，这时再受到任何刺激也不会进一步开放，离子流也不会进一步增加，细胞不会作出新的反应，因此兴奋性等于零；而在通道失活状态下，通道闸门关闭，不能打开，因此不论接受任何刺激也不出现反应，因此兴奋性也是等于零。

在一次兴奋过程中，或曰一个动作电位时程中，因为通道状态发生周期性的变化、离子流周期性的变化以及膜电位也相应变化，故兴奋性必然发生相应的变化。兴奋性的变化与动作电位的时程有对应关系。

锋电位相当于细胞兴奋性变化的绝对不应期（ab），负后电位前段相当于相对不应期（bc），负后电位的后段相当于超常期（cd），正后电位相当于低常期（de）（图 2-11）。

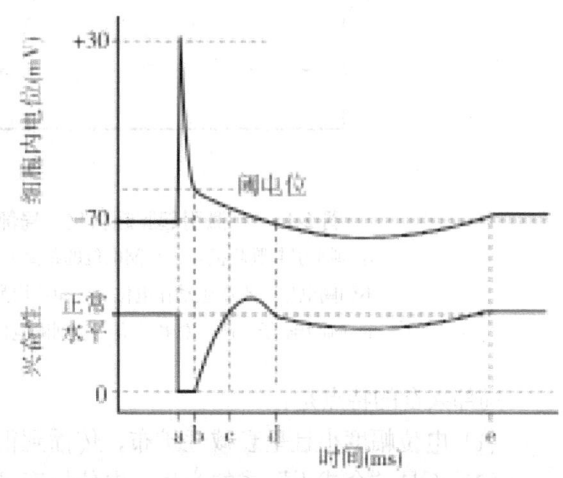

图 2-11 动作电位与兴奋性变化的时间关系
ab：锋电位—绝对不应期　bc：负后电位的前部分—相对不应期
cd：负后电位的后部分—超常期　de：正后电位—低常期

（三）动作电位的特点

1. "全或无"（all or none）现象　动作电位一旦产生就达到最大值，其变化幅度不会因刺激的加强而增大，也就是说，动作电位要么不产生（无），要么产生，一旦产生就达到可达到的最大幅度（全），这称为"全或无"现象。动作电位的幅度与所受刺激的大小无关，决定于细胞膜外侧和内侧钠离子的浓度比即 $[Na^+]o/[Na^+]i$。该比值越大，一旦产生动作电位，则幅度就大，反之则小。

2. 不衰减性传导　动作电位一旦在细胞膜的某一部位产生，它就会立即向整个细胞膜传布，而且它的幅度不会因为传布距离的增大而减小。

3. 脉冲式产生　由于不应期的存在，动作电位不可能重合，动作电位之间总有一定的时间间隔而形成脉冲样图形。

（四）局部兴奋及其特征

如前所述，刺激必须达到阈值，才能引起细胞兴奋，即产生动作电位。阈下刺激虽不能引起细胞产生动作电位，但是，却能使刺激局部细胞膜的 Na^+ 通道少量被激活，膜对 Na^+ 的通透性轻度增加，因而有少量 Na^+ 内流，造成原有膜电位减小，但尚达不到阈电位水平。因此，将这种在膜受刺激的局部出现的低于阈电位值的去极化，称为局部反应或局部兴奋（local excitation）（图 2-12，b）。

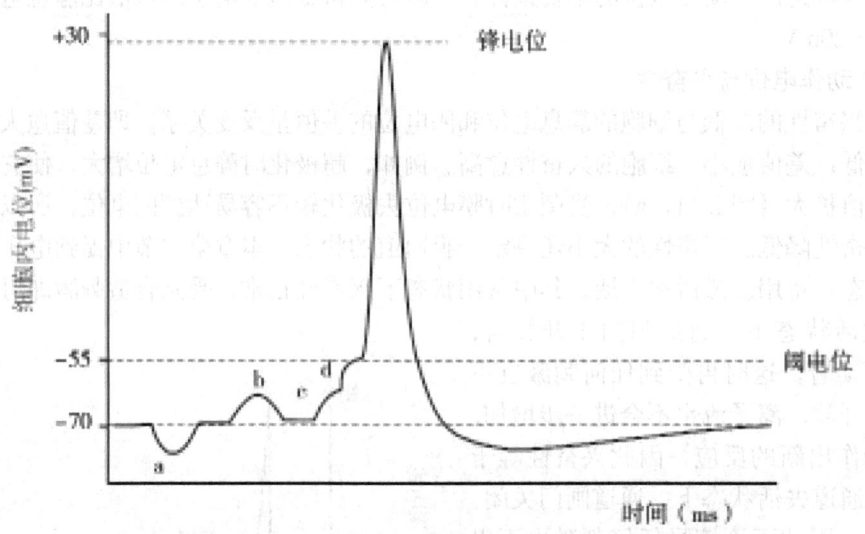

图 2-12　刺激引起膜超极化、局部反应及其在时间上的总和效应

a：刺激引起膜超极化，与阈电位的距离加大　b：阈下刺激引起的局部反应，达不到阈电位，不产生动作电位　c、d：均为阈下刺激，但 d 在 c 引起的局部反应的基础上给予，产生总和效应，达到阈电位，引发动作电位

局部兴奋的特点是：

（1）电位幅度小且呈衰减性扩布，传播到很小距离即消失（呈电紧张性扩布）。

（2）不是"全或无"式的产生，电位幅度可随阈下刺激的增强而增大。

（3）有总和效应，一次阈下刺激引起的一个局部反应固然不能引发动作电位，如果多个阈下刺激引起的多个局部反应在时间上（多个刺激在同一部位连续给予）或空间上（多个刺激同时在相邻的部位给予）叠加起来，就可能使膜的去极化达到阈电位，从而引发动作电位

（图 2-12，c 和 d）。

综上所述，阈刺激或阈上刺激，能使膜电位去极化达到阈电位，从而爆发动作电位，即产生兴奋。阈下刺激可通过时间总和和（或）空间总和使膜去极化达到阈电位水平而产生动作电位。

（五）兴奋在同一细胞上的传导

细胞膜上任何一处受刺激而兴奋时，动作电位不是停留在受刺激的细胞膜局部，而是沿着细胞膜向邻旁传播，使整个细胞的膜都经历一次兴奋过程，从而完成兴奋在同一细胞上的传导。

1. **兴奋传导的机制（以神经纤维为例）** 神经纤维根据有无髓鞘可分为有髓纤维和无髓纤维两类。无髓纤维某一处受刺激兴奋时，此处膜电位由静息状态的外正内负变为外负内正，而邻近尚未兴奋部位仍处于外正内负的静息状态。由于细胞内液与细胞外液都是导体，于是在兴奋部位与邻近未兴奋部位之间出现电位差而产生局部电流。局部电流的方向，在膜外从未兴奋部位流向兴奋部位，在膜内，由兴奋部位流向未兴奋部位（图 2-13，a）。结果造成未兴奋部位膜内电位升高，膜外电位降低，膜内外电位差减小而发生去极化。当膜电位去极化达到阈电位水平时，未兴奋部位细胞膜上 Na^+ 通道大量开放产生动作电位。新的兴奋部位又与相邻未兴奋部位之间存在电位差，通过局部电流作用，引起又一个未兴奋部位产生兴奋。通过局部电流的作用，使兴奋沿着神经纤维依次连续传导下去。这样的传导原理称为局部电流学说。神经纤维上传导的兴奋习惯称为神经冲动。动作电位在其他可兴奋细胞膜上的传导机制与无髓纤维兴奋传导基本相同。

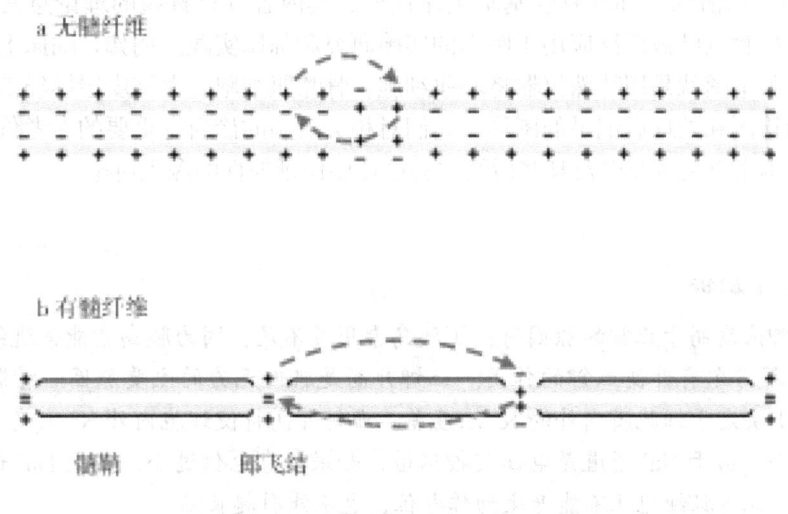

图 2-13 神经冲动传导机制的模式图

a：为无髓鞘神经纤维的传导

b：为有髓鞘神经纤维的"跳跃式"传导。虚线箭头表示局部电流的方向

有髓纤维兴奋的传导比较特殊，因为有髓纤维的轴突外包有一层不导电的髓鞘，髓鞘间断处称为朗飞结，此处轴突膜与细胞外液直接接触，此外轴突膜上有密集的 Na^+、K^+ 通道，因而有兴奋能力。所以，有髓纤维受到刺激时，动作电位只能在朗飞结处产生。兴奋传导时的局部电流也只能发生在相邻的朗飞结之间，局部电流对相邻的朗飞结起着刺激作用，使之兴奋。然后又以相同的方式使下一个朗飞结兴奋，使之继续传导下去。这样的传导方式称为

跳跃式传导（图 2-13，b）。由于每一个朗飞结之间距离较大，故其传导速度远大于无髓纤维。

2. 兴奋传导的特点　兴奋在同一个细胞上的传导有以下特点：

(1) 完整性：兴奋能在同一细胞上传导，依赖于细胞本身在结构上和功能上的完整性。如果可兴奋细胞的膜结构发生损伤或局部用药物麻醉后，均可使兴奋传导受阻。

(2) 传导方向：当细胞膜上某一点受到刺激而兴奋时，局部电流可向所有方向的邻旁细胞膜传导，因而动作电位很快传遍整个细胞，使整个细胞产生一次兴奋。在神经纤维，局部电流可出现于兴奋部位的两侧，使动作电位表现出双向传导的特点。

(3) 不衰减性传导：动作电位在同一细胞上传导的过程中，其幅度和波形不会因为传导距离的增加而减小。这是因为，只要刺激能使静息电位升高到阈电位，细胞膜就能爆发动作电位；而产生动作电位的幅度、波形以及在其膜上的传导情况，只取决于当时细胞膜本身的生理特性和膜内外离子的分布情况。一般情况下，膜的生理特性和膜内外离子的分布情况是稳定的；而且，同一细胞上的不同部位细胞膜的性质和离子分布也基本相同，所以动作电位不会随传导距离的增加而改变。

综上所述，可兴奋细胞在兴奋时可以有各种外在表现形式，例如：肌细胞的收缩、腺细胞的分泌等。但是它们都有一个共同的、带本质性的内在变化，那就是在受刺激后必然产生动作电位。因此，在学习了生物电知识以后，可以更准确地说，动作电位是细胞兴奋的客观标志或同义语。只有当细胞产生了动作电位，才能够说它发生了兴奋。特别是神经细胞兴奋时，用肉眼观察不到它的外部反应，只能用仪器测定它产生的动作电位来作判断。因此，也可以把兴奋性的概念表述为细胞产生动作电位的能力。

生物电是一切活细胞都具有的基本生命现象。其内容具有普遍的理论意义，也有重要的实用价值，生物电已被广泛应用于医学的实验研究和临床实践。例如，临床上常用的心电图、肌电图、脑电图就是用特殊仪器将心肌细胞、骨骼肌细胞、大脑皮层神经细胞产生的电位变化，进行检测和处理后记录的图形，它们对相关疾病的诊断有重要的参考价值。关于生物电的知识在本书有关章节以及某些后续课程中还要作延伸性的深入讨论。

案例 2-1 解析

患者血钾浓度高于正常的原因有：①胰岛素用量不足，因为胰岛素能促进组织细胞摄取 K^+。②普萘洛尔有升高血钾的作用。血钾升高是肌肉无力的主要原因。骨骼肌细胞静息电位的大小决定于细胞膜内外的 K^+ 浓度差。血钾升高将使细胞内外 K^+ 浓度差降低，静息电位则减小。由于 Na^+ 通道是电压门控通道，如果静息电位过小，可使 Na^+ 通道直接进入失活状态，此时肌细胞既不能产生动作电位，也不能引起收缩。

第四节 肌细胞的收缩功能

案例 2-2

23 岁女大学生，近来感觉全身乏力和易疲劳，甚至梳头也感到吃力，不时有眼睑下垂，上楼梯时几次跌倒在地，这些症状休息后可缓解。检查发现，血中抗胆碱能受体抗体数量增多，重复刺激运动神经元时骨骼肌的反应下降。使用新斯的明治疗后肌力恢复。

诊断：重症肌无力。

问题与思考：

1. 神经-肌肉接头处的兴奋传递的过程及影响因素。
2. 根据临床检查分析患者肌无力的原因。
3. 为什么新斯的明能恢复肌力？

根据形态学特点，肌肉可分为横纹肌和平滑肌；根据神经支配，可分为躯体神经支配的随意肌和自主神经支配的非随意肌；根据肌肉的功能特性，又可分为骨骼肌、心肌和平滑肌。尽管从形态和功能上可把肌肉分为不同类型，但从分子水平上看，其收缩机制有许多共同之处。本节以目前研究最充分的骨骼肌为重点，说明肌细胞的收缩机制。

虽然离体骨骼肌细胞受刺激后可以兴奋而收缩，但是在人体内，骨骼肌的兴奋和收缩都是在神经支配下完成的。因此，本节的主要内容包括：①运动神经的兴奋如何传递给骨骼肌细胞并产生兴奋；②骨骼肌细胞的收缩机制；③骨骼肌细胞的兴奋是如何引发收缩的；④骨骼肌的收缩形式和影响收缩的因素。

一、神经-肌肉接头处的兴奋传递

（一）神经-肌肉接头处的结构

如图 2-14 所示，神经-肌肉接头处是由接头前膜、接头后膜和两膜之间的接头间隙三部分组成。运动神经纤维到达骨骼肌细胞时，其末梢失去髓鞘，嵌入肌细胞膜，因此，接头前膜就是神经轴突的细胞膜。接头后膜（生理学常称之为终板膜）是与接头前膜相对应的肌细胞膜（简称肌膜），它有规则地向细胞内陷入，形成许多皱褶，这可以扩大接受神经递质的接触面积，有利于兴奋的传递。接头前膜与接头后膜并不接触，它们之间是充满细胞外液的接头间隙。

（二）神经-肌肉接头处兴奋的传递过程

当神经冲动沿神经纤维传到末梢时，该处产生的动作电位，使该处膜上的 Ca^{2+} 通道开放，细胞外液中的 Ca^{2+} 进入轴突末梢内，促使囊泡向前膜内侧面移动，并与前膜融合，进而破裂，囊泡内的乙酰胆碱（ACh）便释放入接头间隙，乙酰胆碱通过扩散到达终板膜，与终板膜上的 N_2 受体结合，使终板膜对 Na^+ 和 K^+ 通透性增加（以 Na^+ 为主），引起 Na^+ 内流，也有少量 K^+ 外流，其总的结果使终板膜的膜电位减小，出现终板膜的局部去极化，这一去极化的电位变化称为终板电位。终板电位与局部兴奋有相似的性质，它的大小与接头前膜释放的乙酰胆碱的量成正比，可以总和；并以电紧张形式向周围细胞膜扩布，使邻近的肌细胞膜也发生局部去极化；当这种局部去极化达到相邻肌细胞膜的阈电位水平时，就会使该处膜

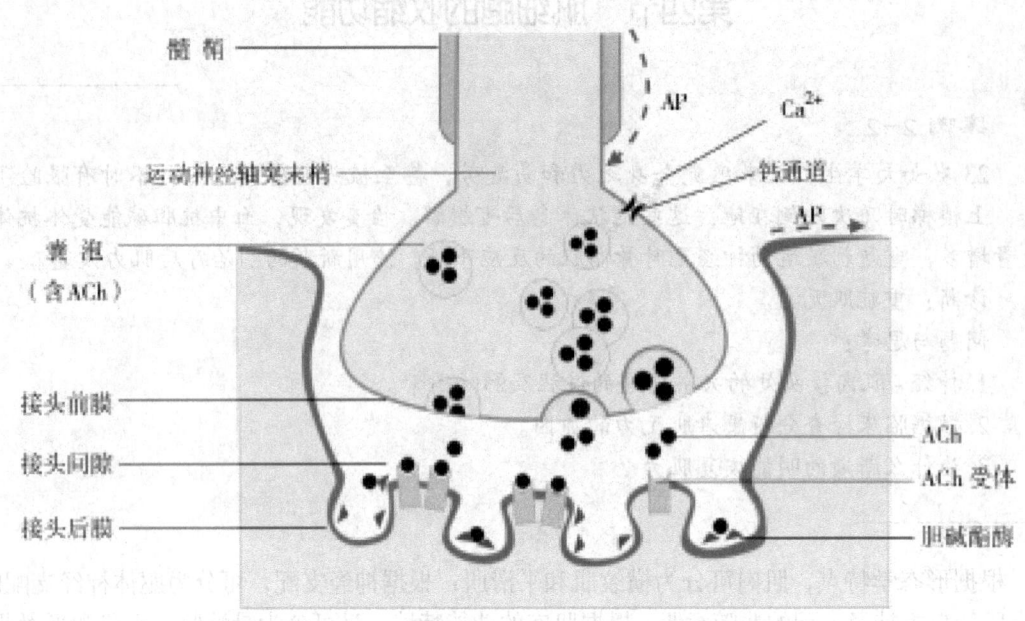

图 2-14 神经-肌肉接头的结构与化学传递过程示意图

AP：动作电位

① AP 到达神经轴突末梢；② 细胞外 Ca^{2+} 进入轴突末梢；
③ 囊泡向接头前膜方向移动；④ 囊泡与接头前膜融合并破裂，释放 ACh；
⑤ ACh 进入接头间隙与接头后膜上的 ACh 受体信道结合。

上 Na^+ 通道大量开放，大量 Na^+ 内流，产生动作电位，并向整个肌细胞膜传导，从而实现神经-肌肉接头处的兴奋传递。另外，释放出来的乙酰胆碱，与终板膜上的 N_2 型受体结合发挥作用后，以及大量多余的乙酰胆碱分子都会迅速地被终板膜上的胆碱酯酶分解而破坏，避免骨骼肌细胞持续地兴奋和收缩，保证一次神经冲动仅引起一次细胞兴奋和收缩，同时，接头处又作好了产生下一次兴奋传递的准备。其实，在正常生理状态下，接头前膜每次释放的乙酰胆碱量非常多，大约超过引起肌细胞膜产生动作电位所需阈值的 3~4 倍，足以引起终板膜电位达到阈电位而引起周围细胞膜兴奋，保证每次传来的神经冲动的有效性。

（三）神经-肌肉接头处兴奋传递的特征

与神经纤维兴奋传导相比较，神经-肌肉接头处兴奋传递有以下特点：

1. **单向传递** 兴奋只能由运动神经末梢传向肌肉，而不能作相反方向的传递。这是由神经-肌肉接头处的功能性结构特点所决定的。

2. **时间延搁** 兴奋通过神经-肌肉接头，至少需要 0.5~1.0ms，比兴奋在同一细胞上传导同样距离的时间要长得多，因为接头处兴奋传递过程，包括乙酰胆碱的释放、扩散以及与后膜上通道蛋白质分子的结合等化学过程，均需花费更多时间。

3. **化学传递** 神经与骨骼肌细胞之间的信息传递，是通过神经末梢释放乙酰胆碱这种化学物质进行的，所以是一种化学传递。

4. **易受药物或其他环境因素的影响** 递质释放是耗能的过程，而且递质的合成、储存、释放与受体的结合、失活等均与许多因素有关，因而，易受一些其他因素的影响。例如，酸碱度、温度等都可以影响传递过程。筒箭毒碱可与乙酰胆碱竞争终板膜上的 N_2 受体，从而阻断神经-肌肉接头处的兴奋传递，使肌肉失去收缩能力，起松弛肌肉的作用，称为肌松剂。有机磷农药对胆碱酯酶有选择性的抑制作用，可造成乙酰胆碱在接头处大量积聚不能失活，将引起肌肉持续兴奋收缩以及其他中毒症状。

二、骨骼肌的结构特征

骨骼肌是体内最多的组织，约占体重的40%，由大量的肌纤维（肌细胞）组成。每根肌纤维由肌膜包裹，肌浆中含有大量的肌原纤维和丰富的肌管系统。这些结构排列规则有序，具有功能上的意义。

（一）肌原纤维和肌小节

每个肌纤维内含有大量直径为1~2μm的肌原纤维，它们平行排列，纵贯肌纤维的全长。每条肌原纤维的全长都呈规则的明、暗交替，分别称为明带和暗带。暗带的长度比较固定，在它的中央有一段相对透明的区域，称为H带，其长度随肌肉的状态而变化；在H带的中央有一条横向的暗线，称为M线。明带的长度是可变的，它在肌肉舒张时较长，并且在一定范围内可因肌肉牵引而变长，当肌肉收缩时则缩短，明带的中央也有一条横向的暗线，称为Z线。肌原纤维上相邻的两条Z线之间，即由中间的暗带和两侧各1/2明带所组成的部分，称为肌小节。肌小节是肌肉收缩和舒张的最基本单位。由于明带的长度可变，肌小节的长度在不同情况下可变动于1.5~3.5μm之间，通常在骨骼肌安静时肌小节的长度为2.0~2.2μm（图2-15）

肌小节的明带和暗带中包含有更细的平行排列的丝状结构，称为肌丝。暗带中的肌丝较粗，直径约10nm，称为粗肌丝，其长度与暗带相同，实际上暗带的形成就是由于粗肌丝的存在，M线则是把成束的粗肌丝固定在一定位置的某种结构。明带中的肌丝较细，直径约5nm，称为细肌丝，它们从Z线结构向两侧明带伸出，每侧长度都是1.0μm，其游离端有一段伸入暗带，和粗肌丝相互重叠；伸入暗带的细肌丝隔有一段距离，这就形成了H带。肌肉被动拉长时，肌

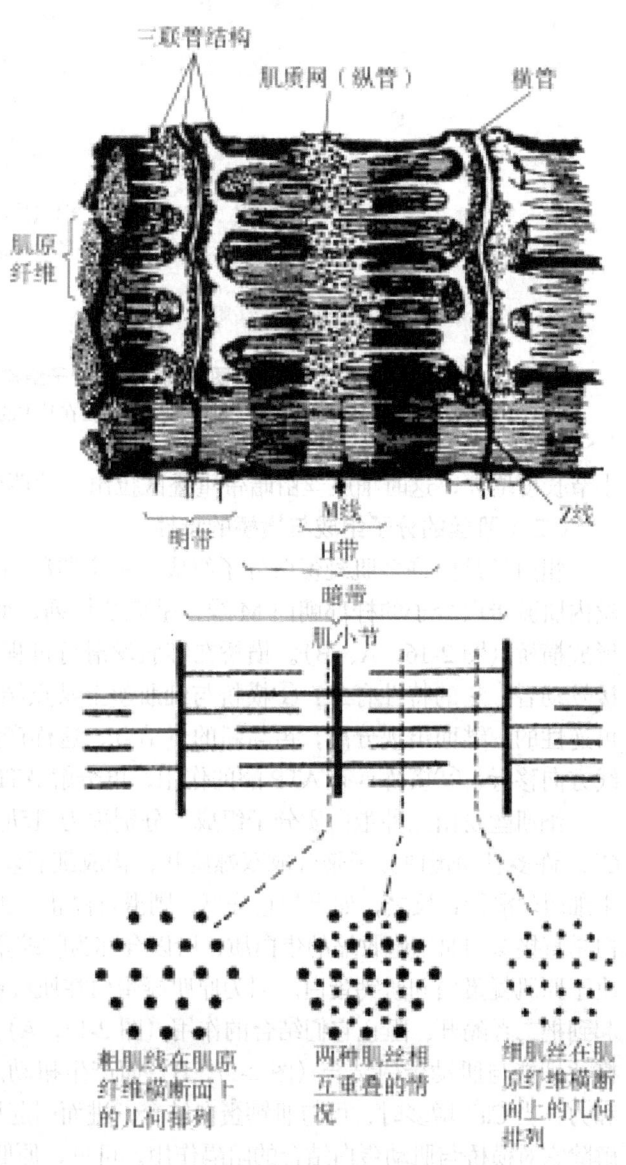

图2-15 骨骼肌细胞的肌原纤维和肌管系统

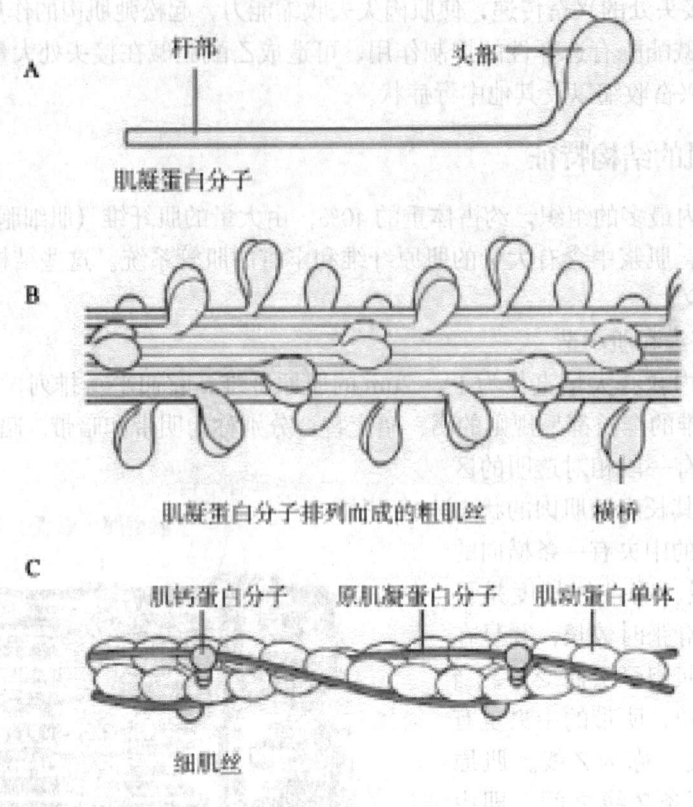

图 2-16 肌丝分子结构示意图
A：肌凝蛋白　B：粗肌丝（肌凝蛋白在其中的排列）　C：细肌丝及其组成

小节长度增大，这时细肌丝由暗带重叠区拉出，使明带长度增大，H 带也相应增大。

（二）肌丝的分子组成与横桥的特性

粗肌丝是由许多肌凝蛋白分子组成。一个肌凝蛋白分子分为头部和杆部两部分。在粗肌丝内肌凝蛋白分子的杆部朝向 M 线，呈束状排列，而它的头部则规律地分布在粗肌丝表面，形成横桥（图 2-16，A、B）。横桥在细肌丝滑行过程中有重要作用，是拉动细肌丝滑行的直接发动者。它的特性有二：①横桥与细肌丝上某点结合，同时出现横桥的扭动，这种结合是可逆性的，继而出现分离，再与新的点结合，这样产生同方向连续的摆动，拉动细肌丝向 M 线方向移行；②横桥具有 ATP 酶的作用，可分解 ATP，放出能量，供细肌丝滑行时使用。

细肌丝是由三种蛋白质分子组成，分别称为肌动蛋白、原肌凝蛋白和肌钙蛋白（图 2-16，C）。许多肌动蛋白分子聚合成双螺旋状，构成细肌丝的主体。横桥如与肌动蛋白结合，就产生细肌丝滑行；反之，如果与它分离，则滑行停止。由于粗肌丝的肌凝蛋白和细肌丝的肌动蛋白是直接参加肌细胞收缩的蛋白质，所以合称为收缩蛋白。但是横桥与肌动蛋白是否结合则取决于原肌凝蛋白和肌钙蛋白。因为原肌凝蛋白在肌细胞静息时正好位于横桥与肌动蛋白之间，起到把二者隔开、阻止它们结合的作用（图 2-17，A）。如果原肌凝蛋白的这种隔开作用解除，横桥即能与肌动蛋白结合（图 2-17，B）而产生扭动。肌钙蛋白对肌浆中的 Ca^{2+} 有很大的亲和力，当 Ca^{2+} 增多时，可与肌钙蛋白结合，进而引起原肌凝蛋白分子的构象改变和位置变化，解除它对横桥与肌动蛋白结合的阻隔作用。可见，原肌凝蛋白和肌钙蛋白虽然不直接参加肌细胞收缩，但是它们对收缩过程起着重要的调控作用，故合称为调节蛋白。

（三）肌管系统

肌管系统指包绕在每一个肌原纤维周围的膜性管状结构。它由两部分组成，一种是横管系统，简称 T 管，是由肌细胞膜向内凹入而成，走向与肌原纤维长轴相垂直，它们穿行于肌原纤维之间，并在 Z 线水平形成环绕肌原纤维互相交通的管道，横管通过肌膜凹入处的开口与细胞外液相通。另一种肌管系统则包绕在肌原纤维的周围，它们与肌原纤维平行，称为纵管系统，即肌浆网，简称 L 管。肌浆网主要包绕在每个肌小节的中间部分，这些互相沟通的管道在靠近两侧 Z 线的横管处管腔彭大，称为终池，它使纵管与横管相靠近的面积增大。每条横管和两侧的终池，构成了三联体结构。横管与终池之间有 10～12nm 的间隙，这说明两组管道内腔是互不相通的，这样的结构有利于细胞内外之间的信息传递。一般认为，横管系统的作用是将细胞兴奋时细胞膜上的电变化传入细胞内部。肌浆网和终池的作用是通过对 Ca^{2+} 的储存、释放再聚集，触发肌小节的收缩和舒张。安静时，细胞内的 Ca^{2+} 约有 90% 储存在终池。而三联体是将膜的电变化和细胞收缩过程相耦联的部位，其中 Ca^{2+} 是细胞内信息传递的中介物质。

三、肌丝滑行的基本过程

当肌细胞膜上的动作电位引起肌浆中 Ca^{2+} 浓度升高时，Ca^{2+} 与肌钙蛋白相结合，使肌钙蛋白分子构型改变，这种改变又传递给原肌凝蛋白，使原肌凝蛋白的构型也发生改变，从而暴露出肌动蛋白上的结合点，横桥与结合点结合。横桥的 ATP 酶也被激活，分解 ATP 释放能量，引起横桥向 M 线方向摆动，牵引细肌丝向 M 线方向移动。然后横桥与肌动蛋白分离，横桥复位，又与下一个结合点结合，出现一次新的摆动，如此反复，使细肌丝不断向 M 线方向滑动，肌节缩短，表现为肌肉收缩（图 2-17，B）。在一定肌节长度内，细肌丝滑动距离越大，肌张力也越大；活动的横桥数目愈多，肌张力和缩短的程度愈大，收缩力愈强。因此，活化横桥数和肌凝蛋白的 ATP 酶活性是控制收缩力的主要因素。

当肌浆中 Ca^{2+} 浓度降低时，则产生与上述相反的变化。Ca^{2+} 与肌钙蛋白分离，肌钙蛋白与原肌凝蛋白的构型恢复，原肌凝蛋白又将肌动蛋白上结合点掩盖起来，横桥与肌动蛋白上

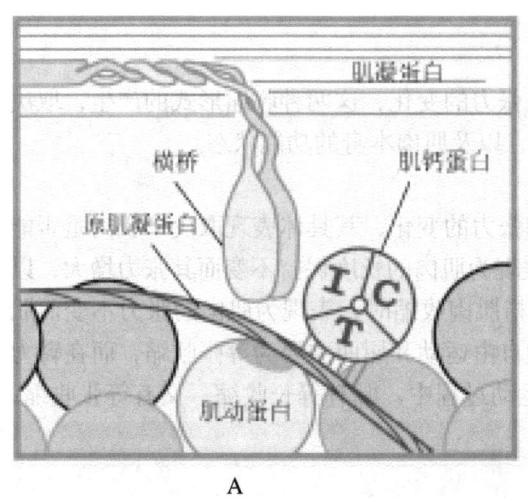 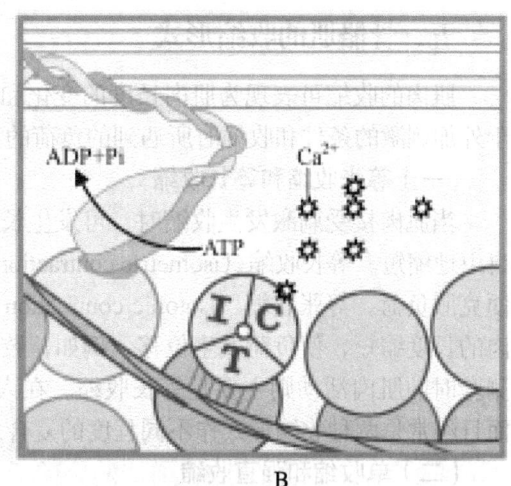

图 2-17 肌丝滑行原理示意图

A：肌舒张　原肌凝蛋白掩盖肌动蛋白上的结合位点，产生位阻效应，横桥不能与之结合

B：肌收缩　Ca^{2+} 与肌钙蛋白结合，使原肌凝蛋白发生构象改变，解除位阻效应，横桥与位点结合，拉动细肌丝滑行

的结合点又被阻断，细肌丝也恢复到原来位置，表现为肌肉舒张（图2-17，A）。可见，Ca^{2+}的浓度变化在细肌丝滑行中起着重要的作用，见下述。

四、骨骼肌的兴奋-收缩耦联

在整体内，躯体运动神经的兴奋通过神经-肌肉接头的传递引起骨骼肌细胞兴奋；直接刺激离体的骨骼肌也可以产生兴奋，兴奋时首先在肌细胞膜上引起一个可传播的动作电位，然后才出现肌细胞的收缩。由此可以设想，在以膜的电位变化为特征的兴奋过程和以肌丝滑行为基础的收缩过程之间，必然存在着某种中介过程把二者联系起来，这一过程称为兴奋-收缩耦联。目前认为，它至少包括三个主要步骤：①动作电位通过横管系统传向肌细胞的深处；②三联体结构的信息传递；③肌浆网对Ca^{2+}的释放和再聚集。

当肌膜产生动作电位后，根据局部电流原理，动作电位可沿肌膜迅速传播，并经由横管膜进入肌细胞内到达三联体。动作电位形成的刺激使终池膜上的钙通道开放，贮存在终池内的Ca^{2+}，顺浓度差以易化扩散的方式经钙通道进入肌浆，肌浆中的Ca^{2+}与细肌丝的肌钙蛋白结合，引发上述肌丝滑行过程，结果是肌细胞的收缩。

肌细胞收缩时释放到肌浆中的Ca^{2+}可将肌浆网膜上的钙泵激活，在钙泵的作用下，肌浆中的Ca^{2+}又被重新摄入终池，肌浆内Ca^{2+}浓度降低，肌钙蛋白便与Ca^{2+}分离，结果如前所述引起肌细胞的舒张。

综上所述，这一过程的关键部位在三联体，起关键作用的物质是Ca^{2+}，被称为兴奋-收缩的耦联因子。不难理解，如果肌浆中缺少Ca^{2+}，纵然肌细胞的兴奋仍可以发生，但不能引起肌细胞的收缩，这种只产生兴奋而不能引发收缩的现象称为"兴奋-收缩脱耦联"。Ca^{2+}不但在肌细胞兴奋-收缩耦联中有重要作用，而且对肌力的调控也有重要影响。肌浆中Ca^{2+}浓度在一定范围内与肌肉的收缩力呈正变关系，这一点有重要的实际意义。

从运动神经兴奋到骨骼肌细胞收缩的全过程，可以简单地表述为：神经细胞电活动（电）→神经肌肉接头处的化学传递（化学）→骨骼肌细胞电活动（电）→肌浆中Ca^{2+}转移（化学）→骨骼肌细胞收缩（机械）。

五、骨骼肌的收缩形式

肌肉的收缩可表现为肌肉长度的变化和肌肉张力的变化，这两种收缩形式的产生，取决于外加刺激的条件和收缩时所遇到的负荷的大小，以及肌肉本身的功能状态。

（一）等张收缩和等长收缩

当肌肉接受刺激发生收缩时，可发生长度和张力的变化，其具体表现取决于肌肉是否能自由地缩短。等长收缩（isometric contraction）表现为肌肉的长度保持不变而其张力增大，以便克服负荷。等张收缩（isotonic contraction）是指肌肉收缩时，表现为肌肉的张力不变而肌肉的长度缩短，使负荷发生位移。例如，肢体的自由运动和屈曲主要为等张收缩，而在臂力测验时的肌肉活动则主要是等长收缩。在人体运动过程中，既有等长收缩，又有等张收缩，而且经常是两种收缩形式作不同程度的复合。

（二）单收缩和强直收缩

整块骨骼肌或单个肌细胞受到一次短促的刺激，发生一次机械收缩，称为单收缩。单收缩的过程可以分为收缩期和舒张期，收缩期持续时间较舒张期短。整个单收缩的时间因不同肌肉有显著差异，如人的眼外肌，一个单收缩不超过10ms，而腓肠肌可达100ms以上。

如果给肌肉连续刺激，肌肉收缩的情况随刺激的频率不同，会出现不同形式的复合收缩，收缩发生在上一次收缩的过程中，亦即连续的收缩叠加在一起。当刺激频率较低时，每一个刺激都落在前一次单收缩完成（包括收缩期和舒张期）之后，于是每一次刺激都引起一次独立的单收缩。如果刺激频率增加，每一个新刺激都落在前一次收缩的舒张期，每次新的收缩都发生在前次收缩的舒张期之中，这时，肌肉还未完全舒张，又发生新的收缩，称为不完全强直收缩，肌肉收缩曲线呈锯齿形。如果刺激频率继续增加，那么，肌肉就有可能在前一次收缩的收缩期结束以前开始新的收缩，于是各次收缩完全融合而叠加起来，使描记曲线上的锯齿形消失，这就是完全强直收缩（图2-18）。不完全强直收缩和完全强直收缩均为强直收缩。骨骼肌每次受刺激兴奋时，其绝对不应期甚短，仅0.5～2.0ms，故能接受较高频率的刺激而连续兴奋，这是强直收缩产生的基础。心肌细胞由于有效不应期特别长，故只发生单收缩而无强直收缩。

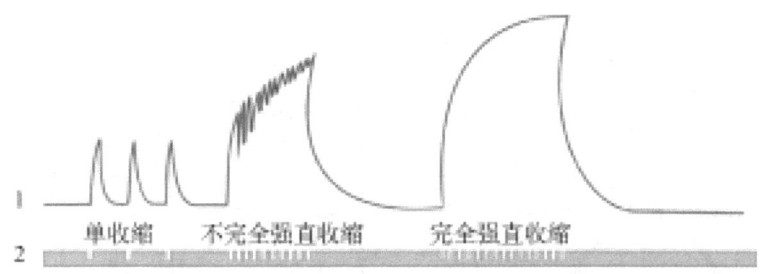

图2-18 强直收缩的形成
1. 收缩曲线 2. 刺激记号

在正常生理状况下，由于运动神经传至骨骼肌的兴奋都是连续的，体内骨骼肌的收缩几乎都属于完全强直收缩，只不过强直收缩的持续时间可长可短。此外，强直收缩较单收缩能产生更大程度的张力和缩短，完全强直收缩所产生的最大张力可达单收缩的3～4倍。

六、影响骨骼肌收缩的主要因素

影响骨骼肌收缩的主要因素有前负荷（preload）、后负荷（afterload）和肌肉的收缩特性。前负荷和后负荷是对肌肉施加的外在作用力，而肌肉收缩特性则是骨骼肌自身内在的功能状态。

（一）前负荷

前负荷是指肌肉收缩前承受的负荷。初长度是指肌肉收缩前在前负荷作用下的长度。对一个具体肌肉来说，前负荷和肌肉的初长度关系密切，可以理解为肌肉在收缩前所处状态的同义语。

其他条件不变，逐渐增加前负荷（初长度增加）观察肌张力的变化，结果见图2-19。肌肉的初长度在一定范围内与肌张力呈正变关系，但是超过一定限度，则呈反变关系。亦即在初长度增加的开始阶段，增加初长度能使肌张力相应增加，但是如果初长度增加超过一定限度时（图2-19），再增加初长度，肌张力不但不会相应增大，反而相应减小，这个产生最大张力的肌肉初长度称为最适初长度。显然，肌肉处于最适初长度时开始收缩产生的张力最大，收缩速度最快，缩短的程度也最大，因此作功的效率最高。

(二)后负荷

后负荷是指肌肉收缩过程中承受的负荷。它是肌肉收缩的阻力或作功对象。肌肉在有后负荷的情况下收缩总是肌张力增加在前,肌长度缩短在后。如果其他条件不变,随着后负荷的增大,肌缩短前产生的最大张力增大,达到最大张力所需的时间增加,而肌肉开始收缩时的初速度及其缩短的最大长度均减小,亦即后负荷增大,则肌肉张力增大,缩短速度和缩短幅度减小。图2-20表示后负荷(亦可用相应的肌张力表示)与肌缩短速度之间的关系。当后负荷为零时肌缩短速度为无限大(V_0),当后负荷大于一定限度(P_0)时则肌缩短速度为零。后负荷在零与P_0之间,则它与肌缩短速度呈反变关系。显然后负荷过小或过大对肌肉作功效率都是不利的,因为后负荷过小,虽然缩短速度增加但肌张力会下降,反之后负荷过大,肌张力增加的同时肌缩短速度则会相应减慢,所以适度的后负荷才能获得肌肉作功的最佳效率。

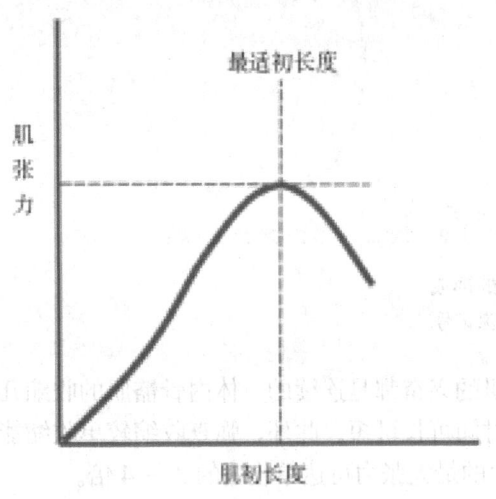

图2-19 肌初长度对肌张力的影响

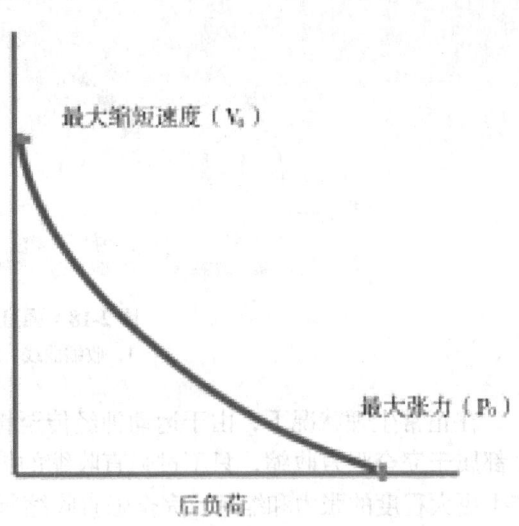

图2-20 骨骼肌张力-速度关系曲线

(三)肌肉收缩特性

肌肉收缩特性或能力是指与前、后负荷都无关的肌肉本身的功能状态和内在能力。是由粗、细肌丝的结构特性、横桥ATP酶活性等因素决定的。体内有许多因素能影响肌肉收缩能力。如缺氧、酸中毒、低Ca^{2+}、能源物质缺乏等,可削弱肌肉收缩能力;而Ca^{2+}和肾上腺素等体液因素,则能增强肌肉收缩能力;肌肉收缩能力也受神经系统功能的影响;体育锻炼能增强肌肉收缩能力。

七、平滑肌细胞的结构和功能特点

在人体内,平滑肌细胞是气道、消化道、血管、泌尿生殖道等器官的主要构成细胞。就其分布部位和功能状态而言,可以把平滑肌分为两类:①多单位平滑肌:它的分布以血管为主,其功能特点类似骨骼肌,可以作单细胞独立活动;②单一单位平滑肌:它主要分布在胃肠道,所以又称内脏平滑肌,其功能特点类似心肌,多作整体性反应。平滑肌受自主神经支配,它的活动不受大脑意识支配,即是不随意的。

平滑肌细胞与骨骼肌细胞一样,其收缩功能在以下四个环节上是相同的:①肌细胞兴奋产生动作电位；②肌浆中 Ca^{2+} 浓度升高；③ Ca^{2+} 激活横桥产生摆动；④肌丝滑行产生肌细胞收缩。但是平滑肌细胞与骨骼肌细胞比较，还是有明显不同的。下面以单一单位平滑肌为主，对平滑肌细胞的特点加以简述。

（一）平滑肌细胞的结构特点

平滑肌细胞呈细长的纺锤形，长 40～600μm，中间部最大直径 2～10μm，细胞内充满大量的肌丝。细胞内肌丝的排列不规则，肌小节也不明显，因此没有横纹。与骨骼肌相比，平滑肌细胞的肌管系统特别是肌浆网很不发达。其细肌丝数量多，细肌丝与粗肌丝之比大大超过骨骼肌和心肌细胞。平滑肌细胞的细肌丝不含肌钙蛋白，但存在一种功能与之类似的钙调蛋白。肌丝靠近肌膜而不像骨骼肌那样靠近肌管，因此加大了 Ca^{2+} 释放到达细肌丝的距离。

（二）平滑肌细胞的功能特点

1．平滑肌细胞肌浆网不发达，细胞内 Ca^{2+} 有限，所以收缩时要依靠细胞外 Ca^{2+} 的进入，Ca^{2+} 与钙调蛋白结合而触发肌细胞收缩。

2．与骨骼肌细胞比较，平滑肌细胞收缩缓慢而持久，不易疲劳。

3．对牵拉刺激十分敏感。牵拉平滑肌可引起肌细胞去极化，从而产生动作电位，引起肌张力增加，这一点有重要的生理意义。例如，胃和肠管中的内容物增多时，可牵拉胃壁或肠壁的平滑肌，引起收缩，有利于内容物的消化吸收和推动内容物向前移动。

4．具有自律性。可以在无刺激和神经冲动的作用下产生自动的收缩和舒张活动。

5．受自主神经支配，对各种体液因素的作用敏感。

案例 2-2 解析

重症肌无力是一种自身免疫性疾病，患者体内产生了抗乙酰胆碱受体的抗体，使骨骼肌终板处的乙酰胆碱门控通道数量不足或功能障碍。虽然运动神经末梢释放的乙酰胆碱数量并未减少，但乙酰胆碱不能与运动终板上受损的乙酰胆碱门控通道结合，因而影响神经-肌肉接头的信息传递，导致严重的肌肉无力。新斯的明是一种抗胆碱酯酶药，可延长乙酰胆碱的作用时间。

（陈宝琅）

第三章 血 液

<blockquote>

学习目标

1. 归纳血液的组成和血细胞比容的概念、血细胞的分类。
2. 识别并熟记血浆晶体渗透压和胶体渗透压的组成及其作用。
3. 熟记各类血细胞的正常值与功能。
4. 归纳 ABO 血型系统和 Rh 血型系统，交叉配血试验和输血原则，熟记血量的正常值。
5. 说出血浆蛋白的分类和功能，血液的一般理化特性，血液的功能。
6. 描述红细胞的特性及生成调节。
7. 描述血小板的生理特性及功能。
8. 说出生理性止血的过程、血液凝固过程、控制及影响因素，纤维蛋白溶解的过程及意义。
9. 知道血细胞生成的基本过程。知道白细胞和血小板的生成调节。

</blockquote>

血液在心血管系统内不停地循环流动，包括血浆及血细胞，是体液的重要组成部分。血液具有运输营养物质、携带代谢产物、调节内环境相对稳定、调节体温和防御等重要功能。体液是体内的所有液体的总称，包括水分及溶于其中的各种物质。成人约占其体重的 60%。体液包括两大部分：存在于细胞内的液体称为细胞内液，是细胞内进行各种生化反应的场所，约占体重的 40%；存在于细胞外的液体称为细胞外液，是细胞直接生活的环境又称内环境，约占体重的 20%。后者包括血浆（约为体重的 5%）和组织液。组织液为存在于细胞间隙以及体腔中的液体（约为体重的 15%）。血浆在心血管内不停地循环流动，所以是内环境中最活跃的部分。它不仅与组织液进行物质交换，而且又通过肺、肾、皮肤和胃肠道等器官与外环境进行物质交换，成为沟通各部组织及人体与外环境进行物质交换的中间介质。

第一节 血液的组成和理化特性

案例 3-1

患者，男性，13 岁。4 天前因眼睑及面部水肿、尿少入院。患儿在 3 周前曾有过上呼吸道感染史。体格检查：面色苍白，眼睑及面部水肿，咽部充血，两侧扁桃体Ⅱ度肿大。体温 38℃，脉搏 112 次/分，呼吸 28 次/分，血压 130/90mmHg。化验检查：尿比重 1.020，尿蛋白（+++）（血浆蛋白随尿液丢失），红细胞少许，颗粒管型（+）。

思考：
1. 说出该患者眼睑及颜面部水肿与尿蛋白（+++）的关系？
2. 说出血浆渗透压的组成及功能。

一、血液的组成

（一）血液的基本组成

血液由血浆和血细胞两部分组成。将抽出的血液进行抗凝处理，置于刻度管内，离心沉淀后血液分为上、下两层。上层是淡黄色的透明液体为血浆；下层为被压紧的血细胞，其中绝大部分是红细胞，在其表面有一薄层呈灰白色的物质为白细胞和血小板（图 3-1）。

血浆和全血一样，从血管中抽出，如不加抗凝剂处理将会自行凝固。全血或血浆凝固后，静置数小时，血凝块将会回缩，表面会析出淡黄色清亮液体，这种液体称血清。血清和血浆的主要区别为血清中没有纤维蛋白原，但增加了少量凝血过程中血小板释放的物质及激活的凝血因子。

（二）红细胞比容（血细胞比容）

血细胞在全血中所占的容积百分比，称为血细胞比容，由于血液中的红细胞约占总容积的 99%，故血细胞比容主要反映红细胞在血液中的相对浓度，也称为红细胞比容。成年男性血细胞比容为 40% ~ 50%，女性为 37% ~ 48%，新生儿平均约 55%。当红细胞数量或血浆容量发生改变时，血细

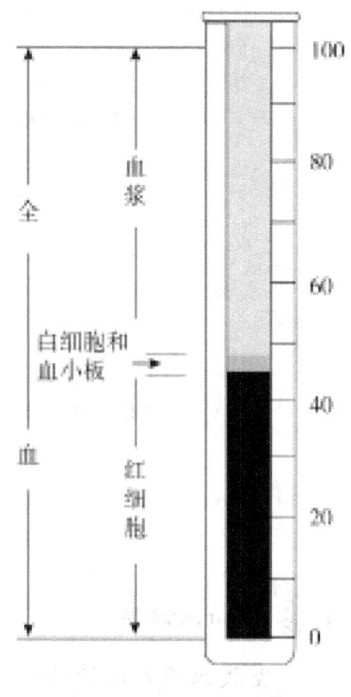

图 3-1 血液组成示意图

胞比容会随之改变，例如，贫血患者血细胞比容减小，而严重脱水患者血细胞比容增大。

（三）血浆的化学成分

血浆是含有多种物质的溶液，其中水占 91% ~ 92%，溶质占 8% ~ 9%。溶解于血浆中的主要成分有血浆蛋白、多种电解质、小分子有机化合物以及 O_2 和 CO_2 等。血浆蛋白是白蛋白、球蛋白和纤维蛋白原的总称。正常人血浆蛋白的浓度为 60 ~ 80g/L，其中白蛋白为 40 ~ 50g/L，球蛋白为 20 ~ 30g/L，纤维蛋白原 2 ~ 4g/L，白蛋白/球蛋白比值为 1.5 ~ 2.5：1。白蛋白和大多数球蛋白主要在肝内合成，肝功能受损时，常引起血浆蛋白总量减少，白蛋白/球蛋白比值降低，甚至倒置。

血浆蛋白具有多种生理功能。白蛋白的主要功能有：形成血浆胶体渗透压，修复组织，运输激素、离子、代谢产物、某些异物（包括药物）等小分子物质；球蛋白主要是抵御病原微生物和毒物，参与免疫反应和物质运输；纤维蛋白原主要参与血液凝固、生理性止血及纤维蛋白溶解等过程。血液的组成如图 3-2 所示。

二、血液的理化特性

（一）颜色

血液的颜色主要决定于红细胞内的血红蛋白（Hb）。动脉血中红细胞所含的血红蛋白大部分为氧合血红蛋白（HbO_2），因而呈鲜红色；而静脉血中红细胞所含的血红蛋白约有 1/3 是还原血红蛋白（Hb），故呈暗红色或紫蓝色。

（二）比重

正常人全血的比重为 1.050 ~ 1.060，主要取决于血液中红细胞的数量，红细胞数量越多，全血的比重就越大。血浆的比重为 1.025 ~ 1.030，主要取决于血浆蛋白的含量。

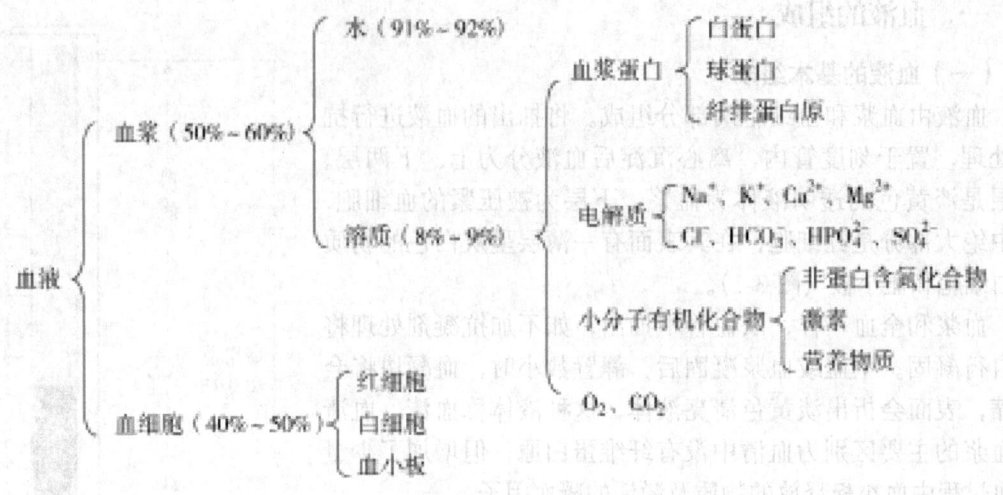

图3-2 血液的组成

  知识链接

空腹血浆清澈透明；餐后血浆因富含脂蛋白微滴，呈淡黄乳白色，混浊不透明。因此，临床上做某些生化检查时，避免检验项目因进食带来的干扰，要求晨起空腹（头天晚饭清淡饮食，第二天清晨不进食）采血。

（三）黏滞性

液体的黏滞性来源于液体内部分子或颗粒之间的摩擦，其大小是与水相比而确定的，因此称为相对黏滞性。正常人血液的相对黏滞性为4～5，大小主要取决于血细胞比容。严重贫血的病人，血细胞比容降低，血液黏滞性降低；大面积烧伤的病人血液浓缩，黏滞性增加。血液的黏滞性是形成血流阻力的重要因素之一，血液黏滞度升高时，血流阻力增大，血流速度减慢，易导致血管内血栓形成。

（四）渗透压

1．渗透压的概念　渗透压是渗透现象形成的动力。若用半透膜将纯水和某溶液隔开，由于半透膜只允许水分子通透而不允许溶质分子通透，水分子则从纯水侧透过半透膜向溶液侧扩散；如果半透膜两侧为不同浓度的溶液，水分子则从低浓度一侧向高浓度一侧扩散，这种现象称为渗透现象。渗透压就是指溶液中的溶质所具有的吸引和保留水分子的力量。渗透压的高低与溶液中溶质颗粒的数目成正比，而与溶质的种类及颗粒的大小无关。

2．血浆渗透压组成及其作用　血浆的渗透压约为300毫渗（mOsm/L）。血浆渗透压包括晶体渗透压与胶体渗透压两部分。晶体渗透压是由血浆中的晶体物质形成。由于血浆中晶体物质的颗粒数目极多，占血浆渗透压的绝大部分，因而其数值很大，其中80%是由Na^+和Cl^-构成。胶体渗透压由血浆蛋白形成，白蛋白的分子量小，其分子数量远多于球蛋白，故血浆胶体渗透压75%～80%来自白蛋白。胶体渗透压的数值很小，仅约1.5毫渗（mOsm/L），相当于3.3kPa。渗透压与血浆渗透压相等或相近的溶液称为等渗溶液，如临床常用0.9%NaCl溶液（又称生理盐水）和5%葡萄糖溶液等。高于血浆渗透压的溶液称为高渗溶液，如10%葡萄糖溶液、50%葡萄糖溶液，低于血浆渗透压的溶液称为低渗溶液。

由于细胞膜允许水分子通过，不允许绝大多数无机离子自由通过，这些晶体物质在细胞外形成稳定的晶体渗透压。因此，血浆晶体渗透压的作用是维持细胞内、外水平衡和细胞形态。正常情况下，细胞内、外的渗透压是相等的，故血细胞在血浆内可保持其正常形态和功能。若血浆晶体渗透压降低，则进入红细胞内的水分增多，可导致红细胞膨胀，甚至破裂。红细胞一旦破裂，血红蛋白将逸出，这种现象称为溶血。由于毛细血管壁允许水分子和晶体物质自由通过，即毛细血管内外两侧具有基本相等的晶体渗透压。所以正常情况下，血浆晶体渗透压对毛细血管内外水的分布不发生显著影响。由于毛细血管不允许大分子的血浆蛋白分子通过，血浆中的蛋白质含量大大多于组织液的蛋白质含量，所以，血浆胶体渗透压（3.3kPa）高于组织液胶体渗透压（1.3kPa）（图3-3），成为组织液中水分子进入毛细血管的主要力量。可见，血浆胶体渗透压的作用是维持血管内、外水平衡和血容量的相对稳定。营养不良或某些肝、肾疾病患者，由于血浆蛋白减少，血浆胶体渗透压降低，有较多水分从血管内渗入组织间隙，因而引起组织水肿。

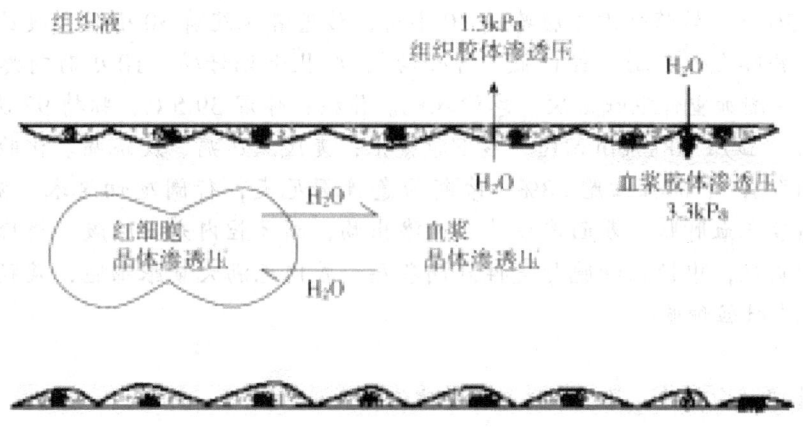

图3-3　血浆胶体渗透压与胶体渗透压作用示意图

图示红细胞内与血浆晶体渗透压基本相等，可维持红细胞正常形态；而血浆胶体渗透压大于组织胶体渗透压，可将组织液吸引至血管内

（五）酸碱度

正常人血浆的pH为7.35～7.45，变动范围极小。血浆pH＞7.45为碱中毒，＜7.35为酸中毒。

血浆pH的高低，主要取决于血浆中$NaHCO_3/H_2CO_3$的比值，只要其比值保持在20，血浆pH就能维持在7.4。血浆中还有其他缓冲对，如蛋白质钠盐/蛋白质、Na_2HPO_4/NaH_2PO_4等。在红细胞内还有血红蛋白钾/血红蛋白、氧合血红蛋白钾/氧合血红蛋白、K_2HPO_4/KH_2PO_4、$KHCO_3/H_2CO_3$等缓冲对。一般酸性或碱性物质进入血液时，由于缓冲系统的作用，血浆pH变化很小。另外，肾与肺等器官不断排泄出机体过多的酸、碱，因此血浆的pH能保持相对恒定。

案例 3-1 解析

1. 由于该患者尿蛋白（+++），导致大量血浆蛋白经尿液丢失，血浆胶体渗透压降低。由于血浆胶体渗透压的作用是维持血管内、外水平衡和血容量的相对稳定。因此有较多水分从血管内渗入组织间隙，因而引起眼睑及颜面部水肿。

2. 血浆渗透压包括晶体渗透压与胶体渗透压两部分。晶体渗透压是由血浆中的晶体物质形成，维持细胞内、外水平衡和细胞形态。胶体渗透压由血浆蛋白形成，维持血管内、外水平衡和血容量的相对稳定。

第二节 血细胞

案例 3-2

某女，30岁，转移性右下腹疼痛30小时，该患者入院前30小时上腹及其周围持续性疼痛，并阵发性加剧，曾口服"胃必治"，症状未见好转。10小时前疼痛转移至右下腹，并逐渐加重伴呕吐2次。急诊入院。体检：体温39.5℃，脉搏92次/分，呼吸26次/分，血压100/70mmHg。右下腹紧张、麦氏点压痛、反跳痛。化验检查：白细胞20×10^9/L，中性粒细胞88%。诊断为急性阑尾炎，行阑尾切除术。病理检查：阑尾表面高度充血肿胀，表面覆以黄白色渗出物，阑尾腔内充满脓液。镜检：阑尾各层充血水肿明显，中性粒细胞弥漫性浸润各层，腔内充满大量脓细胞，浆膜面覆以大量纤维素及中性粒细胞。

思考：
1. 该患者的白细胞计数及中性粒细胞比例是否正常？
2. 说出白细胞的分类、正常值及其生理功能。

一、红细胞

（一）红细胞的数量和功能

红细胞（RBC）在血细胞中数量最多，人类正常成熟的红细胞无核，呈双凹圆盘形。成人男性红细胞正常值为（4.0～5.5）×10^{12}/L，平均5.0×10^{12}/L；成年女性红细胞正常值为（3.5～5.0）×10^{12}/L，平均4.2×10^{12}/L；新生儿红细胞正常值可达（6.0～7.0）×10^{12}/L，出生后数周下降，儿童期一直保持较低水平，没有性别差异，青春期数值开始增加，逐渐接近成人水平。红细胞内所含血红蛋白（Hb）的正常值，成年男性为120～160g/L，成年女性为110～150g/L，新生儿为170～200g/L。

生理条件下，红细胞的数量和血红蛋白的含量，会随性别、年龄、生活环境的不同而有所差异。例如，长期居住于高原者红细胞数目增多，血红蛋白含量也增加。若末梢血中红细胞数量或血红蛋白含量低于正常值则称为贫血。

红细胞的主要功能为：①运输O_2和CO_2；②对机体产生的酸碱物质起缓冲作用。这两种功能都与血红蛋白有关。在体内血红蛋白只有存在于红细胞内才能发挥作用，如果红细胞破裂溶血，血红蛋白释放入血浆中，即失去其正常功能。红细胞内的缓冲对有：KHb/HHb，$KHbO_2/HHbO_2$ 等。

（二）红细胞的生理特性

1. 悬浮稳定性 红细胞能较稳定地分散悬浮于血浆的特性，称为红细胞的悬浮稳定性。红细胞之所以能悬浮与血浆之中主要与下列因素有关：①血液流动。②红细胞与血浆之间的摩擦使下沉速度减慢。③红细胞呈双凹圆盘形，其表面积与体积比较大，不易下沉。④红细胞表面带负电荷，带相同电荷的红细胞互相排斥。通过测定红细胞沉降率（ESR），即血沉的方法测定红细胞的悬浮稳定性。用魏氏法测定红细胞沉降率，正常成年男性为 0～15mm/ 第 1 小时末；女性为 0～20mm/ 第 1 小时末。

红细胞沉降与红细胞发生叠连有关，由于许多红细胞叠连在一起，表面积与体积之比下降，与血浆接触的总面积减小，摩擦力减小，致使红细胞沉降率增加。红细胞沉降率大小主要决定于血浆成分，而不在于红细胞本身。纤维蛋白原、球蛋白、胆固醇等增加可减弱红细胞表面的负电荷，使沉降增加，而白蛋白、卵磷脂增多则减慢沉降。急性炎症或组织破坏、月经期、妊娠期、风湿热、肿瘤、结核病等疾病时，肝制造纤维蛋白原、球蛋白增多，红细胞沉降率加快。

2. 红细胞的渗透脆性 红细胞的渗透脆性是指红细胞膜对低渗溶液抵抗力的大小。红细胞膜的渗透脆性大，则对低渗盐溶液的抵抗力小，容易破裂而发生溶血；反之红细胞膜的渗透脆性小，则对低渗盐溶液的抵抗力大，不易破裂溶血。将红细胞放入低渗溶液中，水渗透到红细胞内，红细胞发生膨胀；当溶液的浓度过低时，大量水渗透到红细胞内，红细胞逐渐膨大，膨大至一定程度时，细胞膜发生破裂溶血，这种溶血称为渗透性溶血。实验证明，红细胞在 0.9% NaCl 溶液中能保持正常形态；置于 0.46%～0.42%NaCl 溶液中开始有部分破裂，当浓度降低到 0.34%～0.32% 时，则全部红细胞破裂，发生完全溶血。生理条件下，衰老红细胞的渗透脆性将变大；某些疾病如遗传性球形红细胞增多症患者的红细胞渗透脆性也增大，故检查红细胞渗透脆性，对某些血液病的诊断有辅助作用。红细胞在等渗 NaCl 溶液中能保持正常大小及形态，但并不是所有等渗液都能维持其正常的大小及形态。如 1.9% 尿素溶液是等渗溶液，但不是等张溶液，红细胞置于其中时很快就会发生破裂溶血，因尿素分子可透过红细胞膜进入胞内，在胞内形成渗透压吸引水分子进入而改变红细胞的正常形态。临床上把能使悬浮于其中的红细胞保持正常形态和大小的溶液，称为等张溶液。NaCl 不能自由通过红细胞膜，所以 0.9%NaCl 溶液既是等渗溶液又是等张液。

3. 红细胞的形态可塑性（变形性） 正常红细胞具有可改变其形态的能力。红细胞的容积远大于体积且内容物和细胞膜均具有流动性，这使红细胞能顺利通过直径较小的毛细血管或穿过肝、脾血窦的狭小空隙后又恢复到原来的形状。红细胞的这种特性与细胞膜中的胆固醇含量成反比，胆固醇含量越低，其变形能力越强。红细胞的表面积与体积之比与变形性呈正比，即表面积越大，红细胞越易变形。

（三）红细胞的生成

1. 红细胞的生成过程 婴儿出生后，红骨髓是制造红细胞的唯一场所。红细胞的发育和成熟是一个复杂、连续而又分阶段的过程。即由骨髓造血干细胞分化为红系定向祖细胞，经原红细胞、早幼红细胞、中幼红细胞、晚幼红细胞、网织红细胞，最后成为成熟红细胞释放到血液中。若骨髓受到放射线、药物等理化因素的影响，导致红细胞及血红蛋白生成减少，称为再生障碍性贫血。

2. 红细胞生成必需的物质 在红细胞的生成过程中,蛋白质和铁(Fe^{2+})是合成血红蛋白的主要原料。成人每天需要 20～30mg 铁用于红细胞的生成。铁的来源由两部分组成:其中 5%(约 1mg/d)是从食物中获得的"外源性铁",它们多以高铁(Fe^{3+})化合物的形式存在于有机物中,在胃酸的作用下,还原为 Fe^{2+} 在十二指肠和空肠上段吸收,另外 95%(约 25mg/d)则来自体内衰老红细胞在体内的破坏,由血红蛋白分解后释放的"内源性铁",绝大部分以铁蛋白的形式存在于肝、骨髓和巨噬系统,供造血时循环使用。正常成人对铁的需求量很少,一般每天只需从食物中摄取 0.5～1.0mg 补充机体需要。引起铁缺乏的因素有:①摄入不足或需要量增多,如哺乳期婴儿、生长发育期儿童、孕妇、乳母等。②失血过多,如妇女月经过多、溃疡病、钩虫病或创伤等。③铁的吸收利用障碍,如慢性腹泻、萎缩性胃炎等。上述任何原因造成铁缺乏时,可使血红蛋白合成减少,即缺铁性贫血。患者循环血液中红细胞数目减少,细胞体积减小,血红蛋白量低,亦称小细胞低色素性贫血。正常膳食能保证蛋白质供给。若某些原因引起蛋白质供给不足,可致红细胞生成减慢,寿命缩短而引起贫血,称为营养不良性贫血。

在红细胞发育成熟过程中,需要有红细胞的成熟因子叶酸和维生素 B_{12},二者是 DNA 合成的重要辅酶。叶酸在体内需转化成四氢叶酸后才能参与 DNA 合成,叶酸的转化需要维生素 B_{12} 参与。若缺乏这两种物质,红细胞的发育、成熟将出现障碍,幼红细胞的分裂能力降低,体积增大,出现巨幼红细胞性贫血。叶酸来自人类肠道细菌合成及动植物性食品中。维生素 B_{12} 存在于各种动物性食品中,必须在胃内与内因子结合成复合物,然后才能在回肠吸收。萎缩性胃炎或胃大部切除而引起内因子缺乏,可导致维生素 B_{12} 吸收障碍,从而影响骨髓内红细胞的发育,发生巨幼红细胞贫血。

此外,细胞的生成还需要氨基酸、多种维生素(B_2、B_6、C、E)和微量元素(铜、锰、钴、锌)等。

3. 红细胞生成的调节 正常情况下,红细胞的生成与破坏处于动态平衡,故红细胞的数量是相对恒定的。红细胞生成主要受体液因素促红细胞生成素(erythropoietin,EPO)和雄激素的调节。

(1)促红细胞生成素:主要促进红系祖细胞分化与增殖、促进网织红细胞的成熟和释放,以及促血红蛋白的合成。在组织缺氧或耗氧量增多的刺激下,肾的管周细胞产生的促红细胞生成素浓度增加,使红细胞生成增加,提高血液运输氧的能力。严重肾疾病可使促红细胞生成素合成减少,红细胞生成减少,引起肾性贫血。

(2)雄激素:属类固醇激素。雄激素能直接刺激骨髓,促进 DNA 和血红蛋白的合成,红细胞生成增多。雄激素也能促进肾合成促红细胞生成素,使骨髓造血增强,外周血中红细胞数量增加,这是成年男性红细胞多于女性的原因。

(四)红细胞的破坏

正常人红细胞的平均寿命约 120 天,即每天约有 0.8% 衰老的红细胞被破坏。红细胞衰老后,可塑变形性降低,脆性增加,容易被巨噬细胞吞噬。红细胞的破坏有血管内破坏和血管外破坏两条途径。血管外破坏是指衰老或破损的红细胞在肝和脾被巨噬细胞吞噬,是红细胞破坏的主要途径,铁可被再利用,脱铁血红素则被转变为胆色素。当脾功能亢进,红细胞的破坏作用增强,引起脾性贫血。血管内破坏是指衰老的红细胞经过末梢循环时,受到血流的冲击和血管壁的碰撞而破裂。红细胞被破坏后释出的血红蛋白立即与血浆触珠蛋白结合,经肝摄取和处理转变成胆色素经胆汁排出。

二、白细胞

（一）白细胞的数量和分布

在血细胞中，白细胞（white blood cell，WBC）的数量最少。白细胞有核，在血液中一般呈球形。依据白细胞胞质中有无特殊的嗜色颗粒，将其分为粒细胞和无粒细胞两类。粒细胞又依据嗜色颗粒的性质不同，分为中性粒细胞、嗜酸性粒细胞、嗜碱性粒细胞。无粒细胞分为单核细胞和淋巴细胞。正常成年人白细胞总数为 $(4.0\sim10.0)\times10^9$/L，其中中性粒细胞占 50%～70%，嗜酸性粒细胞占 0～7%，嗜碱性粒细胞占 0～1%，单核细胞占 2%～8%，淋巴细胞占 20%～30%。白细胞在显微镜下分别计数的百分率，称白细胞分类计数。

（二）白细胞的功能

白细胞的主要功能是防卫，它参与人体对入侵异物的反应过程。白细胞通过吞噬作用和免疫功能，实现对机体的防御和保护。具有吞噬作用的白细胞包括中性粒细胞、单核细胞。具有适应性免疫（特异性免疫）功能的白细胞主要是淋巴细胞。

1．中性粒细胞　中性粒细胞是白细胞中数量最多的细胞，在人体的固有免疫（非特异性免疫）中，总是处于抵抗病原微生物（特别是急性化脓性细菌）入侵的第一线。中性粒细胞是血液中主要的吞噬细胞，它们具有很强的变形运动、趋化性和吞噬细菌的能力。中性粒细胞在细菌产物的趋化作用下游走到病灶附近，将细菌或异物包围并吞入胞内形成吞噬体，此过程称为吞噬。吞噬细菌或异物后，并在各种溶酶体酶的作用下加以分解破坏。在组织炎症反应过程中，吞噬微生物而死亡的中性粒细胞称为脓细胞，与溶解的组织碎片及细菌一起形成脓液。临床上血液中白细胞总数增加和中性粒细胞比例增多，往往提示急性化脓性感染。

2．嗜碱性粒细胞　嗜碱性粒细胞主要合成和释放肝素、组胺、过敏性慢反应物质、嗜酸性粒细胞趋化因子等多种生物活性物质。肝素有很强的抗凝血作用。组胺和过敏性慢反应物质可引起哮喘、麻疹等过敏症状。嗜酸性粒细胞趋化因子能吸引嗜酸性粒细胞聚集于炎症部位，以限制嗜碱性粒细胞在过敏反应中的作用。

3．嗜酸性粒细胞　嗜酸性粒细胞中含有溶酶体和颗粒，但无溶菌酶，故有吞噬作用而无杀菌能力。嗜酸性粒细胞的主要功能是限制嗜碱性粒细胞在速发型超敏反应（Ⅰ型超敏反应）中的作用，从而减轻嗜碱性粒细胞引起的过敏反应症状。另外，还参与机体对蠕虫的杀伤作用。

4．单核-巨噬细胞　单核细胞在血液中的吞噬能力较弱，进入组织（肝、脾、肺及淋巴结等部位）转化为巨噬细胞时其吞噬能力大大增强。单核细胞与组织中的巨噬细胞形成单核-巨噬细胞系统在体内发挥防御机能。它们能吞噬致病微生物，如细菌、原虫等；吞噬衰老变形的红细胞、血小板；识别、清除变形的血浆蛋白；识别和杀伤肿瘤细胞；激活淋巴细胞的适应性免疫功能。

5．淋巴细胞　淋巴细胞参与机体适应性免疫反应。可将淋巴细胞分为T淋巴细胞与B淋巴细胞两类。T淋巴细胞可执行细胞免疫，如破坏肿瘤细胞及移植的异体细胞等。B淋巴细胞经特异性抗原的刺激后，可变为浆细胞，产生免疫抗体，执行体液免疫功能。

三、血小板

血小板是由骨髓巨核细胞的胞质裂解脱落下来形成小块胞质，有完整的胞膜，无细胞核，寿命一般为7～14天。

（一）血小板的数量

健康成人血小板数量为 $(100\sim300)\times10^9/L$，血小板数量 $<50\times10^9/L$ 称为血小板减少，患者有出血倾向。当血小板数量 $>1000\times10^9/L$ 称为血小板增多，血管内易形成血栓。

（二）血小板的生理特性

血小板具有黏着、聚集、释放、收缩等生理特性。这些特性与血小板参与生理性止血、血液凝固过程和维持毛细血管壁的正常通透性有着密切的关系。

1. 黏着　当血管内膜损伤后，血小板便与暴露的胶原组织结合，黏着在损伤的血管内膜处，这是血小板发挥止血作用的第一步。

2. 聚集　在生理性（ADP、5-羟色胺、肾上腺素）及病理性（细菌、病毒、药物）致聚剂的作用下，血小板能够彼此聚合。

3. 释放　是指损伤刺激引起血小板颗粒释放 ADP、5-羟色胺（5-HT）、儿茶酚胺等生物活性物质的过程。ADP 能促使血小板聚集，形成松软的血小板血栓，堵塞血管伤口；5-HT、儿茶酚胺类物质可使损伤血管收缩，可暂时阻断或减小血流，有利于后续血栓形成过程的进行。

4. 收缩　血小板内的收缩蛋白收缩，使血凝块收缩硬化，促使止血更牢固。

（三）血小板的生理功能

1. 参与生理性止血　小血管损伤后血液流出，经过一段时间出血自然停止的现象，称为生理性止血。是血管、血小板、凝血因子协同作用的结果，是机体重要的防护机制之一。生理性止血包括以下三个过程：

1）受损处血管收缩：机械刺激及血小板释放的血管活性物质，如 5-HT、TXA2 等可引起血管平滑肌收缩，使破口封闭，因而有利于出血停止。

2）血小板止血栓形成：血小板与受损血管的胶原组织接触，发生吸附、聚集，形成松软的血小板栓子堵塞血管破损处，可起暂时性止血作用。

3）血液凝固：血管损伤启动血液凝固过程，形成牢固的止血栓堵住破损部位。

2. 促进凝血　血小板含有许多与凝血过程有关的因子，可促进凝血。其中最重要的是血小板因子3（PF_3），PF_3 可为多种凝血因子激活和发挥作用提供磷脂表面，PF_3 还能结合、吸附许多凝血因子，增加局部凝血因子的浓度，从而加速血液凝固过程。

3. 维持毛细血管壁的通透性　血小板可随时沉着于毛细血管壁上，以填补内皮脱落留下的空隙，及时修补血管壁。若血小板数量减少到 $50\times10^9/L$ 以下时，毛细血管脆性增加，轻微损伤皮肤或挤压皮肤就会引起皮下出血，在皮下形成紫癜或瘀斑，这种疾病称为血小板减少性紫癜。

知识链接

血小板数量增加、功能亢进会增加血栓性疾病发生的风险。小剂量阿司匹林对血小板聚集有抑制作用，可阻血栓形成，临床可用于预防短暂性脑缺血发作（TIA）、心肌梗死、心房颤动、人工心脏瓣膜、动静脉瘘或其他手术后的血栓形成。也可用于治疗不稳定型心绞痛。

止血与凝血是两个既有联系又有区别的概念。临床上把血管破损，血液自行流出到自然停止所需的时间，称为出血时间，正常值为 1～4min。测定出血时间，可以了解生理性止血过程是否正常；血液流出血管至出现纤维蛋白丝所需的时间称为凝血时间，正常值为 2～8min（玻片法）。测定凝血时间，可以了解凝血因子是否缺乏与减少。

案例 3-2 解析

1. 该患者白细胞数增多，中性粒细胞比例增大，提示急性化脓性细菌感染。
2. 白细胞分为粒细胞和无粒细胞两类。粒细胞又分为中性粒细胞、嗜酸性粒细胞、嗜碱性粒细胞。无粒细胞分为单核细胞和淋巴细胞。正常成年人白细胞总数为 $(4.0～10.0)\times10^9/L$，其中中性粒细胞占 50%～70%，嗜酸性粒细胞占 0～7%，嗜碱性粒细胞占 0～1%，单核细胞占 2%～8%，淋巴细胞占 20%～30%。

白细胞的主要功能是防卫，参与人体对入侵异物的反应过程。白细胞通过吞噬作用和免疫功能，实现对机体的防御和保护。中性粒细胞是白细胞中数量最多的细胞，在人体的固有免疫（非特异性免疫）中，总是处于抵抗病原微生物（特别是急性化脓性细菌）入侵的第一线；嗜碱性粒细胞参与过敏反应；嗜酸性粒细胞主要功能是限制嗜碱性粒细胞在速发型超敏反应中的作用，从而减轻嗜碱性粒细胞引起的过敏反应症状。另外，还参与机体对蠕虫的杀伤作用；单核-巨噬细胞能吞噬致病微生物，如细菌、原虫等；吞噬衰老变形的红细胞、血小板；识别、清除变形的血浆蛋白；识别和杀伤肿瘤细胞；激活淋巴细胞的适应性免疫（特异性免疫）功能；淋巴细胞参与机体适应性免疫反应。T淋巴细胞执行细胞免疫功能，B淋巴细胞执行体液免疫功能。

第三节　血液凝固及纤维蛋白溶解

案例 3-3

患者，孙某某，男，70岁，文职人员，10年前已确诊脑动脉粥样硬化（血管内膜已受损），5天前晨起自觉头晕并发现右侧上、下肢不能自如活动，且病情逐渐加重，至傍晚右侧上、下肢麻痹。遂至医院就诊，经医生检查确诊为脑血栓形成。

思考：根据所学知识解释该患者脑血栓形成的原因及机制。

一、血液凝固

（一）概念

血液由流动状态变为不流动的胶冻状态的过程称为血液凝固，简称凝血。是一系列顺序发生的酶促反应，需要凝血因子和血小板参与。

（二）凝血因子

血液和组织液中直接参与凝血的物质，统称为凝血因子。世界卫生组织按其发现的先后顺序，以罗马数字依次命名，作为国际上通用的名称（表3-1），共12个。它们的化学本质，除因子Ⅳ为 Ca^{2+} 外，其余都为蛋白质。因子Ⅱ、Ⅸ、Ⅹ、Ⅺ、Ⅻ是以酶原的形式存在，必须被激活才有活性，习惯上在其代号的右下角加"a"，以表示"活性型"凝血因子。因子Ⅲ在组织中，其余均在血浆中。Ⅱ、Ⅶ、Ⅸ、Ⅹ都是在肝中合成，并且合成中需要维生素 K 的参与。如果肝功能障碍或维生素 K 缺乏，都会导致凝血功能障碍而发生出血倾向。此外前激肽释放酶、血小板第3因子（PF_3）等也参与凝血过程。

表3-1 凝血因子的国际命名编号

编号	中文名称	编号	中文名称
因子Ⅰ	纤维蛋白原	因子Ⅷ	抗血友病因子
因子Ⅱ	凝血酶原	因子Ⅸ	血浆凝血激酶
因子Ⅲ	组织因子	因子Ⅹ	斯图亚特因子
因子Ⅳ	钙离子	因子Ⅺ	血浆凝血激酶前质
因子Ⅴ	前加速素	因子Ⅻ	接触因子
因子Ⅶ	前转变素	因子ⅩⅢ	纤维蛋白稳定因子

（三）凝血过程

凝血过程是凝血因子按一定顺序发生的酶促反应过程，启动因子一旦被激活，各个凝血因子便一个激活一个，凝血过程依次发生，最终使血液中可溶的纤维蛋白原转变为不可溶的纤维蛋白。血液凝固的基本过程分为三个阶段：即凝血酶原激活物的形成、凝血酶的形成、纤维蛋白的形成。根据凝血酶原激活物形成的始动环节参与因子的不同，可将血液凝固分为内源性凝血途径和外源性凝血途径。内源性凝血是指参与凝血的全部凝血因子都在血管内；外源性凝血途径是指参与凝血的始动因子为组织因子（Ⅲ）来自组织。二者区别的实质是凝血酶原激活物形成的过程不同。

1．内源性凝血途径　启动因子为因子Ⅻ，由它引起的三个凝血阶段是：

（1）凝血酶原激活物的形成：当血管内皮受损伤暴露出胶原纤维或血液中有带负电荷的异物，就可将无活性的因子Ⅻ激活成Ⅻa。少量的Ⅻa可激活血浆前激肽释放酶，使之形成激肽释放酶，后者又能激活因子Ⅻ，通过这一正反馈，大大加速因子Ⅻa的形成。Ⅻa可激活因子Ⅺ使之形成有活性的Ⅺa。由因子Ⅻ激活到因子Ⅺa形成为止的过程，称为表面激活。因子Ⅺa在 Ca^{2+} 存在下，将因子Ⅸ激活为Ⅸa，Ⅸa再与因子Ⅷ、血小板因子3（PF_3）和 Ca^{2+} 形成Ⅷ因子复合物。因子Ⅸa能使因子Ⅹ激活形成Ⅹa。在此过程中，因子Ⅷ作为一个非常重要的辅助因子，使因子Ⅹ的激活加速几百倍。如果缺乏因子Ⅷ，机体血液凝固过程非常缓慢，微小创口亦可出血不止，临床上称为甲型血友病。因子Ⅹa又与因子Ⅴ、PF_3、Ca^{2+} 形成凝血酶原激活物。PF_3 提供磷脂表面，Ca^{2+} 把凝血因子连接于磷脂表面上。因子Ⅹa形成后的凝血过程，是内源性凝血和外源性凝血途径的共同过程。

（2）凝血酶的形成：凝血酶原激活物可使凝血酶原（因子Ⅱ）激活形成凝血酶（Ⅱa）。凝血酶原激活物中的因子Ⅴ是辅助因子，使因子Ⅹa激活凝血酶原的速度加快几十倍。

（3）纤维蛋白的形成：凝血酶能催化纤维蛋白原使之分解成为纤维蛋白单体。在 Ca^{2+} 参与下，凝血酶还能激活因子ⅩⅢ成为ⅩⅢa，在ⅩⅢa的作用下，纤维蛋白单体互相连接，形成牢固的纤维蛋白多聚体，即纤维蛋白。后者交织成网，网罗红细胞形成血凝块。

2．外源性凝血途径　启动因子为组织因子Ⅲ，在组织损伤、血管破损的情况下组织因子Ⅲ被释放。因子Ⅲ、Ⅶ和Ca^{2+}组成复合物，激活因子Ⅹ，其后反应过程同内源性凝血途径。

由于外源性凝血途径生成凝血酶原激活物的反应步骤少于内源性凝血途径，故外源性凝血反生较快，所需时间较短，而内源性凝血发生较慢，所需时间较长。但实际上是两种途径同时参与血液凝固，目前认为，外源性凝血途径是体内生理性凝血反应中起启动作用，因子Ⅲ是启动因子，而内源凝血途径则在血液凝固过程的维持起重要作用。凝血过程可综合表述于图3-4。

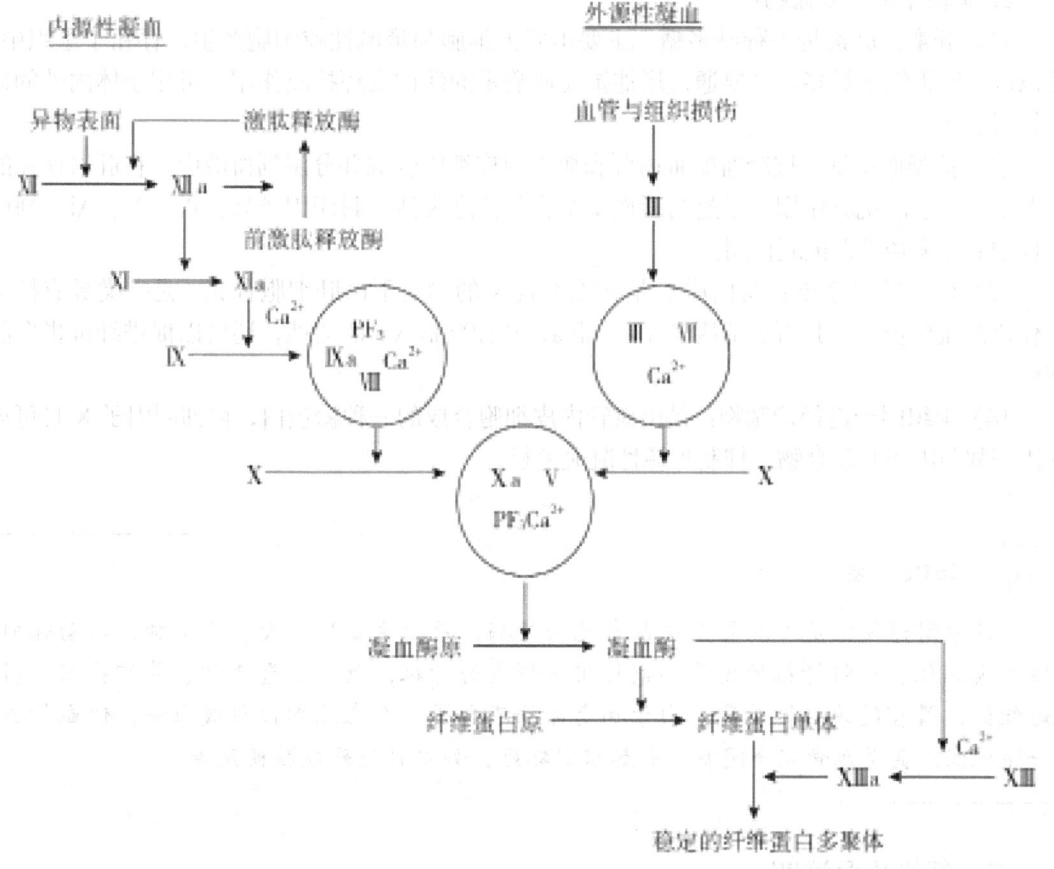

图3-4　血液凝固示意图

（四）影响血液凝固的因素

正常条件下，血管内的血液一般不会发生凝固。原因是：血管内膜很光滑、血流速度快，血小板不易黏附聚集，同时血液中还含有抗血凝物质。有许多因素能影响血液凝固，如改变温度和接触面，或使用Ca^{2+}络合剂等。在临床工作中，常利用这些手段来达到抗凝或加速、延缓血液凝固的目的。

1．一般因素

（1）接触面：当血液与具有粗糙表面的物体接触时，可加速血小板黏附、聚集和释放反应并激活因子Ⅻ，从而加速血液凝固。当血管内皮不光滑，如动脉粥样硬化或高血压患者，血管内皮易损伤，易启动局部血液凝固，形成血栓阻塞血管导致严重后果。

(2) 温度：凝血过程为酶促反应过程，在一定范围内，当温度升高，酶活性增强，反应速度加快，因而凝血时间缩短；反之，凝血时间将延长。

(3) Ca^{2+} 浓度：Ca^{2+} 参与凝血反应的多个环节，除去血浆中的游离 Ca^{2+}，可达到抗凝的目的。草酸铵和草酸钾能与 Ca^{2+} 结合形成不溶性的草酸钙，可用于体外抗凝。枸橼酸钠与血浆中 Ca^{2+} 结合形成可溶性络合物，可用于输血时抗凝。

(4) 其他：手术前给病人补充适量的维生素K，目的为增加因子Ⅱ、Ⅶ、Ⅸ、Ⅹ在肝内合成，有助于增强手术创伤过程中的止血功能；而肝疾病或脂溶性维生素吸收不良时，则容易导致出血倾向。

2. 血液中的抗凝血物质

(1) 肝素：肝素是一种黏多糖，主要由肥大细胞和嗜碱性粒细胞产生，存在于组织中，尤以肝、肺组织中最多。主要通过增加抗凝血酶Ⅲ的活性发挥抗凝作用，可用于体内外的血液抗凝。

(2) 抗凝血酶Ⅲ：抗凝血酶Ⅲ由肝和血管内皮细胞合成并分泌到血液中，在肝素存在的情况下有较强的抗凝作用。通过与凝血酶结合并使之失活，封闭因子Ⅶ、Ⅸ、Ⅹ、Ⅺ、Ⅻ的活性中心等途径发挥抗凝作用。

(3) 蛋白质C系统：蛋白质C是在维生素K的参与下由肝细胞合成，是一类具有抗凝血作用的血浆蛋白。其可灭活因子Ⅴa、Ⅷa，从而减低Ⅹa的活性，还可以促进纤维蛋白的溶解。

(4) 组织因子途径抑制物：是由血管内皮细胞合成的一种糖蛋白，可抑制因子Ⅹ且可灭活因子Ⅶ与因子Ⅲ复合物，抑制外源性凝血途径。

知识链接

动脉粥样硬化是心血管系统最常见的疾病，病变主要累及大、中动脉，以动脉内膜脂质沉积、灶状纤维性增厚和粥样斑块形成为特征，致使管壁变硬、管腔狭窄，引起组织、器官的缺血性病变。由于病变部位不光滑，易在此部位形成血栓，使血管进一步阻塞，甚至血管完全闭塞，引起组织坏死，如心肌梗死或脑梗死等。

二、纤维蛋白溶解

纤维蛋白在纤维蛋白酶的作用下，被降解液化的过程称为纤维蛋白溶解，简称纤溶。纤维蛋白溶解系统包括四种成分：纤维蛋白溶酶原（纤溶酶原）、纤维蛋白溶酶（纤溶酶）、激活物和抑制物。

（一）纤溶酶原的激活

血浆中的纤溶酶原是没有活性的，需在各种激活物的作用下转变为纤溶酶，才能使纤维蛋白或纤维蛋白原降解。根据分布部位的不同，纤溶酶原激活物主要有以下三类：

1. **血浆激活物** 由血管内皮细胞合成并释放入血液中。当血管内发生血液凝固形成纤维蛋白时，血管内皮细胞释放大量激活物，大部分吸附于血凝块的纤维蛋白上。

2. **组织激活物** 存在于许多组织中，当其损伤时释放出来促进纤维蛋白溶解。子宫、

知识链接

临床上行子宫、甲状腺、前列腺、肺等手术后易发生渗血，以及女性月经血不易凝固等都与这些组织中含有丰富的组织激活物有关。肾合成与分泌的尿激酶属于组织激活物，其有助于防止肾小管中纤维蛋白沉着。尿激酶已被临床用作溶栓剂。

甲状腺、前列腺、肺、卵巢等器官中含量较多。主要在组织修复、伤口愈合的情况下，促进血管外进行纤溶。

3. 依赖因子Ⅻ的激活物　活化的因子Ⅻ可使前激肽释放酶激活成为激肽释放酶，后者即可激活纤溶酶原。因此，当血液与血管内皮细胞以外的异物表面接触激活因子Ⅻ时，一方面启动内源性凝血途径，另一方面可通过激肽释放酶激活纤溶系统，使血液凝固与纤维蛋白溶解相互配合并保持动态平衡。

（二）纤维蛋白的降解

纤溶酶是血浆中活性最强的蛋白酶，可使纤维蛋白和纤维蛋白原分解成许多可溶性小肽片段，总称为纤维蛋白降解产物（EDP）。纤溶酶还可以水解凝血因子Ⅱa、Ⅴ、Ⅶ、Ⅷ、Ⅸ等，因此也有抗凝作用。

（三）纤溶抑制物及其作用

血液中存在的纤溶抑制物主要有抗纤溶酶和激活物的抑制物。生理条件下，血液中纤溶抑制物浓度很高，纤溶酶不易发挥作用。当血管内血栓形成时，血凝块的纤维蛋白能吸附纤溶酶原及其激活物，而不吸附抑制物，因此血凝块中有大量纤溶酶，从而促使纤维蛋白降解。

（四）纤溶系统的意义

纤溶与凝血系统一起组成两个既对立又统一的功能系统，它们之间保持动态平衡。当血管破损出血时，凝血系统能使人体有效地止血，而纤溶系统又可限制血块过大堵塞血管，从而维持血流的正常状态。若凝血作用强于纤溶作用，血管内将会有血栓形成，反之就会有出血倾向。此外，纤维蛋白降解产物也具有抗凝血作用。

案例 3-3 解析

该患者存在脑动脉粥样硬化（血管内膜已受损），血管内皮受损伤暴露出胶原纤维，可将无活性的因子Ⅻ激活成Ⅻa，引发内源性凝血的发生。所形成的血栓阻碍脑部血流供应，出现一系列脑缺血症状。

第四节 血量和血型

案例 3-4

患者，男性，19岁，外出务工人员，不慎从高楼坠落，事后由他人救起，急送医院。入院途中患者逐渐昏迷。体检：皮肤苍白、皮肤瘀斑、脉搏细数、四肢冰冷、出汗，左耻骨联合及大腿根部大片瘀斑、血肿。血压67/50mmHg，心率120次/分，体温36.5℃。医生诊断为失血性休克，遂给予输血、输液等综合治疗。

思考：
1. 该患者失血量大约是多少？
2. 考虑给该患者输血，针对输血应做哪些检查？
3. 说出输血原则及交叉配血实验方法。

一、血量

血量是指人体内血液的总量。正常成人血量相当于自身体重的7%～8%，即每千克体重有70～80ml血液，60kg体重的人血量为4.2～4.8L。体内大部分血液在心血管系统中快速循环流动，称为循环血量。是维持动脉血压和微循环灌流量的必要条件。在肝、脾、肺、腹腔及皮下静脉等处，流动缓慢，称为储存血量，又称储血库。在失血、剧烈运动等情况下，这些储存的血液可释放出来，补充循环血量的相对不足。

正常人体内的血量是相对恒定的，这能使血管保持一定程度的充盈，从而维持正常血压和血流，保证器官、组织、细胞能够获得充足的血液灌流。血量不足将导致血压下降、灌流量减少，影响组织细胞的新陈代谢，最终导致器官的功能紊乱。轻度失血即成人一次失血500ml（占总血量10%以下）以下，可通过神经和体液调节使心脏活动加强，血管收缩和储血库中血液释放等代偿作用，可无明显的临床症状。中等失血即成人一次失血量达1000ml（占总血量的20%左右），可引起血压下降、脉搏细数、面色苍白、四肢冰冷、烦躁不安、尿少等明显器官缺血现象，通过代偿难以维持血压。短期失血量达总血量的30%以上时，血压可迅速下降，如不及时补充循环血量，可危及生命。健康成人一次献血200～300ml，通过机体调节，血量将很快恢复，对一个健康人不会有危害。

输血是抢救急性大失血和治疗某些疾病（如严重感染或严重贫血）的重要治疗方法，但并不是任何人都可以互相输血。因此，血型和血量在输血中具有同等重要的临床意义。

二、血型

血型是血细胞膜上特异凝集原的类型。是人体免疫系统识别"自我"和"异己"的标志。红细胞、白细胞和血小板均有血型，但通常所说的血型是指红细胞膜上特异性凝集原的类型，即红细胞血型。根据凝集原的不同，目前认可的血型系统有23个，其中较重要的有ABO血型系统和Rh血型系统。若输入ABO或Rh血型系统不相容的血液，可使受血者发生严重的输血反应。

（一）ABO血型系统

1. ABO血型系统分型依据　ABO血型系统分型是依据红细胞膜上的特异性凝集原的种

类和有或无。根据红细胞膜上存在的 A 凝集原（即 A 抗原）与 B 凝集原（即 B 抗原）的不同，ABO 血型系统可分为 A 型、B 型、AB 型和 O 型四种血型。凡红细胞膜上只含有 A 凝集原者为 A 型；只含 B 凝集原者为 B 型；含 A、B 两种凝集原者为 AB 型；既不含 A 凝集原也不含 B 凝集原者为 O 型。在人类血清中含有与凝集原对应的凝集素（抗体），即抗 A 凝集素与抗 B 凝集素，它们属于天然抗体。ABO 血型系统凝集原与凝集素的分布见表 3-2。

表 3-2　ABO 血型系统中的凝集原与凝集素

血型	红细胞上的凝集原（抗原）	血清中的凝集素（抗体）
A	A	抗 B
B	B	抗 A
AB	A 和 B	无
O	无	抗 A 和抗 B

2．ABO 血型判断　当含有某种凝集原的红细胞与相应凝集素相遇时，就会发生红细胞凝集反应即抗原 - 抗体反应。此时红细胞聚集成团，细胞膜破裂，发生溶血反应，这是一种危及生命的输血反应。因此为患者输血之前都要进行血型鉴定。临床上 ABO 血型的判断方法是用制备的标准 A 型血清（含抗 B 凝集素）和 B 型血清（含抗 A 凝集素），与被鉴定人的红细胞悬液相混合。根据反应的结果判定被鉴定人红细胞膜上所含凝集原种类及有无，以此来确定血型。图 3-5 所示玻片检查法与血型结果的判断。

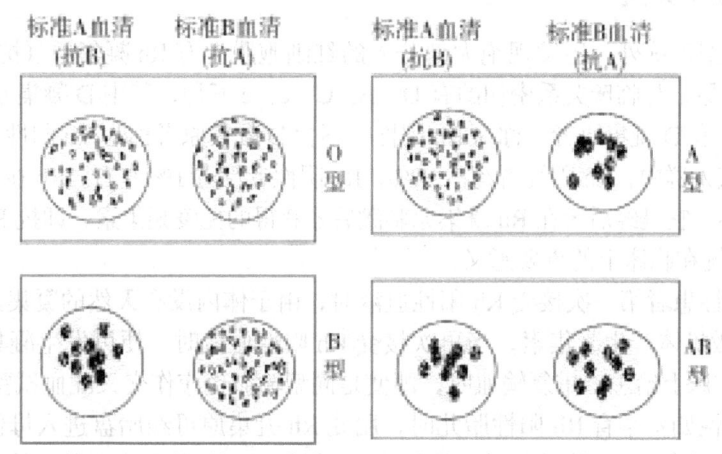

图 3-5　ABO 血型的玻片检查法

3．输血原则与交叉配血实验　输血的基本原则是保证供血者的红细胞不被受血者血浆中的凝集素所凝集，即供血者红细胞膜上的凝集原不与受血者血浆中的凝集素发生凝集反应。根据这一原则临床上首选同型输血。如遇紧急情况必须输血而又无同型血时，才可考虑缓慢、少量的输入异型血，即 O 型血可以输给其他血型患者；AB 型血的人可以接受其他血型的血液。但异型输血量一般少于 300ml，而且避免反复输血。

异型输血时为何只考虑供血者的红细胞不被受血者血浆中的凝集素所凝集，而且要少量、缓慢呢？这是因为 O 型血人的红细胞上无 A 和 B 凝集原，不会被受血者血浆中的凝集素所凝集，而且 O 型人血中的抗 A 和抗 B 凝集素效价很低，如果输血量少、速度慢，所输入的凝集素会被供血者的血浆稀释或被迅速冲散，不致使受血者的红细胞发生凝集反应。但当输入血量较大，供血者血浆中的凝集素未及时被受血者的血浆充分稀释或供血者血凝集素效价较高时，都可能使受血者红细胞发生凝集反应。因此，把 O 型血的人看作是"万能供血者"是错误的。AB 型受血者接受其他血型输血也要坚持少量、缓慢、避免反复的原则。以上这两种情况是在万不得已时才采用。

4. 交叉配血试验　目前已知，红细胞有多种血型，而且 ABO 血型系统中又有多个亚型，如 A 型血就含有 A1 和 A2 两个亚型，当 A1 型血输给 A2 型的人时就会反生红细胞凝集反应。因此为避免在输血过程中出现严重红细胞凝集反应，即使是同型输血，输血前也必须常规进行交叉配血实验。交叉配血试验的方法如图 3-6 所示：将供血者的红细胞混悬液与受血者的血清相混合，称主侧；将受血者的红细胞混悬液与供血者的血清相混合，称次侧。结果判断：主侧和次侧均不凝集，称配血相合，可以输血；主侧凝集，无论次侧结果如何，均为配血不合，绝对不能输血；主侧不凝而次侧凝集，称配血基本相合，只有在紧急情况下考虑少量、缓慢输血，如 O 型血输给其他血型患者。

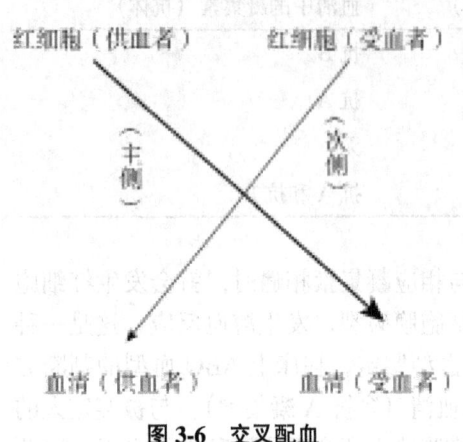

图 3-6　交叉配血

三、Rh 血型系统

除 ABO 血型系统外，还发现绝大部分人的红细胞膜上有 Rh 凝集原（抗原）。已发现有 40 多种 Rh 凝集原，与临床关系密切的有 D、E、C、c、e 五种，其中 D 凝集原的抗原性最强。凡红细胞膜上含有 D 凝集原者，称为 Rh 阳性，不含 D 凝集原者称为 Rh 阴性。在我国汉族和其他大部分民族人群中，Rh 阳性者约占 99%，Rh 阴性者仅占 1% 左右。Rh 血型的特点是血清中没有天然抗体，它是经后天在 Rh 凝集原刺激后才获得的免疫凝集素，即抗 Rh 凝集素。

Rh 血型系统在临床上的重要意义：

（1）Rh 阴性患者第一次接受 Rh 阳性血液时，由于体内没有天然的凝集素，不发生凝集反应，但可刺激机体产生凝集素，当再次接受 Rh 阳性血液时，便可发生凝集反应，引起严重后果。因此临床上给患者重复输血时，即使是同型输血也应作交叉配血试验。

（2）Rh 阴性妇女孕育 Rh 阳性胎儿时，胎儿 Rh 凝集原可经胎盘进入母体，使母体产生凝集素；若再次孕育 Rh 阳性胎儿时，母体抗 Rh 凝集素可经胎盘进入胎儿体内，引起红细胞凝集和溶血反应，造成胎儿死亡。

知识链接

输血疗法已经从原来的输全血发展到成分输血。成分输血是把血液中的各种成分通过一定的技术分离开，制成高纯度或高浓度的制品，如红细胞、粒细胞、血小板和血浆。针对不同的情况输给所需要的患者。成分输血不仅可以增加疗效，减少不良反应，还可节约血源。

案例 3-4 解析

1. 该患者失血量大约为 1000ml。

中等失血即成人一次失血量达 1000ml（占总血量的 20% 左右），可引起血压下降、脉搏细数、面色苍白、四肢冰冷、烦躁不安、尿少等明显器官缺血现象。

2. 验血型及做交叉配血试验

输血的基本原则是保证供血者的红细胞不被受血者血浆中的凝集素所凝集，即供血者红细胞在受血者体内不被破坏。根据这一原则，临床上首选同型输血。如遇紧急情况必须输血而又无同型血时，才可考虑缓慢、少量地输入异型血，即 O 型血可以输给其他血型患者；AB 型血的人可以接受其他血型的血液。但异型输血量一般少于 300ml，而且避免反复输血。

交叉配血试验的方法：将供血者的红细胞混悬液与受血者的血清相混合，称主侧；将受血者的红细胞混悬液与供血者的血清相混合，称次侧。结果判断：主侧和次侧均不凝集，称配血相合，可以输血；主侧凝集，无论次侧结果如何，均为配血不合，绝对不能输血；主侧不凝而次侧凝集，称配血基本相合，只有在紧急情况下考虑少量、缓慢输血，如 O 型血输给其他血型患者或 AB 型患者接受其他血型输血。

（李辉勤）

第四章 血液循环

> 1. 归纳并熟记心率、心动周期的概念；心输出量及其影响因素；自动节律性的产生及正常起搏点，心肌兴奋性的周期性变化与心肌收缩的关系，心内传导途径和特点；动脉血压的概念、正常值、形成及影响因素；中心静脉压的概念；颈动脉窦和主动脉弓压力感受性反射的过程及其意义，肾上腺素、去甲肾上腺素对心血管活动的调节。
> 2. 说出心动周期中心腔内压力、瓣膜启闭、血流方向、心室容积等变化及其关系，心音的形成、特点和意义；自律细胞和非自律细胞的生物电现象及其形成机制，正常体表心电图的基本波形及意义；影响静脉回流的因素，微循环的血流通路和功能，组织液的生成和影响因素。
> 3. 解释影响自律性、兴奋性、传导性、收缩性的因素；动脉脉搏、微循环的调节；说出心血管活动的调节中枢和神经支配及其作用；心血管活动的化学感受性调节和其他调节；知道心、脑、肺的血流特点和调节。

循环系统（circulatory system）主要由心脏和血管组成。心脏是血液循环的动力器官，血管是血液运行的管道和物质交换的场所。通过心脏节律性的舒缩活动，使血液沿循环系统，按一定方向周而复始地流动称为血液循环（blood circulation）。血液循环的主要功能是运输体内的营养物质、代谢产物、气体、激素及水等，保证新陈代谢的正常进行。内环境稳态的维持和血液防御功能的发挥也依赖于血液流动。一旦循环停止，就会导致新陈代谢紊乱和器官功能受损，甚至危及生命。

本章将讨论心肌细胞的生物电现象、心肌的生理特性、心脏的泵血功能、血管的功能、心血管活动的调节及心、脑、肺的血流特点和调节。

第一节 心脏生理

一、心肌细胞的生物电现象

心脏的四个肌泵分别为左、右心房和左、右心室，心房和心室不停地进行收缩和舒张交替活动，是心脏实现泵血功能、推动血液循环的必要条件，而心肌细胞的动作电位则是触发心肌收缩和泵血的动因。因此，掌握心脏的生物电活动的规律，对于理解心肌的生理特性有重要意义。

（一）心肌细胞分类

组成心脏的心肌细胞根据其形态特点、电生理特性及功能特征分为两类：

案例 4-1

患者，男，55岁，5年前诊断为高血压。因"3个月前无明显诱因出现胸闷、气短、活动耐力下降，伴夜间憋醒及双下肢浮肿"，经门诊收住院。

体格检查：体温37℃，心率120次/分，血压160/100mmHg。颈静脉怒张、搏动，双下肢水肿，夜间呼吸困难，第一心音减弱。心脏彩超检查，诊断为"扩张性心肌病"；心电图检查诊断为"心律失常，室早（偶发）；左心室肥厚，心肌劳损"。

入院后扩张血管、强心及利尿等对症治疗后，患者目前无胸闷、气短及夜间憋醒等不适，双下肢浮肿明显消退，血压控制在120/90mmHg左右，心率在84次/分左右，无早搏，心功能明显改善，活动耐力明显上升，可上2~3层楼。复查心电图无特殊异常变化。

初步诊断：1. 扩张性心肌病；2. 心律失常，室早（偶发）；3. 心功能不全（心功能3级），4. 高血压3级（极高危）。

思考：
1. 根据本节对心功能的介绍，试分析该患者心功能不全的原因。
2. 为什么要给予扩张血管、强心及利尿等对症治疗？

1. 自律细胞（autorhythmic cell）自律细胞是特殊分化的心肌细胞，组成心脏的特殊传导系统，是心内发生兴奋和传导兴奋的组织，控制心脏自动而有节律的活动，该系统的活动决定了心脏活动的节律和频率，包括窦房结（sinoatrial node）P细胞（pacemaker cell）和浦肯野细胞（Purkinje cell）。它们具有自律性、兴奋性和传导性。这类细胞含肌原纤维甚少或缺乏，故几乎无收缩功能。

2. 非自律细胞（nonautorhythmic cell）非自律细胞是在自律细胞发出和传导的兴奋作用下，进行有节律性的收缩和舒张活动。该类细胞的活动决定了心脏的射血能力，故又称为工作细胞（working cell），包括心房肌细胞（atrial muscle）和心室肌细胞（ventricular muscle）。它们具有兴奋性、传导性和收缩性，无自律性。

根据动作电位去极化速率的快慢分为快反应细胞和慢反应细胞。前者主要是由快钠通道开放引起动作电位的细胞，包括心房肌、心室肌、浦肯野细胞等；后者主要是由慢钙通道开放引起动作电位的细胞，包括窦房结P细胞、房节区细胞、结希区细胞、结区细胞等。

（二）心肌细胞的跨膜电位及形成机制

心肌细胞的跨膜电位（transmembrane potential）变化涉及多种离子运动。而且，不同类型心肌细胞的跨膜电位也不尽相同。

1. 工作细胞 由于心房肌和心室肌细胞的跨膜电位及其形成机制基本相同，下面以心室肌细胞为例叙述非自律细胞跨膜电位及形成机制：

（1）静息电位 人和哺乳动物心室肌细胞的静息电位约为-90mV，其形成机制与骨骼肌细胞和神经细胞基本相同。静息时，心室肌细胞膜钾通道开放，K^+顺浓度梯度外流。但在静息时心肌细胞膜对Na^+也有一定的通透性，有少量Na^+内流。此外，膜上的生电性Na^+-K^+泵的活动对静息电位产生一定的影响。

（2）动作电位 心室肌细胞的动作电位与骨骼肌细胞和神经细胞比较，明显不同。骨

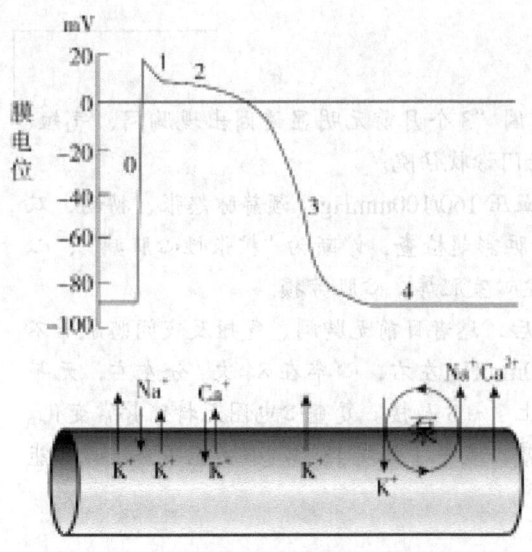

图 4-1 心室肌细胞跨膜电位及其形成的离子基础

骨骼肌细胞动作电位时程很短，复极化速度和去极化速度相近，记录曲线呈升支和降支基本对称的尖锋状。心室肌细胞动作电位特点是复极过程复杂，持续时间长，可达300～500ms，升降支不对称。它可分为去极化和复极化两个过程，并可进一步分为0、1、2、3、4五个时期（图4-1）。

① 0期（去极化和反极化过程）：心室肌细胞受到刺激后，膜电位从 –90mV 迅速升高直至接近 +30mV，形成动作电位上升支。与神经细胞相似，当膜电位先是因部分 Na^+ 通道激活、开放少量 Na^+ 内流，使膜电位从 –90mV 去极化到阈电位水平时，大量 Na^+ 通道被激活，出现再生式 Na^+ 内流，这是0期快速去极化的根本原因。Na^+ 通道属快通道，激活开放和失活关闭的速度都很快，开放时间约 1ms；在膜去极化到 0mV 左右时失活，可被河豚毒素（tetrodotoxin, TTX）选择性阻断（图4-1）。

② 1期（快速复极初期）：此时快 Na^+ 通道失活，而负载 K^+ 的一过性外向电流（transient outward current, Ito）通道开放，引发瞬时性 K^+ 外流，膜内电位从 +30mV 迅速降至 0mV 左右，形成1期，历时10ms。0期和1期形成波形的尖锋部，合称为锋电位。Ito 通道在膜去极化到 –40mV 时被激活，可被四乙基铵阻断，开放 5～10ms（图4-1）。

③ 2期（平台期）：在2期膜内电位达 0mV 左右后，复极化过程变得非常缓慢，基本上停滞于 0mV 左右的等电位状态，称为平台期（plateau）。平台期历时 100～150ms，是心室肌细胞动作电位持续时间较长的主要原因，也是心室肌细胞动作电位区别于神经和骨骼肌细胞动作电位的主要特征。平台期膜离子流有 K^+ 外流和 Ca^{2+} 内流，开始时两种离子流处于相对平衡状态，因此膜电位稳定在 0mV 左右。在平台期后期，Ca^{2+} 内流减弱，K^+ 外流增强，导致膜电位的复极化速度加快，使平台期延续为复极3期（图4-1）。

Ca^{2+} 通过 L 型 Ca^{2+} 通道（long lasting calcium channel）内流。当膜去极至 –30～–40mV 时，L 型钙通道被激活，0期后表现为持续开放，细胞外的 Ca^{2+} 在浓度梯度驱使下缓慢内流，使膜去极化，并伴有少量 Na^+ 内流。L 型 Ca^{2+} 通道可被 Mn^{2+} 和多种钙通道阻断剂（如维拉帕米等）阻断。

④ 3期（快速复极末期）：在2期末，钙通道失活，Ca^{2+} 内流停止；而钾通道加速开放，K^+ 再生性外流，即 K^+ 外流使膜内电位更负，膜内电位越负，膜对 K^+ 的通透性就越大，这一正反馈过程导致膜的复极化更加迅速，使膜电位从 0mV 左右较快地下降至 –90mV，完成复极过程，历时 100～150ms（图4-1）。

从0期去极化开始至3期复极完毕的这段时间为动作电位时程（action potential duration）。正常情况下，心室肌细胞动作电位时程为 200～300ms。

⑤ 4期（静息期）：该期是心室肌细胞膜电位恢复并稳定于静息电位水平（–90mV）的时期。此期离子的跨膜转运仍然活跃，细胞需要排出去极化和复极化时进入胞内的 Na^+ 和 Ca^{2+}，并摄入复极化时流出的 K^+。钠泵工作每次运转可泵出3个 Na^+ 并泵入2个 K^+，因而是

生电性的。Ca^{2+} 的转运主要通过细胞膜的 Na^+-Ca^{2+} 交换体（Na^+-Ca^{2+} exchanger）进行，膜外 3 个 Na^+ 内流可交换膜内 1 个 Ca^{2+} 外流，可见 Na^+-Ca^{2+} 交换也是生电性的。进入细胞的 Na^+ 再由钠泵排出细胞。此外，膜上少量的钙泵（calcium pump）也可主动排出 Ca^{2+}。

心房肌细胞动作电位的形成机制与心室肌细胞的大致相同，但心房肌细胞膜对 K^+ 的通透性较大，导致 2 期时间短，因此动作电位时程较短，为 150ms 左右。

2. 窦房结 P 细胞 自律细胞与非自律细胞动作电位的最大区别是在 4 期。非自律细胞 4 期膜电位稳定；自律细胞 4 期膜电位不稳定，当 3 期复极化达到最大复极电位之后，4 期即开始自动去极化，一旦去极化达到阈电位水平，就爆发一次新的动作电位。

窦房结 P 细胞是窦房结内惟一具有自律性的细胞，故又称为起搏细胞（pacemaker cell）。窦房结 P 细胞属于慢反应细胞，与心室肌细胞相比有如下特征：①0 期去极化速度慢、幅度小，膜内电位仅上升到 0mV 左右；②由 0、3、4 期组成，没有明显的 1、2 期；③3 期复极完毕后的膜电位称为最大复极电位（maximal repolarization potential）或最大舒张电位，约为 –70mV 左右；④4 期膜电位不稳定，当去极化到阈电位（约 –40mV）时，便又产生新的动作电位；⑤4 期自动去极化速度快。

其动作电位的波形特点和形成机制为：

(1) 0 期：当膜电位由最大复极电位去极化达阈电位（–40mV）时，P 细胞膜上的 L 型 Ca^{2+} 通道激活，Ca^{2+} 内流引起 0 期去极化。由于 L 型 Ca^{2+} 通道激活和失活较缓慢，因此窦房结细胞 0 期去极化速度较缓慢，持续时间较长（约 7ms）。

(2) 3 期：膜电位去极化达到 0mV 时，Ca^{2+} 通道逐渐失活，Ca^{2+} 内流减少。在复极的初期，钾通道开放，K^+ 外流引起 3 期复极。

(3) 4 期：引起窦房结 P 细胞自动去极化机制较复杂，目前认为由逐渐减弱的 K^+ 外流（I_K 电流）和逐渐增强的 Na^+ 内流（I_f 电流）和 Ca^{2+} 内流形成。其中，由于 K^+ 通道的时间依从性的关闭而造成的 K^+ 外流进行性衰减是窦房结自动去极化最重要的离子基础。同时，I_f 通道部分激活，允许少量 Na^+ 呈递增性内流及 T 型 Ca^{2+} 通道（transient calcium channel）在去极化到 –50mV 时激活，Ca^{2+} 内流，共同参与 4 期自动去极化后期的形成（图 4-2）。

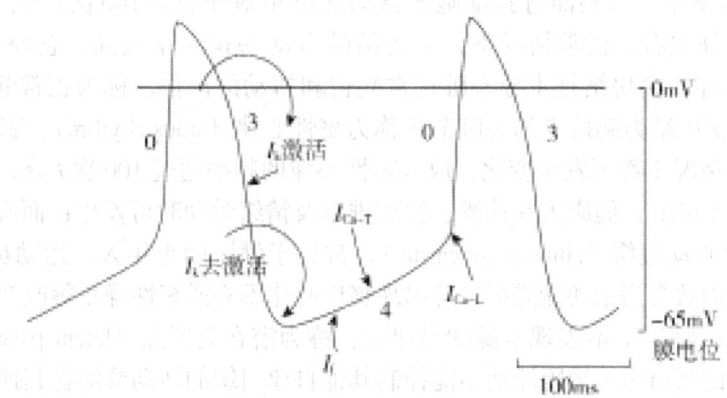

图 4-2 窦房结 P 细胞动作电位及其形成机制

3. 浦肯野细胞 浦肯野细胞是一种快反应细胞，其动作电位的波形、幅度及形成机制与心室肌细胞的相似，分为 0 期、1 期、2 期、3 期和 4 期，产生的离子基础也基本相同，最大差别在于浦肯野细胞存在 4 期自动去极化。

4期自动去极化的机制也是由逐渐减弱的 K^+ 外流（I_K 电流）和逐渐增强的 Na^+ 内流（I_f 电流）形成。I_K 通道在 0 期去极化时开始开放，3 期复极至 –60mV 左右时开始关闭，至最大复极电位时接近完全关闭。因此，在浦肯野细胞 4 期中由于 I_K 衰减引起的 K^+ 外流减少对于自动去极化所起的作用较小。浦肯野细胞最大复极电位为 –90mV，接近 I_f 通道的完全激活电位 –100mV，故 I_f 电流在浦肯野细胞中的作用大于其在 P 细胞中的作用。浦肯野细胞 4 期自动去极化速度比窦房结 P 细胞慢，因此自律性比窦房结 P 细胞低（图 4-3）。

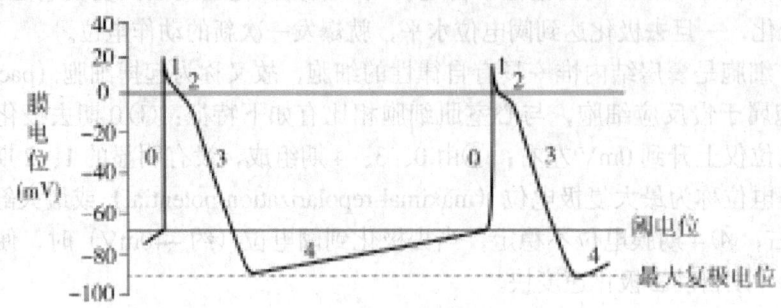

图 4-3　浦肯野细胞动作电位

二、心肌的生理特性

心肌细胞的生理特性包括自律性、兴奋性、传导性和收缩性。其中，前三种属电生理特性，而收缩性为机械特性。

（一）自动节律性

细胞、组织在无外来刺激的作用下能够自动发生节律性兴奋的特性称为自动节律性（autorhythmicity），简称自律性。具有自律性的细胞或组织称为自律细胞或自律组织。自律性高低的衡量指标为自动兴奋的频率。

1．心脏起搏点　自律细胞广泛存在于心脏特殊传导系统。窦房结 P 细胞、房室交界（结区除外）、房室束、末梢浦肯野细胞的自动兴奋频率分别为 100 次 / 分、50 次 / 分、40 次 / 分和 25 次 / 分左右。正常情况下，窦房结的自动兴奋频率最高，它控制整个心脏的节律性兴奋和收缩。窦房结是主导心脏正常兴奋和搏动的部位，称为正常起搏点（normal pacemaker）。以窦房结为起搏点的心脏节律称为窦性心律（sinus rhythm）。窦房结的功能活动在生理和病理情况下都可发生变化。成人窦性心律的频率超过 100 次 / 分，称为窦性心动过速（sinus tachycardia），健康人在饮酒、饮咖啡以及情绪激动时可发生；而心率低于 60 次 / 分，则称为窦性心动过缓（sinus bradycardia），常见于健康的青年人、运动员和睡眠状态；缺血和缺氧等原因致窦房结功能受损，可出现窦性心律不齐或窦性静止等改变。窦房结之外的自律组织在正常情况下不表现本身的自律性，称为潜在起搏点（latent pacemaker）。异常情况下，窦房结的兴奋因传导阻滞而不能控制其他自律组织的活动或潜在起搏点的自律性提高，潜在起搏点就控制部分或整个心脏的活动，成为异位起搏点（ectopic pacemaker）。异位起搏点控制的心脏活动称为异位心律（ectopic rhythm）。

窦房结通过两种方式实现对潜在起搏点的控制：①抢先占领：由于窦房结 4 期自动去极速率较潜在起搏点的快。当潜在起搏点 4 期自动去极化尚未达到阈电位时，它受自律性最高的窦房结传来的冲动作用而产生动作电位，其自身的自律性不能表现出来。②超速驱动压抑：

指当更高频率的外来超速驱动停止后，低频率的自律组织不能立即表现其自律性活动。这是由于潜在起搏点经常被迫随窦房结的冲动发生节律性兴奋，故自身的起搏能力受到抑制，称为超速驱动压抑。一旦窦房结发放的冲动停止，会导致全心较长时间的停搏。频率差越大，抑制效应越强；频率差越小，抑制效应越弱。因此，在临床对装有人工起搏器的病人更换起搏器时，应逐渐减慢驱动频率后再中断起搏器工作，以避免发生心脏停搏。

知识链接 人工心脏起搏器

人工心脏起搏器是用人造的脉冲电流刺激心脏产生节律性收缩，以带动心脏起搏的装置。其主要结构是脉冲发生器及起搏导管。通常将起搏导管经头静脉或锁骨下静脉送达心房和（或）心室，并与埋于胸大肌表面皮下的脉冲发生器相连，用于治疗某些严重的心律失常，如窦房结功能障碍、房室传导阻滞、阵发性心动过速等。起搏器种类繁多，分体外临时及体内永久性两种。急症治疗用临时性起搏装置，慢性不易恢复的心律失常患者则需采用埋藏式起搏器，作永久性起搏治疗。

2. 影响自律性的因素

（1）4期自动去极化的速度：4期自动去极化的速率与膜电位从最大复极电位达到阈电位水平所需的时间密切相关。4期速度快，到达阈电位所需的时间缩短，单位时间内产生兴奋的次数增多，自律性增高，反之，自律性降低。交感神经释放的去甲肾上腺素可增大窦房结细胞膜上的I_f电流和促进Ca^{2+}通道开放，使Na^+和Ca^{2+}内流增多，4期自动去极化速度加快，自律性增高；迷走神经兴奋时末梢释放的乙酰胆碱，在提高膜对K^+的通透性，导致4期膜K^+外流增多的同时，还抑制膜上的I_f电流和Ca^{2+}通道开放，故4期自动去极化速度减慢，自律性降低（图4-4A）。

（2）最大复极电位与阈电位之间的差值：最大复极电位下移（绝对值变大）或阈电位上移（绝对值变小），两者之间的差值增大，到达阈电位所需时间延长，自律性降低；反之，自律性增高。迷走神经释放的乙酰胆碱可增加细胞膜对K^+的通透性，3期K^+外流增多导致最大复极电位更负，故心率减慢（图4-4B）。

（二）兴奋性

兴奋性（excitability）是指组织或细胞受到刺激后产生动作电位的能力。衡量兴奋性的指标主要用阈值来表示。阈值高表示兴奋性低，反之兴奋性则高。所有心肌细胞都具有兴奋性。

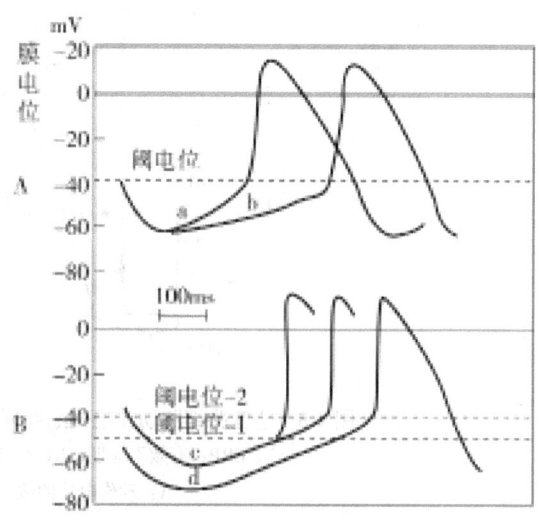

图4-4 影响自律性的因素

A：去极化速度对自律性的影响。4期去极化速度由b增大到a时，自律性增高

B：阈电位水平和最大复极电位对自律性的影响。阈电位绝对值变小（阈电位1→阈电位2）时，自律性降低；最大复极电位绝对值变大（c→d），自律性降低

1. 影响兴奋性的因素

(1) 静息电位或最大复极电位的水平：如果阈电位水平不变，静息电位（或最大复极电位）绝对值增大时，与阈电位之间的差距加大，引起兴奋所需的刺激强度增大，兴奋性降低。例如，乙酰胆碱增加细胞膜对 K^+ 的通透性，K^+ 外流增多，静息电位绝对值增大，兴奋性降低。反之，静息电位（或最大复极电位）绝对值减小时，与阈电位之间的差距缩小，引起兴奋所需的刺激强度减小，兴奋性升高。如轻度血钾升高，细胞膜内外的钾浓度梯度下降，K^+ 外流减少，静息电位绝对值减小，兴奋性增高。但静息电位绝对值显著减小时，由于部分 Na^+ 通道失活而使阈电位上移，兴奋性反而降低。

(2) 阈电位水平：如果静息电位或最大复极电位的水平不变，阈电位水平上移，静息电位（或最大复极电位）与阈电位之间的差距增大，兴奋性降低。奎尼丁可抑制钠通道的激活，使阈电位上移，需要更强的刺激才能引发动作电位，兴奋性下降。反之，如果阈电位下移，则意味着兴奋性升高。即静息电位或最大复极电位与阈电位之间的差距增大，引起兴奋所需刺激强度增大，兴奋性降低。反之，则兴奋性增高。

(3) 离子通道状态：以心室肌细胞为例，心肌细胞产生兴奋的前提是 Na^+ 通道的激活。Na^+ 通道有备用（resting）、激活（activation）和失活（inactivation）三种状态（详见第二章细胞基本功能）。通道处于何种状态取决于当时膜电位的水平及产生动作电位后的时间进程。即表现为电压依从性和时间依从性。处于静息状态的 Na^+ 通道数量越多，膜的兴奋性就越高，反之进入失活状态的 Na^+ 通道数量越多，膜的兴奋性就越低。

2. 心肌细胞兴奋性的周期性变化 心肌细胞在发生一次兴奋的过程中，伴随膜电位的变化，Na^+ 通道经历激活、失活和复活（备用）等状态的变化，其兴奋性亦发生周期性的变化（图 4-5A）。

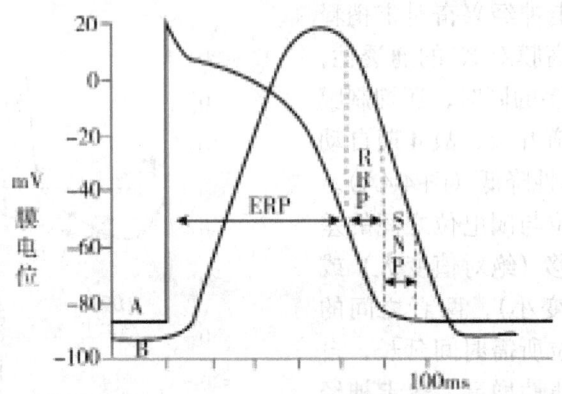

图 4-5 心室肌细胞动作电位期间兴奋性的变化及其与机械收缩的关系
ERP：有效不应期；RRP：相对不应期；SNP：超常期
A：动作电位曲线　B：机械收缩曲线

(1) 有效不应期：从 0 期去极化开始到复极达 -55mV 的时期内，膜兴奋性为零，心肌细胞对任何强度的刺激均无反应，此时膜电位过低，Na^+ 通道处于失活状态，称绝对不应期（absolute refractory period）。3 期复极过程中，从 -55mV 复极到 -60mV 这段时间内，强刺激可引起膜局部去极化，此时 Na^+ 通道刚开始复活，给予强刺激可引起少量 Na^+ 通道开放，产生局部的轻度去极化，称为局部反应期（local response period）。由于从 0 期开始到复极达 -60mV 这一段时间内心肌接受任何强度的刺激也不能再次产生动作电位，因此将这段时间称为有效不应期（effective refractory period）。

(2) 相对不应期：指 3 期复极膜电位从 –60mV 到 –80mV 这一时期，心肌细胞受到阈上刺激时可再次产生兴奋，称为相对不应期（relative refractory period）。在此期内，膜电位已接近于静息电位水平，大部分 Na^+ 通道逐渐复活，但开放能力尚未恢复正常，所以心肌兴奋性虽逐渐恢复但仍低于正常，需阈上刺激才能引起新的动作电位。

(3) 超常期：膜电位从 –80mV 复极到 –90mV 的时期，称为超常期（supranormal period）。由于此期 Na^+ 通道已基本复活，且膜电位绝对值小于静息电位值，与阈电位的差距较小，兴奋性高于正常，故阈下刺激亦可引起兴奋。

在相对不应期和超常期发生的动作电位，由于 Na^+ 通道尚未完全复活，其 0 期去极化的速度、幅度均低于正常，产生的局部电流较小，故兴奋的传播速度减慢，容易导致心律失常或形成兴奋折返。

3．兴奋性的周期性变化与心肌收缩活动的关系

(1) 不产生强直收缩：与骨骼肌相比，心肌细胞的有效不应期很长，相当于整个收缩期并延伸至舒张早期开始后（图 4-5）。在此期内任何刺激均不能再次引起兴奋和收缩，故心肌不会发生骨骼肌那样的完全强直收缩。其意义在于保证了心脏收缩和舒张活动的交替进行，进而实现泵血功能。

(2) 期前收缩与代偿间歇：如果在有效不应期之后、下一次窦房结的兴奋到达之前，心肌受到人工或来自异位起搏点的刺激而产生一次提前的兴奋和收缩，称为期前兴奋和期前收缩（premature systole）。期前兴奋也有自己的有效不应期，紧接期前兴奋后的一次窦性兴奋传到心室时，刚好落在期前兴奋的有效不应期内，故不能引起心室再次兴奋和收缩，收缩曲线上出现一次收缩的"脱失"（图 4-6）。这样，在一次期前收缩后往往有一段较长的心室舒张期，称为代偿间歇（compensatory pause）。在临床上，频繁或多发的房性或室性期前收缩可由心肌炎、心肌缺血、麻醉和手术以及药物和电解质紊乱等因素引起。

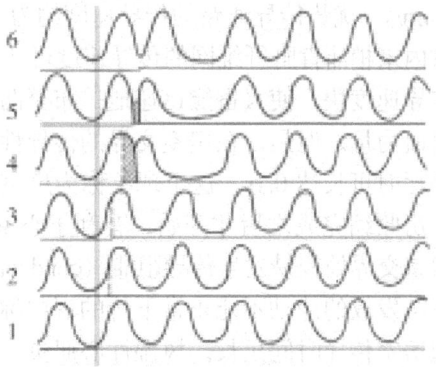

每条曲线下的电磁标记信号指示给予电刺激的时间。
曲线 1~3：刺激落在有效不应期内，不引起反应。
曲线 4~6：刺激落在相对不应期内，引起期前收缩和代偿性间歇。

图 4-6　期前收缩与代偿间歇

知识链接

最常见的心律失常——期前收缩

期前收缩又称早搏，是临床最常见的一种心律失常。按其起搏点的部位，可分为房性、房室交界性及室性三种，其中以室性最多，房性次之，交界性较少见。期前收缩可发生于正常人与器质性心脏病患者。在正常人中其发生率随年龄的增加而增加，在老年人中较多见。情绪激动、心理紧张、过度吸烟、饮酒等可引起发作；在某些病理情况下（冠心病、风湿性心脏病、高血压性心脏病、心肌炎等），心脏的某一部位兴奋性异常升高，则成为异位起搏点而导致期前收缩的出现。过于频繁的期前收缩，可造成严重的心律失常。

(三)传导性

细胞具有传导兴奋的能力,称为传导性(conductivity)。传导性的高低可用动作电位传播的速度来衡量。同其他可兴奋细胞一样,心肌兴奋也是以局部电流的机制传至邻近未兴奋膜,进而引起邻近膜发生动作电位的。

1. 兴奋在心脏内的传播

(1) 传播途径:窦房结产生的兴奋传至左、右心房肌,同时主要经优势传导通路(preferential pathway)传播到房室交界(atrioventricular node),再经房室束、左右束支、浦肯野纤维网传至心室肌(图4-7)。

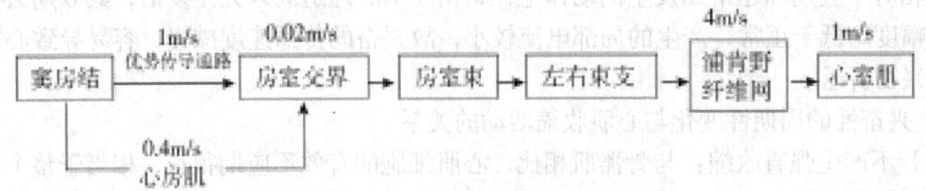

图4-7 心脏内的兴奋传播途径示意图

(2) 传播特点:不同的心肌细胞传播兴奋的速度不尽相同。一般心房肌的传导速度约为0.4m/s,优势传导通路的传导速度约为1m/s,房室交界(结区)的传导速度仅为0.02m/s,心室内末梢浦肯野纤维网的传导速度可达2～4m/s,心室肌的传导速度约为1m/s。浦肯野纤维传导速度快,使兴奋能迅速地扩布至两心室,保证两心室同步地进入收缩状态而产生强大的射血力量。但是,在房室交界的传导性很低,尤其是结区的传导速度最慢,兴奋在房室交界处耗时可长达0.1s,这个现象称为房室延搁(atrioventricular delay)。房室延搁使心室收缩在心房收缩完成之后才开始,有利于心室在充分充盈后实现其射血功能。但由于传导速度慢,房室交界处较易发生传导阻滞(conduction block)。这种由于心脏特殊传导系统功能障碍,窦房结发放的冲动不能正常下传的现象称为传导阻滞。正常人可因迷走神经的兴奋性增强而引起房室传导时间延长。风湿性心肌炎、冠心病、血钾浓度升高或降低等,均可引起房室传导阻滞。

2. 影响传导性的因素

(1) 心肌细胞的结构:心肌细胞的直径大,对电流的阻力小,则局部电流向前传播的距离远,传导速度快;反之,传导速度则慢。例如,末梢浦肯野细胞的直径最大(羊的末梢浦肯野细胞的直径约为70μm),传导速度最快;而结区的细胞直径最小(仅3μm),传导速度最慢。另外,闰盘处缝隙连接的数量和功能状态对传导速度也有明显的影响。在窦房结和房室交界处,缝隙连接数量少,传导速度较慢。

(2) 0期的速度和幅度:0期去极化速度快、幅度大,则产生的局部电流也就强,达到阈电位的速度也快,导致传导速度加快;反之,传导减慢。静息电位绝对值较大,可使Na^+通道处于备用状态数量多,因此接受刺激后Na^+通道开放的数量也多、开放的速度增快,从而提高传导性。代谢障碍或强心苷中毒时,钠泵活动重度抑制,使细胞外K^+浓度升高,两者均可导致静息电位绝对值减小,0期去极速度减慢,传导性降低。

(3) 邻近未兴奋部位膜的兴奋性:兴奋的传导是因局部电流从已兴奋膜传至未兴奋膜而引起的。因此,邻近未兴奋部位膜的兴奋性必然影响兴奋的传导。如前所述,兴奋性与Na^+通道所处的状态、静息电位和阈电位的差值等有关。静息电位和阈电位的差值增大,兴奋性

知识链接　　快反应细胞和慢反应细胞的相互转化

实验中，用河豚毒素这种快通道阻断剂处理浦肯野细胞后，其去极化现象仍然存在，原因是 Na^+ 不能经快通道内流，但 Ca^{2+} 可经慢通道内流引起去极化。其结果是原来的快反应电位变为慢反应电位。在心肌缺血缺氧、高血钾或洋地黄中毒时，可使心室肌细胞的静息电位变为 –60mV，此时，心室肌细胞转变为慢反应细胞，兴奋传导速度减慢易于形成传导阻滞或兴奋折返，且可以表现出自律性，由此导致异位心律。而用卡巴胆碱作用于窦房结使其超极化，窦房结细胞也可出现快反应电位。因此，快反应细胞和慢反应细胞在特定的条件下可发生相互转化。

降低，传导速度减慢；反之，传导速度加快。Na^+ 通道若处在备用状态，传导速度快；若处于失活状态，则传导受阻，形成传导阻滞。

（四）收缩性

心肌的收缩性（contractility）是指由参与收缩的心肌细胞共同表现出的一种内在的能力或特性。心脏工作细胞的收缩机制与骨骼肌的相似，但由于心肌细胞的结构及电生理特性等与骨骼肌不完全相同，心肌收缩时还有其自身的特点。

1. 不发生完全强直收缩　心室肌有效不应期从收缩期开始持续至舒张的早期，因此，必须待舒张中晚期才可能接受刺激而产生再次收缩，故心肌不会发生强直性收缩，而是收缩和舒张交替进行，以保证心脏泵血功能的实现。

2. "全或无"式收缩　闰盘缝隙连接使兴奋在心肌细胞之间迅速传播，加之心房和心室内特殊传导组织的传导速度快，导致全部心房或心室肌细胞几乎同步参与收缩，表现为功能合胞体的活动，收缩合力大，射血效率高，称为"全或无"式收缩或同步收缩。

3. 对细胞外内流 Ca^{2+} 的依赖性较大　心肌细胞收缩时对细胞外 Ca^{2+} 依赖性大，这是因为心肌细胞的肌质网不发达，储存的 Ca^{2+} 量少。在心肌动作电位的平台期，细胞外的 Ca^{2+} 通过 L 型钙通道流入，使胞质内 Ca^{2+} 浓度升高，Ca^{2+} 浓度升高再触发肌质网释放大量的 Ca^{2+}，使胞质内的 Ca^{2+} 浓度升高约 100 倍，从而引起心肌收缩。这种由少量 Ca^{2+} 内流引起细胞内 Ca^{2+} 库释放大量 Ca^{2+} 的过程，称为钙触发钙释放（calcium induced calcium release）。若去除细胞外 Ca^{2+}，即可见动作电位产生但无心肌收缩，即"兴奋 - 收缩脱耦联"（excitation contraction uncoupling）现象。

4. "绞拧"作用　心室肌较厚，一般分为浅、中、深三层。部分心肌纤维成螺旋状走行。当心肌收缩时，收缩合力使心尖作顺时针方向旋转，可产生"绞拧"作用，最大程度地减小心室的容积，进行有效射血。

三、心脏的泵血功能

心脏的节律性收缩和舒张活动是由心肌的电生理特性决定的。

（一）心动周期

心房或心室每收缩和舒张一次所经历的时间，称为一个心动周期（cardiac cycle）。心房和心室的心动周期都包括收缩期（systole）和舒张期（diastole）。在心脏泵血活动中起主要

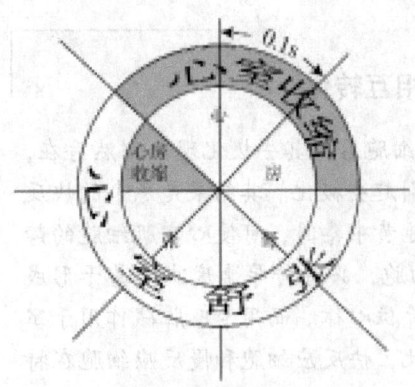

图 4-8 心动周期中心房和心室活动的顺序和时间关系

作用的是心室,故心动周期通常是指心室的活动周期。心动周期的长短与心率有关。若以心率每分钟75次计算,一个心动周期占时约0.8s(图4-8)。其中,两心房同时收缩,持续约0.1s,称为心房收缩期,两心房同时舒张,持续约0.7s称为心房舒张期;当两心房开始舒张后,两心室开始收缩,收缩期约为0.3s,然后两心室开始舒张,舒张期约为0.5s。心室舒张期的前0.4s与心房舒张期的后0.4s重叠,称为全心舒张期。心室的舒张期长于收缩期,使心室长期工作不发生疲劳,同时有利于血液回心,为心室收缩泵血提供物质基础。心率加快时,心动周期缩短,以舒张期缩短为主,对心室肌的代谢和功能都会产生不利的影响。

(二)心脏的泵血过程

在一个心动周期中,左心室和右心室的泵血活动是同时发生的,且泵血的过程相似、机制相同。下面以左心室为例,说明在一个心动周期中室内压力、瓣膜开闭、血流方向和室内容积的动态发展和变化(图4-9)。

1. 心室收缩期 根据心室内压力和容积等变化,心室收缩期经历了以下3个时期。

(1)等容收缩期:心室收缩前(舒张期末)室内压已经低于主动脉压和房内压,故主动脉瓣关闭、房室瓣开放。当心室开始收缩时,使室内压立即升高,当室内压高于房内压时,室内血液反流推动房室瓣(二尖瓣)关闭。此时室内压尚低于主动脉压,主动脉瓣仍关闭。这样心室暂时成为一个密闭的空间,室内容积不变,称为等容收缩期(isovolumic contraction phase)。该期历时约0.05s,其长短与心肌收缩力的强弱及动脉血压的高低有关。在心肌收缩力减弱或动脉血压升高时,等容收缩期延长。

(2)快速射血期:由于心室腔处于密闭的状态,加之心室继续收缩,使心室内压进一步升高。当室内压高于主动脉压时,该压差推动主动脉瓣开放;由于心室和主动脉间的压差和心室仍在强烈地收缩,致使室内血液快速地射入主动脉,室内压亦继续上升达最大值,室内容积迅速缩小,称为快速射血期(rapid ejection phase)。该期历时0.1s,射入动脉的血量约占总射血量的2/3。

(3)减慢射血期:由于大量心室内血液被射入主动脉,使室内容积缩小和压力降低,而主动脉内容积增大和压力升高,心室同主动脉间的压差减小,射血速度减慢,直至射血末期,称为减慢射血期(reduced ejection phase)。该期历时0.15s,射入动脉的血量约占总射血量的1/3。

在快速射血期的中期或稍后,心室内压力实际已经低于主动脉压,但由于室内血液在心室收缩提供的动能作用下,依惯性作用,逆压力梯度缓慢进入主动脉,直至射血结束。

2. 心室舒张期 根据心室内压力和容积等变化,心室收缩期经历了以下4个时期。

(1)等容舒张期:左心室收缩结束,即转入舒张。心室舒张,使室内压下降,主动脉内血液向心室方向反流而推动动脉瓣关闭。此时室内压尚高于房内压,房室瓣仍关闭。这样心室又成为一个密闭的空间,在主动脉瓣和房室瓣均处于关闭状态时,室内容积不变,称为等容舒张期(isovolumic relaxation phase)。该期历时0.06~0.08s。

(2)快速充盈期:当心室进一步舒张使室内压低于房内压时,由于室内压低的"泵吸"

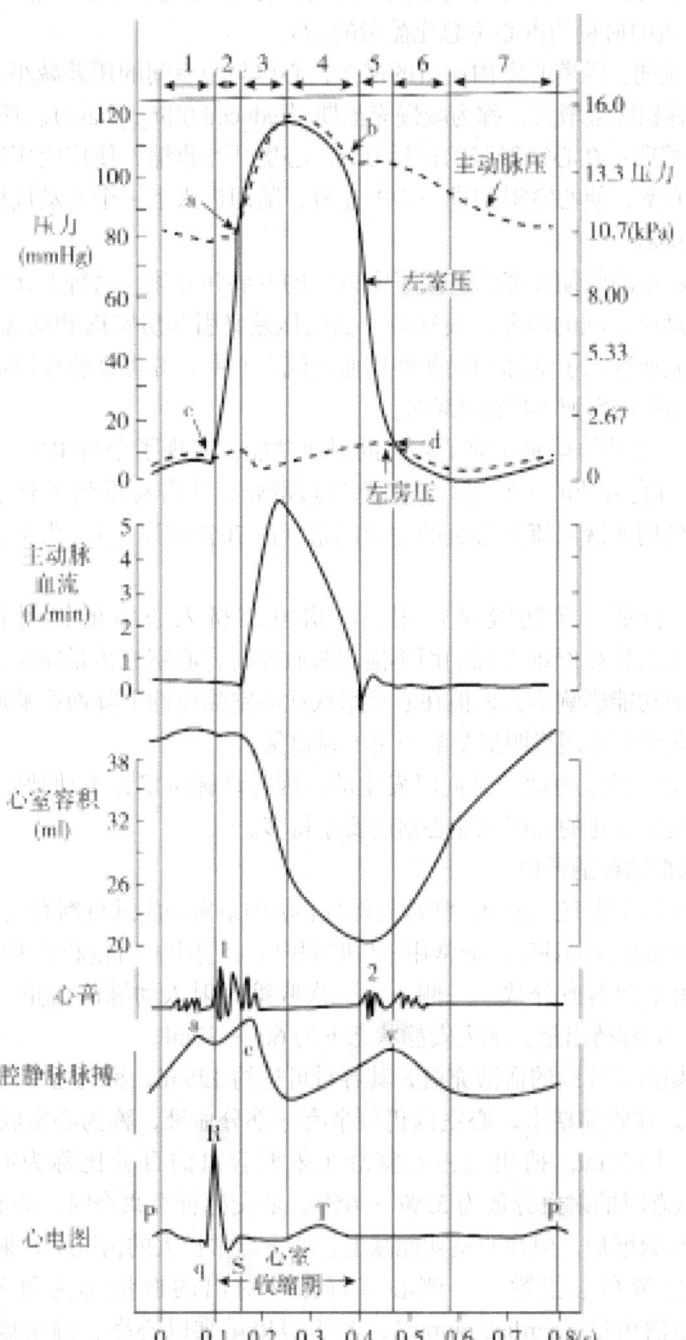

图 4-9 心动周期各时相中左心室内压力、瓣膜开闭和心室容积等的变化
1. 心房收缩期；2. 等容收缩期；3. 快速射血期；4. 减慢射血期；5. 等容舒张期；
6. 快速充盈期；7. 减慢充盈期；a 和 b 分别表示主动脉瓣开启和关闭，
d 和 c 分别表示二尖瓣开启和关闭

作用和心室仍在继续舒张，使心房和肺静脉中的血液顺着房-室间的压差冲开房室瓣并快速进入心室，使心室内容积和压力迅速增大和升高，称为快速充盈期（rapid filling phase）。该期历时0.11s，充盈的血量约占心室总充盈量的2/3。

（3）减慢充盈期：随着心室内血量的增多，心房与心室间的压差减小，血液流入心室的速度减慢，室内容积缓慢增大，称为减慢充盈期（reduced filling phase）。该期历时0.22s。

（4）心房收缩期：在心室舒张的最后0.1s，心房开始收缩，使房内压进一步升高，并将其内的血液挤入心室，使心室得到进一步的充盈，随即进入下一个心动周期，称为心房收缩期（atrial systole phase）。

由上可见，心室的收缩和舒张造成了室内压的发展和变化。这种变化导致了心房和心室之间、心室和主动脉之间的压差，而这两方面的压差又引起房室瓣和动脉瓣的开放或关闭，进而推动心室内血液进入主动脉和促使外周血液流入心室，并保证收缩时心室内血液不反流入心房和舒张时动脉内血液不反流入心室。

通过心室收缩提供的动能完成了心脏的射血功能，实现了全身组织-器官的血液灌流，保证了组织细胞功能活动的正常进行。心室通过舒张，使自身得到了充分的休息和血液供应，同时又成为外周血液回流入心脏的主要因素（占70%或以上），为下次收缩射血提供了条件。

心房收缩力较弱，起初级泵作用，心房收缩挤入心室的血量仅占总充盈量的10%~30%。当心房发生纤维性颤动而不能正常收缩时，心室充盈量减少。在安静状态下心房收缩对心室泵血功能影响不大，但在心率增快或心室顺应性下降而影响心室舒张期的被动充盈时，心房的初级泵作用将明显影响心室的射血量。

左心室和右心室的泵血活动是同时发生的，因肺动脉压仅为主动脉压的1/6，故右心室在射血过程中室内压变化的幅度比左心室的要小得多。

（三）心脏泵血功能的评价

在临床实践和科学研究工作中，常常需要对心脏的泵血功能进行判断或对心脏功能状态作出评价。对心脏泵血功能的评定，通常用单位时间内心脏射出的血量和心脏做的功作为指标。

1. 每搏输出量和射血分数　一侧心室一次收缩时射入动脉的血量，称为每搏输出量（stroke volume），简称搏出量。成人安静状态下为60~80ml。

心室舒张末期由于连续的血液充盈，其容量可达约125ml，称为心室舒张末期容量（end diastolic volume）。在收缩期末，心室内仍剩余有一部分血液，称为心室收缩末期容量（end systolic volume），约55ml。搏出量占心室舒张末期容量的百分比称为射血分数（ejection fraction）。安静状态时的射血分数为55%~65%。心交感神经兴奋时，心脏收缩力加强，搏出量增多，射血分数增加。但在心室功能减退、心室异常扩大的情况下，射血分数下降。

2. 每分输出量和心指数　一侧心室每分钟射出的血量称为每分输出量（minute volume），简称心输出量（cardiac output），等于搏出量乘以心率。健康成人安静状态下为4.5~6.0L/min。

心输出量与机体代谢水平相适应。女性的心输出量比同体重男性约低10%；青年人的心输出量大于老年人；剧烈运动时心输出量可比安静时提高5~7倍，高达25~35L/min；情绪激动时心输出量可增加50%~100%。

心输出量是以个体为单位计算的。身材高大者和身材矮小者的新陈代谢水平不同，其心输出量也不同。调查资料表明，在安静状态下心输出量与体表面积成正比。

心指数（cardiac index）是指以每平方米体表面积计算的心输出量。在空腹和静息状态下测定的心指数称为静息心指数（resting cardiac index）。安静时心输出量为 5～6L/min，中等身材成年人的体表面积为 1.6～1.7m²，故静息心指数为 3.0～3.5L/(min·m²)。不同年龄的人，由于代谢水平的变化，心指数也不同。10 岁左右的少年，其静息心指数最大，可达 4L/(min·m²)以上，以后随年龄增长逐渐下降，80 岁时静息心指数仅约为 2L/(min·m²)。活动、激动、妊娠和进食等可引起心指数增高。

3. 心脏做功　血液在心血管内流动过程中所消耗的能量是由心脏做功提供的。心脏做功所释放的能量，一方面将静脉内较低的血压提升为动脉内较高的血压，即压强能；另一方面推动血液向前流动，即动能。每搏功（stroke work）是指心室一次收缩所做的功，可以用动能和射出血液所增加的压强能来表示。心室每分钟做的功称为每分功（minute work）。

在人体处于安静情况下，心脏射出的血液所具有的动能在整个搏出功中占的比例很小，可以忽略不计。射血压力为射血期左心室内压与心室舒张末压之差，但在实际应用中，以平均动脉压代替射血期左心室内压，以左心房平均压（约 6mmHg）代替左心室舒张末压，所以，可以用简化公式计算搏功：

左心室每搏功（J）= 搏出量（L）×（平均动脉压 − 平均心房压）
(mmHg) × 13.6（g/cm³）× 9.807 ×（1/1000）

心脏做功量是较好的评价心泵功能的指标。因为心脏泵血不仅要射出一定的血液量，而且要使这部分血液具有较高的压强能和动能。动脉压愈高，心脏所做的功就愈大，这样才能维持相同的搏出量及心输出量。可见，心脏做功量在评价心泵功能方面优于心输出量，尤其是对动脉压高低不同的个体之间以及同一个体动脉压发生变化前后的心脏泵血功能进行比较时更是如此。

（四）影响心脏泵血功能的因素

心输出量取决于心率和每搏输出量。故凡影响心率和搏出量的因素均可影响心输出量。

1. 影响搏出量的因素　搏出量取决于心室肌收缩的强度和速度。心肌和骨骼肌一样，其收缩强度与速度也受前负荷、后负荷和肌收缩能力的影响。

（1）前负荷：心室肌在收缩前所承受的负荷，称前负荷（preload）。它决定着心肌的初长度。通常用心室舒张末期容积或压力来反映心室的前负荷或初长度。所以，在一定意义上，前负荷、初长度、心室舒张末期容积和心室舒张末期压力是同义词。但需注意的是，心室舒张末期容积变化与心室舒张末期压力变化需成直线相关时才可靠，否则可能引起错误判断。

为了说明前负荷对搏出量的影响，如图 4-10，以左室舒张末期压为横坐标，左室搏功为纵坐标绘制曲线，得到心室功能曲线（ventricular function curve）。心室功能曲线大致可分为三段：①充盈压在 <15mmHg（2.0kPa）时，曲线处于升支阶段，表明搏功随初长度的增加而增加；通常左心室舒张末期压力 5～6mmHg（0.7～0.8kPa），所以正常心室是在心室功能曲线的升支段工作；12～15mmHg（1.6～2.0kPa）的充盈压是人体心室的最适前负荷，②充盈压在 15～20mmHg

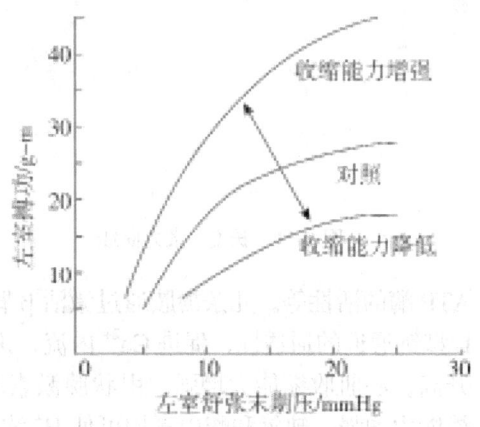

图 4-10　心室功能曲线

（2.0～2.7kPa）范围内，曲线渐趋平坦，表明此时对心泵功能影响不大；③充盈压高于20mmHg（2.7kPa）后，曲线平坦或轻度下倾，表明随着充盈压的增加，搏功基本不变或仅轻度减少。这种通过心肌本身初长度的改变引起心肌收缩强度变化继而影响搏出量的调节，称为异长调节（heterometric regulation），又称 Starling 机制。

初长度对心肌收缩力影响的机制与骨骼肌相似，不同的初长度可改变心肌细胞肌小节粗、细肌丝的有效重叠程度和活化横桥的数目，使心肌收缩产生的张力发生改变。心肌肌小节的最适初长度为 2.0～2.2μm。

由于心肌细胞之间含有大量的胶原纤维和心肌纤维的多种走向及排列方向，而使心肌具有较好的抵抗过度延伸特性。当心肌处于最适初长度时，产生的静息张力很大，从而阻止心肌细胞被继续拉长（图4-11）。心肌肌小节的初长度一般不会超过 2.25～2.30μm。所以，心脏不至于在前负荷明显增加时发生搏出量和搏功的下降，这对其完成正常泵血功能具有重要的意义。但当心肌发生病理变化时，心室功能曲线可出现明显的降支，这时必须严格控制输血或补液的量和速度。

(2) 后负荷：心室肌的后负荷（afterload）是指心室肌开始收缩后才遇到的负荷，即动脉血压。动脉压的变化可影响心室肌的收缩，从而影响搏出量。在心率、心肌初长及收缩能力不变的情况下，动脉血压升高，等容收缩期室内压达到高于动脉压的时间延长，故等容收缩期延长而射血期缩短，同时，心室肌缩短的程度减小，射血速度减慢，搏出量减少，心室内剩余血量增加，如果舒张期静脉回流血量不变或减少不明显，则心室舒张末期容积增大，通过 Starling 机制可使搏出量恢复正常。实验表明，在整体情况下，正常人主动脉血压变动于 80～170mmHg（10.7～22.7kPa）时，心输出量无明显变化。但当动脉血压长期过高，如超过 170mmHg（22.7kPa）以上时，心室肌将因加强活动而表现出心肌肥厚等病理改变，导致心泵功能减退，心输出量将显著减少。

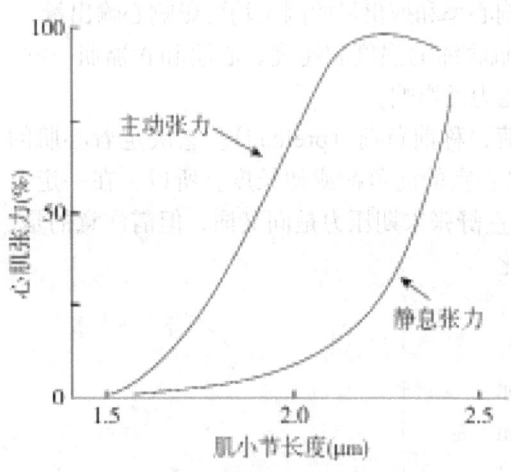

图 4-11 长度-张力曲线

(3) 心肌收缩能力：心肌收缩能力（myocardial contractility）是指心肌不依赖于前、后负荷而改变其力学活动的一种内在特性。交感神经兴奋或血中儿茶酚胺增多时，长度-张力曲线（心室功能曲线）向左上方移位（图4-10，图4-11），表明在同一前负荷条件下，搏出量及搏功增加。这种对心脏泵血功能的调节是通过收缩能力这个与初长度无关的心肌内在功能状态的改变而实现的，称为等长调节（homometric regulation）。

心肌收缩能力受多种因素的影响，尤其是兴奋-收缩耦联各个环节。如胞质内 Ca^{2+} 浓度、横桥活动各步骤的速率、活化横桥数目、ATP 酶的活性等。儿茶酚胺通过激活 β 肾上腺素能受体，可增加胞质内 cAMP 的浓度，增加 L 型钙通道的通透性，促进 Ca^{2+} 内流，进而诱导肌质网释放更多的 Ca^{2+}，使胞质内 Ca^{2+} 浓度升高，心肌收缩能力增强。甲状腺激素和体育锻炼可提高横桥的 ATP 酶活性，导致心肌收缩能力增强。缺氧和酸中毒均可使 H^+ 浓度增高。H^+ 同 Ca^{2+} 竞争肌钙蛋白结合位点，使 Ca^{2+} 与肌钙蛋白的结合量减少，心肌收缩力减弱。故在治疗心衰时，应及时纠正酸中毒，否则疗效不佳。另外，缺氧时产生的 ATP 减少，亦使心肌的收缩力减弱。

2．心率对心脏泵血功能的影响　正常成人在安静状态下的心率为 60～100 次/分。在一定范围内，心率加快，则心输出量增加。一般人的心率达 180 次/分时，心室舒张期明显缩短，导致心室充盈不足，心输出量开始减少。训练有素的运动员在竞技状态下，心率超过 200 次/分才出现心输出量减少。若心率过慢，减慢到 40 次/分，此时心舒期长，心室充盈量可达到极限，尽管搏出量有所增加，因心率过慢成为矛盾的主要方面，心输出量仍然减少。

交感神经兴奋，血中肾上腺素、去甲肾上腺素和甲状腺激素水平增高等，均可使心率加快。体温每升高 1℃，心率将增加 12～18 次/分。迷走神经兴奋或乙酰胆碱则使心率减慢。

（五）心力储备

心输出量随机体代谢需要而增加的能力，称心力储备（cardiac reserve），又称心泵功能储备。健康成年人安静状态下心输出量约为 5L/min，剧烈体力活动时心输出量可增加 4～7 倍，达 25～35L/min。可见，心脏有很好的工作潜力。

1．心率储备　健康成人在安静状态下的心率为 60～100 次/分，正常成年人剧烈运动时，心率可增加到 160～180 次/分，这是心率储备的上限。充分动用心率储备可使心输出量增加 2～2.5 倍。心率超过这一限度时，每搏输出量会明显减少，心输出量降低。

2．搏出量储备　搏出量是心室舒张末期容积与收缩末期容积之差。搏出量储备包括收缩期储备和舒张期储备。与安静状态比较，心室收缩时射血量的增加，称为收缩期储备。安静时左心室射血期末，心室内余血量约为 55ml。当心肌做最大收缩时，心室剩余血量减少至 15～20ml，因此收缩期储备可达 35～40ml；静息状态下，心室舒张末期容积约为 125ml，由于心肌的伸展性较小，加之心包的限制，心室不能过分扩大，一般只能达到 140ml 左右，因此舒张期储备只有 15ml。

心力储备在很大程度上反映心脏的功能状况。经常进行体育锻炼的人，心力储备增大，心脏的射血能力增强。如运动员的心输出量可增大到安静时的 7～8 倍。缺乏锻炼的人，虽然在安静状态下的心输出量能满足代谢的需要，但因心力储备较小，一旦进行剧烈运动，心输出量就不能满足整体代谢的需要而表现为心慌、气短等心肌缺血和缺氧的症状。所以，坚持运动既可增强体质，又可增加心的储备能力。

四、心音和心电图

（一）心音

心音（heart sound）是指在心动周期中，由于心肌舒缩活动、瓣膜关闭和血液流动冲击心室壁引起振动等产生的声音。此时用听诊器在胸壁的一定部位能够听到这种与心脏搏动相关联的声音。如用换能器将声音振动能量转换成电信号记录下来，即可得到心音图（phonocardiogram）。

正常心脏在一次搏动过程中可产生 4 个心音，分别称为第一、第二、第三和第四心音。

第一心音是由于心室肌收缩，房室瓣关闭、心室射血时血流冲击房室瓣引起心室振动，以及心室射出的血液撞击动脉壁引起振动而产生。其特点是音调较低、持续时间较长，在心尖部听诊最清楚。第一心音标志着心室收缩开始，主要反映心室收缩和房室瓣的功能状态。

第二心音是由于心室肌舒张，动脉瓣关闭，血流冲击大动脉根部及心室内壁引起的振动而产生。其特点是音调较高、持续时间较短，在心底部听诊最清楚。第二心音标志着心室舒张开始，反映动脉瓣的功能状态。

第三心音可能与心室舒张早期血液从心房突然冲入心室,使心室壁和乳头肌等发生振动有关。发生在心室舒张早期,是一种低频、低振幅的振动。

第四心音是由于心房收缩使血液进入心室,引起心室壁振动而产生,故又称之为心房音(atrial sound)。发生在心室舒张晚期。

多数情况下只能听到第一和第二心音,在某些健康儿童和青年可听到第三心音。40岁以上的健康人可能出现第四心音。心脏活动异常和形态变异可以产生杂音或其他异常心音。因此,听取心音和记录心音图对于心脏疾病的诊断具有一定的意义。

(二)心电图

在一个心动周期中,由窦房结产生的兴奋,按一定的途径和过程,依次传向心房和心室,引起心脏发生一系列的生物电变化。人体是一个导电性能良好的容积导体,因此心脏的生物电活动可传播到机体的任何部位。若将引导电极安置在体表的特定部位,描记出心脏电活动曲线,称为体表心电图(electrocardiogram, ECG,图4-12)。心电图是整个心脏的心肌从兴奋的产生、传导到恢复过程的综合向量变化。心电图由P波、QRS波群和T波构成,偶尔可见U波。因所用导联方式的不同,心电图各波的形态、幅度亦有所不同。

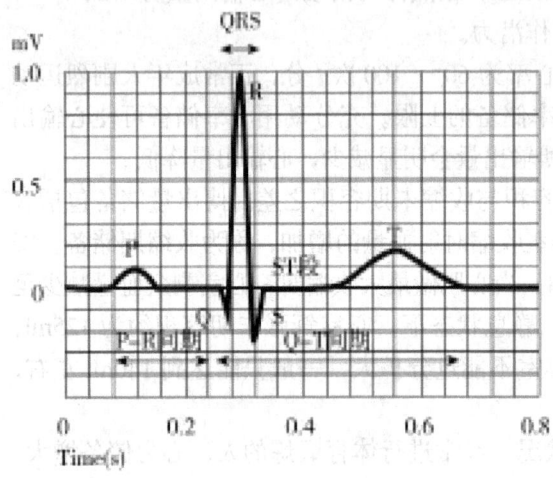

图4-12 正常人心电模式图

正常心电图波形及生理意义:

1. P波 反映左右两心房去极化过程,其波形小而圆钝,历时0.08~0.11ms,波幅不超过0.25mV。

2. QRS波群 代表左、右两心室的去极化过程。它包括三个顺序相连的电位波动:第一个向下的Q波,接着向上的R波和最后向下的S波。正常的QRS波群历时0.06~0.10s,代表兴奋在心室肌扩布所需的时间。QRS各波在不同导联中差异较大。

3. T波 反映心室复极化过程中的电位变化,历时0.05~0.25s,波幅为0.1~0.8mV。其方向与QRS波群主波的方向一致。

4. U波 见于T波之后,小而低宽,方向一般与T波一致,形成机制及意义不清楚。

5. PR间期(或PQ间期)是指从P波起点到QRS波起点的时程,一般为0.12~0.20s。反映从心房产生兴奋并传到心室所需的时间,房室传导阻滞时,PR间期延长。

6. QT间期 是指QRS波起点到T波终点的时程,历时0.30~0.40s,反映心室开始兴奋到完全复极的时间。QT间期的长短与心率成反变关系,心率愈快,QT间期愈短,反之亦然。

7. ST段 是指从QRS波终点到T波起点的线段,反映心室各部均处于去极化状态,相当于平台期的时程。正常心电图ST段与基线平齐。若ST段上下偏离超过正常范围,常提示心肌损伤或冠状动脉供血不足。

案例 4-1 解析

1. 根据本节对心功能的介绍，试分析该患者心功能不全的原因。

临床上将心力衰竭分为左侧心力衰竭、右侧心力衰竭和全心衰竭。心力衰竭开始发生在左侧心脏和以肺充血为主的称为左侧心力衰竭；开始发生在右侧心脏并以肝、肾等器官和周围静脉淤血为主的，称为右侧心力衰竭。两者同时存在的称全心衰竭。

由于该患者5年前患高血压，使左心室收缩时阻力增高、后负荷加重，继而出现"扩张性心肌病"，引起继发性心肌舒缩功能减弱而导致左心力衰竭，而出现第一心音减弱的现象。呼吸困难是左侧心力衰竭最主要的症状。左心衰时肺充血，肺组织水肿，气道阻力增加，肺泡弹性降低（见第五章 呼吸），吸入少量气体就使肺泡壁张力增高到引起反射性呼气开始的水平。这就造成呼吸困难。随肺充血程度的加重，可逐渐发展到劳力性呼吸困难，即体力劳动后、较轻的活动时呼吸困难，严重时甚至休息也发生呼吸困难。由于睡眠平卧时血液重新分配使肺血量增加，肺组织液生成增多，而出现阵发性夜间呼吸困难。

由于左心衰竭使肺静脉压升高，继而肺动脉压升高，使右心室后负荷过重而发生右心衰竭。右心衰竭时，右心室不能将体循环的血液充分排至肺循环，故导致体循环淤血，静脉压上升，从而出现颈静脉怒张、搏动，双下肢水肿。

2. 为什么要给予扩张血管、强心及利尿等对症治疗？

该患者5年前患高血压，引起继发性心肌舒缩功能减弱而导致慢性心功能不全。由于慢性心力衰竭患者心肌收缩性减弱，改善心肌收缩功能被认为是心力衰竭的首要治疗。因此临床采用强心治疗。此外采用扩张血管药物，降低血压，减轻心脏后负荷。

应用利尿剂通过抑制肾小管不同部位 Na^+ 重吸收，或增加肾小球 Na^+ 滤过，增进水、Na^+ 排出（见第八章 排泄），从而降低血容量、减少回心血量，降低心脏前负荷和心室充盈压，增大搏出量，减轻肺循环和（或）体循环瘀血。

第二节　血管生理

案例 4-2

患者，男，62岁，主诉头痛、头晕1个月。体格检查：体温37℃，脉搏82次/分，呼吸18次/分，血压190/120mmHg（25.3/16.0kPa），其余未见异常。诊断为原发性高血压。应用两种降压药联合治疗。护士嘱咐服降压药后在改变体位时动作要慢；沐浴时水温不宜过高；出现头晕头痛、视物模糊、恶心等症状时，立即平卧抬高下肢，及时测量血压。

思考：
1. 血压概念及血压正常值。
2. 高血压的诊断标准是什么？
3. 护士采用以上用药护理的根据是什么？

血液在心脏泵血动力的推动下进入血管系统。血管分为动脉、毛细血管和静脉三类，动脉将血液输送到全身，流经毛细血管时完成与全身组织细胞的物质交换，静脉再将血液汇集返流回心脏。血管在输送血液、物质交换、调节器官血流量等方面有重要作用。按其功能特点又可将血管大致分为以下五类：

1. 弹力贮器血管　指主动脉、肺动脉主干及其发出的最大分支，这些血管的管壁较厚，富含弹性纤维，具有明显的可扩张性和弹性，可缓冲动脉血压的波动，保证了血液在血管内连续流动。

2. 分配血管　从弹性贮器血管以后到分支为小动脉以前的动脉管道，即中动脉。这些血管富含弹性纤维和平滑肌，能将血液输送到各组织器官。

3. 阻力血管　指小动脉、微动脉及微静脉，这些血管管壁含有丰富的血管平滑肌，受神经和体液因素的调控，通过平滑肌的舒缩活动改变血管的口径，对血流的阻力较大。其中小动脉、微动脉位于毛细血管之前，称毛细血管前阻力血管；微静脉位于毛细血管之后，称毛细血管后阻力血管。

4. 交换血管　毛细血管管壁薄，无弹性纤维和平滑肌，只有内皮细胞层和基膜层，通透性大，而且口径很细，血流缓慢，是血液与组织之间进行物质交换的场所。

5. 容量血管　静脉血管与相应的动脉相比口径粗，管壁较薄，易扩张，容量大，安静时循环血量的 60%～70% 贮存在静脉内，具有血液贮存库的作用。

一、血流动力学

血液在心血管系统内流动的规律，属于血流动力学范畴。涉及血流量、血流阻力和血压，以及它们之间的相互关系。

（一）血流量

单位时间内流过血管某一横截面的血量称为血流量（blood flow），也称为容积速度。单位通常用 ml/min 或 L/min 表示。血流动力学中血流量、血流阻力和血压之间的关系符合流体力学的原理。血流量（Q）与血管两端压力差（ΔP）成正比，与血管内血流阻力（R）成反比。即：

$$Q = \Delta P / R$$

（二）血流阻力

血液在血管内流动时所遇到的阻力称为血流阻力（resistance of blood flow）。血流阻力来源于血液内部分子之间的摩擦和血液与管壁之间的摩擦。根据泊肃叶定律，血流阻力与血液黏滞度（η）和血管长度（L）成正比，与血管半径（r）的 4 次方成反比。表示为：

$$R = 8\eta L / \pi r^4$$

生理条件下，血管的长度很少变化，所以影响血流阻力的最主要因素是血管半径和血液黏滞度。对于一个器官来说，在一段时间内血液黏滞度是不变的，血流量主要决定于该器官阻力血管的半径。机体对各器官血流量分配的调节，主要就是通过调节各器官阻力血管的半径来实现的。血液黏滞度的高低主要取决于红细胞比容。当红细胞比容愈大，血液黏滞度愈高。此外血流速度缓慢、温度降低时，血液黏滞度也会增高。

（三）血压

血压（blood pressure）是指血管内流动的血液对于单位面积血管壁的侧压力，即压强。其国际单位是帕（Pa），临床上习惯用 mmHg 表示（1kPa=7.5mmHg，1mmHg=0.133kPa）。

在整个循环系统中，各段血管的血压都不相同，平常所说的血压是指动脉血压。心脏的舒缩活动推动血液流动，由于血液流动过程中不断克服阻力要消耗能量，因此，从主动脉到右心房，血压是逐步降低的，即动脉血压＞毛细血管血压＞静脉血压。静脉血压和心房压较低，常以厘米水柱（cmH_2O）为单位，$1cmH_2O$ =0.098kPa。

二、动脉血压和动脉脉搏

（一）动脉血压的概念和正常值

动脉血压（arterial blood pressure）一般指动脉血管内血液对血管壁的压强。多指主动脉内的血压。常用肱动脉血压代表。随心动周期波动。在一个心动周期中，心室收缩中期动脉血压上升达到最高值，此时的动脉血压称为收缩压（systolic pressure）。心室舒张时动脉血压下降，心舒末期时达到最低值，此时的动脉血压称为舒张压（diastolic pressure）。收缩压与舒张压之差，称为脉搏压，简称脉压（pulse pressure）。脉压可反映一个心动周期中动脉血压波动的幅度。动脉血压习惯用收缩压/舒张压表示。一个心动周期中每一瞬间动脉压的平均值称为平均动脉压，约为舒张压加1/3脉压。

临床常用听诊法间接测定肱动脉血压作为动脉血压的标准。我国健康年轻人在安静状态下收缩压为13.3～16.0kPa（100～120mmHg），舒张压为8.0～10.7kPa（60～80mmHg），脉压为4.0～5.3kPa（30～40mmHg），平均动脉压约13.3kPa（100mmHg）。

正常人在安静状态下动脉血压比较稳定，但也有个体差异，而且随年龄、性别及身体的功能状态等情况略有差异。一般来说，女性略低于男性，儿童低于成人，新生儿最低，安静时血压相对稳定，活动或激动时可暂时升高。正常人动脉血压随年龄增长有所升高，收缩压比舒张压升高明显。

动脉血压是观察心血管功能活动的重要指标。血压稳定是维持血液循环和保证各组织、器官得到足够血液灌注的重要条件之一。只有全身各组织器官得到充足的血液灌注，整体的生命活动才能正常进行。

知识链接 **动脉血压异常的护理**

如果舒张压持续超过12.0kPa（90mmHg），收缩压持续超过18.6kPa（140mmHg），称为高血压；收缩压持续低于12.0kPa（90mmHg）或舒张压低于6.6kPa（50mmHg），称为低血压，常见于大量失血、休克、急性心力衰竭病人。护理工作中发现血压异常，应保持镇静，与病人基础血压对照后，给予解释安慰；密切观察血压及病情变化，做好记录；血压过高应卧床休息；血压过低，应取平卧位，及时报告医生，做相应处置。

（二）动脉血压的形成机制

足够的循环血量充盈、心脏射血和外周阻力，以及主动脉与大动脉的弹性贮器作用是形成动脉血压的基本条件。

1. **足够的循环血量充盈是形成动脉血压的前提条件** 循环系统中血液的充盈程度可用循环系统平均充盈压来表示。循环系统平均充盈压是指心脏搏动、血流停止时，在循环系统中各处所测得的压力值（7mmHg），其值取决于循环血量和心血管容量之间的关系。

2. 心脏射血产生的动力和血液流动遇到的外周阻力是形成动脉血压的决定因素　心室收缩所释放的能量是形成血压的能量来源。血液流经小动脉和微动脉所遇到的阻力称为外周阻力。心室收缩射入动脉的血液，由于外周阻力的存在，大部分不能立即流向外周而滞留于大动脉内，滞留的血液对动脉壁产生侧压力，即形成了动脉血压。

3. 大动脉管壁的弹性起到缓冲作用　心室射血是间断的，心室收缩时射血，射入动脉的血液使动脉管壁弹性扩张，收缩压不至于过高。心室舒张时射血停止，动脉血压下降，扩张的动脉管壁弹性回缩，使舒张压维持在较高的水平，推动了舒张期的血流。故大动脉管壁的弹性可使每个心动周期中动脉血压的波动幅度得到缓冲，使心脏的间断射血变为血管内血液的连续流动。

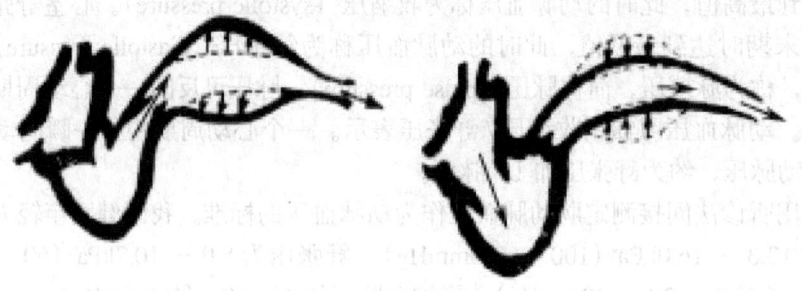

心室收缩主动脉扩张　　　　　心室舒张主动脉弹性回缩

图 4-13　主动脉管壁弹性在血压形成中的作用

（三）影响动脉血压的因素

凡能影响动脉血压形成的因素，如搏出量、心率、外周阻力、大动脉管壁的弹性以及循环血量等，均可影响动脉血压。

1. 搏出量　搏出量增加时，心室收缩期射入主动脉的血量增多，收缩压明显升高。由于收缩压升高，血流速度随之加快，心室舒张期流向外周的血量也有所增多，舒张末期存留在大动脉的血量增加不多，故舒张压升高不多，而脉压增大。反之，搏出量减少时，主要是收缩压降低，脉压减小。因此在一般情况下，搏出量的大小主要影响收缩压，而收缩压的高低主要反映心脏每搏输出量的多少。

2. 心率　心率增快，心舒张期明显缩短，使得流向外周的血液减少，舒张末期存留在大动脉的血量增多，舒张压升高。在舒张末期大动脉血量增多的基础上，收缩期射血使动脉内血量进一步增加，故收缩压也升高。因动脉血压升高，血流速度加快，在收缩期有较多的血液流向外周，留在大动脉内的血量增加不多，故收缩压升高不如舒张压升高显著，结果脉压减小。反之，心率减慢，舒张压降低的幅度比收缩压降低的幅度大，脉压增大。

3. 外周阻力　外周阻力增大，舒张期流向外周的血量减少，舒张末期存留在大动脉的血量增多，舒张压明显升高。在收缩期，由于动脉血压升高使血流速度加快，较多的血液流向外周，大动脉内的血量增加不多，因此收缩压升高的幅度较小，脉压变小。相反，当外周阻力减小时，舒张压降低的幅度比收缩压降低的幅度大，脉压变大。所以，舒张压的高低主要反映外周阻力的大小。

4. 主动脉和大动脉的弹性贮器作用　主动脉和大动脉的弹性可缓冲动脉血压的波动。老年人大动脉发生硬化，管壁弹性纤维减少而胶原纤维增多，血管顺应性降低，对血压的缓冲作用减弱，导致收缩压升高而舒张压降低，脉压明显增大。因此，脉压主要反映动脉弹性。

5. 循环血量与循环系统容积的比值　循环血量与循环系统容积的比值决定了循环系统平均充盈压的高低。正常时，循环血量和血管容积是相适应的，循环系统平均充盈压变化不大。如果循环血量减少（如大出血），血管系统的容积改变不大，则循环系统平均充盈压必然降低，导致动脉血压降低。如果循环血量不变而血管系统的容积增加（如大量毛细血管扩张），循环系统平均充盈压也将降低，动脉血压降低。

（四）动脉脉搏

每一心动周期中动脉内压力、容积周期性的波动变化，引起动脉血管壁的扩张与回缩的起伏（60～100次/分），称为动脉脉搏（arterial pulse），简称脉搏。脉搏波可沿管壁传播，用手指也可触到浅表动脉的搏动。动脉脉搏的传导速度要比血流速度快得多。脉搏传导速度与动脉管壁的弹性有关，管壁的顺应性愈大（弹性愈好），传导速度愈慢。脉搏传导速度在主动脉为3～5m/s，在较大动脉为7～10m/s，在小动脉为15～35m/s。血管硬化时，脉搏的传导速度加快。脉搏在一定程度上可以反映心脏射血速度、心输出量、外周阻力的大小、动脉管壁的弹性等循环系统功能状态。

三、静脉血压和静脉血回流

静脉是血液返回心脏的通道，易于扩张又能收缩，起着储血库的作用并可调节回心血量和心输出量。静脉压是指血液在静脉内流动对静脉管壁的侧压力。不同部位的静脉压力是不同的，根据临床需要通常检测中心静脉压和外周静脉压。

案例 4-3

患者，女，72岁，慢性支气管炎20年，肺气肿6年。近日咳嗽、咳痰加重，伴呼吸困难，活动后心悸，下肢水肿，食欲缺乏。体格检查：桶状胸，双肺叩诊为过清音，听诊双肺呼吸音减弱。心音减弱，肺动脉瓣听诊区第二心音亢进。肝大，双下肢凹陷性水肿。心电图检查为右房、右室肥大改变。

诊断：肺源性心脏病（肺心病）合并右心衰竭。

思考：
1. 右心衰为何会引起下肢水肿？
2. 心力衰竭病人在输液时要注意什么？

（一）中心静脉压

中心静脉压（central venous pressure，CVP），指右心房和胸腔内大静脉的血压，正常值4～12cmH$_2$O，（1cmH$_2$O=98Pa）其高低取决于心脏射血能力和静脉回心血量之间的关系。如心脏射血能力正常，能及时将回流入心脏的血液射入动脉，中心静脉压较低，反之，心脏射血能力减弱（如心力衰竭），右心房和腔静脉淤血，中心静脉压升高。另一方面，如果心脏射血能力不变而静脉回流量增多（如静脉回流速度加快或心室舒张期延长）时，中心静脉压也将升高。因此，中心静脉压在临床上可用做判断心功能和指导输液的指标。

单位时间内静脉回心血量（venous return）的多少取决于周围静脉压与中心静脉压之差，以及静脉对血流的阻力。凡影响外周静脉压、中心静脉压及静脉阻力的因素，都可影响静脉回心血量。

知识链接

中心静脉压可作为临床上补液速度和补液量的指标。失血性休克患者，若CVP < 0.49kPa（5cmH$_2$O），提示右心房充盈不足或血容量不足，若同时存在动脉血压降低，应充分补液，如果动脉血压正常也应适当补液；中心静脉压 > 1.47kPa（15cmH$_2$O）时，提示心功能不全、静脉血管床过度收缩或肺循环阻力增高；若CVP超过1.96kPa（20cmH$_2$O）时，则表示存在充血性心力衰竭，应暂停输液或严格控制输液速度。正常成人输液速度为40~60滴/分，心衰患者一般为20~30滴/分。

1. **体循环平均充盈压** 体循环平均充盈压是反映血管系统充盈程度的指标。当血量增加或容量血管收缩时，体循环平均充盈压升高，静脉回心血量增多。反之，血量减少或容量血管舒张时，循环系统平均充盈压降低，静脉回心血量减少。如大量失血或大量输液，会显著影响充盈压。

2. **心肌收缩力** 心脏收缩时将血液射入动脉，舒张时则可从静脉抽吸血液。如果心脏收缩力强，射血时心室排空较完全，在心舒期心室内压就较低，对心房和大静脉内血液的抽吸力量较大，中心静脉压降低，静脉回心血量增多。反之，射血能力显著减弱（如右心衰竭时），心舒早期心室内压就较高，血液淤积在右心房和大静脉内，回心血量减少。此时可见患者出现颈外静脉怒张、肝充血肿大、下肢水肿等体征。左心衰竭时，左心房压和肺静脉压升高，造成肺淤血和肺水肿。

3. **骨骼肌的挤压作用** 大部分外周静脉内存在的静脉瓣能够确保血液只能单向流回心脏。肌肉收缩时可挤压静脉，使静脉压升高，静脉回流加快；肌肉舒张时，静脉扩张，静脉压下降，有利于毛细血管的血液流入静脉，而且血液受静脉瓣阻挡不能倒流。这样，骨骼肌和静脉瓣膜对静脉回流起着"泵"的作用，称为"肌肉泵"。所以，肌肉有节奏的收缩和舒张可使回心血量增加（图4-14）。长期站立工作的人，不能充分发挥肌肉泵作用，易引起下肢淤血，甚至形成下肢静脉曲张。

4. **呼吸运动对体循环的影响** 由于胸内负压的作用，胸腔内大静脉处于扩张状态。吸气时，胸腔容积增大，胸内负压值进一步增大，使胸腔内的大静脉和右心房更加扩张，中心静脉压降低，右心的回心血量增多。反之，呼气时胸内负压值减小，右心的回心血量减少（见第五章）。因此，呼吸运动对静脉回流也起着"呼吸泵"的作用。但是应当注意，呼吸运动对左心及右心的回心血量影响不同。吸气时，随着肺的扩张，肺部血管被牵拉扩张，容积增大，能储存较多的血液，因而由肺静脉回流至左心房的血量减少；呼气时的情况则相反。

5. **重力和体位** 由于地球重力场的影响，血管内血液产生一定的静水压。身体各部分的血管血压除由于心脏做功形成外，还要加上该部分血管的静水压。与动脉相比，静脉壁薄、可扩张性大，其充盈膨胀程度可在较大范围的变动，受静水压的影响较大。一般来说，血管位置在右心房水平以下每1cm，静水压增高0.77mmHg，而在右心房水平以上的血管，重力的作用使血压相应降低。故体位发生变化时，重力作用对静脉回流有较大的影响。人体平卧时，全身静脉大体上与心脏处于同一水平，静水压大致相同，对静脉血压和静脉血流影

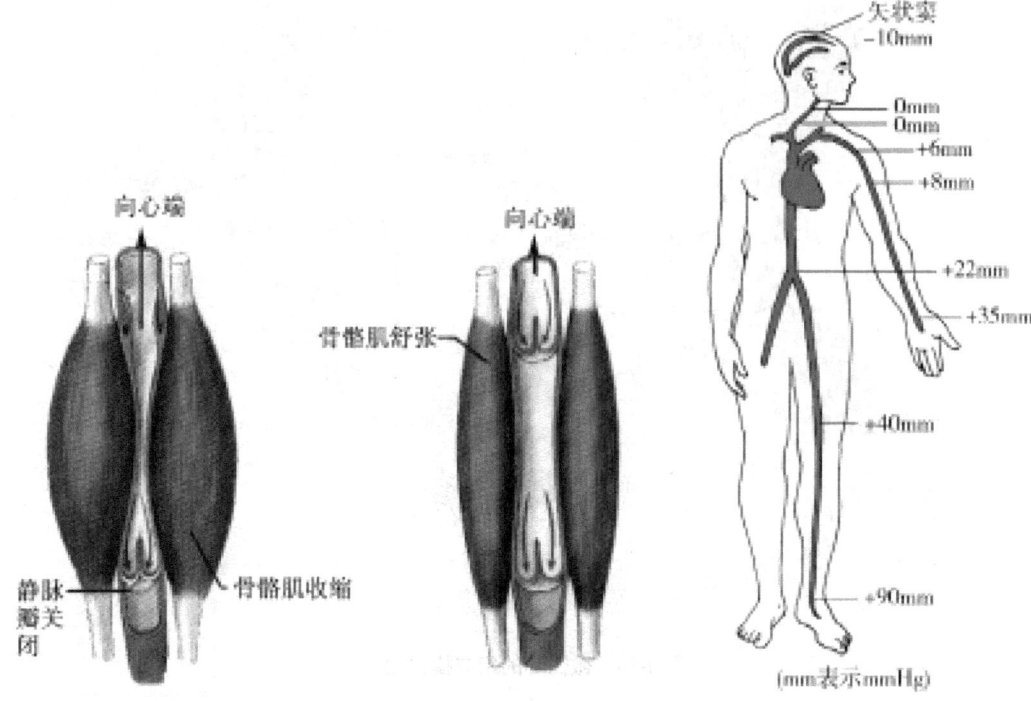

图 4-14 骨骼肌挤压作用对回心血量的影响　　图 4-15 直立体位对静脉血压的影响

响不大。当从卧位变为直立位时，足部血管内的血压比卧位时明显增高，其增高的部分相当于从足至心脏这样一段血柱高度形成的静水压，约 90mmHg（图 4-15），身体低垂部位静脉内容纳的血量增多，故回心血量减少。

四、微循环

微循环（microcirculation）：指微动脉经毛细血管到微静脉之间的血液循环。最根本的功能是进行血液和组织之间的物质交换。一个典型的微循环由微动脉、后微动脉、毛细血管前括约肌、真毛细血管、通血毛细血管、动 - 静脉吻合支及微静脉等七部分组成。

（一）血流通路

微循环的血液可经三条通路从微动脉流向微静脉（图 4-16）。

1．迂回通路　当局部组织代谢产物增多时，毛细血管前括约肌舒张，血液从微动脉进入，流经后微动脉，通过开放的毛细血管前括约肌、真毛细血管网，然后从微静脉流出。真毛细血管数量多并交织成网，迂回曲折，穿插于细胞之间，血流缓慢，加之真毛细血管管壁薄，通透性好，所以此通路是血液与组织进行物质交换的主要场所，故又称为营养通路。真毛细血管开放与关闭交替进行，安静时骨骼肌中只有约 20% 开放，运动时局部组织代谢产物增多，真毛细血管网开放数量增多。

2．直捷通路　血液经微动脉、后微动脉进入通血毛细血管，然后从微静脉流出。此通路直而短，血流速度较快，经常处于开放状态，物质交换作用很小，其主要作用是使一部分血液迅速通过微循环返回静脉，以保证静脉回心血量。

3．动 - 静脉短路　血液从微动脉流入，进入动 - 静脉吻合支后从微静脉流出。此通路最

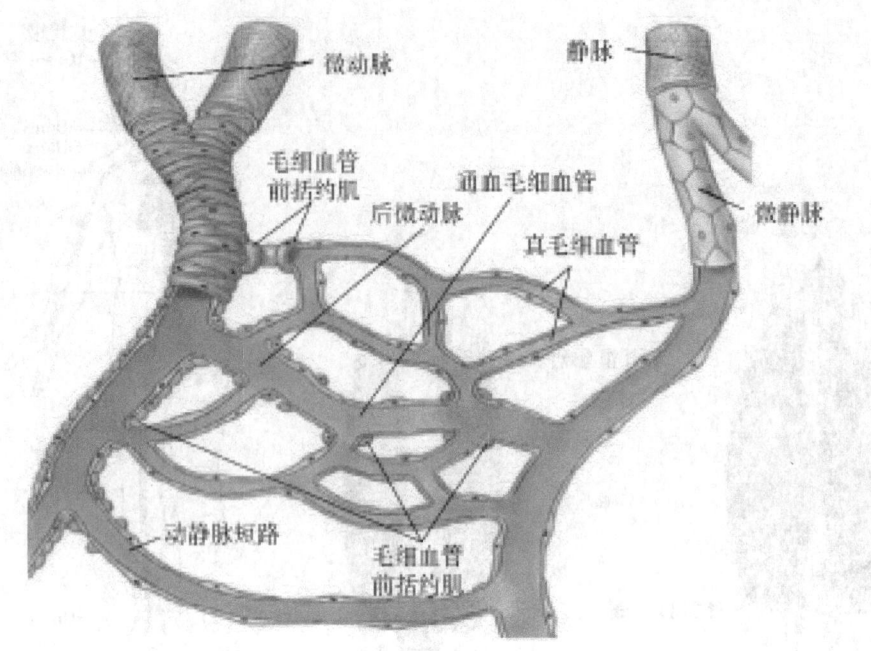

图 4-16 微循环的组成模式图

短，血流速度快，无物质交换功能，其功能是参与体温调节，多分布于手指、足趾、耳廓等处的皮肤中。在一般情况下，经常处于关闭状态，有利于保存体内的热量。当环境温度升高或机体产热增多时，此通路开放，使皮肤血流量增加，有利于机体散热。

（二）微循环的调节

1．微循环的三个闸门　微循环的血流量受前、后阻力的影响。其中微动脉和后微动脉是微循环的前阻力。微动脉管壁有较丰富的平滑肌，接受神经-体液因素的控制而舒缩，是控制微循环血流的"总闸门"。真毛细血管的起始端通常有稀疏的平滑肌缠绕，构成毛细血管前括约肌。该括约肌易受局部代谢产物调控，控制进入真毛细血管的血流量，在微循环中起"分闸门"的作用。微静脉是微循环的后阻力血管，构成控制微循环血流的"后闸门"。故微静脉的舒缩状态可影响毛细血管血压，从而影响组织液的生成与回流和静脉回心血量。

2．调节机制

（1）神经调节：微循环血管平滑肌受交感缩血管神经纤维支配。交感神经兴奋，血管平滑肌收缩，微循环血流量减少，毛细血管血压下降。反之亦然。

（2）体液调节：微循环血管平滑肌还受到缩血管物质（如肾上腺素、去甲肾上腺素、血管紧张素）的影响，当这些缩血管物质增多，微循环血流量减少。

（3）自身调节：局部代谢产物使微循环真毛细血管交替开放，对微循环调节作用最为重要。当局部组织代谢产物增多和低氧时，后微动脉和毛细血管前括约肌舒张，真毛细血管开放，血流在组织细胞周围流过并带走组织内积聚的代谢产物，随后，后微动脉和毛细血管前括约肌又因其本身的肌紧张和缩血管因素的作用而收缩，使毛细血管关闭。毛细血管关闭时，该毛细血管周围组织中代谢产物集聚，氧分压降低，真毛细血管开放。如此周而复始。在安静状态下，骨骼肌组织中在同一时间内只有 20%～35% 的真毛细血管处于开放状态。

血管舒缩活动主要与局部组织的代谢活动有关。当组织代谢活动加强时，愈来愈多的后微动脉和毛细血管前括约肌发生舒张，使愈来愈多的毛细血管处于开放状态，从而使血液和组织、细胞之间发生物质交换的面积增大，交换的距离缩短。因此，微循环的血流量是和组织的代谢活动水平相适应的。

五、组织液和淋巴液的生成和回流

（一）组织液生成和回流的机制

组织液存在于组织、细胞的间隙中，是血浆滤出毛细血管壁形成的，其滤过和重吸收取决于四种力量的对比，即毛细血管血压、血浆胶体渗透压、组织液胶体渗透压和组织液静水压。其中毛细血管血压和组织液胶体渗透压是促使液体由毛细血管内向血管外滤过的力量，而血浆胶体渗透压和组织液静水压是使血液从血管外重吸收入毛细血管内的力量。滤过力量与重吸收力量的代数和，称为有效滤过压（effective filtration pressure，EFP）。

有效滤过压＝（毛细血管血压＋组织液胶体渗透压）-（血浆胶体渗透压＋组织液静水压）

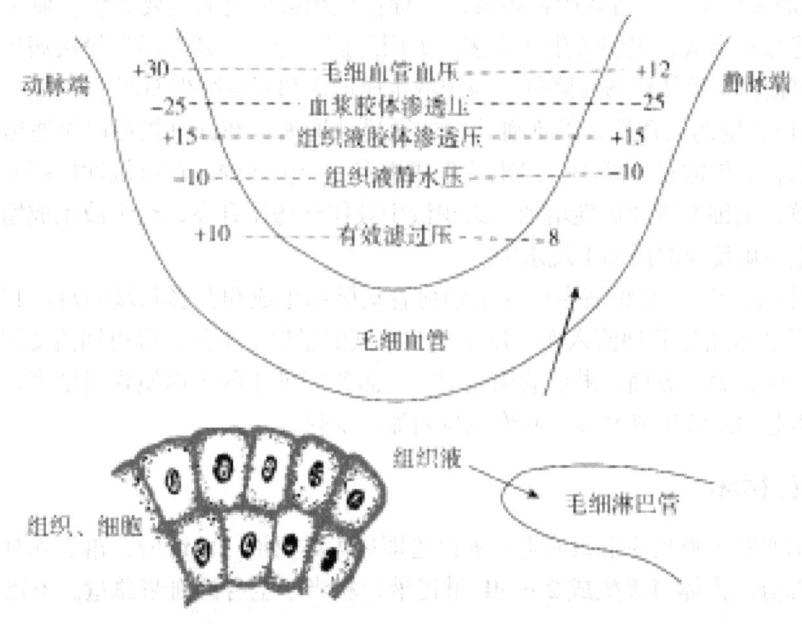

图 4-17　组织液生成与回流示意图
＋表示液体滤出毛细血管的力量；-表示使液体吸收回毛细血管的力量

血液在流经微循环血管网时血压逐渐降低。在毛细血管的动脉端血压约30mmHg（4.0kPa），毛细血管中段血压约25mmHg（3.3kPa），静脉端约12mmHg（1.6kPa）。正常情况下，血浆胶体渗透压为25mmHg（3.3kPa），组织液的胶体渗透压和静水压分别为15mmHg（2.0kPa）和10mmHg（1.3kPa）。

在四个因素中，只有毛细血管血压是变量，且是生成组织液的主要动力，血浆胶体渗透压则是促使组织液回流的主要力量。按各种压力数值计算，毛细血管动脉端的有效滤过压为＋10mmHg（1.3kPa），液体滤出毛细血管而生成组织液。在毛细血管静脉端，有效滤过压为－8mmHg（－1.1kPa），组织液被重吸收。由于血液流经血管时，其压力是逐渐降低的，所以，毛细血管血压下降也是逐渐变化的，这就导致有效滤过压是一个渐变的动态过程，即通过毛细血管发生的滤过和重吸收作用是一个没有明显界限的逐渐移行的过程。在毛细血管全长，每一点都有滤过和重吸收，只是血液由动脉端向静脉端流动的过程中净滤过量逐渐减少，净吸收量愈近静脉端愈多。总的说来，流经毛细血管的血浆，有0.5%～2%在毛细血管动脉端以滤过的方式进入组织间隙，其中约90%在静脉端被重吸收回血液，其余约10%进入毛细淋巴管，成为淋巴液，这样，就使组织液生成和回流量之间达到动态平衡。

（二）影响组织液生成和回流的因素

1. **毛细血管血压**　毛细血管血压是生成组织液的主要动力，毛细血管血压降低，有效滤过压降低，组织液生成减少；反之，毛细血管血压升高，有效滤过压升高，组织液生成增多。如炎症时，炎症部分的微动脉扩张，毛细血管前阻力减小，进入毛细血管的血量增多，使之血压升高，组织液生成增多，表现为炎性水肿。右心衰竭导致静脉回流受阻，毛细血管血压逆行升高，组织液生成也会增加，严重时产生水肿。在严重的呕吐或腹泻时，体液丧失，血容量减少，毛细血管血流量减少导致动、静脉端压力降低，组织液大量入血。此时因细胞外液容量的大量缩减，机体表现为脱水。

2. **血浆胶体渗透压**　血浆胶体渗透压是促使组织液回流的主要力量。血浆胶体渗透压降低，有效滤过压增大，组织液生成增多。如因肝病、肾病、营养不良等疾病导致的血浆蛋白减少，均可使血浆胶体渗透压降低，组织液生成增多和回流减少而产生水肿。

3. **毛细血管壁的通透性**　毛细血管壁的通透性增加，部分血浆蛋白质滤出，组织液胶体渗透压升高，有效滤过压减小，组织液生成增多，产生水肿。在过敏性疾病时，由于局部组胺大量释放，毛细血管通透性增加，组织液中胶体渗透压升高，组织液生成增多而回流减少，故在发生过敏反应的局部出现水肿。

4. **淋巴回流受阻**　组织液主要在毛细血管动脉端生成和在静脉端回流，其中的蛋白质和约10%组织液经淋巴管回流入血，使生成和回流的量保持平衡。淋巴回流受阻，组织液积聚，可导致水肿；另一方面，淋巴管阻塞时，导致组织液中的蛋白质含量增多，胶体渗透压升高，也可引起组织液生成增多、回流减少而加重水肿。

六、淋巴循环

未被毛细血管重吸收的组织液进入淋巴管即成为淋巴液（lymph）。淋巴循环是血液循环的重要辅助部分。人体每天生成2～4L淋巴液，相当于全身的血浆总量。淋巴循环有重要的生理意义：

1. **回收蛋白质**　这是淋巴回流最为重要的功能。因为淋巴回流是组织液中蛋白质回到血液循环的唯一途径。每天回收蛋白质多达75～200g，以维持血浆蛋白的正常浓度，并使组织液中蛋白质浓度保持较低的水平。

2. **运输脂肪及其他营养物质**　小肠的淋巴回流是脂肪吸收的主要途径，由肠道吸收的脂肪有80%～90%是经这一途径吸收入血的。因此，小肠的淋巴液呈白色乳糜状。

3. **调节血浆和组织液之间的液体平衡**　生成的组织液中约有10%经由淋巴系统回流入血。淋巴回流障碍，血量减少而组织液增多。

4. **防御屏障作用**　淋巴液回流时会经过淋巴结，淋巴结中的吞噬细胞能清除淋巴液中的红细胞、细菌和其他异物。此外，淋巴结还能产生淋巴细胞，参与免疫反应。

案例 4-2 解析

1. 血压是指血管内流动的血液对于单位面积血管壁的侧压力，即压强。我国健康年轻人在安静状态下收缩压为 13.3～16.0kPa（100～120mmHg），舒张压为 8.0～10.7kPa（60～80mmHg），脉压为 4.0～5.3kPa（30～40mmHg），平均动脉压约 13.3kPa（100mmHg）。国际诊断高血压的统一标准是收缩压≥140mmHg 和（或）舒张压≥90mmHg。

2. 绝大多数的降压药物是通过舒张小血管、降低外周阻力来达到降压目的的。当由卧位突然变为直立体位时，因重力作用，大量血液滞留在心脏以下部位的小血管中，使静脉回心血量减少，导致心输出量减少和血压降低，引起脑、视网膜一时供血不足，出现头晕、眼前发黑等现象，称为直立性低血压。高血压患者（尤其服用降压药后）改变体位时动作一定要慢。在高温环境中，皮肤血管舒张，皮肤血管中容纳的血量增多，所以沐浴时水温不宜过高，否则回心血量就会明显减少，导致心输出量减少和脑部供血不足，可引起头晕甚至昏厥。高血压患者出现头晕、视物模糊、恶心、眩晕等症状时，应考虑是否为低血压症状。可立即平卧抬高下肢，可使回心血量增加，升高血压，缓解脑供血不足。

案例 4-3 解析

1. 外周静脉血液回流的动力为外周静脉压与中心静脉压之差。右心衰竭时，右心室搏出量减少，舒张末期压升高，致使中心静脉压升高，与外周静脉压的压差减小，静脉血回流受阻，静脉淤血，毛细血管血压增高，组织液生成增多，回流减少。因此右心衰竭使组织液生成与回流严重失衡，最终导致肝肿大和下肢水肿。另外，右心衰竭，静脉淤血，回心血量减少，可致心输出量减少，动脉血压下降，继而引起肾血流量减少，肾小球滤过减少，流经致密斑的小管液钠量减少，激活肾素-血管紧张素-醛固酮系统。醛固酮通过其保水、保钠作用，引起水、钠潴留，进一步加剧水肿的程度。

2. 心力衰竭患者静脉输液的滴速应控制在 20～30 滴/分甚至 20 滴/分以下。因为输液会使回心血量增加，导致心脏前负荷增加，如输液速度过快，前负荷在短时间内骤然增加，会加重心衰，甚至会导致急性肺水肿。

第三节 心血管活动的调节

一、神经调节

人体在复杂多变的环境中从事各项活动，各组织和器官对血量的需求不断变化。心血管在神经-体液的调节下，随时改变着循环系统的功能状态，以适应机体在不同生理状态下各组织器官活动的需要。

（一）心脏的神经支配

支配心脏的传出神经主要为心交感神经（cardiac sympathetic nerve）和心迷走神经（cardiac

vagus nerve）。

1. 心交感神经及其作用　心交感神经的节前纤维来自位于脊髓第1～5胸段中间外侧柱的神经元，其轴突末梢释放的递质为乙酰胆碱，乙酰胆碱激活节后神经元膜上的N型胆碱能受体。心交感神经节后神经元位于星状神经节或颈交感神经节内，其节后纤维支配心脏各个部分，包括窦房结、房室交界、房室束、心房肌和心室肌。

心交感神经节后纤维末梢释放去甲肾上腺素（norepinephrine），兴奋心肌细胞膜上的β型肾上腺素能受体（$β_1$受体），增加Ca^{2+}内流及促进肌质网释放Ca^{2+}，抑制钾通道开放，导致心率增快、收缩能力增强、传导速度加快，此即正性的变时、变力、变传导作用。去甲肾上腺素能加强窦房结P细胞的4期内向电流I_f，使自动去极速度加快，自律性增高，心率加快。在房室交界，Ca^{2+}内流增加使慢反应细胞0期的幅度及速度均增大，传导加快。平台期Ca^{2+}内流增加，促使肌质网释放Ca^{2+}，同时促进肌钙蛋白释放Ca^{2+}，加速肌质网对钙离子的摄取，故心肌收缩、舒张幅度均增大，心肌收缩力增强。

2. 心迷走神经及其作用　支配心脏的副交感神经节前纤维起源于延髓的迷走神经背核和疑核，行走于迷走神经干中，进入心脏后与心内神经节发生突触联系，释放的递质为乙酰胆碱。心迷走神经节后纤维支配窦房结、心房肌、房室交界、房室束及其分支，也有少量纤维支配心室肌。两侧心迷走神经对心脏的支配有差别，右侧迷走神经主要影响窦房结，左侧迷走神经主要影响房室交界。

心迷走神经节后纤维末梢释放乙酰胆碱（acetylcholine，ACh），兴奋心肌细胞膜的M胆碱能受体，增加K^+外流，导致心率减慢、收缩力减弱、传导速度减慢，此即负性变时、变力、变传导作用。窦房结P细胞K^+外流增多，最大复极电位变得更负，4期自动去极化到达阈电位所需时间延长，故自律性降低。同时4期K^+外流的速度减缓，抑制4期的内向电流I_f，故去极速度较慢、心率减慢。心肌K^+外流增加，使2期平台期缩短，Ca^{2+}内流减少，心肌收缩力下降。Ca^{2+}内流减少，房室交界处慢反应细胞的0期速度和幅度均下降，故房室传导速度减慢。

心脏中还存在多种肽能神经纤维，它们释放的递质有神经肽Y、血管活性肠肽、降钙素基因相关肽、阿片肽等。目前对于分布在心脏的肽能神经元的生理功能了解不多，已知血管活性肠肽对心肌有正性变力作用和舒张冠状血管的作用，降钙素基因相关肽有加快心率作用。

（二）血管的神经支配

除真毛细血管外，血管壁都有平滑肌分布，小动脉和微动脉较多。绝大多数血管平滑肌都接受自主神经的支配。支配血管平滑肌的神经纤维可分为缩血管神经纤维（vasoconstrictor fiber）和舒血管神经纤维（vasodilator fiber）两大类。

1. 缩血管神经纤维　都是交感神经纤维，故一般称为交感缩血管纤维。其节前神经元位于脊髓胸1～腰3节段灰质的中间外侧柱，节后纤维末梢释放的递质为去甲肾上腺素。血管平滑肌细胞有$α_1$、$β_2$两类肾上腺素能受体。$α_1$受体兴奋，血管平滑肌收缩；$β_2$受体兴奋，则血管平滑肌舒张。去甲肾上腺素与$α_1$受体结合的能力比与$β_2$受体结合的能力强得多，故缩血管纤维兴奋时主要引起缩血管效应。体内几乎所有的血管平滑肌都受交感缩血管纤维支配，而且多数血管只接受交感缩血管纤维的单一支配。在安静状态下，交感缩血管纤维持续发放1～3次/秒的低频冲动，称为交感缩血管紧张。这种紧张性活动使血管平滑肌保持一定程度的收缩状态。当交感缩血管紧张增强时，血管平滑肌进一步收缩；交感缩血管紧张减弱时，血管平滑肌收缩程度减低，血管舒张。

2. 舒血管神经纤维　体内有少部分血管接受舒血管纤维支配。

（1）交感舒血管神经纤维：支配骨骼肌微动脉的交感神经中除有缩血管神经纤维外，还有舒血管神经纤维。其末梢释放乙酰胆碱，作用于M受体，引起血管舒张，阿托品可阻断其效应。这类纤维的主要意义是在肌肉活动时能为其提供更多的血流量。

（2）副交感舒血管神经纤维：支配软脑膜血管、肝血管以及外生殖器血管的副交感纤维末梢释放乙酰胆碱，兴奋M受体，引起血管舒张。副交感舒血管神经纤维的活动主要对局部血流起调节作用，对循环系统总外周阻力的影响很小。

（3）血管活性肠肽神经元：有些支配腺体的自主神经元内有血管活性肠肽和乙酰胆碱共存。这些神经元兴奋时，其末梢释放的乙酰胆碱，引起腺细胞分泌，释放血管活性肠肽，引起舒血管效应，使局部组织血流增加。

（三）心血管中枢

神经系统对心血管活动的调节是通过各种神经反射来实现的。心血管中枢（cardiovascular center）是指与心血管活动有关的神经元胞体集中的部位。它们分布在脊髓、脑干、下丘脑和大脑皮质等广泛部位，共同调节心血管系统的活动，以适应整体功能活动的需要。

1. 延髓心血管中枢　动物实验中，在延髓上缘横断脑干后，动物的血压并无明显的变化，刺激坐骨神经仍能引起升压反射；而在延髓和脊髓之间横断，动物血压则降低至5.3kPa（40mmHg）。可见，只要保留延髓及其以下中枢的完整就可以维持安静时正常人的心血管活动，延髓是调节心血管活动的基本中枢。

延髓心血管中枢包括心交感中枢、心迷走中枢和交感缩血管中枢。心交感中枢位于延髓腹外侧部。右侧心交感神经兴奋时以心率加快为主，左侧心交感神经兴奋时以心肌收缩能力加强为主。心迷走中枢位于迷走神经背核、疑核。安静时心迷走中枢的紧张性较高，右侧心迷走神经对窦房结的影响占优势，左侧心迷走神经对房室交界的作用占优势。交感缩血管中枢位于延髓腹外侧部。体内绝大部分血管只受交感缩血管神经纤维的支配。

延髓心血管中枢的神经元经常保持一定程度的兴奋性，并通过各自的传出神经发放一定频率的冲动，即具有紧张性，从而控制心血管活动，使心率、血压维持在正常范围。心交感中枢的紧张性相对较低，故心率较慢（75次/分左右）。当情绪激动或运动时，心交感中枢紧张性增高，故心率加快，心肌收缩力增强，心输出量增多。

来自颈动脉窦和主动脉弓压力感受器、颈动脉体和主动脉体化学感受器、心肺感受器、骨骼肌感受器和肾等内脏感受器的传入，以及来自端脑、下丘脑、小脑、脑干其他区域和脊髓等处与心血管调节有关的核团的纤维投射，投射到心迷走中枢、心交感中枢、交感缩血管中枢等区域，继而影响心血管活动。

2. 延髓以上部位的心血管中枢　在延髓以上的脑干部分以及大脑和小脑中，都存在与心血管活动有关的神经元。它们在心血管活动调节中所起的作用更加高级，表现为对心血管活动和机体其他功能之间的复杂整合作用。例如，下丘脑在机体的体温调节、摄食、水平衡和情绪反应等功能活动的整合中起着重要作用，在这些反应中都包含有相应的心血管活动的变化。在动物实验中观察到，电刺激下丘脑的一些区域，可引起躯体肌肉以及心血管、呼吸和其他内脏活动的变化，这些变化往往是通过精细整合的，在生理功能上是相互协调的。例如，电刺激下丘脑的"防御反应区"，可立即引起机体的防御反应（defense reaction），表现为骨骼肌肌紧张加强和准备防御的姿势等行为反应，同时出现心率加快、心缩力加强、心输出量增加，皮肤和内脏血管收缩，骨骼肌血管舒张，血压稍有升高等心血管活动的变化。这些心血管反应显然是同当时机体所处的状态相协调的，主要是使骨骼肌有充足的血液供应，以适应防御、搏斗或逃跑等行为的需要。

（四）心血管反射

1. 颈动脉窦和主动脉弓压力感受性反射　血压变化后经压力感受器等反射活动而维持血压相对稳定的反射称压力感受性反射（baroreceptor reflex）。

压力感受性反射的感受装置是位于颈动脉窦和主动脉弓血管外膜下的感觉神经末梢（图4-18）。它属于牵张感受器，对搏动性的血压变化比对稳定的非搏动性的压力变化更为敏感。当动脉血压升高时，动脉管壁被牵张的程度升高，感受器发放神经冲动增多。颈动脉窦压力感受器的传入神经纤维组成颈动脉窦神经，并入舌咽神经进入延髓。主动脉弓压力感受器的传入神经纤维加入迷走神经干，同样进入延髓。传入冲动经神经通路的信息传递可兴奋迷走中枢，使心迷走神经紧张性增强；抑制心交感中枢和交感缩血管中枢的活动。其传出神经为心迷走神经、心交感神经和交感缩血管纤维，效应器为心脏和血管。动脉血压升高时，压力感受器传入冲动增多，通过中枢机制使心交感神经紧张和交感缩血管紧张减弱，心迷走神经紧张加强，结果心率减慢，搏出量及心输出量减少，外周血管阻力减小，血压回降；反之，血压降低导致反射减弱，血压回升。压力感受性反射是一种典型的负反馈调节机制。动脉压在 60～180mmHg 范围内变动时，可发挥稳压作用。当窦内压在正常平均动脉压水平（大约 100mmHg）的范围内发生变化时，压力感受性反射最为敏感，纠正偏离正常水平的血压的能力最强。因此，压力感受性反射的意义在于维持血压稳定，维持心、脑的正常血流量。压力感受性反射在心输出量、外周血管阻力、血量等发生突然变化的情况下，对动脉血压进行快速调节的过程中起重要作用。使动脉血压不致发生过大的波动（见图4-19）。

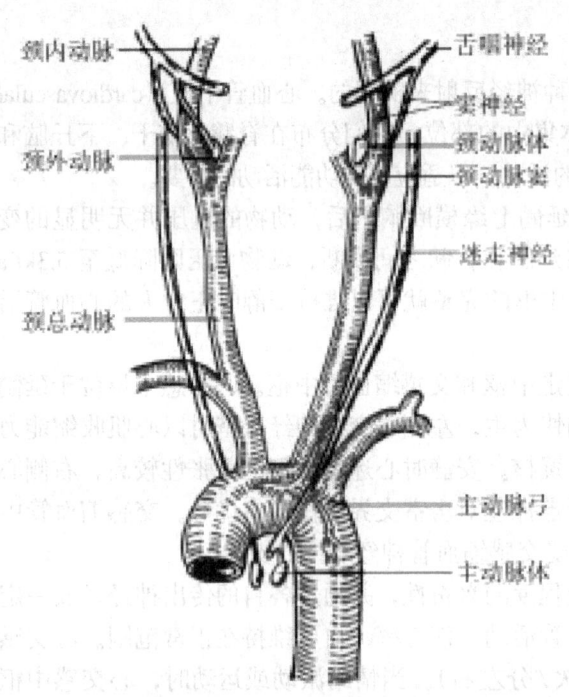

图 4-18　颈动脉窦区与主动脉弓区的压力感受器和化学感受器

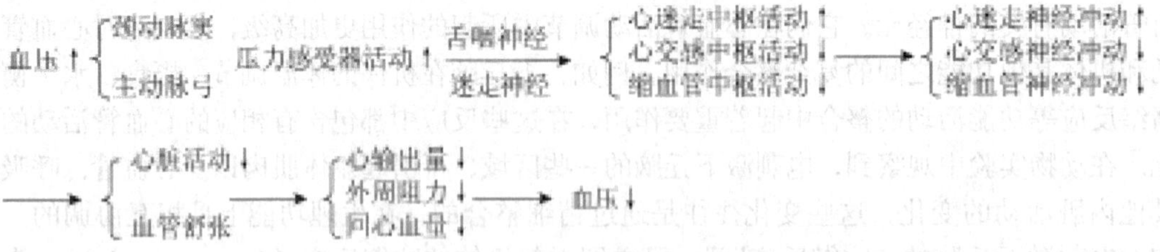

图 4-19　压力感受性反射途径示意图

2. 颈动脉体和主动脉体化学感受器反射　颈动脉分叉处和主动脉弓区域存在有颈动脉体（carotid body）和主动脉体（aortic body）。这些小体有丰富的血液循环，当动脉血液缺氧、CO_2 分压过高、H^+ 离子浓度过高时，感受器兴奋，其感觉信号分别经窦神经（合并入舌咽神经）和迷走神经传入延髓，然后使延髓内呼吸神经元和心血管活动神经元的活动发生改变。化学感受性反射的效应在生理情况下，主要调节呼吸功能，使呼吸加深加快，只在低氧、窒息、失血、动脉血压过低和酸中毒等紧急情况时才明显调节心血管的活动，此时的主要意义在于重新分配血流量，保证心、脑等重要器官在紧急情况时有足够的血流量供应。有效调节范围：动脉压在 40～80mmHg 范围。

二、体液调节

（一）肾上腺素和去甲肾上腺素

循环血液中的肾上腺素（epinephrine 或 adrenaline）和去甲肾上腺素（norepinephrine 或 noradrenaline，NE 或 NA）主要由肾上腺髓质分泌，其中肾上腺素约占 80%，去甲肾上腺素约占 20%，在化学结构上属于儿茶酚胺。

肾上腺素能受体有两种，α 受体和 β 受体，α 受体又有 $α_1$、$α_2$ 两种亚型，β 受体可分为 $β_1$、$β_2$ 和 $β_3$ 三种亚型。

（1）在心血管系统肾上腺素能受体分布密度不同：心肌细胞膜上以 $β_1$ 受体分布为主，冠脉血管、骨骼肌和肝血管平滑肌细胞膜上 $β_2$ 受体占优势，皮肤、肾和胃肠道的血管平滑肌细胞膜上以 $α_1$ 受体为主。

（2）不同受体亚型激活后产生的效应不同：通常 $β_1$ 受体激活后产生强心效应，$β_2$ 受体激活后产生舒血管效应，而 $α_1$ 受体激活后产生缩血管效应。

（3）肾上腺素和去甲肾上腺素的作用取决于它们与相应受体的结合能力。肾上腺素对 $β_1$ 受体的亲和力最大，$β_2$ 受体次之，$α_1$ 受体最弱；去甲肾上腺素对 $α_1$ 受体亲和力最大，其次是 $β_1$ 和 $β_2$ 受体。

因此，当血液循环中肾上腺素水平增高，兴奋心肌细胞膜上的 $β_1$ 受体，产生正性变时、变力、变传导作用，心输出量增加，临床上用作强心药，引起血管 $β_2$ 受体占优势的冠状血管、肝血管和骨骼肌血管舒张，但使 $α_1$ 受体占优势的皮肤、肾和胃肠道等处的血管收缩，故有重新分配血流量的作用，保证在应激状态下重要器官（如心脏和肝）的血液供应，运动时也增加骨骼肌的供血量。

血液循环中去甲肾上腺素水平增高，主要激活 $α_1$ 受体，可使全身血管广泛收缩，血压明显升高，故临床上用作升压药。也可激活 $β_1$ 受体，起到强心的作用，但在去甲肾上腺素引起的升压过程中，血管壁张力增加，加强对颈动脉窦和主动脉弓压力感受器的刺激，通过压力感受性反射使心率减慢的效应大于去甲肾上腺素对心的直接兴奋作用，掩盖了它对心肌的 $β_1$ 效应。

（二）肾素-血管紧张素系统

当肾血流量不足或血钠降低时，可刺激肾近球细胞释放肾素。肾素可使血浆中来自肝的血管紧张素原水解而产生血管紧张素 I（angiotensin I，A I）。在血浆和组织中，特别是在肺循环血管内皮表面，存在有血管紧张素转化酶，可使 A I 水解成血管紧张素 II（angiotensin II，A II）。A II 在血浆和组织中的血管紧张素酶 A 的作用下，成为血管紧张素 III（angiotensin III，A III）。

一般而言，A I 作用不明显。A II 有广泛的作用：①收缩小动脉、微动脉，外周阻力升高，收缩静脉，回心血量增加。②促进肾上腺皮质分泌醛固酮，后者保 Na^+，保水、排 K^+，循环血量增多。③使交感神经末梢释放去甲肾上腺素增多。AⅢ的缩血管效应仅为AⅡ的10%～20%，但其刺激肾上腺皮质合成和释放醛固酮的作用则较强。(详见第八章)

(三) 血管升压素

血管升压素 (vasopressin, VP) 由下丘脑视上核和室旁核的神经元合成，经下丘脑垂体束运送至神经垂体储存，平时少量释放进入血液循环。

血管升压素具有V1和V2两种受体，前者主要分布在血管平滑肌细胞膜上，后者主要分布在肾集合管细胞膜上。V1受体兴奋，引起体内血管广泛收缩（脑血管不受影响），外周阻力增高，血压升高。生理剂量下，血管升压素主要促进肾集合管对水的重吸收而起抗利尿效应，故又称抗利尿激素（详见第八章排泄）；在禁水、失血等引起血液中血管升压素浓度明显升高时，才表现升压效应。

第四节　器官循环

一、冠脉循环

(一) 冠脉循环的血流特点

冠脉循环 (coronary circulation) 是指心脏的血液循环。心脏的血液供应来自左、右冠状动脉。冠状动脉主干走行于心脏的表面，其分支常穿入心肌在心内膜下层交织成网与心肌纤维进行物质交换。

1. 途径短、压力高、流速快、血流量大　冠状动脉直接开口于主动脉根部，且冠脉循环的途径短，故血压高，血流快，循环周期只需几秒钟即可完成。在安静状态下，总的冠脉血流量约为225ml/min，占心输出量的4%～5%。当心肌活动加强，冠脉血流量可增加到静息时的4倍（图4-20）。

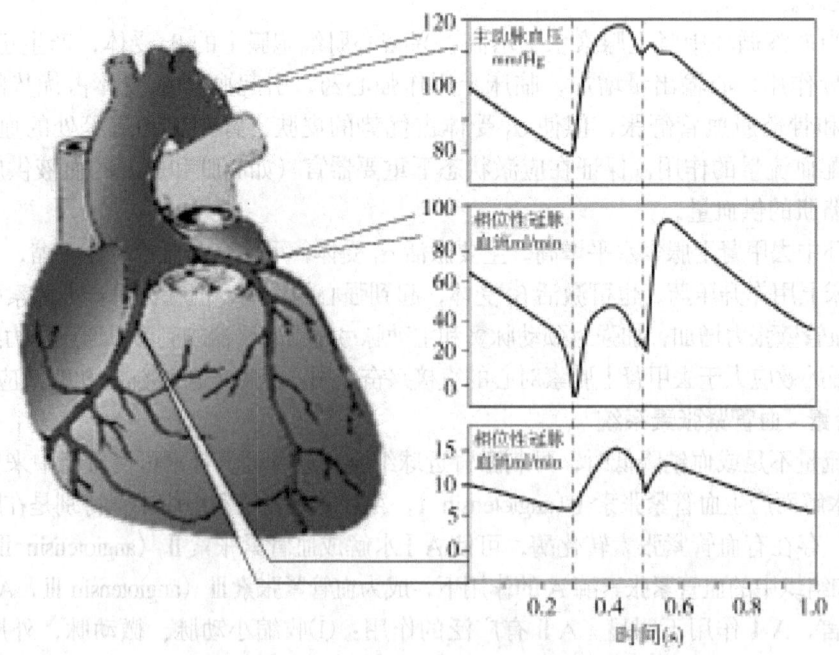

图4-20　一个心动周期中左右冠状动脉血流变化情况

2. 舒张期流量大于心缩期　由于冠脉循环的阻力血管主要分布在心肌纤维之间，心肌收缩时，冠脉受压，血流量减少；心肌舒张时，冠脉舒张，血流量增加。这样就形成了心舒期冠脉血流量大于心缩期冠脉血流量的特点。因此，主动脉舒张期的长短和舒张压的高低是影响冠脉血流量的最重要因素。

3. 动静脉氧差大，心肌对氧的摄取能力强　安静状态下，心肌摄氧率比骨骼肌摄氧率高约一倍，流经心脏的动脉血中65%～75%的氧被心肌摄取。因此，当机体活动增强、耗氧量增多时，心肌靠提高从单位血液中摄取氧的潜力较小，心肌需要更多的氧气时主要依赖增加血流量。冠脉循环供血不足时，极易出现心肌缺氧的现象。

知识链接　冠状动脉粥样硬化性心脏病的护理

　　冠状动脉粥样硬化性心脏病（简称冠心病）是指冠状动脉粥样硬化后造成管腔狭窄或阻塞，导致心肌缺血、缺氧引起的心脏病。动脉粥样硬化所致的冠状动脉狭窄或部分分支闭塞时，其扩张性减弱，血流量减少，对心肌供血量相对固定，休息时可无症状，一旦心脏负荷突然增大致心肌耗氧量增加时，心肌对血液需求增加，而冠状动脉供血不能相应增加，大量代谢产物聚集在心肌内即可引起心绞痛。为了避免心肌耗氧量的增加，在护理冠心病患者时的健康教育应包括劳逸结合，避免剧烈活动；消除紧张、焦虑、恐惧情绪以免导致心动过速。

（二）冠脉循环的调节

1. 代谢产物　实验表明，冠脉血流量和心肌代谢水平成正比，在切断心脏的神经支配和没有激素作用的情况下，这种关系依然存在，因此心肌的代谢水平是影响冠脉循环调节的主要因素。在肌肉运动、精神紧张等情况下，心肌代谢增强，ATP代谢产生的腺苷可强烈地舒张小动脉，其他代谢产物如H^+、CO_2、乳酸、缓激肽和PGE等也有舒张冠脉的作用。

2. 神经调节　冠状动脉受迷走神经和交感神经的支配。迷走神经直接舒张冠脉，增大血流量，但同时使心率减慢，降低心肌代谢活动间接减少冠脉血流量；相反，交感神经直接收缩冠脉，减少冠脉血流量，又通过加强心肌代谢活动间接增大冠脉血流量。

神经因素对血流量的影响可在很短的时间内被心肌代谢改变引起的血流变化所掩盖。

3. 体液调节　肾上腺素、去甲肾上腺素、甲状腺激素等可通过提高心肌代谢水平，使冠脉舒张，血流量增加。缓激肽、前列腺素也可舒张冠脉；血管紧张素Ⅱ和加压素收缩冠脉，使血流量减少。

二、肺循环

（一）肺循环的生理特点

肺循环是指血液由右心室射出，经肺动脉及其分支到达肺毛细血管，再经肺静脉回到左心房的血液循环。肺循环的功能是使血液在流经肺泡时与肺泡进行气体交换。

1. 血流阻力小，血压低　肺动脉的分支短而粗，管壁薄，易于扩张，总横截面积大，且肺血管全部处于胸腔内，胸腔内是负压的（见第五章），故肺循环的血流阻力很小。右心室的收缩力远较左心室的弱，肺动脉压为主动脉压的1/6～1/5，平均肺动脉压约为1.7kPa（13mmHg）。由于肺毛细血管的压力［0.9kPa（7mmHg）］低于血浆胶体渗透压，故肺组织基本上没有组织液。左心衰竭时，肺静脉压及肺毛细血管压升高，组织液生成增多而形成肺水肿。

2．血容量变化大 肺的血容量约为450ml，占全身血量的9%。深吸气时可达1000ml，深呼气时可低至200ml。肺部血容量大，且变动范围大，可起到储血库作用。机体失血时，肺循环可将一部分血液释放到体循环。在每一个呼吸周期中，肺循环的血容量发生周期性变化，并对左心室输出量和动脉血压发生影响。

3．肺循环组织液有效滤过压为负值 肺循环毛细血管血压低，有效滤过压为负值，可保持肺泡干燥，有利于气体交换。

（二）肺循环血流量的调节

1．神经调节 肺循环血管受交感神经和迷走神经控制。刺激交感神经直接引起肺血管收缩和血流阻力增大；但在整体情况下，因体循环的血管收缩，将一部分血液挤入肺循环，肺循环血容量增加。刺激迷走神经可使肺血管轻度舒张，肺血流阻力稍下降。

2．局部组织化学因素的影响 肺泡气氧分压可显著地影响肺血管的舒缩活动。当一部分肺泡气的氧分压降低时，刺激肺泡周围的微动脉收缩，当同时存在CO_2分压增高时微动脉收缩更明显。低氧的这种效应使肺泡血流量得到有效的分配，提高肺换气效率。当吸入气中氧分压过低时，如在高海拔地区，可引起肺循环微动脉广泛收缩，肺血流阻力加大，肺动脉压明显升高，常引发肺动脉高压甚至右心肥厚。

3．血管活性物质的作用 肾上腺素、去甲肾上腺素、血管紧张素Ⅱ、血栓素A_2、前列腺素$F_{2\alpha}$等能使肺循环的微动脉收缩；前列环素、乙酰胆碱等可引起肺血管舒张。

三、脑循环

（一）脑循环的生理特点

1．血流量大，耗氧量多，脑组织对缺氧敏感，对缺氧耐受性差 正常人脑的重量占体重的2%，在安静状态下其血流量却占心输出量的15%左右，约达750ml/min。脑组织代谢水平高，耗氧量占整个机体耗氧量的20%，但脑的能量储存极为有限，必须依赖血中的葡萄糖供能，因此对血流的依赖程度大。脑对缺氧或缺血极为敏感，脑血流中断数秒可导致意识丧失，中断5~6min将引起不可逆性脑损伤。

2．血流量变化小 脑组织位于坚硬的颅腔内，容积较为固定，脑血管舒缩受到限制，血流量变化小。

3．存在血-脑脊液屏障和血-脑屏障 保持脑组织内环境理化因素的相对稳定，防止血液中有害物质进入脑内。

（二）脑循环的调节

1．脑血管的自身调节 是脑循环调节的主要方式。正常情况下，脑循环的灌注压为10.7~13.3kPa（80~100mmHg），当平均动脉压变动于8.0~18.7kPa（60~140mmHg）范围时，通过脑血管的自身调节即可保持脑血流量的相对稳定。

2．神经调节 脑血管接受交感缩血管神经纤维、副交感缩血管神经纤维的支配，但神经对脑血管活动的调节作用很小。在多种心血管反射中，脑血流量均无明显变化。

3．体液调节 主要受血液中二氧化碳分压调节。PCO_2升高时，脑血管舒张，血管阻力降低，脑血流量增大。反之，脑血流量减小。

（倪月秋 姚 阳）

第五章 呼 吸

学习目标	1. 熟记肺通气的动力、呼吸运动及形式、胸膜腔内压及其意义；肺弹性阻力的来源以及表面活性物质的作用；潮气量、时间肺活量和用力肺活量及其生理意义。 2. 识别肺通气量和肺泡通气量的差异；归纳并熟记肺换气过程及其影响因素；O_2和CO_2在血液中的运输形式，氧解离曲线及相关概念，影响氧解离曲线的因素。 3. 熟记血液中化学因素对呼吸的调节。 4. 说出肺内压及其周期性变化、胸廓阻力、肺容积、肺通气量和无效腔、气体交换原理、组织换气过程。 5. 解释肺牵张反射。 6. 说出肺和胸廓顺应性、影响组织换气因素，呼吸中枢及呼吸节律形成的吸气切断假说。

新陈代谢是生命的基本特征之一，新陈代谢过程中要消耗O_2并同时产生CO_2。由于O_2和CO_2在人体内不能贮存，因此机体必须不断从外界环境中摄取O_2并将产生的CO_2排出体外。机体与外界环境之间气体交换的全过程称为呼吸。呼吸是维持机体新陈代谢和功能活动所必需的基本生理过程之一，呼吸过程的任何一个环节发生障碍，均可导致机体缺O_2和CO_2潴留，使内环境稳态遭到破坏。呼吸一旦停止，生命就将结束。

单细胞动物，O_2和CO_2可以通过细胞膜以直接扩散方式与外界环境进行交换。而高等动物和人体，则需要以肺为主的呼吸系统来完成气体交换的过程。

人体的呼吸过程由三个环节组成（图5-1）：①外呼吸：外界环境与血液在肺部进行的气体交换，包括肺通气和肺换气；②气体在血液中的运输；③内呼吸：血液与组织细胞之间的气体交换过程，也称组织换气，有时把细胞内氧化代谢过程也包括在内。由此可见，呼吸过程不单靠呼吸系统来完成，还需要血液循环系统的配合，这种协调配合又受神经和体液的调节来完成。

本章主要介绍肺通气、肺换气、气体在血液中的运输和呼吸运动的调节。

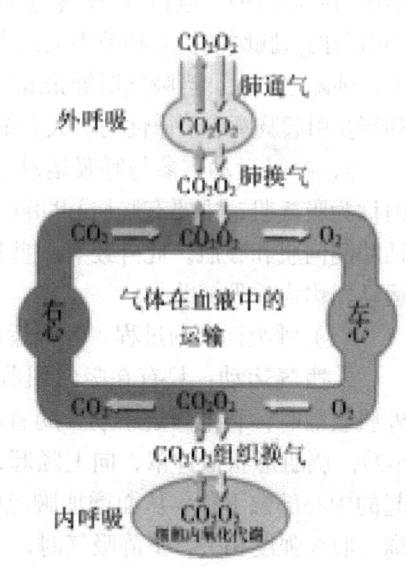

图5-1 呼吸过程示意图

第一节 肺通气

案例 5-1

女性,34岁,右胸被刀刺伤半小时,呼吸困难,烦躁不安,出冷汗。检查:血压80/60mmHg,心率96次/分,发绀,胸骨右缘第5肋间有一约3cm长的开放性伤口,呼吸时伤口处发出嘶嘶声音,伤侧呼吸音消失,叩诊呈鼓音,急诊:右侧开放性气胸。

思考:
1. 造成该患者出现呼吸困难的主要机制是什么?
2. 试分析该患者出现血压下降,心率增快的机制?

肺通气是指肺与外界环境间进行气体交换的过程,即气体进出肺的过程。肺通气的目的是维持肺泡内一定的 O_2 和 CO_2 分压,以确保肺换气的正常进行。实现肺通气的结构基础是呼吸道、肺泡、胸廓和胸膜腔。实现肺通气的动力是胸廓的节律性运动。

一、肺通气的原理

气体进出肺的过程中受动力和阻力的同时作用,只有推动气体进入肺内的动力克服了阻止气体进入的阻力之后才能实现肺通气。

(一)肺通气的动力

气体的流动依靠压力差来推动,从压力高处流向压力低处。气体进出肺的主要原因就是肺泡内与大气之间存在压力差,所以肺通气的直接动力是肺泡气与外界大气的压力差。通常情况下,大气压是相对恒定的,因此决定气体能否进、出肺主要取决于肺内压的变化。肺内压的变化是由于肺组织的扩张和收缩引起了肺容积的变化。肺扩张时,肺容积变大,肺内压下降,低于大气压,气体进入肺内,反之,肺收缩时,肺内容积变小,肺内压升高,高于大气压,气体顺压力差而出肺。但肺本身没有主动扩张和收缩能力,它的扩张、收缩是由于胸廓的扩大和缩小引起的。胸廓的扩大和缩小又是由于呼吸肌的收缩和舒张引起的。当吸气肌收缩时,胸廓扩大,肺随之扩大。当吸气肌舒张或呼气肌收缩时,胸廓缩小,肺随之缩小。因此呼吸肌的收缩和舒张引起胸廓有节律性的扩大和缩小,称为呼吸运动。呼吸运动是肺通气的原动力。

1. 呼吸运动　参与呼吸运动的肌肉称为呼吸肌。凡是使胸廓扩大,产生吸气运动的肌肉称为吸气肌,主要有膈肌和肋间外肌;凡是使胸廓缩小,产生呼气的肌肉称为呼气肌,包括肋间内肌和腹肌。此外还有一些肌肉如斜角肌和胸锁乳突肌等是在用力呼吸时才参与呼吸运动,称为呼吸辅助肌。

(1)呼吸运动的过程:呼吸运动的过程包括吸气运动和呼气运动。

①吸气运动:只有在吸气肌收缩时,才会发生吸气运动,故吸气总是主动过程。肋间外肌收缩时,脊椎固定不动,肋骨和胸骨上举,肋弓外展,胸腔前后径和左右径均增大(图5-2)。膈肌形状似钟罩,向上隆起,位于胸腔与腹腔之间,构成胸腔的底。膈肌收缩时,隆起的中心部位下移,从而增加胸腔的上下径,胸腔和肺容积增大,产生吸气。膈肌下移的距离与收缩强度相关,平静吸气时,下移1~2cm,深吸气时,下移可达7~10cm。由于胸廓呈圆锥形,顶小底大,因此膈肌稍稍下降就可使胸腔容积大大增加,所以膈肌的舒缩在肺通气中起重要作用(图5-3)。

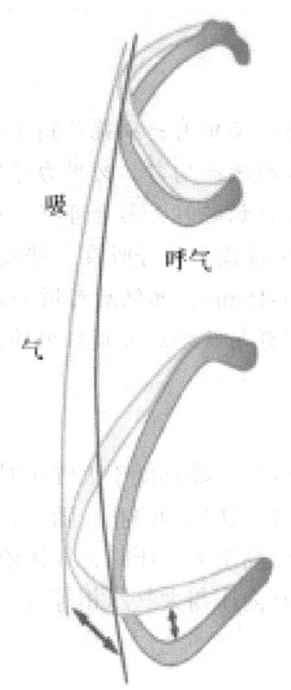
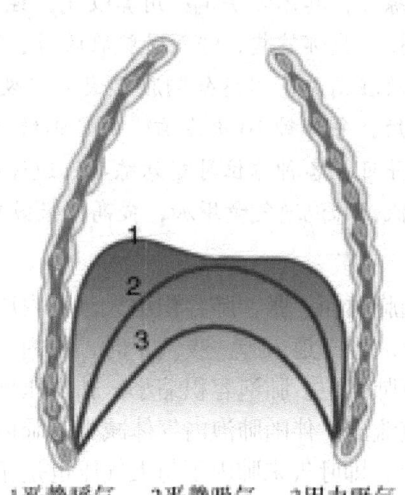

1 平静呼气　2 平静吸气　3 用力吸气

图 5-2　呼吸时肋骨位置变化　　图 5-3　呼吸时膈肌位置变化

②呼气运动：安静状态下的呼气不是由呼气肌收缩引起，而是由膈肌和肋间外肌舒张，肺依靠本身的回缩力而回位，并牵引胸廓缩小，恢复到吸气初的位置，而产生的呼气。因此安静状态下的呼气是被动的过程，只有在用力进行呼吸时，呼气肌才收缩，此时肋间内肌收缩，进一步减小胸廓前后、左右径；腹壁肌收缩，使膈肌上升，胸廓上下径进一步缩小。所以用力呼吸时呼气是主动过程。

（2）呼吸运动的类型：

①平静呼吸和用力呼吸：人在安静状态下平稳均匀地呼吸称为平静呼吸，每分钟 12～18 次，可因年龄、性别、肌肉活动和情绪变化等不同而变化。平静呼吸的完成因为只有吸气肌的收缩及其舒张就可完成，因此吸气是主动的，呼气是被动的，它是一种节省机体能量消耗的呼吸运动形式。机体活动增强时，呼吸运动加快加强，称为用力呼吸或深呼吸。它的完成不仅需要吸气肌的收缩、吸气肌的舒张，同时还要有呼气肌的收缩和舒张，甚至需要辅助呼吸肌参与，因此吸气是主动的，呼气也是主动的，此时消耗能量较多。在某些病理情况下，不仅呼吸加深加快，而且出现鼻翼搧动等现象，同时有空气不足或呼吸费力的主观感觉，称为呼吸困难。

②胸式呼吸和腹式呼吸：以肋间外肌舒缩为主，伴以明显胸壁起伏的呼吸运动，称为胸式呼吸；以膈肌舒缩为主，伴以明显腹壁起伏的呼吸运动，称为腹式呼吸；正常人通常为胸式和腹式呼吸同时存在的混合式呼吸。在妊娠后期或腹膜炎、腹水、腹腔肿瘤等疾病时，膈肌活动受限，可呈胸式呼吸；在胸膜炎或胸腔积液等疾病时，胸廓活动受限，或婴幼儿胸廓发育尚不完善时，可出现腹式呼吸为主。

2. 呼吸时肺内压与胸膜腔内压的变化

（1）肺内压变化及其意义：肺内压是指肺泡内压力。平静吸气时，吸气肌收缩使胸廓

> **知识链接**
>
> **腹式呼吸的训练方法**
>
> 临床护理中要对慢性阻塞性肺病的患者进行健康教育,其中有一项就是指导患者进行腹式呼吸练习,具体方法是:用鼻吸气,经口呼气,呼吸缓慢而均匀。勿用力呼气,吸气时腹肌放松,腹部鼓起,呼气时腹肌收缩,腹部下陷。开始训练时,患者可将一手放在腹部,一手放在前胸,以感知胸腹起伏,呼吸时应使胸廓保持最小的呼吸度,呼气时间长,吸气时间短,每分钟10次左右,每日训练2次,每次10~15min,熟练后可增加训练次数和时间,并可在各种体位时随意练习。通过腹肌的主动舒张与收缩加强腹肌训练,可使呼吸阻力减低,肺泡通气量增加,提高呼吸效率。

扩大,肺随胸廓而扩张,肺容积增大,肺内压下降;当肺内压下降到低于大气压时,气体依气压差的推动经气道入肺。吸气末时,肺内压与大气压相等,通气即停止。随后,吸气肌舒张,胸廓及肺回位,肺泡容积缩小,肺内压增高,当肺内压高于大气压时,气体依气压差的推动经气道流出。伴随肺泡内气体减少,肺内压下降,当肺内压与大气压相等时,呼气即停止(图5-4),即呼气末肺内压与大气压也是相等的。

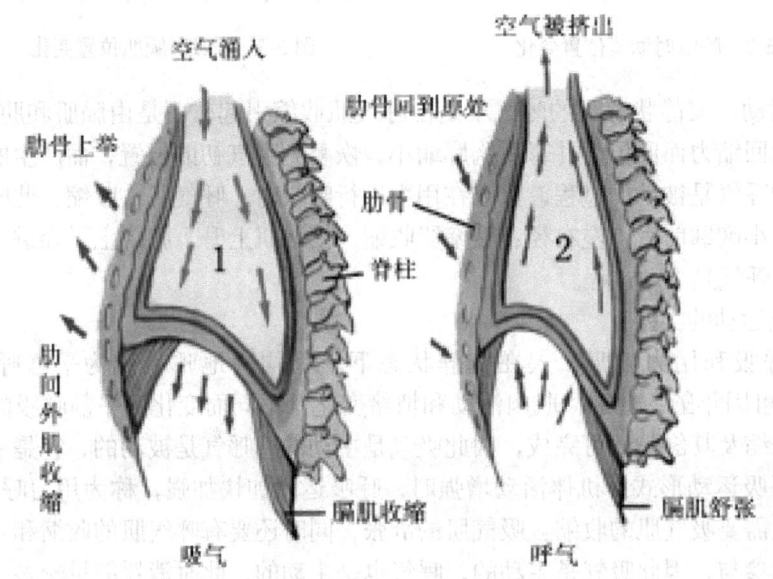

图5-4 呼吸运动时肺容积和压力变化模式图
1. 肺容积增大,肺内压下降 2. 肺容积减小,肺内压升高

呼吸运动过程中,肺内压的周期性变化,是维持肺通气的直接动力。认识这一点有很重要的意义。临床上,当人自主呼吸停止时,可用人为的方法建立肺内压与大气压的压力差,让空气有节律地进入肺内,维持肺通气,这就是人工呼吸。常用的有口对口呼吸、节律性举臂压背或挤压胸廓等方法。

(2)胸膜腔内压:前面述及正是由于吸气肌的收缩,引起胸廓扩大,才有肺的扩张,那么,胸廓和肺是粘连的吗?为什么胸廓扩大,肺就随之扩大呢?在胸廓和肺之间存在一个潜在的密闭的胸膜腔,由紧贴于肺表面的胸膜脏层和紧贴于胸廓内壁的胸膜壁层所构成。胸膜腔内没有气体，仅有一薄层浆液，胸膜腔内薄层浆液一方面在两层胸膜之间起润滑作用；另一方面，浆液分子之间的内聚力可使两层胸膜紧贴在一起，这一点就如同两块玻璃板间夹一薄层水，虽然可将其水平方向滑动，但却很难将其分开。正是因为胸膜腔的如此特点才使自身不具有主动扩张、收缩能力的肺能随胸廓的变化而扩大和缩小。

胸膜腔内的压力称为胸膜腔内压。经过实际测量，发现无论吸气或呼气时胸膜腔内压均低于大气压。平静呼气末为 –5 ～ –3mmHg，平静吸气末为 –10 ～ –5mmHg（图 5-5），由此得出结论，胸膜腔内为负压。那么胸膜腔内负压是如何形成的呢？这要从通过胸膜脏层作用于胸膜腔的两种方向不同的力来分析：一种是肺内压，促使肺泡扩张；而另一种是肺回缩力，促使肺泡缩小。胸膜腔内压实际上是这两种方向相反的力的代数和。即胸膜腔内压 = 肺内压 – 肺的回缩力。吸气末和呼气末时，肺内压和大气压相等。若设大气压为零，则胸膜腔内压 = – 肺的回缩力，可见胸膜腔负压实际上是由肺的回缩力造成的。胸膜腔内负压是出生后形成和逐渐加大的。出生后吸气入肺，肺组织有弹性，在被动扩张时产生弹性回缩力，形成胸膜腔内负压。

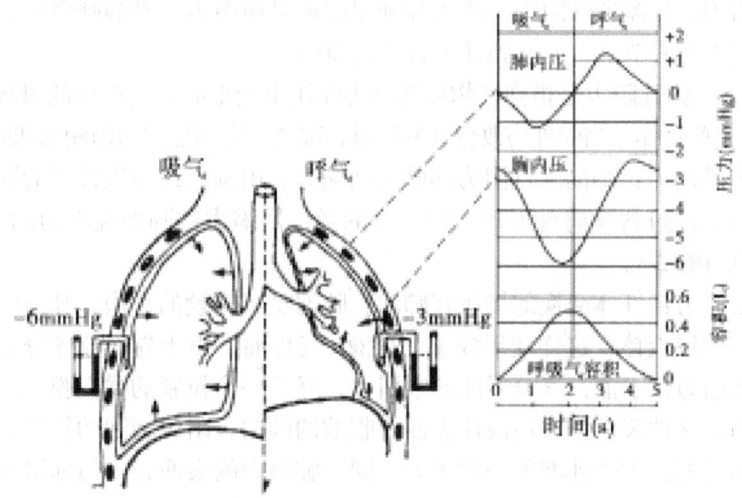

图 5-5 胸膜腔内压的测定及呼吸过程中肺容积、肺内压和胸膜腔内压变化的曲线图

婴儿在发育过程中，胸廓的发育速度比肺的发育速度快，造成胸廓的自然容积大于肺。由于胸膜腔内浆液分子的内聚力作用和肺的弹性，肺被胸廓牵引不断扩大，肺的回缩力加大因而胸膜腔内负压增加。

胸膜腔内负压形成的直接原因是肺的回缩力。吸气时，肺扩张的程度增大，肺回缩力增大，胸膜腔负压增大；呼气时，肺扩张程度减小，肺回缩力减小，胸膜腔负压减小（图 5-5）。

胸膜腔负压的生理意义是：①牵引肺，以维持肺扩张状态，使其不会因回缩力出现萎陷而利于肺通气，同时也是胸廓扩张带动肺扩张的关键。②降低心房、腔静脉和肺导管内的压力，促进静脉血和淋巴液的回流。如果胸膜腔受损，其密闭性遭到破坏后，气体将顺压力差进入胸膜腔造成气胸（图 5-6）。此时胸膜腔负压减小甚至会消失，肺因回缩力而萎陷，使静脉血和淋巴液回流受阻，导致呼吸和循环功能障碍，严重危及生命。

（二）肺通气的阻力

气体在进出肺的过程中，会遇到各种阻止其流动的力，统称为肺通气阻力。临床上见到的通气功能障碍的病人，多数是由于通气阻力增大所导致的，如支气管哮喘、慢性支气管炎等。肺通气阻力包括弹性阻力和非弹性阻力两类。前者包括肺的弹性阻力和胸廓的弹性阻力；

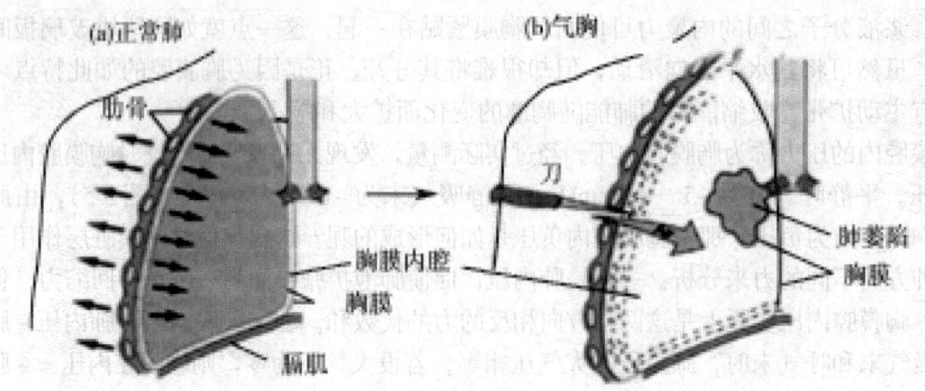

图 5-6　正常胸膜腔及气胸的区别示意图

后者包括气道阻力、气流惯性阻力、胸廓和肺组织的黏滞阻力。平静呼吸时，胸廓和肺的弹性阻力占肺通气阻力的 70%，而非弹性阻力只占 30%。

1. **弹性阻力**　弹性阻力是指弹性物体在外力作用下变形时，所产生的对抗变形或回位的力。胸廓和肺都是弹性体，当受外力改变其形状时，都会产生回位的力即胸廓和肺的弹性阻力。

（1）肺的弹性阻力：肺的弹性阻力即肺的回缩力，由肺组织弹性纤维的回缩力和肺泡表面张力共同组成。经过科学研究发现，肺本身的弹性回缩力占肺弹性阻力的 1/3，肺泡表面张力占肺弹性阻力的 2/3。

①肺泡表面张力：气体交换的场所在肺泡，肺泡是半球囊的小泡，肺泡腔内是气体，而肺泡内壁则有一薄层液体，这样就形成了一个液-气界面，由于界面液体分子密度大，导致液体分子间的吸引力大于液、气分子间的吸引力，好象一个拉紧的弹性膜，这种产生的力称为肺泡表面张力。这种表面张力使液体表面有收缩的倾向，阻碍肺泡的扩张，增加吸气的阻力，使肺泡趋向回缩。大小肺泡的表面张力不同，肺泡内的表面张力与肺泡的半径成反变关系。即肺泡的半径越小，肺泡表面张力愈大，肺回缩的力越大，相反肺泡半径越大，肺泡表面张力越小，肺回缩的力越小。如果这些肺泡彼此联通，结果就会使小肺泡的气体进入大肺泡，小肺泡塌陷，而大肺泡膨胀。但正常人的大小相联的肺泡并没有出现上述现象。经研究发现，在肺泡表面有一种特殊的物质分布，它就是肺泡表面活性物质。肺泡表面活性物质是复杂的脂蛋白混合物，主要成分是二软脂酰卵磷脂（二棕榈酰卵磷脂），由肺泡 Ⅱ 型细胞合成并释放。它分布于肺泡液体分子层的表面，即在液-气界面之间。肺泡表面活性物质可降低表面张力，减小吸气的阻力，有利于肺的扩张；同时也减弱了表面张力对肺毛细血管中液体的吸引作用，减少肺部组织液生成，防止肺水肿。由于肺泡表面活性物质的分布密度随肺泡半径的变小而增大，所以小肺泡表面活性物质分布密度大，而大肺泡表面活性物质分布密度小。这样就调节了大小肺泡内压，维持大小肺泡的容积稳定，有利于吸入气在肺内得到较均匀的分布（图 5-7）。

②肺组织弹性纤维回缩力：肺组织弹性纤维回缩力与肺自身的弹力纤维和胶原纤维等弹性成分有关，当肺被扩张时，这些纤维被牵拉而倾向于回缩。肺扩张越大，其牵拉作用越强，肺组织弹性回缩力就越强；反之，就越小。

肺的弹性阻力只对吸气起阻力作用，而对呼气则有动力作用。当肺泡表面活性物质减少时，吸气阻力增大，肺不易扩张但呼气动力却加强，因此有利于呼气而不利于吸气。当肺弹

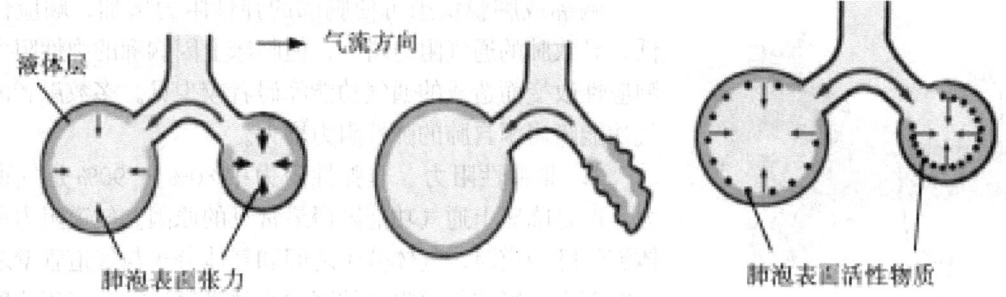

图 5-7　肺泡表面张力及肺泡表面活性物质的作用

性纤维被破坏时，吸气阻力减小，同时使呼气的动力也减小，使肺泡气不易呼出，造成残余气量增多，也不利于肺通气。临床上当肺弹性组织破坏（如严重肺纤维化）和肺泡表面活性物质减少（如新生儿呼吸窘迫综合征）时，肺弹性阻力会增大，可导致肺泡扩张受限而产生限制性通气不足，严重时出现呼吸困难。

（2）胸廓的弹性阻力：胸廓也是弹性组织，变形时具有弹性回缩力。肺的弹性阻力总是使肺回缩，它是吸气的阻力，呼气的动力。但由于胸廓的弹性回缩力的方向是双向的，即可以是吸气的弹性阻力，也可以是吸气的动力。胸廓处于自然位置时（肺容量约为肺总量的67%），无弹性回缩力；肺容量小于肺总量的67%时，其弹性回缩力向外，成为吸气的动力和呼气的弹性阻力；而肺容量大于肺总量的67%时，其弹性回缩力向内，成为吸气的弹性阻力和呼气的动力。

知识链接

新生儿呼吸窘迫综合症

新生儿呼吸窘迫综合征（NRDS），也叫新生儿肺透明膜病，多见于早产儿，是由于肺成熟度差，肺泡表面活性物质（PS）缺乏引起的。由于患儿肺泡表面张力相对增加，当其用力吸气时，因为肺弹性阻力增大，不能使肺泡充分扩张，而呼气时，却因呼气阻力减小而使肺泡大量关闭，造成肺泡萎陷。表现为生后进行性呼吸困难及呼吸衰竭，病死率高。临床中应用表面活性物质治疗可以收到良好效果，自 1980 年日本的 Fujiwara 首次报道采用外源性 PS 成功治愈 NRDS 以来，PS 的临床应用研究进展迅速。在应用 PS 治疗过程中，护士必须熟练掌握各种相关护理操作技术，并积极配合医生进行气道护理、监测生命体征等，预防和减少并发症的发生。

（3）肺和胸廓的顺应性：由于胸廓和肺的弹性阻力难以测定，通常用顺应性（C）来作为度量弹性阻力（R）的指标。肺和胸廓的顺应性是指肺和胸廓在外力的作用下扩张的难易程度。弹性阻力大，则不易变形，顺应性就小；弹性阻力小，则易变形，顺应性就大。可见弹性阻力与顺应性成反变关系。即：

$$C=\frac{1}{R}$$

健康成人静态时肺顺应性为 $0.2L/cmH_2O$，胸廓顺应性也为 $0.2L/cmH_2O$，因为肺和胸廓是串联关系，故肺和胸廓的总顺应性为 $0.1L/cmH_2O$。

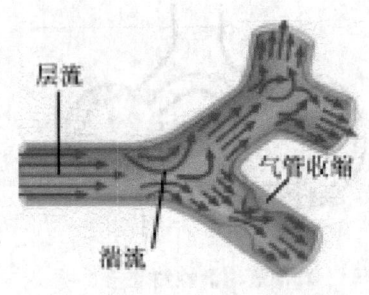

图 5-8 气道阻力因素

胸廓或胸膜疾患可使胸廓的弹性阻力增加，顺应性降低，导致肺的通气阻力增大，但临床上因胸廓的弹性阻力和顺应性改变而造成的通气功能障碍者较少见。多数患者的通气功能障碍源自肺的弹性阻力增大。

2. 非弹性阻力　非弹性阻力中80%～90%是气道阻力，这是临床上通气功能障碍最常见的原因。气道阻力是气体流经呼吸道时，气体分子之间和气体分子与气道管壁之间的摩擦力。影响气道阻力的因素有呼吸道口径、气流速度和气流形式（图5-8）。

流速快，阻力大；流速慢，阻力小。气流形式有层流和湍流，层流阻力小，而湍流阻力大。气流太快和管道不规则容易发生湍流。如气管内有黏液、渗出物或肿瘤、异物时，可用排痰、清除异物、减轻黏膜肿胀的方法减少湍流，降低阻力。大气道（口径＞2mm）特别是主支气管以上的气道（鼻、咽、喉、气管），由于总横截面积小，气流速度快，且管道弯曲，容易形成涡流，是产生气道阻力的主要部位，占总气道阻力的80%～90%。其中鼻占50%，声门占25%，而气管和支气管占15%，故对某些严重通气不良的患者作气管切开术，可大大减小气道阻力，从而有效改善肺通气。临床上给患者应用呼吸机、麻醉机等时要注意不要让管道出现扭曲、压迫等，以免增加通气的阻力。小气道（气道口径＜2mm）由于数量多，总横截面积约为大气道的30倍，因此，气流速度慢，且以层流为主，形成的阻力小，约占总气道阻力的10%左右。但是，当小气道平滑肌收缩时，小气道阻力则形成气道阻力的重要成分。因为气道阻力与呼吸道的半径的4次方成反比，即$R=1/r^4$。故当呼吸道口径减小时（如哮喘病时支气管痉挛），气道阻力却显著增大，可出现呼吸困难。呼吸道的平滑肌受交感和副交感神经的双重支配。副交感神经如迷走神经兴奋时，气道平滑肌收缩，气道口径变小，气道阻力加大。而交感神经兴奋时气道平滑肌则舒张，气道口径则增大，气道阻力则减小。另外儿茶酚胺类物质可使气道平滑肌舒张，气道阻力变小，前列腺素、组胺、5-羟色胺、缓激肽等物质可使气道平滑肌收缩，使气道阻力增大。

黏滞阻力是指呼吸时胸廓和肺等组织移位时产生的摩擦力。黏滞阻力占非弹性阻力的10%～20%。惯性阻力是指气流在发动、变速、换向时，因气流惯性所遇到的阻力，正常时忽略不计。

临床出现的通气功能障碍有两种，一种是通气动力下降引起的肺泡扩张受限，称为限制性通气障碍；另一种是气道阻塞，使通气的阻力加大，称为阻塞性通气障碍。

二、肺通气功能的评价

肺通气是呼吸的一个重要环节，肺通气过程受呼吸肌的收缩活动、肺和胸廓的弹性特征及气道阻力等多种因素的影响。对患者进行通气功能的测定可以对肺通气功能做出客观的评价，可以明确是否存在肺通气功能障碍，并能找到影响通气障碍的原因。肺容量和肺通气量是衡量肺通气功能的指标。了解肺通气量的简单方法是用肺量计（图5-9）记录进出肺的气量。

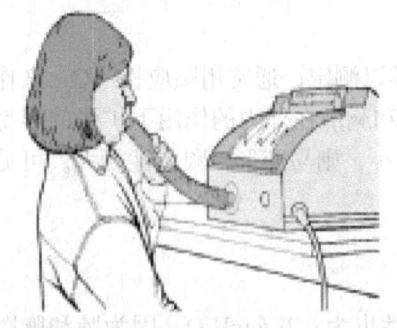

图 5-9 应用肺量计描计肺容量变化的曲线

（一）肺容量

肺容纳气体的量称为肺容量。在呼吸运动中，肺容量随气体的吸入和呼出而发生变化。其变化的幅度与呼吸的深度有关。

1. **肺总容量** 指肺所能容纳的最大气量，如图 5-10 所示，肺总量由潮气量、补吸气量、补呼气量及残气量四部分组成，四部分相加就是肺的最大容量。成年男性平均约 5000ml，女性约 3500ml。

2. **潮气量** 呼吸时，每次吸入或呼出的气量称为潮气量。平静呼吸时，潮气量为 400～600ml，一般以 500ml 计算。运动时，潮气量将增大。

3. **补吸气量和深吸气量** 平静吸气末再尽力吸气，所能增加的吸入气量为补吸气量，正常成年人为 1500～2000ml，补吸气量可反映人的吸气贮备能力。平静呼气末作最大吸气时所能吸入的气量为深吸气量。深吸气量是平静呼吸时的潮气量和补吸气量之和，正常成年人为 2000～2500ml。胸廓、胸膜、肺组织和呼吸肌等发生病变时，肺通气功能下降，深吸气量减少。深吸气量也是衡量通气功能的重要指标。

4. **补呼气量** 平静呼气末，再尽力呼气所能增加的呼出气量为补呼气量，正常成年人为 900～1200ml，补呼气量可反映人的呼气贮备能力。

5. **残气量和功能残气量** 最大呼气末尚存留于肺内不能再呼出的气量称为残气量，正常成人为 1000～1500ml。平静呼气末，存留于肺内的气体量称为功能残气量。功能残气量

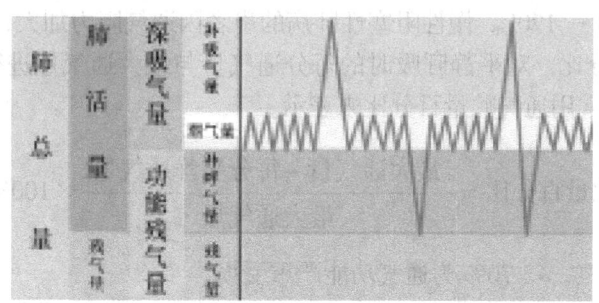

图 5-10 肺容量及其组成

是补呼气量和残气量之和，正常成年人为 2500ml。支气管哮喘的患者因为呼气的阻力增大，会导致残气量增加；老年人因肺弹性减弱和呼吸肌力量衰退，故残气量比青壮年的多。肺气肿的患者因为肺弹性回缩力减弱，功能残气量会增加。功能残气量的存在有重要的生理意义，它能缓冲呼吸过程中肺泡内 O_2 和 CO_2 分压的急剧变化，从而保证肺泡内和血液中的 O_2 和 CO_2 分压不会随呼吸运动而出现大幅波动，有利于气体交换的正常进行。

6. **肺活量和用力肺活量** 一次尽力吸气后，再尽力呼气，所能呼出的最大气量称为肺活量。肺活量是潮气量、补吸气量和补呼气量三项之和。肺活量有较大的个体差异，与身材大小、性别、年龄、呼吸肌强弱等有关。正常成年男性平均约为 3500ml，女性约为 2500ml。肺活量可反映一次通气的最大能力，由于肺活量的测定方法简单，重复性较好，故是健康检查常用的指标。但其也有缺点，一些通气功能障碍的患者，如气道狭窄或肺弹性下降，在测定肺活量时通过延长呼气时间，也能使测得的肺活量在正常范围内，故提出用力肺活量（也称时间肺活量）测定法。用力肺活量是指最大吸气后，再以最快的速度尽力呼出气体，计算第 1、2、3 秒末呼出的气量分别占肺活量的百分比。正常成年人第 1 秒末呼出的气量约占肺活量的 83%，第 2 秒末约占 96%，第 3 秒末约占 99%，正常成年人在 3 秒内基本上就可以

呼出全部肺活量的气量，其中以第1秒的呼气量最有意义。患阻塞性肺部疾病的人往往需要5～6秒或更长时间才能呼出全部肺活量，且第1秒的用力呼气量占肺活量的比值＜80%；而肺纤维化和胸廓畸形等病人第1秒呼出的气量明显增多，甚至可达100%，因为此时虽呼出气流不受限制，但肺弹性及胸廓顺应性降低，呼气运动迅速减弱停止，使肺活量的绝大部分在极短时间迅速呼出。所以第1秒用力呼气量是评定慢性阻塞性肺疾病的常用指标。常用于鉴别阻塞性通气障碍和限制性通气障碍。

（二）肺通气量

肺容量中的各项指标都是测一次吸入或呼出的气量，不能反映单位时间内肺的通气效能，故提出肺通气量和肺泡通气量。

1．每分通气量　每分钟吸入或呼出肺的气量称为肺通气量。

$$每分通气量 = 潮气量 \times 呼吸频率$$

正常成人平静呼吸时，呼吸频率为每分钟12～18次，潮气量为500ml时，则每分通气量为6～9L。每分通气量受呼吸深度和呼吸频率的影响，即当呼吸频率一定的情况下，潮气量增加，每分通气量增加；而当潮气量不变时，一定的范围内，呼吸频率增加，每分通气量也会相应增大。故剧烈运动和从事重体力劳动时，每分通气量会增大。

2．最大肺通气量　也称为最大随意通气量。是指尽力尽快的呼吸，每分钟吸入或呼出的气量。最大随意通气量能反映单位时间内呼吸器官发挥最大潜力后，所能达到的最大通气量，健康成人可达70～120L。慢性阻塞性肺病的患者因通气阻力加大，最大通气量会减少。

3．通气贮量百分比　对平静呼吸时的每分通气量与最大通气量进行比较，可了解通气功能的贮备能力，通常用通气贮量百分比来表示。

$$通气贮量百分比 = \frac{最大通气量 - 每分平静通气量}{最大通气量} \times 100\%$$

其正常值应≥93%，＜70%为通气功能严重受损。

4．无效腔和肺泡通气量　从鼻到肺泡并不是所有的空间都能进行气体交换，不能进行气体交换的空间称为无效腔。留在鼻腔至终末细支气管之间的呼吸道内的气体，没有进入肺泡参与肺泡与血液之间气体交换，该容积称为解剖无效腔，解剖无效腔约为150ml。进入肺泡的气体，也可因血流在肺内分布不均而不能全部与血液进行气体交换，无气体交换功能的肺泡容积称为肺泡无效腔。肺泡无效腔与解剖无效腔一起合称为生理无效腔。健康人平卧时，肺泡无效腔很小，可忽略，故生理无效腔等于解剖无效腔。

由于无效腔的存在，使得每次吸入的气体并不能全部与肺部血液进行气体交换，而真正能进行有效气体交换的气体量，才是真正肺通气的实效所在。因此要正确衡量肺的通气实效，应以肺泡通气量为准。肺泡通气量是指每分钟吸入肺泡内用于气体交换的气量。

$$肺泡通气量 = （潮气量 - 无效腔气量）\times 呼吸频率$$

如果潮气量为500ml，生理无效腔为150ml，呼吸频率按12次/分计算的话，则肺泡通气量为4200ml。这种情况下，呼吸频率的变化对肺泡通气量有显著影响，如潮气量减半和呼吸频率加倍的情况下，每分肺通气量不变，而肺泡通气量却发生显著变化，如表5-1所示。因此，从气体交换的效果看，深而慢的呼吸较浅而快的呼吸更有利于气体交换。

表 5-1 不同呼吸形式下的肺通气量和肺泡通气量变化

呼吸形式	呼吸频率 (次/分)	潮气量 (ml)	无效腔 (ml)	每分肺通气量 (ml)	每分肺泡通气量 (ml)
平静呼吸	12	500	150	6000	4200
深慢呼吸	6	1000	150	6000	5100
浅快呼吸	24	250	150	6000	2400

案例 5-1 解析

1. 呼吸困难是指患者主观上有空气不足或呼吸费力的感觉，而客观上表现为患者用力呼吸，可见呼吸辅助肌参与呼吸运动。由于该患右侧胸部外伤会导致右侧胸膜腔密闭性受损而致胸膜腔负压消失。此时，由于胸膜腔内进入空气导致肺因回缩力而萎陷，肺内压升高，高于大气压，而导致空气不能进入肺内，患者感觉空气无法吸入肺内，出现呼吸困难。

2. 胸膜腔负压的重要意义有降低心房、腔静脉和胸导管内的压力，促进静脉血和淋巴液的回流。由于该患右侧胸膜腔负压消失，会出现静脉血和淋巴液回流障碍，而出现回心血量减少，致心输出量减少，导致动脉血压下降，而血压下降又会反射性引起交感神经兴奋使心率加快。

第二节 肺换气与组织换气

案例 5-2

患者，女性，63 岁，肺气肿多年。近日因咳嗽、咳痰、气急、精神恍惚、发绀而入院。动脉血气分析：pH7.30，$PaCO_2$ 50mmHg，PaO_2 60mmHg。护理评估该患者的首要问题是气体交换受损。

问题：

1. 何为肺气肿？
2. 试分析肺气肿病人发生气体交换受损的机制？
3. 该患出现精神恍惚、发绀的原因是什么？

肺通气使肺泡内的气体不断得到更新，使肺泡气中 O_2 和 CO_2 保持相对稳定，为气体交换创造了条件。气体交换包括肺换气和组织换气。肺换气是指肺泡与肺毛细血管之间的 O_2 和 CO_2 的交换，组织换气是指血液与组织细胞之间的 O_2 和 CO_2 的交换（图 5-11）。气体交换的最终结果是使经肺通气进入肺泡内的 O_2 源源不断被血液循环输送到组织细胞内，组织细胞内代谢产生的 CO_2 毫不保留地通过相同途径排出体外。维持了动脉血氧分压和二氧化碳分压的稳定，使生命活动得以正常进行。

一、气体交换的原理

按分子热运动的原理,气体分子总是从压力高处向压力低处进行运动,称为气体扩散。气体交换的方式就是单纯扩散。肺泡的呼吸膜和组织细胞部位的毛细血管壁都是由脂质双分子层组成的生物膜,这种结构允许脂溶性的气体分子自由通过。扩散的方向和速率,完全取决于气体在膜两侧的分压差。

(一)气体分压

大气是由 O_2、CO_2 和 N_2 等多种成分组成的混合气体。总压力在海平面当温度为 0℃ 时为 760mmHg,混合气体中,每种气体分子运动所产生的压力为该气体的分压。其中 O_2 在混合气体中所占的压力称为氧分压(159mmHg);CO_2 在混合气体中所占的压力称为二氧化碳分压(0.3mmHg)。每一种气体的分压取决于它自身的浓度和气体总压力,而与其他气体无关。气体分子不停地进行着无定向运动,其结果是气体分子从高分压区域向低分压区域扩散,O_2 的扩散只与 O_2 的分压差有关,即从氧分压高处向氧分压低处扩散;CO_2 扩散只与 CO_2 的分压有关,即从二氧化碳分压高处向二氧化碳分压低处扩散。当 O_2 与肺泡壁血液表面相遇时,在肺泡内氧分压的推动下,O_2 不断扩散溶解于血液中,溶解在血液中的 O_2 也可以从血液中逸出,这种逸出的力称为张力,也称为 O_2 在液体中的分压(图 5-12)。CO_2 也是同样机制。从表 5-2 中可以看出,肺泡气、动脉血、静脉血、组织内氧分压(PO_2)和二氧化碳分压(PCO_2)各不相同,彼此间以分压差为动力,从分压高处向低处进行扩散。

表 5-2 肺泡气、血液和组织中气体的分压(mmHg)

	肺泡气	动脉血	静脉血	组织
PO_2	102	100	40	30
PCO_2	40	40	46	50

(二)扩散速率

通常将单位时间内气体扩散的容积称为气体的扩散速率(D)。O_2 和 CO_2 的扩散速率除了与该气体的分压差(ΔP)成正比外,还与该气体分子量(M)的平方根成反比,与该气体溶解度(d)成正比。即:

$$D \propto \frac{\Delta P \cdot d}{\sqrt{M}}$$

CO_2 分子量的平方根是 O_2 分子量平方根的 1.17 倍,因此按分子量计算,O_2 的扩散速率比 CO_2 的大。不同气体在相同的压力下,在同一溶液中的溶解度不同。CO_2 的溶解度是 O_2 溶解度的 24 倍,故按溶解度算,CO_2 扩散速率比 O_2 大得多。在肺泡与静脉血之间,O_2 的分压差约是 CO_2 分压差的 10 倍(表 5-2)。因此,几种影响因素综合的结果是 CO_2 扩散速率是 O_2 扩散速率的 2 倍。故临床上呼吸困难的病人,缺氧比二氧化碳潴留更为明显。

二、气体交换的过程

(一)肺换气的过程

如图 5-11 所示,流经肺泡的静脉血中的 PO_2 为 40mmHg,而肺泡内的 PO_2 为

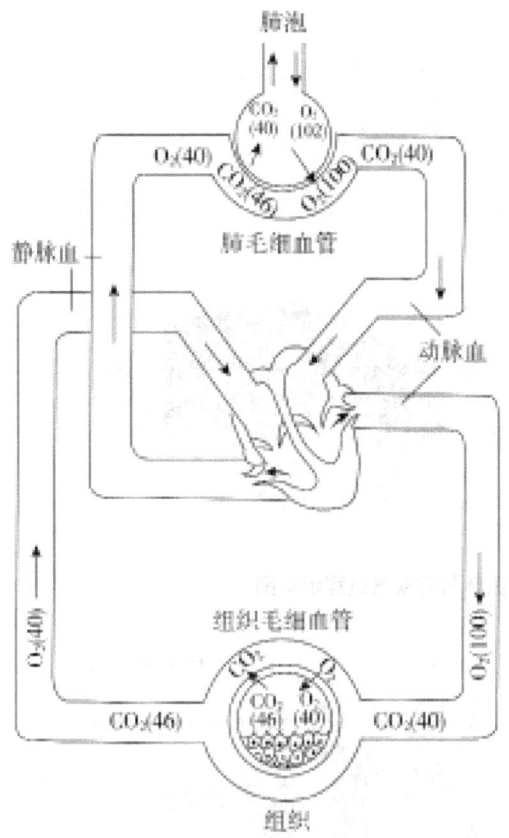

图 5-11 肺换气和组织换气示意图
图中数字为气体分压（mmHg）

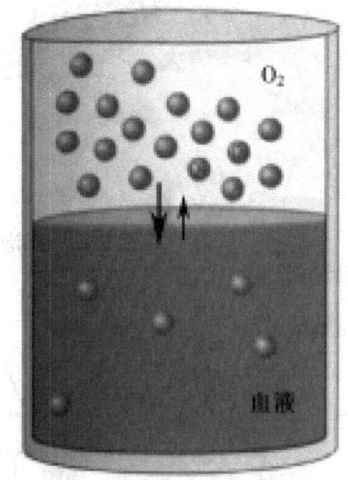

图 5-12 O_2 从空气向血液扩散模式图
图中圆球代表 O_2

102mmHg，肺泡内的 O_2 在氧分压差的推动下，由肺泡内向肺泡壁毛细血管的血液中扩散。血液中的 PO_2 逐渐升高，最后接近肺泡气内的 PO_2。同样血液中 PCO_2（46mmHg）则比肺泡气中 PCO_2（40mmHg）要高，所以 CO_2 沿相反方向扩散。经过 O_2 和 CO_2 不同方向的扩散后，使流经肺泡的含 O_2 少含 CO_2 多的静脉血变成含 O_2 多含 CO_2 少的动脉血，完成肺循环。

由于 O_2 和 CO_2 都是脂溶性的小分子物质，其透过呼吸膜的换气速率很高。肺泡与肺毛细血管之间（图 5-13）完成气体交换只需 0.3 秒，而正常一个心动周期内，血液流经肺泡需要大约 0.7 秒，因此，血液流经肺泡时完成气体交换的时间足够，肺换气有很大的储备能力。

（二）组织换气过程

当动脉血流经微循环的毛细血管时，组织液的 PO_2 为 40mmHg，而毛细血管血液中的 PO_2 为 100mmHg，此时在氧分压差的推动下，O_2 由血液扩散到组织细胞中。由于细胞内不断消耗氧进行生物化学反应，所以细胞内的 PO_2 总是低于动脉血 PO_2。同样机制 CO_2 沿相反的方向在分压差的推动下从组织细胞扩散到血液中。经过组织换气后，流经组织的含 O_2 多含 CO_2 少的动脉血变成含 O_2 少含 CO_2 多的静脉血，完成体循环。

三、影响气体交换的因素

（一）影响肺换气的因素

1. **呼吸膜** 呼吸膜是指肺泡腔与肺毛细血管腔之间的膜，它由六层结构组成：肺泡毛

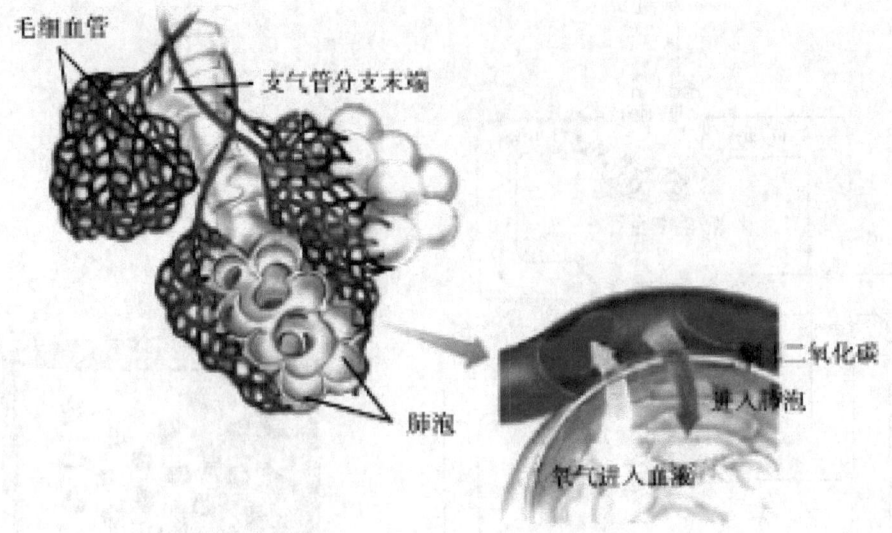

图 5-13 肺泡壁的血液循环与肺换气过程示意图

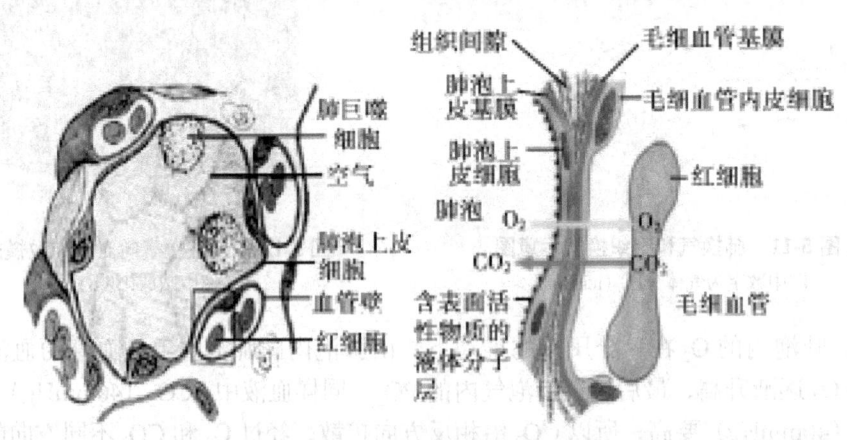

图 5-14 呼吸膜及其结构示意图

细血管内皮细胞层、毛细血管基膜层、肺泡与毛细血管之间的间质、肺泡上皮基膜层、肺泡上皮细胞层、含有表面活性物质的薄层液体层（图 5-14）。肺换气时，O_2 和 CO_2 必须通过呼吸膜。呼吸膜的面积减小和厚度增加均会影响气体交换。

(1) 呼吸膜的厚度：气体扩散的速率与呼吸膜的厚度成反比。正常情况下，呼吸膜的厚度平均约 $1\mu m$，个别地方仅 $0.2\mu m$，气体易于扩散通过。另外肺毛细血管直径平均为 $5\mu m$，红细胞的直径平均为 $7\mu m$，故红细胞在通过肺毛细血管时，需要变形挤过而与血管壁充分接触，使得扩散的距离缩短，交换速度快。但在病理情况下，如肺炎、肺间质水肿和肺纤维化等使呼吸膜增厚，通透性降低，影响肺换气。

(2) 呼吸膜的面积：气体扩散的速率与呼吸膜的面积成正比。正常成人两肺的总扩散面积约 $70m^2$。安静状态下，用于气体扩散的呼吸膜面积约 $40m^2$。劳动和体育运动时，肺毛细血管开放的数量和开放程度增加，使用于气体交换的呼吸膜面积大大增加，因此呼吸膜的面积有很大的储备能力。当病理情况下，如肺不张、肺实变、肺气肿、肺叶切除或肺毛细血管关闭或阻塞等，均可使有效呼吸膜的面积减小，而影响肺换气。

2．通气/血流比值　通气/血流比值是指每分钟肺泡通气量（V）和每分钟肺血流量（Q）之间的比值（V/Q）。肺换气的正常进行，除有足够的肺泡通气量和肺血流量，还要求这两者之间有恰当的比值。正常成年人安静时，每分肺泡通气量约为4200ml，每分肺血流量约为5000ml，通气/血流比值为0.84。此时肺通气量与肺血流量最匹配，换气效率最佳，即每分钟4200ml 的肺泡通气量恰好使5000ml 混合静脉血全部动脉化。

V/Q＞0.84，见于通气量增大或肺血流量减少。临床多见于部分肺泡血流不足（肺动脉部分栓塞、肺血管收缩等），使部分肺泡未能与血液进行充分气体交换，导致肺泡无效腔增大；反之，如果 V/Q＜0.84，见于通气量减少或肺血流量增多。临床多见于肺泡通气不足（肺实变、肺不张等），使血流流经通气不良的肺泡时，静脉血中的气体未能得到充分的更新，使静脉血未能变成动脉血流回心脏，造成功能性的动静脉短路。总之，V/Q 比值过高或过低都会降低换气效率。

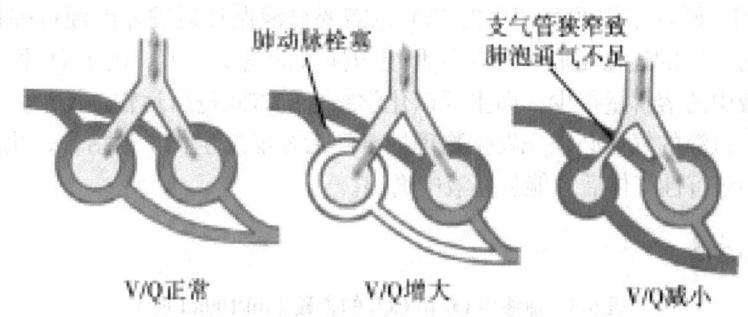

图 5-15　肺通气/血流（V/Q）比值变化示意图

（二）影响组织换气的因素

组织换气过程发生在细胞内液、组织液与血液之间。影响组织换气的因素，主要是组织细胞代谢水平。当组织细胞代谢活动增强时，耗 O_2 及产生 CO_2 增多，使动脉血与组织间的 O_2 及 CO_2 分压差增大，气体交换增多。此外组织细胞与毛细血管之间的距离也影响气体交换。如组织水肿时，细胞与毛细血管间的距离加大，换气将减少。

> **案例 5-2 解析**
>
> 1．肺气肿是指终末细支气管远端（呼吸细支气管、肺泡管、肺泡囊和肺泡）的气道弹性减退、过度膨胀、充气和肺容积增大或同时伴有气道壁破坏的病理状态。
>
> 2．肺气肿患者由于肺泡内残气量增多，会使肺泡扩张，间隔变窄、断裂，扩张的肺泡可融合成较大的囊腔，造成肺泡壁毛细血管床数目明显减少而造成呼吸膜的面积减少，出现气体交换障碍。
>
> 3．患者 $PaCO_2$ 50mmHg，PaO_2 60mmHg，正常 PaO_2 100mmHg，$PaCO_2$ 40mmHg。患者因缺氧和 CO_2 潴留而出现精神恍惚症状，也因血液中还原型 Hb 增多而出现发绀。

第三节 气体在血液中的运输

案例 5-3

患者，女性，35岁，平素月经过多，疲乏无力，活动时心慌、气短，出现缺氧症状。查体：面色和甲床苍白，心界增大，肝、脾增大。实验室检查：血红蛋白 60g/L。

问题：
1. 该患者造成缺氧的主要原因是什么？
2. 该患者为何出现面色和甲床苍白？
3. 对该患者进行的护理措施中如何进行药物护理？

经肺换气进入血液中的 O_2 必须经过血液循环输送到全身各组织细胞处实现组织换气后，才能被氧化利用，同样组织换气产生的 CO_2 也需要血液循环运输才能经过肺换气后排出体外，因此血液对气体的运输是联系肺换气和组织换气的重要环节。由于 O_2 和 CO_2 的溶解度小，因此在血液中的溶解量很少，而主要以化学结合的方式进行运输。溶解量虽少，却非常重要，因为进入血液的气体必须先发生物理性溶解后才能发生化学性结合，化学性结合的气体也必须先转为溶解性气体后才能从血液中逸出。

一、氧的运输

表 5-3 血液中 O_2 和 CO_2 的含量（ml/100ml 血）

	动脉血 (ml/100ml)			静脉血 (ml/100ml)		
	物理溶解	化学结合	合计	物理溶解	化学结合	合计
O_2	0.31	20.0	20.31	0.11	15.2	15.31
CO_2	2.53	46.4	48.93	2.91	50.0	52.91

从表 5-3 可以计算出氧的运输中物理溶解的量约占 1.5%，而化学结合的量约占 98.5%，因此氧的主要运输形式是化学结合。结合形式是 O_2 与血红蛋白（Hb）结合形成氧合血红蛋白（HbO_2）。Hb 除参与 O_2 的运输外，还运输 CO_2，由此可以看出，Hb 在气体运输方面发挥重要的作用。

（一）Hb 和 O_2 的结合特征

1. 可逆性结合　Hb 和 O_2 的结合不但可逆而且反应快，不需酶催化，反应的方向取决于 PO_2 的高低，可表示为：

$$Hb + O_2 \underset{PO_2 \text{低（组织）}}{\overset{PO_2 \text{高（肺）}}{\rightleftharpoons}} HbO_2$$

当血液流经 PO_2 高的肺部时，Hb 和 O_2 结合把氧带走；当血液流经 PO_2 低的组织时，Hb 和 O_2 分离释放 O_2 供给组织，变为 Hb（去氧血红蛋白），由此可见 Hb 是运输气体的良好载体。

2. 氧合反应　O_2 和 Hb 结合后，Hb 中的 Fe^{2+} 仍保持其二价铁状态，没有离子价的改变，因此该反应属于氧合反应，而不是氧化反应。发生亚硝酸盐中毒时，Hb 中的 Fe^{2+} 变为 Fe^{3+}，

Hb 与 O_2 可逆结合能力丧失，故失去携氧能力。

3．HbO_2 呈鲜红色　Hb 呈紫蓝色。动脉血含 HbO_2 较多，呈鲜红色；静脉血含去氧 Hb 较多，呈暗红色。当毛细血管床血液中去氧 Hb 含量达 50g/L 以上时，皮肤、黏膜、甲床等部位可呈青紫色，称为发绀，发绀是缺氧的标志之一。但发绀未必一定缺氧，而缺氧也不一定就会出现发绀。如严重贫血者，由于去氧 Hb 达不到 50g/L，虽有缺氧但并无发绀；相反，红细胞增多的患者，可出现发绀而并无缺氧。此外，CO 中毒时，Hb 和 CO 结合形成碳氧血红蛋白（HbCO）。HbCO 呈樱桃红色，故患者不会出现发绀。因此发绀出现与否，完全取决于血液中的去氧 Hb 的含量是否达到 50g/L。

知识链接

CO 中毒

CO 中毒是含碳物质燃烧不完全时的产物经呼吸道吸入引起中毒，由煤气、煤炉取暖、煤气加热热水器等使用时通风不良造成。中毒机制是 CO 与 Hb 的结合能力为 O_2 的 210 倍，所以 CO 极易与 Hb 结合，形成碳氧血红蛋白（HbCO），使 Hb 丧失携氧的能力和作用，造成组织和细胞缺氧。此时去氧血红蛋白并不增多，而 HbCO 又呈樱桃红色，故 CO 中毒患者不出现发绀，而是口唇等黏膜呈樱桃红色。CO 中毒程度与空气中 CO 和血液中 HbCO 浓度成正比例关系。即空气中 CO 浓度越高、接触时间愈长，则血液中 HbCO 浓度越高，中毒越重。

（二）Hb 和 O_2 结合的量

1 分子 Hb 可以结合 4 分子 O_2，1gHb 可以结合 $1.34mlO_2$。每升血液中的 Hb 所能结合的最大氧量称为氧容量，氧容量受 Hb 的量的影响，如血液中的 Hb 含量为 150g/L，则 Hb 的氧容量为 201ml/L；但实际上血液的含 O_2 量并非都能达到最大值，Hb 与 O_2 结合的量又受 PO_2 的影响，故每升血液中的 Hb 实际所结合的 O_2 量称为氧含量。正常情况下，动脉血氧分压较高，氧含量为 194ml/L；静脉血氧分压较低，氧含量为 144ml/L。氧含量与氧容量的百分比称为血氧饱和度（SO_2）。即：

$$血氧饱和度 = \frac{氧含量}{氧容量} \times 100\%$$

动脉血为 98%，静脉血为 75%，氧分压与血氧饱和度关系密切。

（三）氧解离曲线

1．氧离曲线　表示血氧饱和度与氧分压关系的曲线称为氧解离曲线，又称氧离曲线。氧离曲线反映不同氧分压条件下，O_2 和 Hb 的结合与解离情况。如图 5-16 所示，在一定范围内，血氧饱和度与氧分压呈正相关，但并非完全的线性关系，而是呈近似 S 形的曲线。

当 PO_2 在 60～100mmHg 之间时（曲线上段），如图 5-16 所示，曲线较平坦，是 Hb 和 O_2 结合的部分。$PO_2$100mmHg 时，血氧饱和度为 98%；下降到 $PO_2$60mmHg 时，血氧饱和度为 90%。PO_2 下降了 40mmHg 而动脉血氧饱和度只下降了 8 个百分点，若此时将吸入气 PO_2 提高到 150mmHg，血氧饱和度为 100%，也只增加了 2 个百分点。表明 PO_2 在此范围内的变化对血氧饱和度影响不大。因此，即使在高原、高空或某些呼吸系统疾病时，吸入气或肺泡气的氧分压只要不低于60mmHg，血氧饱和度仍能维持90%以上，血液仍能携带足够的O_2，而不会出现临床症状；而且靠提高吸入气PO_2，也无助于血液O_2的含量或血氧饱和度的很大提高。

当PO_2在40～60mmHg之间时（曲线中段），曲线陡直，是Hb和O_2解离的部分。$PO_2$40mmHg时，血氧饱和度为75%，氧分压下降20mmHg，血氧饱和度减少15个百分点。$PO_2$40mmHg相当于静脉血的氧分压，此时血液流经组织时向组织释放适当的O_2量，保证了安静状态下组织代谢的需氧量。此时即便吸入少量的氧，也可以明显提高氧饱和度和氧含量。临床上慢性阻塞性肺病患者低氧血症时给予低流量持续性吸氧有利于改善缺氧症状。

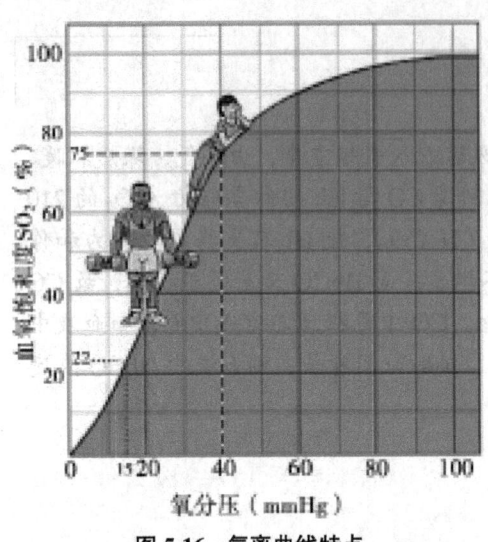

图5-16　氧离曲线特点

当PO_2在15～40mmHg之间时（曲线下段），如图5-16所示，曲线最陡峭，也是Hb和O_2解离的部分。当PO_2在15mmHg时，血氧饱和度下降到22%左右。PO_2下降了25mmHg，而血氧饱和度却下降了53个百分点。此阶段氧分压稍有下降，血氧饱和度就大幅下降，有利于释放更多的O_2，满足人体在剧烈运动时组织细胞对O_2的大量需要。

纵观氧离曲线的特点，我们发现，PO_2=60mmHg位于曲线的转折点。虽然此时氧饱和度是90%，但若PO_2稍有下降，即进入氧离曲线的中段，氧饱和度将迅速降低，患者会突然出现严重缺氧症状，使病情急转直下，此时必须及时吸氧才可有效避免氧饱和度持续下降。

2. 影响氧离曲线的因素　氧离曲线受许多因素的影响，如图5-17所示，其中主要影响因素是血液中PCO_2、pH、温度和2,3二磷酸甘油酸（2,3-DPG）。多种因素的影响可以使氧离曲线发生位置上的偏移，也使Hb与O_2的亲和力发生变化。氧离曲线右移，表明Hb与O_2的亲和力下降，有利于O_2的释放。氧离曲线左移，表明Hb与O_2的亲和力增强，不利于O_2的释放。通常用P_{50}表示Hb对O_2的亲和力。P_{50}是使Hb氧饱和度达50%时的PO_2，正常时为26.5mmHg。P_{50}增大表示Hb与O_2的亲和力降低，氧离曲线右移；P_{50}减小表示Hb与O_2的亲和力增大，氧离曲线左移。

（1）pH和PCO_2：pH下降和PCO_2升高时，Hb对O_2的亲和力降低，氧离曲线右移；pH升高和PCO_2降低时，Hb对O_2的亲和力增强，氧离曲线左移。酸碱度对Hb氧亲和力的影响称为波尔效应。波尔效应的重要意义就是它既可促进肺毛细血管血液的氧合，又有利于组织毛细血管血液释放O_2。当血液流经肺时，CO_2从血液向肺泡扩散，血液的PCO_2随之下降，H^+浓度也降低，二者均可使Hb对O_2的亲和力增大，P_{50}减小，曲线左移，促进Hb与O_2的结合，增加血液含氧量。当血液流经组织时，CO_2从组织扩散到血液中，血液PCO_2和H^+浓度随之升高，Hb对O_2的亲和力下降，利于血液向组织释放大量的氧。

（2）温度：温度升高时，氧离曲线右移，Hb对O_2的亲合力降低，温度下降时，氧离曲线左移，Hb对O_2的亲合力增强。机体进行体育运动时，由于组织代谢增强，产热增加，局部温度升高有利于血液对O_2的释放，以使组织获得更多的O_2。

（3）2,3-二磷酸甘油酸：2,3-二磷酸甘油酸（2,3-DPG）是红细胞糖酵解产物。2,3-DPG

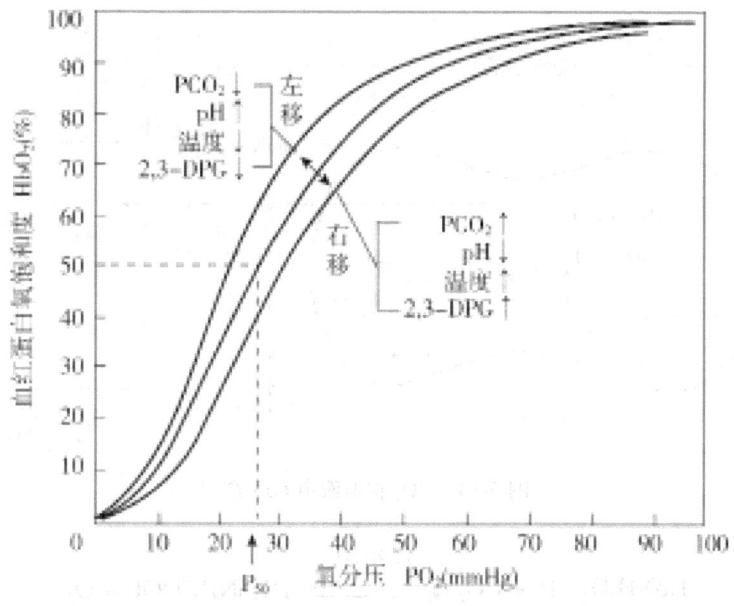

图 5-17 氧离曲线的影响因素

浓度升高时，Hb 对 O_2 的亲和力降低，曲线右移，反之 2,3-DPG 浓度降低时，Hb 对 O_2 的亲和力增强，曲线左移。慢性缺氧、贫血等情况下，糖酵解增强，红细胞内 2,3-DPG 浓度增加，有利于 Hb 对 O_2 的释放，改善组织缺氧状态。

二、二氧化碳的运输

CO_2 也是以物理溶解和化学结合的方式进行运输。其中物理溶解的量仅占总运输量的 5%，化学结合形式的占 95%。物理溶解的量少但意义重大，是发生化学结合的前提。化学结合主要有以下两种形式：

（一）碳酸氢盐的形式

以此种形式运输的 CO_2 占总运输量的 88%。碳酸氢盐的形成过程是：组织细胞代谢产生的 CO_2 扩散入血浆，继而扩散入红细胞。红细胞内含有高浓度的碳酸酐酶，它可以催化 H_2O 和 CO_2 结合形成 H_2CO_3，H_2CO_3 又迅速解离成 H^+ 和 HCO_3^-。红细胞膜对 H^+ 没有通透性，生成 H^+ 与 HbO_2 结合 HHb，同时释放出 O_2。因为红细胞膜对 HCO_3^- 有极高的通透性，所以细胞内生成的 HCO_3^- 大部分都扩散入血浆与 Na^+ 结合生成 $NaHCO_3$。只有小部分 HCO_3^- 在细胞内与 K^+ 结合生成 $KHCO_3$。HCO_3^- 从红细胞内的大量扩散使细胞内外电荷平衡发生改变，导致 Cl^- 进入到红细胞内（红细胞膜对 Cl^- 也有极强的通透性）。Cl^- 由血浆扩散入红细胞以补充由于 HCO_3^- 扩散出红细胞造成的红细胞内负电荷缺失，称为氯转移（图 5-18）。

上述反应的发生完全是可逆的，反应的方向取决于 PCO_2 的高低。当静脉血流经肺泡时，肺泡内 PCO_2 较低，反应向相反方向进行，即 HCO_3^- 自血浆进入红细胞，在碳酸酐酶的催化下形成 H_2CO_3，再解离出 CO_2。CO_2 扩散入血浆，然后扩散入肺泡，排出体外。

（二）氨基甲酰血红蛋白的形式

扩散入红细胞内的 CO_2 也可以直接与 Hb 结合，生成氨基甲酰血红蛋白，这一反应无需酶的催化，迅速且可逆。虽然以氨基甲酰血红蛋白形式运输的 CO_2 仅占 CO_2 总运输量的 7% 左右，但在肺部排出的 CO_2 中却有 17.5% 是从氨基甲酰血红蛋白释放的。

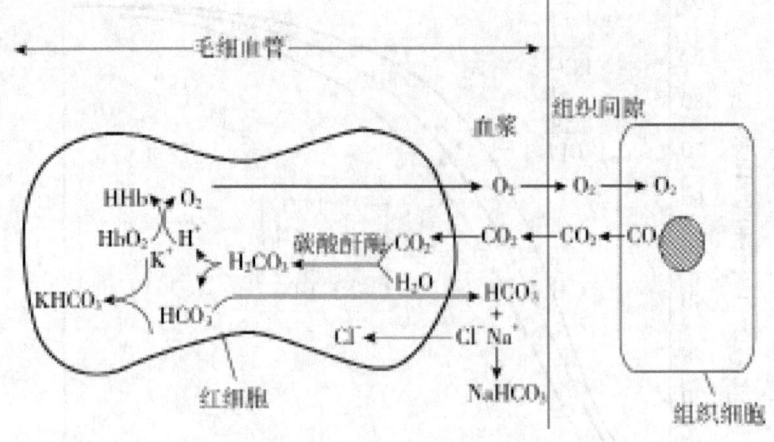

图 5-18　CO_2 在血液中的运输

$$HbNH_2O_2 + H^+ + CO_2 \underset{\text{在肺部}}{\overset{\text{在组织}}{\rightleftharpoons}} HHbNHCOOH + O_2$$

这一反应的主要调节因素是 HbO_2。在外周组织，PCO_2 高而 PO_2 低，此时，HbO_2 释放出并和 O_2 和 CO_2 结合生成氨基甲酰血红蛋白；在肺部，PCO_2 低，而 PO_2 高，则反应向左进行。

（三）CO_2 解离曲线

表示血液中 CO_2 含量与 PCO_2 关系的曲线称为 CO_2 解离曲线。血液中 CO_2 含量随 CO_2 分压上升而增加，几乎成线性关系，而不似氧解离曲线"S"形，也没有饱和点，PCO_2 不断上升，CO_2 含量也增加。所以其纵坐标不用饱和度而用容积百分数来表示。PO_2 的增加对 CO_2 释放有利，在二氧化碳解离曲线上有两条差不多的平行曲线（图 5-19）。上边曲线为静脉血中 CO_2 含量，下边曲线为动脉血中 CO_2 含量，在同样 PCO_2 情况下，动脉血中 CO_2 含量比较少，即在肺部毛细血管 PO_2 高形成氧合血红蛋白多的情况下，CO_2 容易从化学结合中分离出来，利于 CO_2 的排出。

O_2 和 Hb 的结合可促使 CO_2 释放，而去氧 Hb 则容易与 CO_2 结合，这一现象称为何尔登效应。在组织中，HbO_2 释放出 O_2 而成为去氧 Hb，可通过何尔登效应促使血液摄取并结合 CO_2；反之，在肺部，则因 O_2 和 Hb 结合，何尔登效应表现为促进 CO_2 的释放。

综上所述，O_2 和 CO_2 在血液中的运输不是孤立的，而是相互影响的。在组织，CO_2 通过波尔效应促进 O_2 解离和释放，在肺部，O_2 又通过何尔登效应促进 CO_2 的解离和释放。

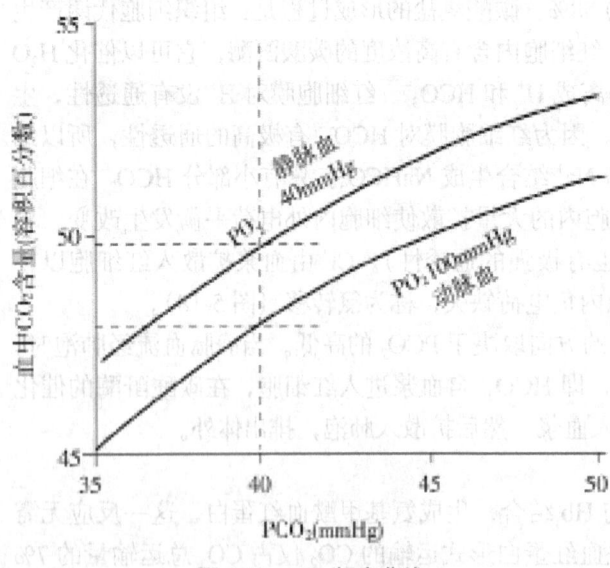

图 5-19　CO_2 解离曲线

案例 5-3 解析

1. 该患者缺氧的主要原因是由于月经血过多，导致 Hb 值过低（60g/L），正常女性 Hb 是 110~150g/L。
2. 面色和甲床苍白是因为血液 Hb 过低，导致血液氧容量和氧含量下降，HbO_2 呈鲜红色。
3. 该患者由于月经血过多，造成铁丢失过多，进行药物护理主要是口服铁剂护理或注射铁剂护理。

第四节　呼吸运动的调节

案例 5-4

患者，男，78 岁，有吸烟史 40 余年，慢性咳嗽、咳痰 20 多年，近 10 年来明显加重。3 天前因受凉感冒而发热、咳大量黄脓痰，呼吸困难，发绀，意识模糊，急诊测血气分析结果为动脉 PO_2 48mmHg，动脉 PCO_2 64mmHg。诊断为 II 型呼吸衰竭。

问题：
1. 何为呼吸衰竭，II 型呼吸衰竭的诊断依据是什么？
2. 对该患者进行快速、高流量吸氧的护理措施，正确吗？

呼吸运动是一种节律性运动，其运动的频率和深度可随机体内外环境的变化发生改变。当机体活动加强，耗 O_2 增多时，产 CO_2 也会增多，此时呼吸运动的频率就会加快加深，以排出更多 CO_2 和摄取更多 O_2。这种呼吸运动的改变受神经系统的调节，那么呼吸运动的节律性是如何产生的，神经系统又是如何调节呼吸节律，使其适应机体代谢需要的呢？

一、呼吸的中枢调控

呼吸中枢是指中枢神经系统内产生呼吸节律和调节呼吸运动的神经细胞群。它广泛的分布在大脑皮层、间脑、脑桥、延髓和脊髓等部位，形成各级呼吸中枢。1923 年，英国生理学家 Lumsden 对猫的脑干进行实验研究。如图 5-20 所示，在中脑与脑桥之间横断脑干后（图 5-20A），猫的呼吸运动基本正常，说明大脑皮层等高级中枢不是产生节律性呼吸运动的必需部位；在脑桥和延髓之间横断脑干后（图 5-20C），则猫有呼吸节律，但呼吸节律有改变，出现喘息状呼吸，表现为不规则的呼吸节律，此结果说明脑桥有调整呼吸节律的中枢；在延髓与脊髓之间横断脑干后（图 5-20D），出现呼吸停止，说明脊髓不能产生节律性呼吸运动。由此判断基本呼吸节律产生于延髓，而脑桥内有呼吸调整中枢。

（一）基本呼吸中枢

用微电极记录延髓内单个神经元电活动的结果表明，在延髓有许多呈节律性放电并和呼吸周期有关的神经元，称之为呼吸相关神经元，延髓内这些神经元受损则呼吸停止。延髓呼

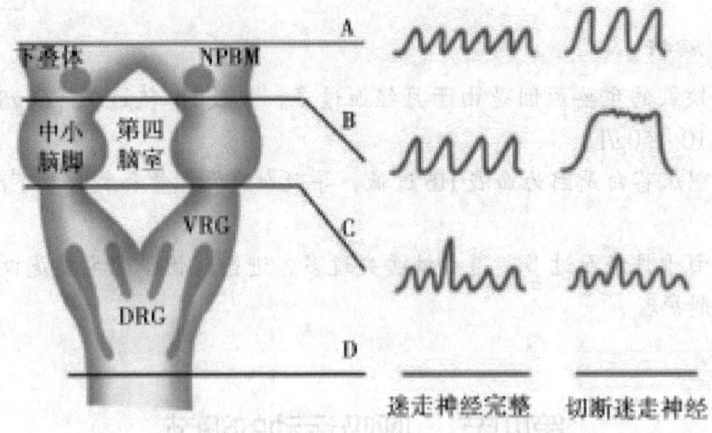

图 5-20　在不同平面横切脑干引起的呼吸变化示意图
DRG：延髓背侧呼吸组　　VRG：延髓腹侧呼吸组
NPB：脑桥的呼吸神元群
A、B、C、D：表示不同平面横切后呼吸的变化

吸神经元主要集中在延髓背内侧和延髓腹外侧两组神经核团内，其轴突纤维支配脊髓前角的呼吸肌运动神经元，以控制吸气肌和呼气肌的活动。延髓神经元有不同种类，吸气时放电的神经元称为吸气神经元；呼气时放电的神经元称为呼气神经元。吸气时放电并延续到呼气的神经元称为吸气 - 呼气神经元，而呼气时放电并延续到吸气的神经元称为呼气 - 吸气神经元。延髓背内侧与呼吸有关的神经元称为背侧呼吸组，延髓腹外侧与呼吸有关的神经元称为腹侧呼吸组。背侧呼吸组内大多数为吸气神经元，接受来自肺、咽喉和外周化学感受器传入纤维的投射，其轴突下行支配对侧脊髓的膈运动神经元。腹侧呼吸组内有吸气和呼气两类神经元，轴突下行至胸、腰段，支配肋间外肌、肋间内肌和腹壁肌的运动神经元，部分轴突还能支配咽喉部的呼吸辅助肌。

（二）呼吸调整中枢

脑桥内呼吸神经元相对集中的部位称为 PBKF 核群，主要为吸气 - 呼气神经元，它们与延髓呼吸神经元之间有广泛的双向联系。动物实验中，如在脑桥上、中部之间横切（图 5-20B），动物的呼吸将变深变慢，如再切断双侧迷走神经则会出现吸气时间大大延长，仅偶尔被短暂的呼气所中断，这种形式的呼吸称为长吸式呼吸。这一情况说明脑桥的上部有抑制吸气的中枢结构，称为呼吸调整中枢。其主要作用是使吸气中断产生呼气。来自肺部的迷走神经传入冲动也有抑制吸气的作用，当延髓失去来自呼吸调整中枢和迷走神经对吸气神经元的抑制作用后，吸气活动不能被及时中断，便出现长吸式呼吸。

（三）呼吸节律的形成

目前虽已经确定呼吸基本节律的产生在延髓，但其形成机制目前尚不完全清楚。被多数学者认可的有两种学说，一种是起步细胞学说，另一种是神经元网络学说。起步细胞学说是指节律性呼吸是由延髓内具有起步样神经元节律性兴奋引起的；而神经元网络学说则认为呼吸节律的产生是由于延髓内呼吸神经之间复杂的相互作用和相互联系而引起的。有学者在大量实验研究资料基础上提出了多种模型，其中最具影响力的是 20 世纪 70 年代提出的中枢吸气活动发生器和吸气切断机制模型（图 5-21）。该模型认为，在延髓有一个中枢吸气活动发生器，引发吸气神经元呈渐增性放电，产生吸气；还有一个吸气切断机制，使吸气切断而发生呼气。在中枢吸气活动发生器作用下，吸气神经元兴奋，其兴奋传至①脊髓吸气肌运动神经元，引起吸气，使肺扩张；②脑桥呼吸调整中枢，加强其活动；③吸气切断机制，使之兴奋。吸气切断机制接受来自吸气神经元、脑桥呼吸调整中枢和肺牵张感觉器的冲动。当传入冲动增强到一定阈值时就能抑制中枢吸气活动发生器神经元的活动，使吸气活动及时终止，即吸气被切断，于是吸气过程转为呼气过程。

呼吸节律除受脑桥的中枢调整外，还受大脑皮质、边缘系统和下丘脑等高位中枢的调控。

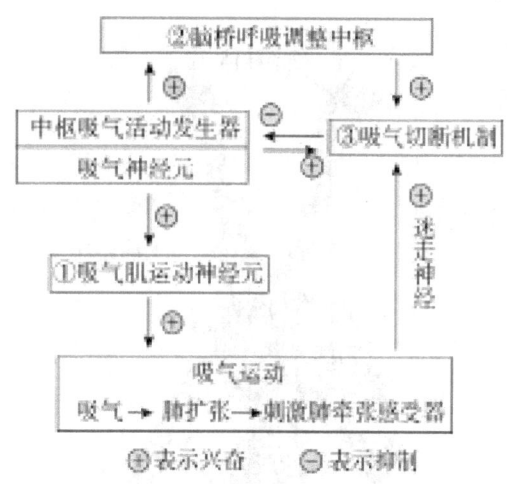

图 5-21 呼吸节律形成机制示意图

大脑皮质可以随意控制呼吸，如屏气或让呼吸加深加快等。脊髓的呼吸运动神经元是联系高位呼吸中枢和呼吸肌的中继站，在某些呼吸反射的初级整合中可能具有一定的作用。

二、呼吸运动的反射性调节

呼吸节律的产生和调整部位主要在呼吸中枢，而呼吸中枢又通过接受各种感受器的传入冲动，实现对呼吸运动的调节，称为呼吸的反射性调节。主要包括机械感受性反射和化学感受性反射。

（一）化学感受性反射

化学感受性反射是指动脉血或脑脊液中的 PO_2、PCO_2 和 H^+ 浓度变化时，通过兴奋人体内化学感觉器对呼吸运动引起的调节作用。引起的呼吸运动变化可以调节血中的 PO_2、PCO_2 和 H^+ 浓度，从而维持 PO_2、PCO_2 和 H^+ 浓度的正常水平，维持内环境的稳态。

1. 化学感受器　分为外周化学感受器和中枢化学感受器。

（1）外周化学感受器：如图 5-22 所示，包括颈动脉体和主动脉体，它们能感受血液中 PO_2、PCO_2 和 H^+ 浓度变化。当 PCO_2 和 H^+ 浓度升高、PO_2 下降时，颈动脉体和主动脉体受到刺激产生的冲动频率增加，冲动分别经窦神经和主动脉神经传入延髓，反射性引起呼吸运动加深加快。通过呼吸运动加快加强，从而使 CO_2 排出增多，PCO_2 下降，H^+ 浓度下降；使 O_2 摄入增多，PO_2 升高，维持内环境的稳态。

（2）中枢化学感觉器：在延髓存在一些不同于呼吸中枢但可影响呼吸活动的化学感受区。这些区域被称为中枢化学感受器。中枢化学感受器位于延髓腹外侧浅表部位，可感受脑脊液和局部细胞外液中 H^+ 浓度的变化。中枢化学感受器所感受的 H^+ 并非是直接来自血液循环中，因为血液循环中的 H^+ 不易透过血脑屏障。但血液中的 CO_2 易于通过血脑屏障进入脑脊液，它与水结合形成 H_2CO_3，H_2CO_3 进一步解离出 H^+ 可兴奋中枢化学感受器，进而兴奋延髓呼吸中枢（图 5-23）。

2. PCO_2、PO_2 和 H^+ 浓度对呼吸运动的影响

（1）PCO_2 对呼吸运动的影响：CO_2 是调节呼吸最重要的生理因素，当动脉血液 PCO_2 降到很低水平时，会出现呼吸暂停，所以一定水平的 PCO_2 是维持呼吸中枢兴奋性不可缺少的因素。当吸入气中的 CO_2 含量增加 1%～6% 时，动脉血中的 PCO_2 升高，可通过刺激中枢

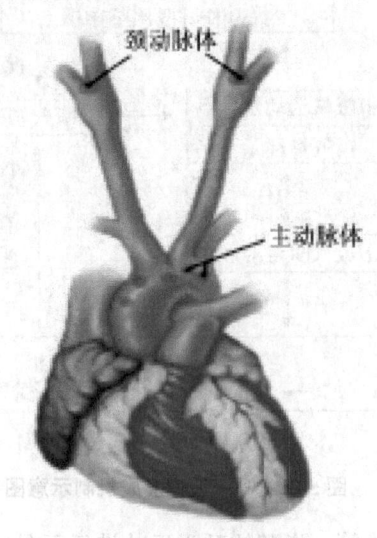

图 5-22 外周化学感受器

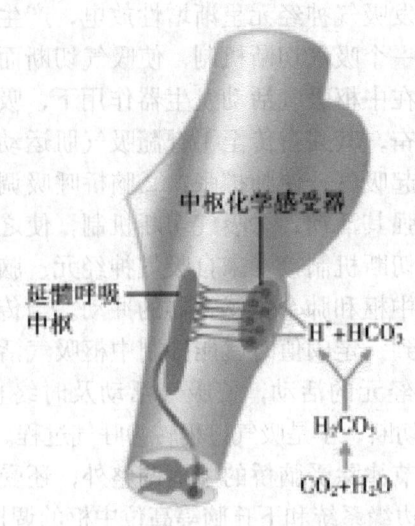

图 5-23 CO_2 形成 H^+ 刺激中枢化学感受器

化学感受器和外周化学感受器两条途径，兴奋呼吸中枢，使呼吸运动加快加强，其中以兴奋中枢化学感受器的作用为主。因为动脉血中 PCO_2 只需升高 2mmHg 就可刺激中枢化学感受器，出现通气增强反应；而刺激外周化学感受器，动脉血 PCO_2 需升高 10mmHg。当吸入气中的 CO_2 含量增加超过 7% 时，肺通气量不能做相应的再增加，导致 CO_2 堆积，抑制中枢神经系统的活动，更抑制呼吸中枢，产生呼吸困难、头晕、头痛，甚至昏迷，称为 CO_2 麻醉。

(2) H^+ 浓度对呼吸运动的调节：动脉血液中 H^+ 浓度升高时，呼吸运动加深、加快，肺通气量增加，使 CO_2 排出增多，从而降低血液中的 H^+；H^+ 浓度降低时，呼吸运动受抑制，肺通气量降低，从而使 CO_2 排出减少，从而增加血液中的 H^+。通过上述机制得出结论：呼吸运动可以调节血液的酸碱平衡（图 5-24）。

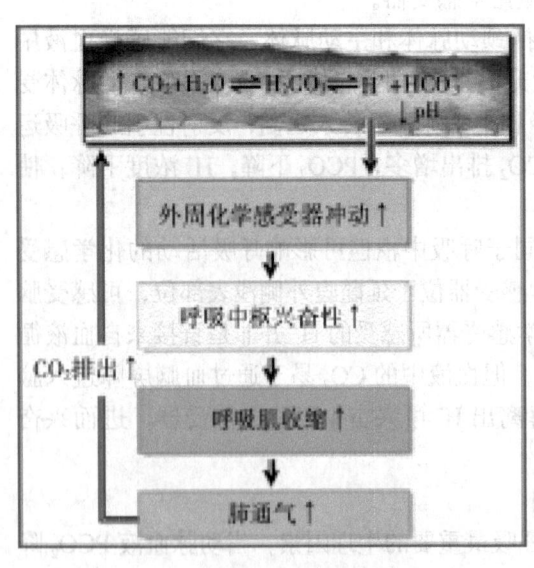

图 5-24 H^+ 对呼吸运动的调节

H^+ 对呼吸的调节也是通过刺激外周化学感受器和中枢化学感受器来实现的。中枢化学感受器对 H^+ 的敏感性比外周化学感受器高 25 倍。但是 H^+ 不易通过血脑屏障，因此血液中的 H^+ 主要通过刺激外周化学感受器而起作用，而脑脊液中的 H^+ 才是中枢化学感受器最有效的刺激物，但它主要是来源于单纯扩散至脑脊液中的 CO_2 和水结合后生成。

(3) 低 O_2 对呼吸运动的调节：吸入气中的 PO_2 降低，使肺泡气、动脉血 PO_2 相应下降，可使呼吸运动加快加强，肺泡通气量增加。但通常在动脉 PO_2 下降至 80mmHg 以下时，肺通气量才出现明显增加。低 O_2 对呼吸运动的刺激完全是通过外周化学感受器来实现的。切断动物外周化学感觉器的传入神经后，急性低 O_2 对呼吸运动的刺激效应完全消失。低 O_2 对中枢的直接作用是抑制的。这种抑制效应随着缺 O_2 程度的加深而逐渐加强。轻度缺 O_2 时，来自外周化学感受器的兴奋效应能对抗缺 O_2 对呼吸中枢的抑制作用，反射性引起呼吸运动加快加强。但是，在严重缺 O_2 时，来自外周化学感受器的兴奋效应不足以克服低 O_2 对呼吸中枢的直接抑制作用，将导致呼吸运动抑制，呼吸减弱，甚至停止。

动脉血液中的 PO_2、PCO_2 和 H^+ 改变对呼吸的影响，实际上在人体复杂的内环境中不可能是单一因素改变，而其他因素不变。三者是相互影响和相互作用的，既可相互总和而加强，也可相抵消而减弱。

知识链接

潮式呼吸

潮式呼吸是一种周期性的呼吸异常。特点：开始呼吸浅慢，以后逐渐加快加深，达高潮后，又逐渐变浅变慢，而后呼吸暂停数秒（5~30秒）后，再次出现上述状态的呼吸，如此周而复始，其呼吸运动呈潮水涨落般的状态，故称潮式呼吸。发生机理是当呼吸中枢兴奋性减弱时，呼吸减弱至停止，造成缺 O_2 及血中 CO_2 潴留，通过刺激颈动脉体和主动脉体的外周化学感受器可反射性地兴奋呼吸中枢，引起呼吸由弱到强，随着呼吸的进行，CO_2 排出，使 PCO_2 降低，呼吸再次减弱至停止，从而形成周期性呼吸。见于脑溢血、颅内压增高患者。

（二）机械感受性反射

1. **肺牵张反射** 由肺扩张或肺萎陷引起的呼吸反射性变化称为肺牵张反射（黑-伯反射）。该反射的感受器位于从气管到细支气管的平滑肌内，传入神经为迷走神经，中枢在延髓。包括肺扩张反射和肺萎陷反射（图5-25）。

（1）肺扩张反射：肺扩张引起吸气抑制的反射称为肺扩张反射。吸气时，肺扩张，当肺内气体量达到一定容积时，牵拉支气管和细支气管引起管壁平滑肌内的感受器兴奋，冲动沿迷走神经传入到延髓，使吸气神经元抑制，从而使吸气停止，转为呼气。肺扩张反射有种属差异，人的最弱，兔的最强。故动物实验中切断家兔的迷走神经，则会出现家兔呼吸变深变慢。在成年人，潮气

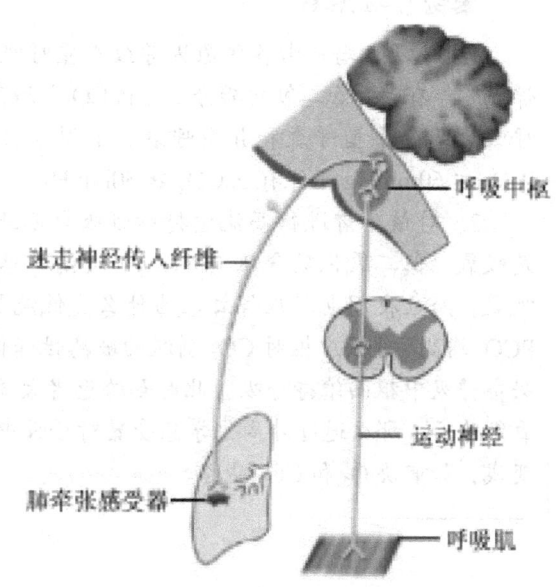

图 5-25 肺牵张反射

量要超过 1500ml 时才能引起肺扩张反射，故人在平静呼吸时，肺扩张反射不参与呼吸调节。而在肺炎、肺栓塞等病理情况下，肺顺应性下降，肺扩张时对气道的牵张刺激较强，可引起此反射，呈现浅而快的呼吸。

（2）肺萎陷反射：肺萎陷引起的呼气抑制的反射称为肺萎陷反射。呼气时，肺缩小，牵张感受器的兴奋性下降，经迷走神经冲动传入减少，对延髓的吸气神经元抑制作用解除，则

吸气神经元兴奋，转为吸气。该反射在较大程度的肺萎缩时才出现，对防止呼气过度和肺不张有一定意义，但在平静呼吸时意义不大。

2. 呼吸肌的本体感受性反射　呼吸肌与其他骨骼肌一样，在受到牵拉后，使本体感受器（肌梭）兴奋，可反射性引起呼吸肌收缩，即呼吸肌本体感受性反射。在人类，呼吸肌本体感受性反射参与呼吸运动的调节。当运动或气道阻力增大时，可反射性引起呼吸肌收缩，以克服气道阻力。

（三）防御性反射

呼吸道黏膜受到机械或化学刺激时，引起一系列的保护性反射称为防御性呼吸反射，其中主要有咳嗽反射和喷嚏反射。

1. 咳嗽反射　是最常见的重要防御反应。其感受器位于喉、气管和支气管的黏膜。传入神经为迷走神经，中枢在延髓。咳嗽反射是先较深的吸气，继而声门紧闭，呼气肌强烈收缩，肺内压与胸膜腔内压急剧上升，然后声门突然开放，由于肺内压很高，气体便由肺内高速冲出，将呼吸道内的异物或分泌物排出。咳嗽是人体清除呼吸道内的分泌物或异物的保护性呼吸反射动作。虽然有其有利的一面，但剧烈长期咳嗽可导致呼吸道出血。

2. 喷嚏反射　喷嚏反射类似于咳嗽反射，区别点在于感受器位于鼻黏膜，传入神经是三叉神经，反射效应是腭垂下降，舌压向软腭，而不是声门关闭，呼出气体主要从鼻腔喷出，以清除鼻腔内的刺激物。

案例 5-4 解析

1. 呼吸衰竭是由各种原因导致严重呼吸功能障碍引起动脉血氧分压（PaO_2）降低，伴或不伴有动脉血二氧化碳分压（$PaCO_2$）增高而出现一系列病理生理紊乱的临床综合征。呼吸衰竭分Ⅰ型呼衰和Ⅱ型呼衰。Ⅰ型呼衰主要是 $PaO_2 \leq 60mmHg$，而Ⅱ型呼衰除了 $PaO_2 \leq 60mmHg$ 还伴有 $PaCO_2 \geq 50mmHg$。

2. 对该患者进行高流量持续性吸氧不正确。临床呼吸衰竭的患者首要护理措施就是吸氧，但二氧化碳分压（$PaCO_2$）增高的患者要低流量、低浓度持续每天至少15小时吸氧，而且夜间也不应停氧。为什么要低流量、低浓度持续性给氧呢？是因为长期动脉 PCO_2 增高，呼吸中枢对 CO_2 刺激的敏感性降低，此时主要靠缺 O_2 刺激外周化学感受器来兴奋呼吸中枢而维持呼吸。此时如给患者大流量、高浓度吸氧，则会使 PO_2 骤然升高，缺氧解除后，那么通过外周化学感受器对呼吸中枢的兴奋作用减弱或消失，致使呼吸暂停或变浅，加重缺 O_2 和 CO_2 潴留。

（林艳华）

第六章 消化与吸收

> **学习目标**
> 1. 归纳并熟记胃液的主要成分和作用、消化期胃液分泌的调节、胃的排空及其调节、胰液的主要成分和作用、胆汁的主要成分和作用。
> 2. 归纳消化和吸收的概念；说出胃肠道的神经支配；熟记主要胃肠激素的生理作用、归纳胃的运动形式和意义、小肠的运动形式和意义；识别胃和小肠特有的运动形式；解释胰液分泌的调节、胆汁的分泌和排出的调节、胆盐的肠-肝循环；说出小肠在吸收中的重要作用、主要营养物质在小肠内的吸收。
> 3. 知道消化道平滑肌的生理特性、咀嚼和吞咽、唾液的分泌、胆汁的分泌和排放的调节、小肠液的主要成分和作用、大肠的功能、吸收的机制。

第一节 概述

机体在生命活动过程中，不仅需要从外界环境中获得氧气，还必须摄取各种营养物质，消化系统的主要生理功能是对食物进行消化和吸收，为机体的新陈代谢提供物质和能量来源。人体的消化系统由消化道和消化腺组成，消化道包括口腔、咽、食管、胃、小肠和大肠，主要的消化腺有唾液腺、肝、胰和散在分布于消化道管壁内的腺体。

人体的营养物质主要来源于食物，包括糖类（碳水化合物）、蛋白质、脂肪、无机盐、维生素和水，其中糖类、蛋白质和脂肪属于结构复杂的大分子物质，不能被人体直接利用，必须在消化道内分解成结构简单的小分子物质，如葡萄糖、氨基酸、甘油和脂肪酸等，才能被机体吸收利用，而维生素、无机盐和水则不需要分解就可直接被吸收利用。消化（digestion）是指食物在消化道内被分解为可吸收的小分子物质的过程。食物经消化后，通过消化道黏膜进入血液和淋巴的过程称为吸收（absorption）。消化和吸收是两个相辅相成、紧密联系的过程。

消化道对食物的消化方式有两种，一种是机械性消化（mechanical digestion），另一种是化学性消化（chemical digestion）。机械性消化指通过消化道肌肉的舒缩活动，将食物磨碎，使之与消化液充分搅拌、混合，并以一定的速度将食物向消化道远端推送的过程；化学性消化指通过消化液中含有的各种消化酶的作用，将食物中的大分子物质（主要是糖、蛋白质和脂肪）分解为结构简单、可被吸收的小分子物质的过程。在整个消化过程中，两种消化方式同时进行、密切配合、相互促进，共同完成对食物的消化。

一、消化道平滑肌的生理特性

整个消化道，除口腔、咽、食管上段和肛门外括约肌是骨骼肌外，其余部分都是平滑肌。消化管平滑肌属于单位平滑肌，细胞之间可通过缝隙连接进行同步性活动，即整体性反应。平滑肌的舒缩活动与食物的机械性消化、化学性消化以及吸收过程密切相关。

（一）消化道平滑肌的一般生理特性

1. 兴奋性低，舒缩缓慢　消化道平滑肌收缩的潜伏期、收缩期和舒张期都比骨骼肌长，一次舒缩过程可达 20s 以上。

2. 自动节律性　在适宜的环境中，离体的消化道平滑肌能自动产生节律性舒缩。但其节律缓慢，变异性大，远不如心肌规则。

3. 紧张性　消化道平滑肌经常保持一种微弱的持续收缩状态，称为紧张性。紧张性使消化道各部分，如胃、肠等保持一定的形状、位置和基础压力。消化道各种不同形式的运动都是在紧张性的基础上进行的。

4. 富有伸展性　消化道平滑肌具有较大的伸展性，胃尤其明显。伸展性使消化道能容纳几倍于自己原初体积的食物，而压力不发生明显的改变，具有重要意义。

5. 对温度变化、化学和牵张刺激敏感　消化道平滑肌对电刺激不敏感，但对温度变化、化学和牵张刺激的敏感性较高。如温度升高、微量的乙酰胆碱和牵拉均能引起消化道平滑肌明显收缩；而微量的肾上腺素则使其舒张。

（二）消化道平滑肌的电生理特性

消化道平滑肌也有生物电活动。其生物电活动主要有三种电变化，即静息电位、慢波和动作电位。

1. 静息电位　消化道平滑肌的正常静息电位为 $-50 \sim -60\text{mV}$，其特点是电位较低，不稳定，波动较大。静息电位的产生机制主要是 K^+ 的电化学平衡电位（见第二章）。此外，也与 Na^+、Ca^{2+} 和 Cl^- 的活动有关。

2. 慢波　消化道平滑肌在静息电位的基础上，可自发地周期性地产生去极化和复极化，形成缓慢的节律性电位波动，称为慢波（slow wave）。慢波可决定消化道平滑肌的收缩节律，故又称基本电节律（basic electrical rhythm，BER）。慢波的幅度为 $5 \sim 15\text{mV}$，持续时间为数秒至十几秒。慢波的频率变动在每分钟 $3 \sim 12$ 次，随所在消化道部位的不同而异。胃平滑肌的慢波频率为每分钟 3 次，十二指肠为每分钟 $11 \sim 12$ 次，回肠末端为每分钟 $8 \sim 9$ 次。

目前认为，节律性慢波起源于广泛存在于胃体、胃窦及幽门部的环形肌和纵行肌交界处间质中的 Cajal 细胞（interstitial Cajal cell，ICC）。它能启动节律性电活动，因而被认为是胃肠活动的起搏细胞。实验表明，慢波活动受自主神经的调节，交感神经活动增强时，慢波的幅度减小；副交感神经活动增强时，慢波幅度增加。但在去除平滑肌的神经支配后，慢波依旧存在，提示慢波的产生并不依赖于神经的支配。

3. 动作电位　在慢波的基础上，消化道平滑肌可进一步去极化，当达到阈电位（约 -40mV）水平时，即可爆发动作电位。与慢波相比，动作电位的时程很短，为 $10 \sim 20\text{ms}$，故又称为快波。动作电位常叠加在慢波的峰顶上，幅度为 $60 \sim 70\text{mV}$，可为单个，也可成簇出现。动作电位的升支主要是慢钙通道开放，大量 Ca^{2+} 内流产生的；而降支则主要由 K^+ 通道开放，K^+ 外流所引起。

消化道平滑肌的慢波、动作电位和肌肉收缩三者之间是紧密联系的。在慢波去极化的基础上产生动作电位，由动作电位再引起平滑肌收缩，动作电位频率较高时引起的平滑肌收缩也较强（图 6-1）。慢波虽然不能直接触发平滑肌的收缩，但其是决定消化道平滑肌的收缩频率、传播速度和方向的控制波。

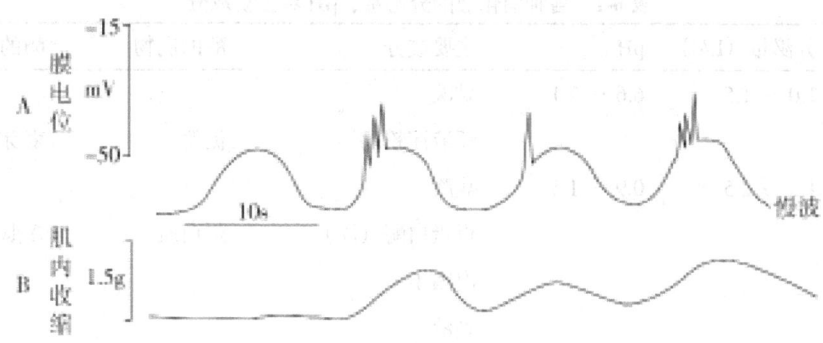

图 6-1 消化道平滑肌的电活动和肌肉收缩示意图
A．细胞内记录的慢波和动作电位　B．同步记录的肌肉收缩曲线

二、消化腺的分泌功能

消化腺包括唾液腺、胰和肝，以及散在分布在消化道黏膜内的许多大小不等的腺体。消化腺分泌多种消化液，包括唾液、胃液、胰液、胆汁、小肠液和大肠液等。成人每日分泌的消化液总量可达 6～8L，主要由水、无机盐和多种有机物组成，其中最重要的是多种消化酶（表 6-1）。消化液的主要功能有：

(1) 稀释并溶解食物，以利于消化和吸收。
(2) 改变消化道内的 pH，为各种消化酶提供适宜的 pH 环境。
(3) 消化液中的消化酶可水解结构复杂的食物成分，使之易于吸收。
(4) 消化液中黏液、抗体和大量液体能保护消化道黏膜，防止机械、化学和生物因素的损伤。

消化腺的分泌过程是腺细胞的主动活动过程。包括从血液中摄取原料，在细胞内合成并浓缩，以酶原颗粒和囊泡等形式储存起来，需要时以出胞的方式排出等复杂的过程。

三、消化道的神经支配及其作用

支配消化道的神经有自主神经系统和位于消化道管壁内的内在神经系统。二者相互协调，共同调节胃肠的功能。

（一）内在神经系统

消化道的内在神经系统分布在食管中段至肛门的消化道管壁内，故也称壁内神经丛。包括两类神经丛，一类是位于纵行肌和环行肌之间的肌间神经丛，另一类是位于黏膜下的黏膜下神经丛。内在神经系统中约有 10^8 个神经元，相当于脊髓内神经元的总数。其中包括感觉神经元、中间神经元和运动神经元。感觉神经元感受消化道内化学、温度和机械等刺激；运动神经元支配消化道平滑肌、腺体和血管的活动。各种神经元之间通过神经纤维形成网络联系，组成一个十分复杂、相对独立而完整的整合系统，因而有"肠脑"之称。

内在神经系统可独立完成局部反射活动，但在正常状况下，其活动往往受外来神经的调节（图 6-2）。内在神经系统将消化道内的各种感受器、效应器、外来神经和壁内神经元紧密地联系在一起，在调节胃肠运动和分泌以及胃肠血流中起重要作用。

（二）自主神经系统

消化道除口腔、咽、食管上端的肌肉和肛门外括约肌受躯体神经支配外，其余均受自主神经（包括交感神经和副交感神经）系统的支配，其中以副交感神经系统的影响较大。

表 6-1　各种消化液的分泌量、pH 和主要成分

消化液	分泌量（L/d）	pH	主要成分	酶的底物	酶的水解产物
唾液	1.0～1.5	6.6～7.1	黏液		
			唾液淀粉酶	淀粉	麦芽糖
胃液	1.5～2.5	0.9～1.5	盐酸		
			胃蛋白酶（原）	蛋白质	多肽
			内因子		
			黏液		
胰液	1.0～2.0	7.8～8.4	HCO_3^-		
			胰蛋白酶（原）	蛋白质	小肽、氨基酸
			糜蛋白酶（原）	蛋白质	小肽、氨基酸
			羧基肽酶（原）	肽	氨基酸
			脂肪酶	三酰甘油	脂肪酸、甘油、一酰甘油
			胆固醇酯酶	胆固醇酯	脂肪酸
			磷脂酶	磷脂	脂肪酸
			胰淀粉酶	淀粉	麦芽糖、寡糖
			核糖核苷酸酶	RNA	单核苷酸
			脱氧核糖核酸酶	DNA	单核苷酸
胆汁	0.8～1.0	6.8～7.4	胆盐		
			胆固醇		
			胆色素		
小肠液	1.0～3.0	7.6	黏液		
			肠激酶	胰蛋白酶原	胰蛋白酶
大肠液	0.5	8.3～8.4	黏液		
			HCO_3^-		

1. **交感神经**　交感神经起源于脊髓胸腰段（胸$_5$～腰$_2$）灰质侧角，节前纤维经腹腔神经节、肠系膜神经节和腹下神经节换元后，发出节后纤维主要终止于壁内神经丛内的胆碱能神经元；少数节后纤维直接支配消化道平滑肌、血管平滑肌和消化道腺细胞。当交感神经兴奋时，节后纤维末梢释放去甲肾上腺素，可引起胃肠运动减弱、腺体分泌抑制和血流量减少，但消化道括约肌（如胆总管括约肌、回盲括约肌和肛门括约肌）则收缩。

2. **副交感神经**　副交感神经包括迷走神经和盆神经。迷走神经起自延髓迷走神经背核，主要支配食管下段、胃、小肠、结肠右 2/3、肝、胆囊和胰腺；盆神经起自脊髓骶段，主要支配远端结肠和直肠。其节前纤维到达胃肠后，与管壁内的神经元形成突触联系，节后纤维支配腺细胞、上皮细胞、血管和平滑肌细胞。副交感神经兴奋时，节后纤维末梢释放乙酰胆碱，引起胃肠运动加强，腺体分泌增多，但消化道括约肌却松弛。

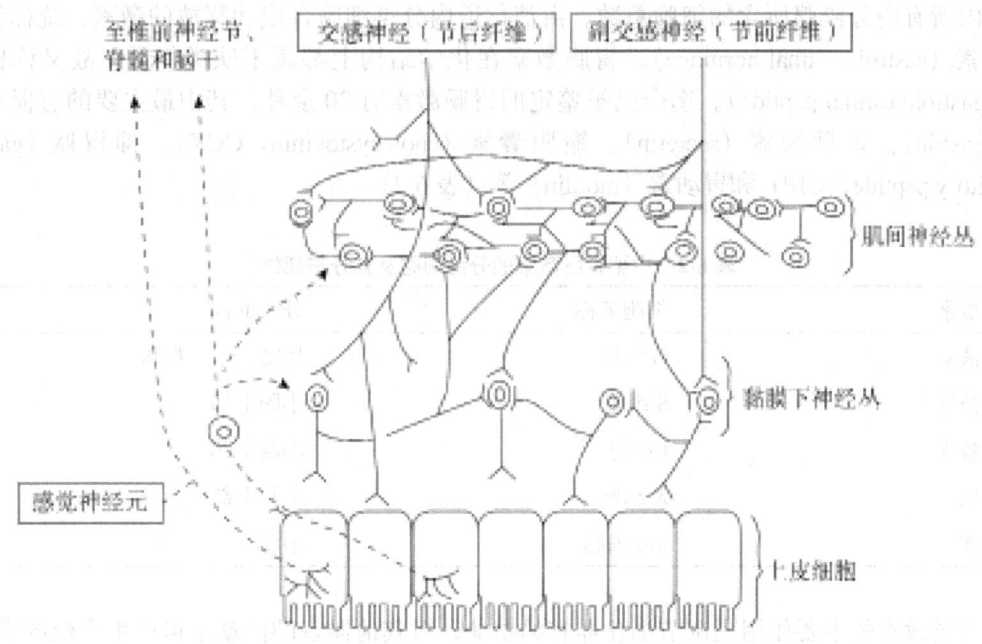

图 6-2 消化道内在神经丛与外来神经关系示意图

交感神经和副交感神经都是混合神经，除上述的传出纤维外，还存在大量的传入纤维。消化道感受器的传入纤维可将各种信息传到壁内神经丛，除引起肠壁的局部反射外，还可通过交感和副交感神经的传入纤维传向中枢，以调节消化系统的活动（图6-3）。

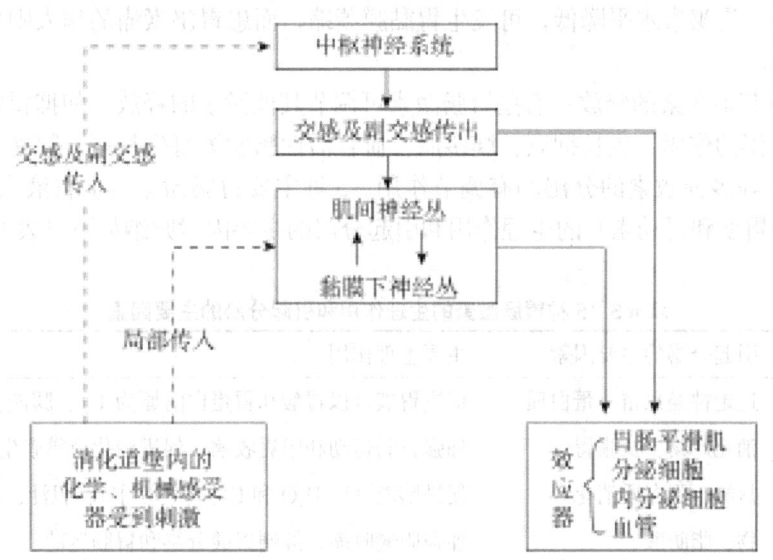

图 6-3 消化系统的神经反射通路

四、消化道的内分泌功能

消化道不仅是消化器官，也是目前已知的体内最大的内分泌器官。消化道内含有多种内分泌细胞，它们散在分布于从胃到大肠的黏膜层内，消化道内所含的内分泌细胞数远大于体内所有内分泌腺所含的细胞总数。由消化道内分泌细胞合成和释放的激素，统称为胃肠激素（gastrointestinal hormone）。胃肠激素在化学结构上都属于肽类物质，故又称胃肠肽（gastrointestinal peptide）。迄今已被鉴定的胃肠激素有30余种，其中最主要的有促胃液素（gastrin）、促胰液素（secretin）、缩胆囊素（cholecystokinin，CCK）、抑胃肽（gastric inhibitory peptide，GIP）和胃动素（motilin）等（表6-2）。

表6-2　主要胃肠激素的分泌细胞及其分布部位

胃肠激素	细胞名称	分布部位
促胃液素	G细胞	胃窦、十二指肠
促胰液素	S细胞	小肠上部
缩胆囊素	I细胞	小肠上部
抑胃肽	K细胞	小肠上部
胃动素	Mo细胞	小肠

胃肠激素的主要作用是调节消化器官的功能，对其他器官的活动也可产生广泛的影响。主要包括3个方面：

（1）调节消化腺的分泌和消化道的运动：如促胃液素能促进胃、肠平滑肌收缩和刺激胃酸、胰酶、胆汁、小肠液等的分泌。

（2）营养作用：某些些胃肠激素具有促进消化道组织代谢和生长的作用，称为营养性作用。如促胃液素能促进胃泌酸部和十二指肠黏膜的蛋白质、DNA和RNA的合成。临床上切除胃窦的患者，胃泌素水平降低，可发生胃黏膜萎缩，而患胃泌素瘤的病人则多伴有胃黏膜的增生、肥厚。

（3）调节其他激素的释放：有些胃肠激素可调节其他激素的释放。如抑胃肽有很强的刺激胰岛素的分泌的作用；生长抑素、胰多肽、血管活性肠肽等对生长素、胰岛素、胰高血糖素和促胃液素等多种激素的分泌均有调节作用。5种主要胃肠激素（促胃液素、促胰液素、缩胆囊素、抑胃肽和胃动素）的生理作用和引起分泌的主要因素归纳如下（表6-3）。

表6-3　5种胃肠激素的生理作用和引起分泌的主要因素

胃肠激素	引起分泌的主要因素	主要生理作用
胃泌素	迷走神经兴奋、蛋白质消化产物、扩张胃	促进胃液（以胃酸和胃蛋白酶原为主）、胰液、胆汁分泌加强胃肠运动和胆囊收缩，促进消化道黏膜生长
促胰液素	盐酸、蛋白质消化产物、脂肪酸	促进胰液（以H_2O和HCO_3^-为主）、胆汁、小肠液的分泌加强胆囊收缩，抑制胃酸分泌和胃肠运动
缩胆囊素	蛋白质消化产物、脂肪酸、盐酸、脂肪	促进胃液、胰液（以消化酶为主）、胆汁、小肠液的分泌，加强胆囊收缩
抑胃肽	葡萄糖、脂肪酸、氨基酸	刺激胰岛素分泌，抑制胃肠运动和胃液的分泌
胃动素	迷走神经、盐酸、脂肪	消化间期刺激胃和小肠的运动

第二节 口腔内消化

消化过程从口腔开始。食物在口腔内经咀嚼而被磨碎，并与唾液充分混合后形成食团而吞咽，同时口腔中的唾液具有一定的化学性消化作用。食物在口腔内停留的时间很短，一般只有 15～20s，却能引起整个消化系统功能状态的改变。

一、咀嚼和吞咽

（一）咀嚼

咀嚼（mastication）是由咀嚼肌群的顺序收缩而完成的复杂的节律性动作，受大脑意识的控制。咀嚼的主要作用是：

（1）将食物切碎、研磨和搅拌，使食物与唾液充分混合形成食团，以利于吞咽。

（2）使食物与唾液淀粉酶充分接触，有助于化学性消化。

（3）加强食物对口腔内各种感受器的刺激，反射性地引起胃肠、胰、肝和胆囊等消化器官的活动增强，为随后的消化做好准备。

（二）吞咽

吞咽（swallowing）是指食团由口腔经咽、食管进入胃的过程，是一种复杂的反射性动作。根据食团在吞咽时所通过的部位不同，可将吞咽动作分为 3 期。

第一期：口腔期，指食团由口腔进入咽。主要通过舌的运动把食团由舌背推向咽部。此期动作是在大脑皮层的控制下进行的，是随意动作。

第二期：咽期，指食团由咽进入食管上端。是由食团对软腭和咽部感受器的刺激所引起的一系列反射动作。当食团刺激软腭部的感受器时，引起一系列反射性的有序收缩，使软腭上举，咽后壁前压，封闭鼻咽通路；声带内收，喉头升高并向前紧贴会厌，封闭咽与气管的通道，呼吸暂停，防止食物进入呼吸道；喉头前移，食管 - 胃括约肌舒张，使咽与食管的通道开放，食团由咽进入食管。

第三期：食管期，指食团从食管上端入胃。当食团通过食管上端括约肌后，该括约肌反射性收缩，食管随即产生由上而下的蠕动，将食团推送入胃。蠕动（peristalsis）是消化道平滑肌共有的一种基本的运动形式，是一种可使消化道内容物向前推进的反射活动。蠕动发生时，在食团上端食管出现收缩波，在食团下端食管出现舒张波，食团因此被推送前进（图 6-4）。

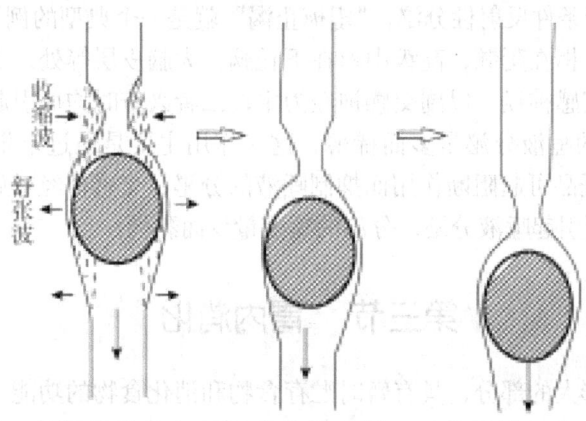

图 6-4　食管蠕动示意图

正常情况下,胃内的食糜和其他内容物不会向食管逆流。研究表明,在食管下端和胃连接处并不存在明显的括约肌,但用测压法可观察到在这一区域有一长 1~3cm 的高压区,其内压比胃内压高出 5~10mmHg,是阻止胃内容物反流入食管的生理性屏障,起到类似括约肌的作用,故称为食管下括约肌(lower esophageal sphincter, LES)。当食物经过食管时,刺激食管壁上的机械感受器,可反射性引起 LES 舒张,以便食团通过;随后 LES 收缩,防止胃内容物的逆流。如果 LES 张力减弱,可造成酸性胃液反流入食管,损伤食管黏膜;反之,LES 若不能弛缓,将导致食管推送食团入胃受阻,引起吞咽困难,临床上称为贲门失迟缓症。

吞咽是由一系列顺序发生的反射性动作而实现的,反射的基本中枢在延髓。在昏迷、深度麻醉和患某些脑神经功能障碍(如偏瘫)的病人,由于吞咽反射障碍,容易造成食物及口腔、上呼吸道分泌物误入气管。

二、唾液及其作用

口腔内有 3 对主要的唾液腺:腮腺、颌下腺和舌下腺,还有众多散在分布的小唾液腺。唾液就是由这些大小腺体所分泌的混合液。

(一)唾液的性质、成分和作用

唾液(saliva)是无色、无味、近于中性(pH6.6~7.1)的低渗液体,比重为 1.002~1.012。正常成人每日分泌量为 1.0~1.5L。唾液中水分约占 99%;有机物主要是唾液淀粉酶(salivary amylase)、溶菌酶、黏蛋白、黏多糖、免疫球蛋白、血型物质和游离氨基酸等;无机物有 Na^+、K^+、Ca^{2+}、Cl^-、HCO_3^- 和一些气体分子等。

唾液的主要作用:①湿润口腔,以利于吞咽和说话;②溶解食物,引起味觉;③清洁和保护口腔,冲洗和清除食物残渣,减少细菌繁殖,溶菌酶和免疫球蛋白有杀灭细菌和病毒的作用;④消化作用,唾液淀粉酶可把食物中的淀粉分解为麦芽糖;⑤排泄功能,进入体内的某些异物可随唾液排出,如铅和汞等,有些毒性很强的微生物(如狂犬病病毒)也可从唾液中排出。

(二)唾液分泌的调节

唾液分泌的调节完全是神经调节,包括非条件反射和条件反射。在安静情况下,唾液腺分泌少量唾液,称为基础分泌。进食时,食物对口腔黏膜的机械性、化学性和温热性刺激所引起唾液分泌属于非条件反射性分泌;食物的形状、颜色、气味、进食环境和语言文字描述引起的唾液分泌则属于条件反射性分泌,"望梅止渴"就是一个典型的例子。

唾液分泌的初级中枢在延髓,高级中枢在下丘脑、大脑皮层等处。支配唾液腺的传出神经包括副交感神经和交感神经,以副交感神经为主,二者兴奋时均可引起唾液分泌增加。副交感神经兴奋时引起的唾液分泌量多而稀薄,这一作用主要是通过末梢释放乙酰胆碱实现的,M 受体拮抗剂阿托品可起阻断作用而抑制唾液的分泌;交感神经节后纤维末梢释放去甲肾上腺素,兴奋时也可引起唾液分泌,分泌的唾液量少而黏稠。

第三节 胃内消化

胃是消化道中最膨大的部分,具有暂时贮存食物和消化食物的功能。一般成人胃容量为 1~2L。食物入胃后,通过胃运动的机械性消化和胃液的化学性消化,形成食糜(chyme)。食糜随后逐次、少量、间歇地通过幽门被排入十二指肠。

案例 6-1

患者，男，65岁，退休工人。反复上腹部胀痛不适5年，持续性上腹痛半月入院。进食后腹胀，消瘦、乏力明显，大便潜血实验阳性，胃镜检查见胃窦小弯侧有2×2.5cm溃疡，边缘隆起，质脆，易出血，活检病理检查结果为胃溃疡恶变，行胃大部切除术。

思考：
1. 胃大部切除可能造成哪些消化系统问题？为什么？
2. 胃大部切除后应注意预防哪类贫血的发生？为什么？

一、胃的运动

（一）胃的运动形式

1. **容受性舒张** 进食时，食物刺激口腔、咽和食管等处的感受器，反射性引起胃底和胃体的平滑肌舒张，称为容受性舒张（receptive relaxation），是胃特有的运动形式。容受性舒张可使胃的容积明显增大。正常成人空腹时胃的容量约为50ml，进食后可达的1～2L。其生理意义是使胃适应大量食物的暂时贮存，而胃内压力基本保持不变，从而防止食糜过早、过快地排入十二指肠，有利于食物在胃内的充分消化。胃的容受性舒张是通过迷走-迷走反射实现的，切断迷走神经后该反射不再出现。其中的迷走传出纤维是抑制性的，释放的递质可能是VIP或NO。

2. **紧张性收缩** 胃平滑肌经常处于一定程度的微弱而持续的收缩状态，称为紧张性收缩（tonic contraction）。紧张性收缩是消化道平滑肌共有的运动形式。其生理意义是：①使胃保持一定的形状和位置；②有助于胃液渗入食糜内部，促进化学性消化；③协助推动食糜移向十二指肠。如胃的紧张性过低，易导致胃下垂和胃扩张。

3. **蠕动** 胃的蠕动是一种起始于胃的中部并向幽门方向推进的波形运动。空腹时基本见不到胃蠕动，食物入胃后约5min，胃即开始蠕动。蠕动波起自胃体的中部，逐步地向幽门方向推进。胃的蠕动频率约每分钟3次，每个蠕动波约需1min到达幽门，通常是"一波未平，一波又起"（图6-5）。

蠕动波开始时较弱，在传播途中逐渐加强，在接近幽门时明显增强，每次可将1～2ml食糜推入十二指肠。并不是每个蠕动波都能到达幽门，有的蠕动波到达胃窦部时即已消失。

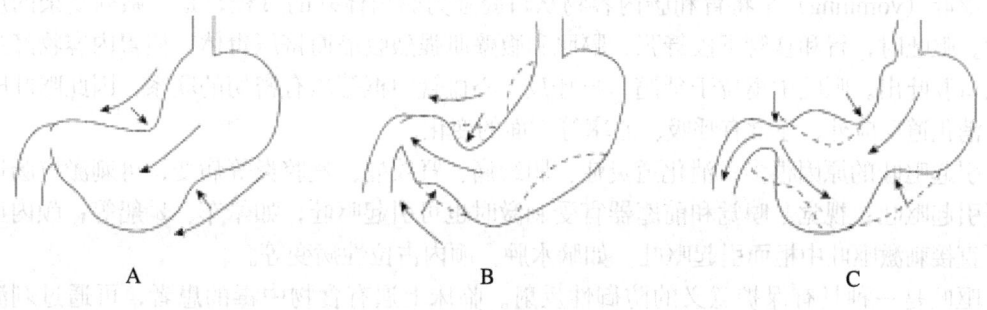

图6-5　胃的蠕动示意图

A：胃的蠕动始于胃的中部，向幽门方向推进　B：将食糜推入十二指肠　C：部分食糜被反向推回胃窦和胃体当蠕动波先于胃内容物到达胃窦末端时，由于该部位的有力收缩，可将部分食糜反向推回到近侧胃窦或胃体，经多次往返，食糜和消化液得以充分混合和反复研磨。胃蠕动的生理意义是：①搅拌和磨碎食物，使食物和胃液充分混合，形成食糜，以利于化学性消化；②将食糜以一定速度由胃排入十二指肠。

（二）胃的排空及其影响因素

1. 胃排空的过程　胃的排空（gastric emptying）是指食糜由胃排入十二指肠的过程。一般食物入胃后 5min 即有部分食糜被排入十二指肠。食糜的物理性状和化学组成不同，胃排空的速度也不同。一般来说，稀的流体食物比稠的固体食物排空快；碎小的颗粒食物比大块的食物排空快；等渗溶液比高渗溶液排空快。在 3 种主要营养物质中，糖类排空最快，蛋白质次之，脂肪最慢。混合性食物由胃完全排空通常需要 4～6h。

胃的运动加强时，胃内压升高是胃排空的动力，而幽门和十二指肠的收缩则是胃排空的阻力。当胃内压超过十二指肠内压，并足以克服幽门部的阻力时，胃的排空才能进行。因此，凡是能增强胃运动的因素都能促进胃的排空；反之，则延缓胃的排空。

2. 胃排空的影响因素

（1）胃内促进胃排空的因素：①胃排空的速度与胃内食物量有关，食物量越大，对胃壁的扩张刺激就越强，通过壁内神经丛反射和迷走-迷走反射，可使胃的运动加强，从而促进排空；②食物的机械扩张刺激和化学刺激可引起胃窦部 G 细胞分泌胃泌素，胃泌素可促进胃的收缩，使胃的运动加强，促进排空。

（2）十二指肠内抑制胃排空的因素：①肠-胃反射：食糜中的酸、脂肪、高渗以及扩张刺激，可兴奋十二指肠壁上的化学、渗透压和机械感受器，反射性地抑制胃的运动，使胃排空减慢，称为肠-胃反射。肠-胃反射对酸的刺激特别敏感，当十二指肠内 pH 降到 3.5～4.0 时，反射即可发生，从而延缓酸性食糜进入十二指肠。②胃肠激素：食糜中的酸和脂肪，还可刺激十二指肠黏膜释放促胰液素、缩胆囊素、抑胃肽等，这些激素均可抑制胃的运动，延缓胃的排空。这些激素统称为肠抑胃素。

胃内因素与十二指肠因素是互相配合、共同作用的。食物刚入胃时，胃内食物较多，肠内食物较少，此时排空速度较快；随着食糜进入十二指肠，抑制胃运动的因素逐渐占优势，胃的排空减慢，当进入十二指肠的酸性食糜被中和，消化产物被吸收，对胃运动的抑制逐渐消失，胃运动又加强，再推送少量食糜进入十二指肠。如此反复，直至食糜全部从胃排入十二指肠为止。因此，胃排空是间断进行的，并与十二指肠的消化和吸收相适应。

（三）呕吐

呕吐（vomiting）是将胃和肠内容物从口腔强力驱出体外的过程，是一系列复杂的反射活动。呕吐时，胃和食管下段舒张，膈肌和腹壁肌强烈收缩而挤压胃体，使胃内容物经过食管从口腔吐出。呕吐中枢位于延髓，与呼吸、心血管中枢等均有密切的联系，因此呕吐时除了有消化道反应外，还常有呼吸、心率等方面的变化。

引起呕吐的原因很多。消化道炎症、胆绞痛、肾绞痛、盆腔炎等病变，可刺激胃肠道感受器引起呕吐；视觉、嗅觉和前庭器官受刺激时也可引起呕吐，如晕车、晕船等；颅内压增高可直接刺激呕吐中枢而引起呕吐，如脑水肿、颅内占位性病变等。

呕吐是一种具有保护意义的防御性反射。临床上遇有食物中毒的患者，可通过刺激舌根、咽部或使用药物催吐，使有毒物质在未被吸收前排出体外。但剧烈频繁的呕吐将会影响进食和正常的消化活动，使大量消化液丢失，导致水、电解质和酸碱平衡失调。

二、胃液及其分泌

胃黏膜内有三种外分泌腺，即贲门腺、胃底腺和幽门腺。胃液是这三种外分泌腺细胞分泌的混合液。

（一）胃液的性质、成分和作用

纯净的胃液是无色的酸性液体，pH为0.9～1.5。正常成年人每日分泌量为1.5～2.5L。胃液中除含大量水外，主要成分有盐酸、胃蛋白酶原、内因子、黏液和碳酸氢盐等。

1. **盐酸** 盐酸又称胃酸，由胃底腺中的壁细胞所分泌。正常人空腹时，盐酸排出量为0～5mmol/h，称为基础酸排出量。在食物和某些药物的刺激下，盐酸的排出量明显增加，最高可达20～25mmol/h。盐酸排出量主要取决于壁细胞的数目和功能状态，男性略高于女性，50岁后有所降低。

（1）盐酸的分泌机制：胃液中的H^+浓度可高达150mmol/L，比血浆约高300万倍。胃液中的H^+是壁细胞逆着浓度梯度主动分泌的，因此需要消耗能量。现已证明，H^+的主动分泌与壁细胞顶膜上的质子泵（proton pump）的作用有关。

质子泵位于壁细胞顶端膜内陷形成的分泌小管膜上，具有ATP酶的活性。每分解1分子ATP，可分泌1个H^+进入分泌小管腔内，同时换回1个K^+，因此质子泵是一种H^+，K^+ATP酶。分泌过程（图6-6）主要包括：①壁细胞分泌的H^+是由H_2O解离生成的。H^+在质子泵的作用下，主动分泌到分泌小管腔内，并从管腔中换回1个K^+。同时，顶端膜上的K^+、Cl^-通道也同时开放，进入壁细胞内的K^+经通道又回到管腔内，细胞内的Cl^-也由通道分泌至管腔内，与H^+形成HCl；②H^+被泵出后，留在管腔内的OH^-和CO_2在碳酸酐酶的作用下形成HCO_3^-。随着H^+的分泌，胞质中的HCO_3^-增多，HCO_3^-通过壁细胞基底侧膜上的$Cl^--HCO_3^-$逆向转运体，与Cl^-交换而大量进入血液。因此，餐后大量胃酸分泌的同时，血和尿中的pH往往升高，从而形成"餐后碱潮"。Cl^-则经顶端膜上的Cl^-通道进入分泌小管腔内，与H^+形成HCl。壁细胞上的质子泵可被奥美拉唑（omeprazole）所阻断，该药已在临床上被用于有效抑制胃酸分泌。

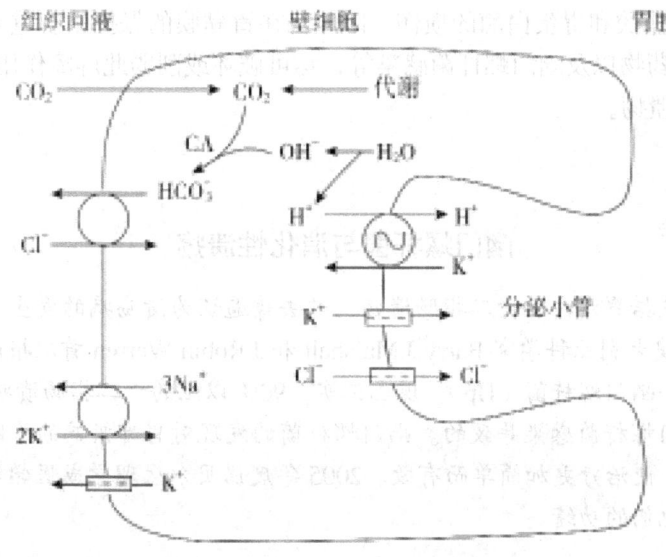

图6-6 壁细胞分泌盐酸示意图

(2) 盐酸的生理作用：①激活胃蛋白酶原，使之转变为有活性的胃蛋白酶，并为其发挥作用提供合适的酸性环境；②使食物中的蛋白质变性而易于被消化；③杀灭随食物进入胃内的细菌；④盐酸进入十二指肠后，可促进胰液、胆汁和小肠液的分泌；⑤促进小肠内铁和钙的吸收。

盐酸对人体的消化功能十分重要。盐酸分泌过少时，可引起腹胀、腹泻等消化不良症状；但盐酸分泌过多，对胃和十二指肠黏膜有侵蚀作用，使黏膜受损，是诱发胃和十二指肠溃疡的原因之一。

2. 胃蛋白酶原　胃蛋白酶原主要由泌酸腺的主细胞合成和分泌，并以无活性的酶原形式储存在细胞内。胃蛋白酶原进入胃腔后，在盐酸的作用下，被激活为有活性的胃蛋白酶。已激活的胃蛋白酶对胃蛋白酶原也有激活作用。胃蛋白酶的功能是水解蛋白质，生成䏡和胨，以及少量的多肽和氨基酸。胃蛋白酶只在较强的酸性环境中才能发挥作用，其最适pH为2～3.5，当pH＞5.0时便失活。

3. 内因子　内因子（intrinsic factor）是壁细胞分泌的一种糖蛋白。有两个活性部位，一个与维生素B_{12}结合，形成内因子-维生素B_{12}复合物，保护维生素B_{12}免遭肠内水解酶的破坏，另一部位与远侧回肠黏膜上的受体结合，促进维生素B_{12}的吸收。如果内因子分泌不足，将引起维生素B_{12}吸收障碍，影响红细胞生成而出现巨幼红细胞性贫血。

4. 黏液和碳酸氢盐　黏液由胃底腺、贲门腺、幽门腺和胃黏膜表面上皮细胞共同分泌，主要成分是糖蛋白。黏液在胃黏膜表面形成厚约0.5mm的凝胶保护层，为胃黏膜上皮厚度的10～20倍，主要作用是：①润滑和保护作用，使胃黏膜免受坚硬食物的机械性损伤；②黏液具有较高的黏滞性，能减慢H^+在黏液层中的扩散速度。

黏液还能与胃黏膜上皮细胞分泌的HCO_3^-一起，共同构成一个厚0.5～1.0mm的抗胃黏膜损伤的屏障，称为黏液-碳酸氢盐屏障（图6-7）。当胃腔中的H^+向胃黏膜扩散时，与上皮细胞分泌的HCO_3^-在黏液层中相遇而发生中和，使胃黏液层内形成一个pH梯度，即靠近胃腔面的一侧呈酸性，pH2.0左右；而靠近胃上皮细胞的一侧呈中性，pH约为7.0。黏液-碳酸氢盐屏障能避免H^+对胃黏膜的直接侵蚀，同时也使胃蛋白酶原在上皮细胞侧不能被激活，从而防止盐酸和胃蛋白酶的损伤，因此，在胃黏膜的保护中有重要的作用。乙醇、胆盐、阿司匹林类药物以及幽门螺杆菌感染等，均可破坏或削弱此屏障作用，造成胃黏膜损伤，引起胃炎或胃溃疡。

知识链接

幽门螺杆菌与消化性溃疡

消化性溃疡包括胃溃疡和十二指肠溃疡，过去普遍认为溃疡病的发生与胃酸分泌过多有关。1983年，澳大利亚科学家Barry J.Marshall和J.Robin Warren首次报道了导致胃炎和胃溃疡的细菌——幽门螺杆菌（Hp）。现已证实，90%以上的十二指肠溃疡和80%以上的胃溃疡都是由幽门螺杆菌感染导致的。幽门螺杆菌的发现对胃部疾病的诊断和治疗是一场里程碑式的革命，使治疗更加简单而有效。2005年度诺贝尔生理学或医学奖授予了这两位科学家，以表彰他们的功绩。

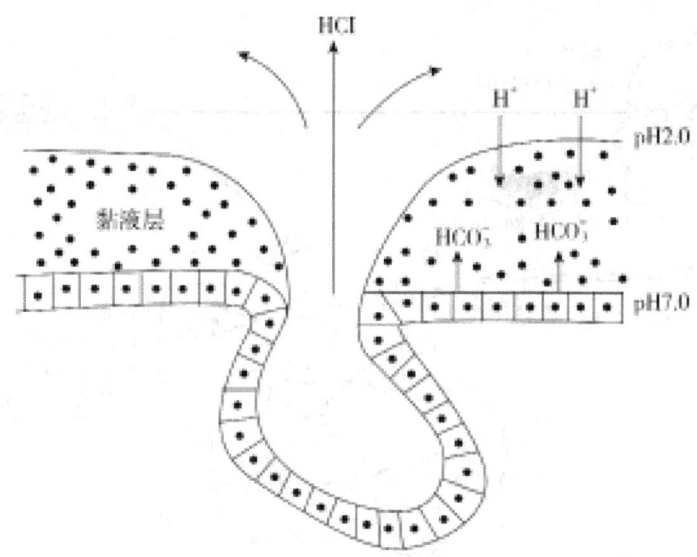

图 6-7 胃黏液 - 碳酸氢盐屏障示意图

（二）胃液分泌的调节

空腹时，胃液分泌量很少，称为基础胃液分泌或非消化期胃液分泌。进食后，在神经和体液因素的调节下，胃液大量分泌，称为消化期胃液分泌。

1. 消化期胃液分泌的调节　一般按照感受食物刺激的部位不同，将胃液分泌人为地分为头期、胃期和肠期三个时期。实际上，这三个时期几乎是同时开始、互相重叠的。

（1）头期胃液分泌：指食物入胃前，刺激头部的感受器（眼、耳、鼻、口腔、咽、食管等）而引起的胃液分泌。包括条件反射和非条件反射性分泌。由食物的形象、颜色、气味、声音等刺激眼、耳、鼻等感觉器官而引起的是条件反射性分泌；食物入口后，刺激口腔和咽等处的化学和机械感受器而引起的是非条件反射性分泌。反射中枢包括延髓、下丘脑、边缘叶和大脑皮层等。反射的共同传出途径是迷走神经。迷走神经兴奋时，可直接作用于胃腺细胞，通过释放乙酰胆碱，引起胃液分泌；还可刺激胃黏膜的 G 细胞，使其分泌促胃液素而间接刺激胃液的分泌（图 6-8）。当切断迷走神经后，可完全消除头期胃液分泌。因此，头期主要接受神经调节。

头期胃液分泌的特点是：分泌量大，占整个消化期胃液总分泌量的 30%，酸度和胃蛋白酶原的含量都很高，消化力强。

（2）胃期胃液分泌：是指食物进入胃后继续引起的胃液分泌。引起胃期胃液分泌的机制主要是：①食物的机械性扩张刺激胃体和胃底部的感受器，通过迷走 - 迷走神经反射和壁内神经丛反射，引起胃液分泌；②食物的扩张可刺激幽门部感受器，通过壁内神经丛作用于黏膜 G 细胞，引起促胃液素释放，进而引起胃液分泌；③食物的化学成分可直接作用于 G 细胞，引起促胃液素释放而引起胃液分泌（图 6-8）。

胃期胃液分泌的特点是：分泌量大，占总分泌量的 60%，胃液的酸度也很高，但胃蛋白酶原的含量比头期少，故消化力比头期弱。

（3）肠期胃液分泌：是指食物进入十二指肠后继续引起的胃液分泌。肠期胃液分泌的机制是通过食物的机械扩张和消化产物的化学性刺激，使十二指肠黏膜的 G 细胞释放胃泌素，从而引起胃液分泌（图 6-8）。肠期胃液分泌以体液调节为主。

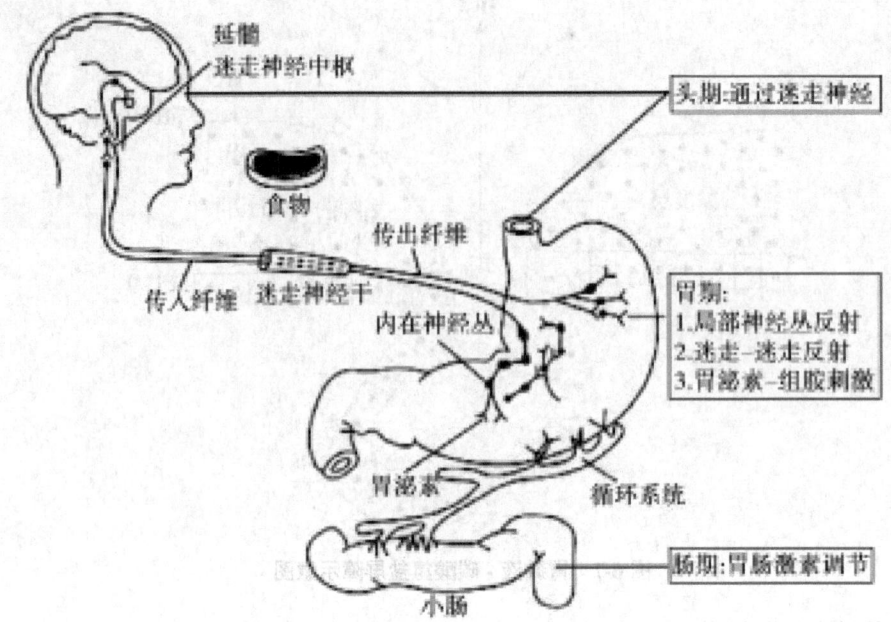

图 6-8 消化期胃液分泌的时相及其调节

肠期胃液分泌的特点是：分泌量少，占总分泌量的10%，酸度和胃蛋白酶原的含量都较低。

2. 刺激胃液分泌的内源性物质

（1）乙酰胆碱：支配胃的大部分迷走神经末梢释放乙酰胆碱（ACh），ACh可直接作用于壁细胞上的胆碱能M受体，引起胃酸分泌；此外，ACh还可引起组胺的分泌，组胺与壁细胞上的H_2受体结合后，也可促进胃酸的分泌。

（2）促胃液素：促胃液素是由胃窦和十二指肠黏膜G细胞分泌的一种肽类激素，可作用于胃黏膜壁细胞上的特异性受体，引起胃酸分泌增加。

（3）组胺：组胺（histamine）是由胃泌酸区黏膜内的肠嗜铬样细胞（ECL）分泌的，可作用于临近壁细胞上的H_2受体，具有很强的刺激胃酸分泌的作用。ECL细胞膜上含有胆碱能受体和促胃液素受体，ACh和促胃液素可刺激相应受体而使ECL细胞释放组胺，促进壁细胞分泌盐酸，同时还可提高壁细胞对ACh和促胃液素的敏感性。H_2受体阻断剂甲氰咪胍（cimetidine）不仅可阻断壁细胞对组胺的反应，还能降低壁细胞对促胃液素和ACh的敏感性，使胃酸分泌减少。因此，临床上甲氰咪胍用于消化性溃疡的治疗。

3. 抑制胃液分泌的因素 在消化期，胃液分泌是兴奋性和抑制性因素共同作用的结果。抑制胃液分泌的因素除精神、情绪因素外，主要有盐酸、脂肪和高张溶液。

（1）盐酸：当胃内的pH降到1.2～1.5或十二指肠内pH＜2.5时，可使胃腺分泌受到抑制。其可能机制有：①直接抑制G细胞释放促胰液素；②刺激胃黏膜D细胞释放生长抑素，间接抑制G细胞分泌促胰液素；③刺激十二指肠黏膜释放促胰液素，促胰液素可明显抑制胃酸的分泌。

（2）脂肪：脂肪及其消化产物具有抑制胃液分泌的作用，其作用发生在进入十二指肠后，而不是在胃内。

（3）高张溶液：十二指肠内的高张溶液是抑制胃液分泌的另一重要因素。其机制可能是激活小肠内的渗透压感受器，通过肠-胃反射或刺激小肠黏膜释放多种激素而抑制胃液的分泌。

案例 6-1 解析

1. 胃液中的盐酸可使食物中的蛋白质变性而易于分解，同时激活胃蛋白酶原，使之转变为有活性的胃蛋白酶，并为其提供合适的酸性环境，盐酸进入小肠后，还可间接引起胰液、胆汁和小肠液的分泌；胃液中的胃蛋白酶原可激活为有活性的胃蛋白酶，激活的胃蛋白酶可水解蛋白质，生成䏡、胨和少量多肽及氨基酸。胃大部切除后，盐酸和胃蛋白酶原等分泌减少，可导致消化吸收障碍，引起腹胀、腹泻等消化不良症状。

2. ①巨幼红细胞性贫血：胃液中的主要成分有内因子，内因子可与维生素 B_{12} 结合，形成内因子-维生素 B_{12} 复合物，保护维生素 B_{12} 不被小肠内水解酶破坏，还可促进维生素 B_{12} 的吸收。如内因子分泌不足，将引起维生素 B_{12} 吸收障碍，影响红细胞生成而出现巨幼红细胞性贫血。②缺铁性贫血：胃酸可使铁溶解并使之维持在可被吸收的离子状态，也能促进铁的吸收，胃大部切除的患者，由于铁吸收减少可导致缺铁性贫血。

第四节 小肠内消化

小肠是食物消化和吸收最重要的部位，小肠内消化也是整个消化过程中最重要的阶段。在小肠内，食物受到小肠运动的机械性消化和胰液、胆汁、小肠液的化学性消化。在这里，食物的消化基本完成，经消化后的营养物质也主要在这里被吸收，剩余的食物残渣则进入大肠。一般混合性食物在小肠内的停留时间为 3～8 小时。

一、小肠的运动

（一）小肠的运动形式

1. 紧张性收缩　紧张性收缩是小肠其他运动形式有效进行的基础。空腹时也存在，进食后显著加强。紧张性收缩使小肠平滑肌保持一定的紧张度，维持一定的形状和压力，有利于肠内容物的混合，使食糜和肠黏膜密切接触，有利于吸收的进行。

2. 分节运动　分节运动（segmental motility）是一种以小肠壁环行肌的收缩和舒张为主的节律性活动。表现为在食糜所在的一段肠管上，环行肌在许多不同部位同时收缩，把食糜分割成许多节段；随后，原收缩处舒张，而原舒张处收缩，将食糜原来的节段分成两半，而相邻的两半则合成一个新的节段（图 6-9）。如此反复进行，使食糜不断分开又不断混合。分节运动在空腹时几乎不存在，进食后逐渐加强。

分节运动的意义在于：①使食糜与消化液充分混合，有利于化学性消化；②使食糜与小肠壁紧密接触，有利于营养物质的吸收；③挤压肠壁，促进血液和淋巴液的回流，有利于吸收；④对食糜也有较弱的推进作用。分节运动是小肠特有的运动形式。

3. 蠕动　小肠的蠕动可发生于小肠的任何部位，近端的蠕动速度大于远端。小肠的蠕动很弱，速度为 0.5～2.0cm/s，每个蠕动仅把食糜推进数厘米后即消失。蠕动的生理意义在于把经过分节运动的食糜向前推进，到达一个新肠段后再开始分节运动。

在小肠常可见到一种速度很快（2.0～25.0cm/s）、传播距离较远的蠕动，称为蠕动冲。它可将食糜由小肠始端一直推送到末端或直达结肠。蠕动冲可由进食时的吞咽动作或食糜刺激十二指肠而引起。

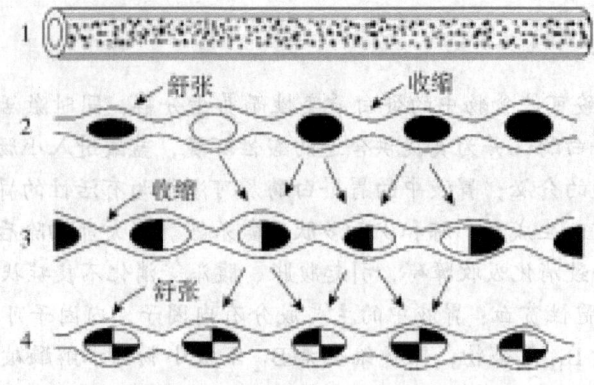

图6-9 小肠的分节运动示意图

（二）回盲括约肌的作用

回肠末端与盲肠交界处的环行肌明显增厚，起着括约肌的作用，称为回盲括约肌。回盲括约肌在平时处于轻度的持续收缩状态，可防止回肠内容物向结肠排放。当蠕动波到达回肠末端时，回盲括约肌舒张，食糜由回肠进入盲肠。回盲括约肌的主要作用是：①防止回肠内容物过快、过早地进入大肠，使食糜在小肠内充分的消化与吸收；②具有活瓣样作用，可防止盲肠内容物倒流入回肠。

（三）小肠运动的调节

1．**内在神经丛的作用**　食糜对小肠的机械和化学刺激，均可通过内在神经丛反射使小肠蠕动加强。

2．**自主神经调节**　副交感神经可加强小肠的运动，而交感神经则抑制小肠的运动。它们的作用一般通过内在神经丛而实现。

3．**体液调节**　胃肠激素在调节小肠运动中起重要作用。促胃液素、缩胆囊素等能促进小肠运动；而促胰液素、生长抑素等则可抑制小肠的运动。

二、胰液的分泌

胰液由胰腺的腺泡细胞和小导管上皮细胞所分泌，具有很强的消化力，是人体内最重要的消化液。

（一）胰液的性质、成分和作用

胰液是无色、无味的碱性液体，pH为7.8~8.4，渗透压与血浆相等。成人每日分泌胰液1~2L。胰液的成分包括水、无机物和有机物。

1．**胰液的无机成分和作用**　胰液的无机成分中，量最大的是水，占97.6%。无机物中最主要的是碳酸氢盐，碳酸氢盐的主要作用是：①中和进入十二指肠的胃酸，保护肠黏膜免受强酸的侵蚀；②为小肠中多种消化酶发挥作用提供适宜的pH环境。

2．**胰液中的有机成分和作用**　胰液中的有机物主要是胰腺细胞分泌的多种消化酶。

（1）糖类水解酶：胰淀粉酶不需要激活就具有活性，最适合pH为6.7~7.0。可将淀粉、糖类及大多数其他碳水化合物水解为糊精、麦芽糖和麦芽寡糖。胰淀粉酶的效率很高，在小肠内，与淀粉接触10min左右就能将其全部水解。

（2）蛋白质类水解酶：主要有胰蛋白酶、糜蛋白酶、羧基肽酶，其中以胰蛋白酶的含量最多，它们均以无活性的酶原存在。小肠液中的肠激酶可将无活性的胰蛋白酶原激活为有活性的胰蛋白酶。胰蛋白酶可激活胰蛋白酶原（自我激活），还可激活糜蛋白酶原和羧基肽酶原，使它们转化为有活性的酶。胰蛋白酶和糜蛋白酶的作用相似，都能将蛋白质分解为胨和脒，当它们协调作用于蛋白质时，可使蛋白质进一步分解为小分子的多肽和氨基酸，多肽在羧基肽酶的作用下可被进一步分解为氨基酸。胰液中还有 RNA 酶、DNA 酶等核酸水解酶，也以酶原的形式存在，可被胰蛋白酶激活，能把相应的核酸水解为单核苷酸。

（3）脂肪水解酶　胰脂肪酶是消化脂肪的主要酶，其适宜 pH 为 7.5～8.5，可分解三酰甘油（甘油三酯）为一酰甘油（甘油一酯）、甘油和脂肪酸。胰脂肪酶只有在胰液分泌的另一种酶，即辅脂酶存在的条件下才能发挥作用，辅脂酶对胆盐微胶粒有较高的亲和力，使胰脂肪酶、辅脂酶和胆盐形成复合物，有助于胰脂肪酶锚定于脂滴表面，防止胆盐将其从脂肪表面清除。此外，胰液中还有一定量的胆固醇水解酶和磷脂酶 A_2，分别水解胆固醇酯和磷脂。

从上可见，胰液中含有水解三种主要营养物质的消化酶，是所有消化液中消化力最强和最重要的。如果胰液分泌障碍，即使其他消化腺的分泌都正常，也会引起蛋白质和脂肪的消化和吸收障碍，造成营养不良。同时，脂肪吸收障碍使脂溶性维生素 A、D、E、K 等吸收也受到影响，但对碳水化合物的消化和吸收的影响不大。

正常情况下，胰液中的蛋白水解酶并不消化胰腺本身，这是因为它们是以无活性的酶原形式分泌的。同时，胰腺细胞还能分泌少量胰蛋白酶抑制物，能与胰蛋白酶和糜蛋白酶结合而使二者失活，从而防止胰腺自身被消化。当胰腺导管梗阻、痉挛或饮食不当引起胰液大量分泌时，胰管内压力升高可导致胰小管和胰腺腺泡破裂，胰蛋白酶原渗入胰腺间质而被组织激活，出现胰腺组织的自身消化而引发急性胰腺炎。

（二）胰液分泌的调节

非消化期胰液分泌很少，进食后可引起胰液分泌增加，食物是刺激胰液分泌的自然因素。胰液分泌的调节也可分为头期、胃期和肠期，头期主要是神经调节，胃期和肠期以体液调节为主。

1. 头期胰液分泌　食物的色、香、味以及食物对口咽感受器的刺激，都可通过神经反射引起胰液分泌增加。反射的传出神经是迷走神经，释放的递质为 ACh，可直接作用于胰腺的腺泡细胞，引起胰液分泌；也可通过刺激促胃液素释放，间接引起胰液分泌增加。头期胰液分泌量约占消化期总分泌量的 20%，特点是水和碳酸氢盐含量较少，而酶的含量很丰富。

2. 胃期胰液分泌　食物扩张胃，通过迷走-迷走反射可引起少量胰液分泌；同时，机械扩张和蛋白质的消化产物也可刺激促胃液素的释放，间接促进胰液分泌。此期胰液含酶量多但分泌的量很少，只占总分泌量的 5%～10%。

3. 肠期胰液分泌　肠期是消化期胰液分泌的最重要时期，胰液分泌量占总分泌量的 70%，碳酸氢盐和酶的含量也很高。进入十二指肠的各种食糜成分，特别是蛋白质、脂肪的水解产物，可通过体液调节引起胰液大量分泌。参与此期调节的主要体液因素是促胰液素和缩胆囊素。

（1）促胰液素：由小肠上段黏膜内的 S 细胞分泌，盐酸是引起促胰液素释放的最强刺激因素，其次是蛋白质消化产物和脂肪酸，糖类则无刺激作用。促胰液素主要作用于胰腺小导管上皮细胞，促进水和碳酸氢盐的大量分泌，但酶的含量不高。

（2）缩胆囊素（CCK）：又称促胰酶素，由小肠黏膜 I 细胞分泌。引起 CCK 分泌的刺激因素按强弱顺序依次为：蛋白质消化产物、脂肪酸、盐酸和脂肪，而糖类无刺激作用。CCK 的主要作用是：①促进胰腺腺泡细胞分泌多种消化酶；②促进胆囊平滑肌强烈收缩，使胆囊胆汁排出；③对胰腺组织有营养作用。CCK 与促胰液素共同作用于胰腺，具有协同作用，可相互加强。

三、胆汁的分泌和排出

胆汁由肝细胞生成，经胆总管排入十二指肠，或由肝管转入胆囊管而储存于胆囊中。在消化期，胆汁可直接从肝和胆囊排入十二指肠。

（一）胆汁的性质和成分

胆汁是一种具有苦味的有色液体，肝胆汁呈金黄色或橘黄色，pH 约为 7.4；胆囊胆汁因被浓缩而颜色变深，呈深绿色，pH 约为 6.8。成人每日分泌胆汁 0.8～1L，胆囊能储存 40～70ml 胆汁。胆汁除含水和无机成分外，有机成分有胆盐、胆色素、胆固醇、脂肪酸、卵磷脂和黏蛋白。胆汁中不含消化酶，胆盐是胆汁中参与消化、吸收的主要成分。胆盐是胆汁酸与甘氨酸或胆汁酸与牛磺酸所形成的钠盐或钾盐。胆汁中的胆盐、胆固醇和卵磷脂的适当比例是维持胆固醇呈溶解状态的必要条件，当胆固醇分泌过多，或胆盐、卵磷脂分泌减少时，胆固醇就容易沉积而形成胆结石。

（二）胆汁的作用

胆汁中不含消化酶，但对脂肪的消化和吸收具有重要意义。胆汁在消化中的作用主要由胆盐来承担。

1. 乳化脂肪　胆汁中的胆盐、胆固醇和卵磷脂可作为乳化剂，降低脂肪的表面张力，使脂肪乳化成微滴，从而增加胰脂肪酶的作用面积，促进脂肪的消化。

2. 促进脂肪的吸收　胆盐能与脂肪酸、甘油一酯、胆固醇等形成水溶性的混合微胶粒，将这些不溶于水的脂肪分解产物运送到小肠黏膜表面，从而促进脂肪的吸收。

3. 促进脂溶性维生素的吸收　胆汁通过促进脂肪的吸收，对脂溶性维生素 A、D、E、K 的吸收也有促进作用。

4. 利胆作用　胆盐随胆汁排入小肠后，95% 在回肠末端被吸收入血，经门静脉回到肝内再合成胆汁，而后又被排入肠中，这个过程称为胆盐的肠－肝循环。通过肠－肝循环而被重吸收的胆盐，可刺激肝细胞合成和分泌胆汁，这种作用称为胆盐的利胆作用。胆盐的肠－肝循环在每次进食后进行 2～3 次。

胆结石阻塞或肿瘤压迫胆管，可引起胆汁排放困难，从而影响脂肪的消化和吸收，同时由于胆管内压升高，一部分胆汁可进入血液而发生黄疸。

知识链接

脂肪食物在进食或直接刺激胃和小肠时，均可通过神经和体液因素使肝胆汁的分泌增加、胆囊强烈收缩，促使胆汁大量排出。胆囊炎或胆结石的患者，因胆囊存在炎症等病理改变，一方面使胆汁的正常排放受到影响，同时也使胆囊对疼痛刺激的敏感性增加，如大量进食油腻性的食物，不但不能很好的消化吸收，而且易于诱发胆绞痛的发作，使病情加重。因此，这两种病人应忌食油腻食物。

（三）胆汁分泌和排出的调节

在非消化期，由肝细胞分泌的胆汁大部分流入胆囊储存，胆囊可使胆汁浓缩 4～10 倍。在消化期，胆汁可由肝和胆囊经胆总管排入十二指肠。胆汁的分泌和排出受神经和体液调节，以体液调节为主。

1. 神经调节　进食动作或食物对胃、小肠黏膜的刺激，均可通过迷走神经引起胆汁的少量分泌和排放，胆囊也轻度收缩。迷走神经还可通过促胃液素间接引起胆汁分泌和胆囊收缩。

2．体液调节

（1）缩胆囊素：可引起胆囊的强烈收缩和 Oddi 括约肌舒张，促进胆汁排出。

（2）促胰液素：主要作用于胆管系统，使胆汁分泌量和 HCO_3^- 分泌增加，但胆盐分泌并不增加。

（3）促胃液素：可通过血液循环作用于肝细胞和胆囊，促进胆汁分泌和胆囊收缩；也可通过刺激盐酸分泌，间接引起促胰液素分泌而使胆汁分泌增加。

（4）胆盐：胆盐的肠 - 肝循环对肝细胞分泌胆汁有很强的促进作用，临床上常将胆盐作为利胆剂。

四、小肠液及其分泌

小肠有两种腺体：十二指肠腺和肠腺。十二指肠腺位于十二指肠黏膜下层中，主要分泌黏稠的碱性液体；小肠腺位于整个小肠黏膜层内，其分泌液构成小肠液的主要部分。

（一）小肠液的性质、成分和作用

小肠液呈弱碱性，pH 约 7.6，渗透压与血浆渗透压接近。成人小肠液每日分泌量为 1～3L，其中除水和无机物外，还有肠激酶、黏蛋白、免疫球蛋白和溶菌酶等。

小肠液的主要作用是：①稀释消化产物，降低其渗透压，有利于营养物质的吸收；②保护十二指肠黏膜免受胃酸的侵蚀；③小肠液的肠激酶可激活胰蛋白酶原，使之变为有活性的胰蛋白酶，有利于蛋白质的消化。

（二）小肠液分泌的调节

小肠液分泌的调节因素中，最重要的是局部神经反射。食糜中的机械、化学刺激可作用于肠黏膜局部，通过内在神经丛的局部反射，引起小肠液分泌增加。促胃液素、促胰液素、缩胆囊素和血管活性肠肽等胃肠激素也能刺激小肠液的分泌。

第五节 大肠的功能

人类的大肠没有重要的消化作用。大肠的主要功能是：①吸收水和无机盐，参与机体对水、电解质平衡的调节；②吸收结肠内微生物产生的 B 族维生素和维生素 K；③完成对食物残渣的加工，形成并暂时贮存粪便，并将其排出体外。

一、大肠的运动和排便

大肠的运动少而缓慢，对刺激的反应也比较迟缓。

（一）大肠的运动形式

1．袋状往返运动　这是在空腹时最常见的一种运动形式，由环行肌的不规则收缩引起。它使结肠内压力升高，结肠内容物向前、后两个方向作短距离的位移，对内容物起缓慢的揉搓作用，但不能向前推进。袋状往返运动有助于促进水的吸收。

2．分节推进和多袋推进运动　分节推进是指环行肌有规则的收缩，将一个结肠袋的内容物推进到下一肠段的运动；如果同时发生多个结肠袋的收缩，使内容物向下推移，则称为多袋推进运动。人在餐后或副交感神经兴奋时可引起该运动增强。

3．蠕动　大肠的蠕动较慢，其生理意义在于将肠内容物向远端推进。大肠还有一种进行快而行程远的蠕动,称为集团蠕动。其开始于横结肠,可将一部分肠内容物推送至降结肠或乙状结肠。集团蠕动每日发生3~4次,常发生在进食后。餐后结肠运动的增强称为胃-结肠反射,该反射敏感的人往往在餐后或餐间产生便意,属生理现象,多见于儿童。

(二) 排便

排便是一种反射动作。正常人直肠内无粪便,当肠蠕动把粪便推入直肠时,刺激直肠壁内的感受器,冲动沿盆神经和迷走神经传至脊髓腰、骶部的初级排便中枢,同时上传到大脑皮层高级中枢,引起便意。当条件许可的时候,发生排便反射,传出冲动沿盆神经下行,使降结肠、乙状结肠和直肠收缩,肛门内括约肌舒张;同时,阴部神经冲动减少,使肛门外括约肌舒张,将粪便排出体外。此外,支配膈肌和腹肌的神经兴奋,使膈肌和腹肌收缩,腹内压升高,也可促进粪便的排出。

排便反射受大脑皮层的控制,如果经常有意识地对便意予以抑制,可使直肠壁压力感受器的敏感性降低,粪便在大肠中停留的时间过久,水分被吸收过多,粪便变得干硬而不易排出,导致便秘。经常便秘可引起痔疮、肛裂等疾病,粪便中的有毒物质长期刺激肠壁,可成为导致结直肠癌的诱因。因此,应养成每日定时排便的良好习惯。此外,临床上由于炎症使直肠壁感受器敏感性增高时,直肠内只要有少量粪便或黏液即可引起便意和排便反射,但便后总有未尽的感觉,称为"里急后重",常见于痢疾或肠炎。

二、大肠液的分泌及大肠内细菌的活动

(一) 大肠液的分泌

大肠液由大肠黏膜表面的柱状上皮和杯状细胞分泌,pH为8.3~8.4,主要成分是黏液和碳酸氢盐。大肠液的主要作用是保护肠黏膜和润滑粪便。

(二) 大肠内细菌的活动

大肠内有大量的细菌,主要是大肠埃希菌、葡萄球菌等,据估计,粪便中的细菌约占粪便固体重量的20%~30%。它们主要来自空气和食物,大肠内的酸碱度和温度对一般细菌的活动和繁殖十分适宜,使细菌大量繁殖。细菌可分解食物残渣,对糖和脂肪的分解称为发酵,能产生乳酸、醋酸、二氧化碳和甲烷等;对蛋白质的分解称为腐败,可产生氨、硫化氢、组胺、吲哚等,其中有些成分由肠壁吸收后到肝内解毒后排出体外。

大肠内的细菌还能利用简单的物质合成维生素B复合物和维生素K,它们在肠内吸收,并为人体所利用。长期使用肠道抗菌药物,肠道内细菌被抑制,可引起B族维生素和维生素K缺乏。

 知识链接

食物中纤维素的作用

食物中纤维素对肠功能和肠疾病的影响日益受到人们的重视,适当增加纤维素的摄取有促进健康,预防便秘、痔疮、结肠癌等疾病的作用。纤维素能与水结合而形成凝胶,从而限制水的吸收,使肠内容物容积膨大;能刺激肠运动,缩短粪便在肠内停留的时间;可降低食物中热量的比率,减少含能物质的摄取,从而有助于纠正肥胖。

第六节 吸 收

一、吸收的部位

食物在口腔和食管内一般不能被吸收；胃的吸收能力很弱，只能吸收乙醇、少量水和无机盐；大肠可吸收少量的水和无机盐。小肠是吸收的最主要部位，一般认为，糖类、蛋白质和脂肪的消化产物大部分在十二指肠和空肠被吸收，维生素 B_{12} 和胆盐在回肠被吸收。

小肠之所以成为吸收的主要部位，是因为其具备多方面的有利条件：

（1）吸收面积大。成人的小肠长 4～5m，黏膜内有许多环状皱褶，皱褶上有大量绒毛，绒毛的每个柱状上皮细胞的顶端又有许多微绒毛。这些结构使小肠黏膜的总面积增加 600 倍，达到 200～300m^2。

（2）停留时间较长。食物在小肠内停留时间一般为 3～8h。

（3）食物在小肠内已被消化为可吸收的小分子物质。

（4）绒毛内有丰富的毛细血管和毛细淋巴管，有利于小肠对营养物质的吸收。

二、小肠内主要营养物质的吸收

（一）水的吸收

成人每日摄水 1～2L，消化液每日的分泌量为 6～8L，所以每日由胃肠吸收的水多达 8L 左右。水的吸收是被动的，各种溶质，特别是氯化钠的主动吸收所产生的渗透压梯度是水吸收的主要动力。

（二）无机盐的吸收

1. 钠的吸收　正常成人肠内容物中的钠有 97%～99% 都能被吸收入血。小肠黏膜对钠的吸收属于主动转运，主要与肠黏膜上皮细胞基底侧膜上的钠泵的活动有关。钠泵活动造成细胞内低 Na^+，同时，细胞内电位也比其顶端膜外负 40mV 左右，肠腔内的 Na^+ 在电 - 化学梯度的推动下，借助多种转运体进入细胞。然后，再经由钠泵泵入组织间隙，组织间隙中 Na^+ 浓度升高、渗透压升高，可吸引肠腔内的水通过细胞膜和细胞间的紧密连接进入组织间隙，结果使 Na^+ 和水一起进入毛细血管而被吸收。

Na^+ 在肠上皮细胞顶端膜通过转运体进入细胞时，往往与葡萄糖、氨基酸和 HCO_3^- 同向转运，所以钠离子的吸收可为这几种物质的吸收提供动力。

2. 铁的吸收　人体每日吸收的铁约为 1mg，仅为食物中含铁量的 1/10。铁的吸收量与人体对铁的需要有关，当机体缺铁时，铁的吸收就增加，孕妇、儿童和急性失血者对铁的吸收量可比正常人高 2～5 倍。

铁的吸收部位主要在十二指肠和空肠，是一个主动过程。在上皮细胞的顶端膜上存在铁的载体，即转铁蛋白，它对 Fe^{2+}（亚铁）的转运效率比 Fe^{3+}（高铁）高 2～15 倍，因此，Fe^{2+} 更容易被吸收。维生素 C 能将 Fe^{3+} 还原成 Fe^{2+}，可促进铁的吸收；胃酸可使铁溶解并使之维持于可被吸收的离子状态，故也能促进铁的吸收。铁进入细胞后，只有一小部分被主动转运出细胞，并进入血液；大部分被氧化成 Fe^{3+}，并与细胞内的脱铁蛋白结合成铁蛋白，储存于细胞内留待以后缓慢释放。

胃大部分切除或胃酸分泌减少的患者，由于铁吸收减少可导致缺铁性贫血；临床上给贫血患者补充铁时，常选用硫酸亚铁，并注意配合口服维生素 C 或补充稀盐酸。

3. 钙的吸收 钙的吸收部位在小肠上段,以十二指肠的吸收能力为最强。食物中的结合钙需转变成离子钙才能被吸收。

钙的吸收是一个主动转运过程。在小肠黏膜上皮细胞的微绒毛上有一种钙结合蛋白,能与 Ca^{2+} 结合并将其转运到细胞内。进入细胞内的 Ca^{2+} 可通过位于基底侧膜上的钙泵或 Na^+-Ca^{2+} 交换体被转运出细胞,然后再进入血液。

机体对钙的吸收量主要取决于机体对钙的需求量,正常人每日钙需求量为 800～1500mg,食物中的钙只有一小部分被吸收,大部分随粪便排出体外。影响钙吸收的主要因素有:①维生素 D 能促进钙的吸收,是影响钙吸收的最重要因素;②肠腔中的酸性环境能增加钙的溶解,有利于钙的吸收;③钙磷比例:肠内容物中磷酸盐过多,会形成不溶性的磷酸钙,妨碍钙的吸收;④食物中的草酸可与 Ca^{2+} 形成不溶解的化合物,从而妨碍 Ca^{2+} 的吸收。此外,脂肪、乳酸和某些氨基酸等都可促进钙的吸收。

(三)糖的吸收

食物中的糖类包括多糖、双糖和单糖,小肠黏膜一般仅能吸收单糖。肠道中被吸收的单糖主要是葡萄糖,另外还有少量半乳糖和果糖。各种单糖的吸收速度不同,以半乳糖和葡萄糖的吸收最快,果糖次之,甘露糖最慢。

葡萄糖的吸收是逆浓度梯度进行的主动转运过程,能量来自钠泵的活动,属于继发性主动转运,是由小肠黏膜上皮细胞顶端膜上的 Na^+-葡萄糖同向转运体和基底侧膜上的钠泵的共同活动完成的(见第二章)。小肠黏膜上皮细胞基底侧膜上钠泵主动转运,在上皮细胞顶端膜内、外侧形成 Na^+ 浓度差,顶端膜上的 Na^+-葡萄糖同向转运体利用 Na^+ 浓度差,将 Na^+ 和葡萄糖分子同时转运入细胞内。进入细胞的葡萄糖通过基底侧膜上的葡萄糖载体,以易化扩散的方式转运到细胞间隙而进入血液。

(四)蛋白质的吸收

食物中的蛋白质必须分解成氨基酸和寡肽后,才能被吸收。吸收的主要部位在小肠,尤其是小肠上部,吸收的途径是血液。氨基酸的吸收机制与葡萄糖的吸收机制相似,也是与钠的吸收耦联进行的继发性主动转运过程。此外,二肽和三肽也能以完整的形式转运进入细胞,在细胞内水解酶的作用下,水解成氨基酸再进入血液。

(五)脂肪的吸收

脂类的分解产物脂肪酸、一酰甘油(甘油一酯)、胆固醇等,大多不溶于水,必须与胆盐结合形成水溶性的混合微胶粒,然后通过小肠黏膜上皮细胞表面的静水层到达细胞的微绒毛。在这里,脂肪酸、一酰甘油、胆固醇等又从混合微胶粒中释放,并通过微绒毛的细胞膜进入上皮细胞,而胆盐则被留在肠腔内继续发挥作用(图6-10)。

长链脂肪酸和一酰甘油进入上皮细胞后,又重新合成三酰甘油(甘油三酯),并与细胞内的载脂蛋白合成乳糜微粒,以出胞的形式进入细胞间隙,而后扩散到淋巴管。中、短链的脂肪酸和一酰甘油是水溶性的,可直接进入血液循环。人体摄入的动、植物油中以长链为多,故脂肪的吸收以淋巴途径为主。

(六)胆固醇的吸收

肠道内的胆固醇主要来自食物和肝细胞分泌的胆汁。来自胆汁的胆固醇是游离的,而食物中的胆固醇是酯化的。酯化的胆固醇必须在肠腔内经胆固醇酯酶水解为游离的后才能被吸收。游离胆固醇通过形成混合微胶粒,在小肠上部被吸收。吸收后的胆固醇大部分在小肠上皮细胞中又重新被酯化,生成胆固醇酯,与载脂蛋白一起组成乳糜微粒,经淋巴进入血液循环。

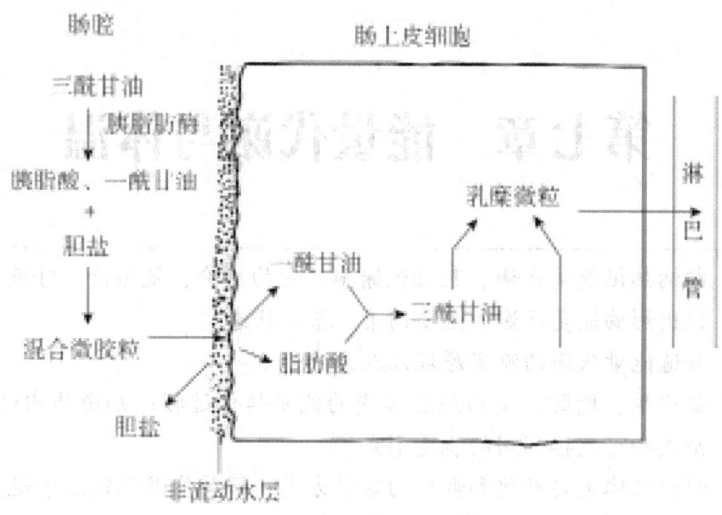

图 6-10 脂肪吸收示意图

（七）维生素的吸收

维生素分为脂溶性和水溶性两大类。脂溶性维生素 A、D、E、K 的吸收与脂类消化产物相同；大多数水溶性维生素通过依赖于 Na^+ 的同向转运体被吸收；维生素 B_{12} 必须先与内因子结合成复合物，然后在回肠被主动重吸收。

第七节　社会、心理因素对消化功能的影响

社会、心理因素对消化功能的影响十分显著。社会竞争、工作压力、紧张的生活节奏等都可引起消化系统的功能紊乱。不良的心理刺激不仅影响胃肠的运动，也影响消化腺的分泌。例如，情绪压抑时，胃肠运动和消化腺分泌均受到抑制，结果引起食欲降低，消化不良；在愤怒或焦虑时，胃肠黏膜充血，胃肠运动加快，胃酸大量分泌，可诱发和加重胃肠溃疡，甚至引起胃肠痉挛；在悲伤、失望和恐惧时，消化液分泌减少，可导致厌食、恶心甚至呕吐；忧虑、沮丧的情绪可使十二指肠-结肠反射受到抑制，因缺少集团蠕动而引发便秘。

长期不良的社会、心理因素不仅影响正常的消化功能，甚至可能导致某些消化器官疾病的发生，并影响其过程，如胃黏膜出血和溃疡等。长期处于紧张、愤怒、焦虑和悲伤等心理状况下的人，会出现胃酸分泌功能紊乱，胃黏膜的屏障功能受损，体内促肾上腺皮质激素（ACTH）和糖皮质激素分泌增多，诱发或加重胃溃疡。临床上一些消化系统疾病的发生、发展往往与情绪心理变化密切相关，有些患者的病情已经好转或痊愈，但由于不良的心理刺激又可使病情恶化；相反，精神乐观、情绪稳定可使消化器官活动旺盛，从而增进食欲，有益健康。社会、心理因素对消化功能的影响主要是通过神经系统、内分泌系统和免疫系统的作用实现的。

（姚丹丹）

第七章 能量代谢与体温

> **学习目标**
> 1. 归纳熟记能量代谢、基础代谢率、食物热价、氧热价、呼吸商等概念，说出影响能量代谢的主要因素、基础状态。
> 2. 知道能量代谢的测定原理以及方法。
> 3. 说出糖、脂肪、蛋白质在体内的能量转化过程；知道体内的能量贮存形式和可直接利用的能量形式。
> 4. 说出机体主要产热和散热的各种方式；解释体温调定点学说。
> 5. 说出体温的概念及其生理变化。

第一节 能量代谢

新陈代谢是机体生命活动的基本特征，包括物质代谢和能量代谢。机体一方面通过合成代谢从外界环境中摄取营养物质以合成新的物质，构筑自身或更新衰老组织，并储备能量；另一方面通过分解代谢不断氧化分解体内原有的物质并释放能量以满足机体生命活动的需要。可见，在新陈代谢的过程中，物质代谢与能量代谢是相伴发生的、不可分割的两个方面。通常将机体内物质代谢过程中所伴随着的能量的释放、转移、贮存和利用的过程等称为能量代谢。

进行能量代谢的研究，对临床医学、营养学、护理学、预防医学、运动生理学都有重要的意义。

一、几种主要营养物质的能量转化

（一）机体能量的来源

机体所需要的能量物质，来自于三大类营养物质，即蕴藏于糖类、脂肪和蛋白质中的化学能。

1. **糖类** 糖类是机体最主要的供能物质。一般情况下，机体所需能量的70%由糖类物质提供。在体内氧供应充足的情况下，葡萄糖可以完全氧化并释放出大量能量，这是糖的有氧氧化，是机体能量的主要来源，1mol葡萄糖完全氧化可以释放38mol的ATP。在氧供应不足时，1分子葡萄糖分解形成2分子丙酮酸，释放2mol的ATP，这是糖的无氧酵解。虽然糖酵解只能释放较少能量，却是人体在缺氧状态下最重要的供能途径。正常人脑组织所需要的能量主要来自糖的有氧氧化，而且氧化消耗的糖只能从血糖中摄取。因此脑组织对缺氧和低血糖非常敏感。正常情况下，机体储备的糖较少，成年人仅为150g左右。当机体处于饥饿状态，储存的糖原几乎耗竭时，脂肪便成为主要的供能物质。

2. **脂肪** 脂肪是机体重要的储能和供能物质。一般情况下，人体所消耗的能源物质有30%~40%来自于脂肪。脂肪在体内的储存量非常大，成年男性约占体重的20%；而且脂肪氧化分解时释放的能量约为同重量的糖氧化分解释放能量的2倍。所以，脂肪组织是机体的能源储存库。

3．蛋白质　蛋白质的基本组成单位是氨基酸，体内氨基酸主要用于合成细胞成分实现组织更新，或者合成酶、激素等生物活性物质，为机体提供能量是氨基酸的次要功能，只有在某些特殊情况下，如长期饥饿、疾病或体力极度消耗时，机体才会依靠氨基酸氧化供能。

（二）机体能量的转化

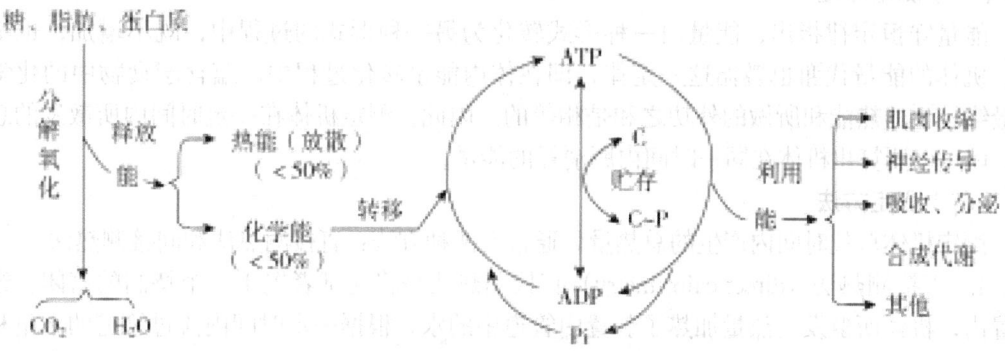

图7-1　体内能量的释放、转移、贮存和利用示意图
ATP：三磷腺苷　　C~P：磷酸肌酸

由图7-1可以看出，体内的能源物质——糖、脂肪、蛋白质等都可以在细胞内被氧化，此过程释放大量的能量。50%以上以热能的形式用于维持体温，并向体外散发，在人体内，热能是最"低级"形式的能，热能不能转化为其他形式的能，不能用来作功。其余不足50%用于合成含有高能磷酸键的高能磷酸化合物，体内最主要的高能磷酸化合物是三磷腺苷（adenosine triphosphate，ATP）。机体利用ATP合成各种细胞组成分子、各种生物活性物质和其他一些物质；细胞利用ATP进行各种离子和其他一些物质的主动转运，维持细胞膜两侧离子浓度差所形成的势能；肌肉还可利用ATP所载荷的自由能进行收缩和舒张，完成多种机械功。总的看来，除骨骼肌运动时所完成的机械功（外功）以外，其余的能量最后都转变为热能。当细胞内ATP生成过剩时，就用于合成磷酸肌酸（creatine phosphate；CP）以建立起能量贮存库。CP不是细胞活动的直接供能者，但它可与ATP之间进行能量转移，当ATP被消耗后，CP中的能量可迅速转移给二磷腺苷（adenosine diphosphate，ADP）以补充ATP的不足，以维持体内稳定的ATP含量，从而保证生命活动的正常运行，因此CP可以看作是ATP的能量贮存库。

（三）机体的能量守恒

能量平衡指机体从食物摄入的能量和由代谢活动所消耗的能量之间的平衡。如果在一段时间内，机体摄入的能量等于所消耗的能量，即人体能量达到收支平衡，则体重保持不变。如果在一段时间内，机体摄入的能量大于或小于所消耗的能量，人体能量就会收支失衡。导致机体肥胖或消瘦。目前，肥胖症已成为世界性的健康问题之一。从能量代谢的角度来说，凡能量的摄入超过人体的消耗，都可导致机体肥胖。一般情况下，肥胖者的体重超重是由于体内脂肪组织占机体重量的比例增加所致。临床上确定肥胖症常用的指标是体质指数（body mass index，BMI）。

$$BMI = 体重（kg）/身高（m^2）$$

亚洲成年人BMI正常范围是18.5～22.9；≥23为超重；23～24.9为肥胖前期；

25～29.9为Ⅰ度肥胖，≥30为Ⅱ度肥胖。肥胖症的预防比治疗更重要，要适当控制进食量，增加运动量，保持机体能量代谢的平衡。最近发现了一种由脂肪细胞合成和分泌、由肥胖基因所编码的肽类激素——瘦素（leptin，LP）。它具有抑制摄食、降脂、降糖、增加能量消耗、减轻体重的作用。

二、能量代谢的测定原理和方法

（一）测定原理

能量守恒定律指出，能量由一种形式转化为另一种形式的过程中，既不增加，也不减少。机体的能量代谢也遵循这一定律，即在体内能量转化过程中，蕴含于食物中的化学能与最终转化的热能和所做的外功之和是相等的。因此，测定机体在一定时间内所散发的总热量，就可以测算出机体在同一时间内所消耗的能量。

（二）测定方法

测定机体单位时间内产生的总热量，通常有两种方法：直接测热法和间接测热法。

1. 直接测热法（direct calorimetry）直接测热法是将受试者置于一个特制的密闭、绝热装置内，机体所散发的热量加热了装置内管道中的水，根据一定时间内流过管道的水量和温度差，就可算出水所吸收的热量，即机体的产热量。直接测热法仪器复杂，价格昂贵，操作困难，广泛应用受到了限制，一般只用于实验研究。

2. 间接测热法（indirect calorimetry）间接测热法的理论依据是化学反应中所遵循的"定比定律"。在一般的化学反应中，反应物的量与产物的量呈一定的比例关系，称为定比定律。例如，氧化1mol葡萄糖，需要消耗6mol的O_2，同时产生6mol的CO_2和6mol的H_2O，并且释放一定的热量。其反应式如下：

$$C_6H_{12}O_6 + 6O_2 = 6CO_2 + 6H_2O + \Delta H$$

同一种化学反应不论中间步骤怎样，也不论反应条件差异如何，这种定比关系不变。根据定比关系，测出一定时间内的耗O_2量和CO_2产生量，即可推算出各种食物的氧化量和在该段时间内所产生的总热量，从而计算出能量代谢率。

测定耗O_2量和CO_2产生量有两种方法：

（1）开放式：开放式测定法是指在呼吸空气的条件下进行测定的方法。利用贮气袋收集受试者一定时间内的呼出气，用气量计测定其容积，然后取样分析其中的O_2和CO_2容积百分比，与空气比较，根据二者容积之差，算出这段时间的耗O_2量和CO_2产生量。

（2）闭合式：闭合式测定法是用代谢率测定器进行测定。

（三）与能量代谢测定有关的几个概念

1. 食物的热价（thermal equivalent）是指1g某种食物氧化（或在体外燃烧）时所释放的能量，称为该食物的热价，分为生物热价和物理热价。前者指食物在体内经生物氧化释放的热量，后者指食物在体外燃烧时释放的热量。糖、脂肪在体内外氧化产物完全相同，故生物热价和物理热价相等。糖为17.2kJ，脂肪为39.7kJ。而蛋白质的生物热价18.0kJ低于物理热价23.4kJ，说明蛋白质在体内不能被完全氧化，有一部分以尿素的形式从尿中排泄的缘故。

2. 食物的氧热价（thermal equivalent of oxygen）将某种食物氧化时消耗1L氧所产生的热量，称为该种食物的氧热价。这个概念应用于整体就可以根据机体在一定时间内的耗氧量推算其能量代谢率。只测出耗氧量还不行，还必须了解机体在该时间内氧化分解三种营养物质的比例。

3．呼吸商（respiratory quotient，RQ） 某种营养物质氧化时，一定时间内机体呼出的 CO_2 的量与吸入的 O_2 的量的比值称为呼吸商。即：

$$RQ = \frac{CO_2\text{产生量（ml）}}{\text{耗}O_2\text{量（ml）}}$$

各种营养物质，无论是在体内氧化还是在体外燃烧，它们的耗 O_2 量与 CO_2 产生量都取决于该种物质的化学组成。糖氧化时消耗的 O_2 与产生的 CO_2 的分子数相等，因此糖的呼吸商是 1；脂肪和蛋白质的呼吸商分别是 0.71 和 0.8。呼吸商能比较准确地反应机体各种营养物质氧化分解的比例情况。在日常生活中，人的膳食一般为糖、脂肪和蛋白质的混合膳食，呼吸商变动于 0.71～1.0 之间，平均为 0.85。若能源主要来自糖，则呼吸商接近于 1.0；若主要依靠脂肪供能，则呼吸商接近于 0.7；在长期饥饿或身体极度消耗情况下，能源主要来自机体蛋白质的分解，此时呼吸商接近于 0.8。在一般情况下，摄入混合食物时的呼吸商在 0.85 左右。三种营养物质的热价、氧热价和呼吸商等数据见表 7-1。

表 7-1　三种营养物质氧化时的几种数据

营养物质	产热量（kJ/g）		耗 O_2 量（L/g）	CO_2 产量（L/g）	氧热价（kJ/L）	呼吸商（RQ）
	物理热价	生物热价				
糖	17.17	17.17	0.83	0.83	21.00	1.00
蛋白质	23.45	18.00	0.95	0.76	18.80	0.80
脂肪	39.78	39.78	2.03	1.43	19.70	0.71

一般情况下，体内能量主要来源于糖和脂肪的氧化，蛋白质的因素可忽略不计。为了计算方便，常根据糖和脂肪按不同比例混合时所产生的 CO_2 量与耗 O_2 量计算出相应的呼吸商，这种呼吸商称为非蛋白呼吸商（non-protein respiratory quotient，NPRQ）（见表 7-2）。

（四）能量代谢的具体测算方法

1．应用间接测热法原理进行精确的测定

（1）测定机体在一定时间内的耗 O_2 量与 CO_2 产生量。

（2）测定尿氮排出量：尿中含氮物质主要是蛋白质的分解产物，因此可以通过尿氮来估算体内蛋白质的氧化量及其产热量。蛋白质的分子组成中氮约占 16%，几乎完全从尿中排出。1g 尿氮相当于氧化分解了 6.25g 蛋白质，由表 7-1 中查出蛋白质的热价及其对应的耗 O_2 量与 CO_2 产生量。在总的耗 O_2 量与 CO_2 产生量中扣除蛋白质氧化代谢的部分，根据剩下的耗 O_2 量与 CO_2 产生量计算出 NPRQ。从表 7-2 中查出该 NPRQ 所对应的氧热价，从而算出非蛋白质食物的产热量。

（3）计算出总热量：即蛋白质食物产热量与非蛋白质食物产热量之和。具体测算方法举例如下：

首先测定受试者一定时间内的耗 O_2 量与 CO_2 产生量。假定该受试者 24 小时的耗 O_2 为 400L，CO_2 产生量为 340L，尿氮排出量为 12g。根据这些数据可计算出 24 小时产热量。

蛋白质代谢：　氧化量 = 12×6.25g = 75g
　　　　　　　产热量 = 18kJ/g（生物热价）×75g = 1350kJ

表 7-2 非蛋白呼吸商和氧的热价

非蛋白呼吸商	氧化的百分数		氧热价
	糖（%）	脂肪（%）	
0.71	1.10	98.9	19.62
0.73	8.40	91.6	19.72
0.75	15.6	84.4	19.83
0.77	22.8	77.2	19.93
0.79	29.9	70.1	20.03
0.80	33.4	66.6	20.09
0.82	40.3	59.7	20.19
0.84	47.2	52.8	20.29
0.86	54.1	45.9	20.40
0.88	60.8	39.2	20.50
0.90	67.5	32.5	20.60
0.92	74.1	25.9	20.70
0.94	80.7	19.3	20.82
0.96	87.2	12.8	20.91
0.98	93.6	6.37	21.01
1.00	100.0	0.00	21.12

耗 O_2 量 = 0.95L/g（氧热价）× 75g = 71.25L

CO_2 产量 = 0.76L/g × 75g = 57L

非蛋白质代谢：耗 O_2 量 = 400L − 71.25L = 328.75L

CO_2 产量 = 340L − 57L = 283L

NPRQ = 283L ÷ 328.75L = 0.86

查表 7-2，NPRQ 为 0.86 时，氧热价为 20.40kJ/L。因此，非蛋白代谢的产热量 = 328.75L × 20.4kJ/L = 6706.5kJ。

受试者 24 小时产热量：即为 24 小时蛋白质代谢及非蛋白代谢产热量之和，即：

24 小时总产热量：1350kJ + 6706.5kJ = 8056.5kJ

2．简化测定法

上述间接测热法的理论上的测算程序复杂而繁琐，故实践中常用简化的计算方法。利用肺量计测出受试者一定时间内（通常为 6min）的耗氧量。受试者一般都进食混合膳食，所以通常将非蛋白呼吸商定为 0.82，氧热价为 20.20kJ。因此，测出一定时间内的耗氧量后，便可依下式来计算：

产热量 = 20.20 × 耗氧量（kJ）

实践表明，用简化测定法所得的数据与间接测定的方法的计算结果非常接近，因而被广泛应用。

（五）能量代谢率的衡量标准

当对体格差异的不同个体，比较他们的能量代谢有无差异的时候，是以单位体重为指标，还是以单位面积为标准来衡量？研究发现，若以每公斤体重的产热量进行比较，则小动物每公斤体重的产热量要比大动物高得多。若以每平方米体表面积的产热量进行比较，则不论机体的大小，各种动物每平方米每 24 小时的产热量很相近。因此，用每平方米体表面积标准来衡量能量代谢是比较合适的。测量和计算体表面积时常用公式：

体表面积 (m^2) = 0.0061× 身高 (cm) + 0.0128 × 体重（kg）- 0.1592

另外，体表面积还可根据图 7-2 直接求出。方法是：将两条竖线上受试者相应的身高和体重连成一条直线，此直线与中间的体表面积竖线的交点即为此人的体表面积。

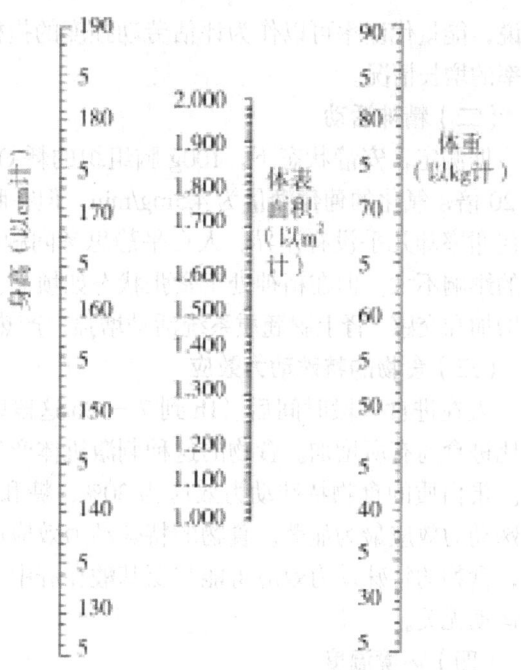

体表面积检索图
用法:将被检查的身高和体重两点联成一直线，此直线与体表面积尺度的交点就是该人的体表面积

图 7-2 体表面积测试图

三、影响能量代谢的因素

能量代谢受年龄和性别的影响。一般说，儿童代谢率比成年高，男性比女性高。在年龄和性别相同的情况下，能量代谢主要受下列因素影响：

（一）肌肉活动

表 7-3 劳动或运动时的能量代谢值

肌肉活动形式	平均产热量 [kJ/（m^2 · min）]
静卧休息	2.73
出席会议	3.40
擦窗	8.30
洗衣物	9.89
扫地	11.36
打排球	17.04
踢足球	24.96

肌肉活动是影响能量代谢最显著的因素。机体活动的轻微增加就会提高代谢率。任何单块肌肉发生一次最大收缩时，可在几秒钟内使产热量增至安静时的 100 倍。就整体而言，剧烈的肌肉活动可使机体的产热量在几秒钟内提高 50 倍。人在运动或劳动时耗 O_2 量显著增加，最多可达安静时的 10～20 倍。劳动强度通常用单位时间内机体的产热量来表示，也就

是说，能量代谢率可以作为评估劳动强度的指标。从表 7-3 中可以看出劳动或运动时能量代谢率的增长情况。

（二）精神活动

据测定，安静状态下，100g 脑组织的耗 O_2 量为 3.5ml/min，约为安静肌肉组织耗 O_2 量的 20 倍，氧化的葡萄糖量为 4.5mg/min。但在睡眠中和在活跃精神活动情况下，脑中葡萄糖的代谢率却几乎没有差异。人在平静思考问题时，产热量增加一般不超过 4%，对能量代谢率的影响不大。但在精神处于紧张状态如烦恼、恐惧或强烈的情绪激动时，由于骨骼肌紧张性增加和交感-肾上腺髓质系统活动增强，产热量显著增加。

（三）食物的特殊动力效应

人在进食一段时间后（1h 到 7～8h 这段时间），即使处于安静状态，机体的产热量也要比进食前有所增加。食物的这种刺激机体产生额外能量消耗的现象称为食物的特殊动力效应。蛋白质的食物特殊动力效应为 30%，糖和脂肪的分别为 6% 和 4%，可见蛋白质的食物特殊动力效应最为显著。食物的特殊动力效应产生的机制，目前还不十分清楚。有关实验提示，食物的特殊动力效应可能与氨基酸在肝中的脱氨基作用以及尿素的合成有关，与消化道的运动无关。

（四）环境温度

环境温度在 20～30℃ 时机体能量代谢率最为稳定，当环境温度低于 20℃ 时，机体通过寒战、肌肉紧张度增强使代谢率升高。当环境温度超过 30℃ 后，体内化学反应速度加快，发汗功能旺盛，代谢率也增加，温度每升高 1℃，机体的代谢率增加 13%。

四、基础代谢

（一）基础代谢的概念

基础代谢是指基础状态下的能量代谢，单位时间内的基础代谢称为基础代谢率（basal metabolism rate，BMR）。基础状态是指满足以下条件的一种状态：清晨、清醒、空腹（禁食 12h 以上）、静卧，未作任何肌肉活动；前夜睡眠良好，测定时无精神紧张；室温 20～25℃。这种状态下消除了影响能量代谢的各种因素，体内能量消耗只用于维持心跳、呼吸以及神经活动等基本的生命活动，能量代谢最稳定。BMR 比一般休息时的代谢要低 8%～10%，但不是人体最低的代谢率，因为熟睡时的代谢率更低。

（二）基础代谢率的测定

测定 BMR 要在基础状态下进行，通常采用简略法测定和计算 BMR。将基础状态下的呼吸商设为 0.82，其对应的氧热价是 20.18kJ/L，只需测出一定时间内的耗 O_2 量和体表面积，就可进行 BMR 的计算。基础代谢率以每小时、每平方米体表面积的产热量为单位，通常以 $kJ/m^2·h$ 来表示。如某受试者在基础状态下，1 小时的耗 O_2 量为 12L，其体表面积为 $1.5m^2$，则其 BMR 为：

20.18kJ/L × 12L/h ÷ $1.5m^2$ = 161.4kJ/($m^2·h$)

基础代谢率还可以用实际测得的数值（实测值）与正常平均值相差的百分率来表示，即

$$基础代谢率 = \frac{实测值 - 正常平均值}{正常平均值} \times 100\%$$

下面举例说明：

某受试者，男性，20岁。在基础状态下，1h 的耗氧量为 15L，非蛋白呼吸商定为 0.82，氧热价为 20.20，所以 1h 的产热量为：20.20×15 = 303kJ

此人的体表面积为 $1.5m^2$，从而 1h 内每平方米体表面积产热量，即基本代谢率为：$303 \div 1.5 = 201.8 kJ/m^2 \cdot h$

查表 7-4，20 岁男子的正常基础代谢率为 157.8kJ/$m^2 \cdot$ h，所以此人超出正常值的数字为（201.8-157.8）= 44.0，超出正常值的百分数为：44.0×100/157.8% = 27.8%

我国正常人基础代谢率的平均值如表 7-4 所示。

表 7 – 4　我国人正常的 BMR 平均值 [kJ/（$m^2 \cdot$ h）]

年龄	11～15	16～17	18～19	20～30	31～40	41～50	51 以上
男性	195.5	193.4	166.2	157.8	158.6	154.0	149.0
女性	172.5	181.7	154.0	146.5	146.9	142.4	138.6

（三）基础代谢率的正常水平及其异常变化

BMR 随性别、年龄等不同而有生理变动。当其他情况相同时，男性的 BMR 平均值比女性的高；年幼儿比成人高，年龄越大，代谢率越低。

一般来说，BMR 的实测值同上述正常平均值比较，相差在 ±10%～15% 之内，都属正常。当相差值超过 20% 时，就具有病理学意义。在各种疾病中，甲状腺功能的改变总是伴有 BMR 的异常变化，甲状腺功能亢进时 BMR 可比正常值高出 25%～80%；甲状腺功能低下时，BMR 可比正常值低 20%～40%。因此，BMR 的测定是临床诊断甲状腺疾病的重要辅助方法。其他疾病如肾上腺皮质及腺垂体功能低下、艾迪生病、肾病综合征等也常伴有 BMR 降低。当人体发热时，BMR 将升高，一般来说，体温每升高 1℃，BMR 可升高 13%。

第二节　体温及其调节

体温是机体物质代谢活动的结果。人和动物的机体都具有一定的温度，根据体温和环境温度变化的关系，自然界的动物被分为变温动物和恒温动物。爬行类、两栖类、鱼类等低等动物对体温的调节能力比较原始，其体温随环境温度的变化而变化，称为"变温动物"；鸟类和哺乳动物可通过下丘脑的调控维持较为恒定的体温，称之为"恒温动物"。

一、体温及其生理变动

（一）体表温度和体核温度

体表温度是指人体外周组织即表层的温度，包括皮肤、皮下组织和肌肉等部位的温度。体表温度不稳定，且各部位之间的差异较大。特别是皮肤温度，受环境和衣着等情况的影响，波动的幅度较大，体表各部位皮肤的温度差也大。皮肤温度受皮肤和皮下脂肪组织厚度的影响，也受局部血流量的影响。

生理学所说的体温是指机体深部组织的平均温度，即体核温度。体核温度指心、肺、脑、腹腔内脏等机体深部组织的平均温度，比较稳定，昼夜变化幅度在 ±0.6℃ 之内。由于体内各器官的代谢水平不同，它们的温度略有差别。安静时，肝的代谢活动活跃，温度最高，其次是脑、心脏和消化腺；运动时，骨骼肌的温度最高。由于血液的不断循环，最终都回流到右心房,因此右心房血液的温度可以代表内脏器官温度的平均值。因为体核温度及右心房血液温度不易测试,临床上通常用腋窝温度、口腔温度和直肠温度来代表体温。直肠温度的正常值为 36.9~37.9℃,比较接近体核温度。口腔温度的正常值为 36.7~37.7℃,因其测量比较方便,且所测温度比较准确,是常用的体温测量方法,但对于哭闹的小儿和躁狂的病人不宜采用。腋窝是临床上采用比较广泛的测温部位,但腋窝皮肤表面温度较低,必须使上臂紧贴胸廓,使腋窝密闭形成人工体腔,机体内部的热量才能逐渐传导过来,且测量时必须保证足够的测量时间,一般在10分钟左右,腋窝温度的正常值为 36.0~37.4℃。

(二)体温的正常变动

在生理情况下,体温受昼夜、年龄、性别等因素的影响而有所变化,但变化幅度小,一般不超过1℃。

1. **昼夜变化** 正常人体温在一昼夜之间呈周期性波动,清晨6时最低,午后6时最高,正常波动幅度不超过1℃,这种昼夜的周期性波动称为昼夜节律。这种变化的节律是生物节律的一种,与肌肉活动及耗氧量无关,受体内生物钟的控制。动物实验提示,下丘脑视交叉上核可能是生物节律的控制中心。

2. **性别** 成年女子的体温平均比男子高约0.3℃。女子的基础体温(basal temperature)随月经周期而发生变动,在月经期和月经后的前半期较低,排卵日最低,排卵后体温升高(图7-3)。这种体温变化规律同血中孕激素的变化相一致。临床上每天测定青春期女子的基础体温可有助于了解有无排卵和排卵的日期。

3. **年龄** 新生儿,尤其是早产儿,因其体温调节机制发育还不完善,调节体温的能力差,他们的体温容易受环境因素的影响而变动。老年人因基础代谢率低,体温也偏低。

4. **肌肉活动** 肌肉活动时代谢增强导致产热量增加,体温升高,所以测体温时应排除肌肉活动对体温的影响。

5. **其他因素** 情绪激动、精神紧张、进食及甲状腺激素增多等因素都会使体温升高,而在应用麻醉药及甲状腺激素减少等情况下,体温往往会下降。麻醉药物可通过抑制温度感受器和体温调节中枢的体温调节活动,以及扩张皮肤血管,增加机体散热而降低体温。所以对于麻醉手术的病人,术中和术后应注意保温护理。

二、机体的产热和散热

正常体温的相对稳定能够得以维持,是在体温调控机制的控制下,产热和散热过程处于动态的平衡。如果机体的产热量大于散热量,体温就会升高;散热量大于产热量则体温就会下降,直到产热量与散热量重新取得平衡时才会使体温稳定在新的水平。

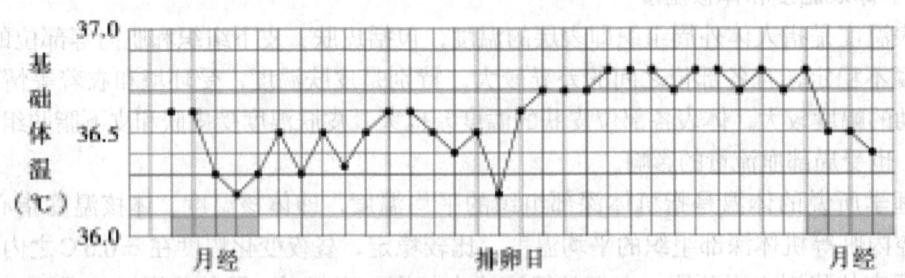

图7-3 女性基础体温的月周期变化

（一）机体的产热过程

1．主要的产热器官　肝和骨骼肌是人体主要的产热器官。安静状态下，肝作为人体代谢最旺盛的器官，产热量最大。机体剧烈运动或在寒冷环境中骨骼肌发生紧张性收缩时，骨骼肌的产热量成为体内热量的主要来源。剧烈运动时，骨骼肌的产热量可增加 40 倍。各组织、器官产热量所占比例见表 7-5。

2．机体的产热形式

（1）战栗产热：人在寒冷环境中主要依靠战栗（shivering）来增加产热量。战栗是骨骼肌发生不随意的节律性收缩的表现，其节律为 9 ～ 11 次 / 分。战栗时屈肌和伸肌同时收缩，不做外功，因此产热量大，此时机体代谢率可增加 4 ～ 5 倍。机体受寒冷刺激时，首先出现寒冷性肌紧张（thermal muscle tone）或称寒战前肌紧张（pre-shivering tone），此时代谢率即已增加，如果寒冷刺激继续作用，便在寒冷性肌紧张的基础上产生战栗，使产热量大大增加，以维持机体在寒冷环境中的体热平衡。

表 7-5　几种组织、器官的产热量

器官、组织	产热量（%）	
	安静状态	劳动或运动
脑	16	1
内脏	56	8
骨骼肌	18	90
其他	10	1

（2）非战栗产热：又称代谢产热，是指寒冷刺激加强了机体褐色脂肪组织的代谢产热过程。机体所有组织器官均有代谢产热的功能，但以机体褐色脂肪组织的产热量最大，约占非战栗产热的 70%。褐色脂肪组织（brown fat），尤其对于婴幼儿，其意义更大。较之成人，褐色脂肪组织在婴幼儿体内含量稍多，主要分布在两肩胛之间、颈背部、胸腔及腹腔大血管周围以及体内其他散在部位。褐色脂肪细胞内含有许多线粒体，可产生大量的 ATP，因而产生大量的热。在褐色脂肪组织，脂肪细胞接受广泛的交感神经支配，刺激交感神经，其末梢释放去甲肾上腺素，使脂肪分解加速，也使线粒体内脂肪酸氧化加强，从而增加机体的产热量。由于新生儿不能发生战栗，所以，非战栗产热对新生儿在寒冷环境中维持体温恒定，更具有重要的生理意义。

（二）机体的散热过程

在物质的新陈代谢过程中，食物中蕴藏的化学能最终都要转化为热能，这种代谢产生的热量除了维持体温外，必须不断向外散发，否则体温就会升高。人体的主要散热部位是皮肤。当环境温度低于体温时，大部分的体热通过皮肤的辐射、传导和对流散热。一部分热量通过皮肤汗液蒸发来散发，呼吸、排尿和排粪也可散失一小部分热量（表 7-6）。

1．几种主要的散热方式

（1）辐射散热：辐射散热是人体以热射线的形式将热量转移给邻近物体的一种散热方式。当机体处于寒冷环境中时，大部分热量以辐射的形式散失掉。人体在正常室温、不着衣的情况下，约有 60% 的热量是以这种方式散失的。同样，热射线也可以从其他物体辐射给人体。机体辐射热量的多少主要取决于皮肤与周围环境的温度差，其次取决于皮肤的散热面积，如皮肤温度高于环境温度，其温差越大，散热量越多，皮肤的有效散热面积越大，散热量也越多，如四肢面积较大，因而在辐射散热中起重要作用。当然，在相反的情况下，环境温度高于体温时，机体也会以同样的方式从外界获取热量。因此，在炎热的沙漠中，穿白色衣服要比裸体少摄取周围的热量。

表 7-6　在环境温度为 21℃ 时人体几种散热方式散热量的比较

散热途径	百分数 (%)
皮肤辐射、传导、对流	70
皮肤蒸发	27
呼吸	2
排尿、排便	1

(2) 传导散热：传导散热是机体将热量直接传给与之相接触的较冷物体的方式。传导散热量的多少取决于两物体间的温度差和物体的导热性能和接触面积的大小。人体脂肪的导热度很低，肥胖者和女性皮下脂肪较多，由深部传向皮肤的热量也相对较少，在夏天容易出汗。水的导热性能较好，临床上根据这个原理理给高热病人用冰帽、冰袋降温。

(3) 对流散热：对流散热是传导散热的一种特殊形式。是指通过气体流动来交换热量的一种散热方式。是人体首先通过传导将热量传递给同皮肤接触的空气，然后由于空气流动而将热量带走。对流散热量的多少，受风速的影响，风速大，散热量多，风速小则散热量少。

以上三种散热方式对体温的调节是在皮肤温度高于环境温度的前提下实现的，当环境温度高于或接近皮肤温度时，皮肤不仅不能散热，反而以辐射和传导的方式从周围环境中获得热量，此时蒸发散热便成了唯一有效的散热方式。

(4) 蒸发散热：蒸发散热是机体通过水分的蒸发来散失热量的一种方式。皮肤每蒸发 1g 水可带走大约 2.43kJ 的热量。临床上用乙醇给高热病人擦浴，增加蒸发散热，以达到降温的目的。蒸发散热分为不感蒸发和发汗两种形式。

不感蒸发是指机体的水分通过皮肤及口腔、呼吸道黏膜在未形成明显水滴之前就蒸发掉而不为人们所觉察的一种蒸发方式。不感蒸发源自皮肤和口腔、呼吸道黏膜表面水分子的扩散，与汗腺活动无关，因而不受体温调节的控制。在人类，不感蒸发量为 1000ml/d，其中通过皮肤蒸发的为 600～800ml，通过呼吸道黏膜蒸发 200～400 ml。在活动或运动状态下，不感蒸发可以增加；婴幼儿不感蒸发的速率比成人高，在缺水状态下，婴幼儿更容易发生脱水，因此在炎热的夏季，应注意多给婴幼儿补充水分。

发汗是汗腺主动分泌汗液的过程，因为是可以感觉到的，又称可感蒸发。汗液蒸发可以有效地带走热量。人体的汗腺有大汗腺和小汗腺两种，前者局限地分布于腋窝和外阴部等处，其不受神经支配，分泌不被阿托品阻断；后者广泛地分布于全身皮肤，其活动与体温调节有关。发汗是一种反射性的神经活动，视前区—下丘脑前部是发汗的中枢。小汗腺受交感胆碱能神经支配，因此乙酰胆碱有促进汗腺分泌的作用。阿托品及其他抗胆碱能药物可阻断汗腺分泌。故炎热的夏季应慎服此类药物，以防诱发中暑。位于手、足及前额等处的小汗腺有一些是受肾上腺素能纤维支配，在精神紧张时能引起发汗，所以称之为精神性发汗，与体温调节关系不大。在温热刺激作用下引起的全身小汗腺分泌活动称为温热性发汗，在体温调节中起主要作用。精神性发汗常伴随温热性发汗而出现，如在运动和劳动时出汗便是如此。

人在安静状态下，当环境温度达30℃左右时便开始发汗；在空气湿度大、衣着较多时，气温达25℃时便可发汗；在进行劳动或运动时，即使温度在20℃以下，也可出现发汗。环境温度越高，发汗速度越快。如果在高温环境中时间过长，发汗速度会因汗腺疲劳而明显减慢。湿度大，汗液不易被蒸发，体热因而不易散失。此外，风速大时，汗液蒸发快，容易散热而使发汗速度变小。因此，人在高温、高湿、通风差的环境中容易发生中暑。

正常情况下，汗液中水分占99%，固体成分不足1%，主要是NaCl，也有少量KCl及尿素和乳酸等。汗液是由汗腺主动分泌的，刚刚从汗腺分泌出来的汗液与血浆是等渗的，蛋白质和葡萄糖的浓度几乎为零，在流经汗腺管腔的过程中，大部分Na^+和Cl^-被重吸收，所以最后排出的汗液是低渗的。因此，当人体因大量发汗而造成脱水时，常表现为高渗性脱水。但是当发汗速度过快时，汗腺管来不及重吸收NaCl，可使排出的汗液NaCl浓度增高。这时如不注意及时补充大量丢失的水分和NaCl，就会引起电解质紊乱，重者可影响神经-肌肉的兴奋性而发生热痉挛。汗腺分泌汗液除了有散热作用外，还有排泄作用。如尿毒症病人，由于肾衰竭，尿中排出的尿素减少，而使得汗液中的尿素含量增加，可在出汗后皮肤上形成"尿素霜"。

2．皮肤血流量的调节　如上所述，皮肤通过辐射、传导、对流方式放散的热量的多少，取决于皮肤和环境之间的温度差，而皮肤温度的高低由皮肤血流量控制。因此，皮肤血流的增加或减少对体热的放散有重要作用。

皮肤血液循环的特点是，分布到皮肤的动脉穿透隔热组织（脂肪组织等），在乳头下层形成动脉网；皮下的毛细血管异常弯曲，进而形成丰富的静脉丛；皮下还有大量的动-静脉吻合支，这些结构特点决定了皮肤的血流量可以在很大范围内变动。当皮肤血流量多时其作用如同一个散热片，而皮肤血流量减少时，其在皮下脂肪层的协同作用下又如同一个隔热板。

人体皮肤血管受交感神经控制。在炎热环境中，交感神经紧张度降低，皮肤小动脉扩张，动-静脉吻合支开放，皮肤血流量因而大大增加。于是较多的体热从机体深部被带到体表层，提高了皮肤温度，增强了散热作用。在寒冷环境中，交感神经紧张度增强，皮肤血管收缩，皮肤血流量剧减，散热量也因而大大减少。

三、体温调节

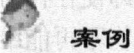

案例 7-1

患者，男，20岁，恶寒、身痛、流清涕、头痛1天。检查：体温38℃。余正常。遵医嘱服感冒清热颗粒后大汗，旋感轻松，恶寒消失，查体温37.5℃。

思考：

1. 该患者出现发热的同时为何伴有畏寒？
2. 服药后体温如何下降？

人体体温的相对恒定，即机体的产热和散热过程在某一个温度点所表现的热的平衡，有赖于人体自主性和行为性两种体温调节活动。

(1) 自主性体温调节（autonomic thermoregulation）：是在下丘脑体温调节中枢控制下，随机体内外环境温热性刺激信息的变动，通过增减皮肤的血流量、发汗、战栗及激素分泌等方式，调节机体的产热和散热过程，使体温维持在一个相对稳定的水平。这是体温调节的基础。

（2）行为性体温调节（behavioral thermolregulation）：是机体在感受到内外环境温度变化时，通过改变姿势和行为，以维持体温恒定的一种方式。如随环境冷热变化增减衣物等人为的保温或降温措施，是对自主性体温调节的补充。

在这里仅讨论自主性体温调节。通过自主性体温调节要自动地将一个系统的温度维持在一个稳定的水平上，就需要能够感知和测量内外环境温度变化的温度感受器、对温度传入信息进行加工和处理的中枢调节器和能够被控制的适时产热或散热的执行机构的相互配合、协调作用。

（一）温度感受器

1. 外周温度感受器 存在于人体皮肤、黏膜和内脏中的温度感受器，本质是对温度敏感的游离神经末梢，包括冷觉感受器和温觉感受器，共同对机体外周的温度变化起监测作用。人体皮肤的冷觉感受器的数目远远高于温觉感受器，是后者的4～10倍。每种温度感受器只对一定范围的温度变化发生反应，如人体皮肤温度在30℃以下时，冷觉感受器兴奋，产生冷觉；在35℃以上时，温觉感受器兴奋，产生温觉。

2. 中枢温度感受器 是指分布于脊髓、延髓、脑干网状结构以及下丘脑内，对温度变化敏感的神经元，称为中枢性温度敏感神经元。其中当局部组织温度升高时放电频率增加的神经元称为热敏神经元（warm-sensitive neuron），而当局部组织温度降低时放电频率增加的神经元称为冷敏神经元（cold-sensitive neuron）。实验发现，在视前区-下丘脑前部（preoptic-anterior hypothalamus area, PO/AH）存在着约30%的热敏神经元和约1%的冷敏神经元。它们对局部温度变化非常敏感，局部脑组织温度变动0.1℃，这两种神经元的放电频率就会增加，而且不出现适应现象。冷敏神经元兴奋可引起机体产热反应，热敏神经元兴奋可引起机体散热反应。可见PO/AH能对机体产热和散热两种相反的过程进行调节。此外，PO/AH中的某些温度敏感神经元还能够对下丘脑以外的部位，如中脑、延髓、脊髓、皮肤等处的温度变化产生反应，表明外周温度信息都会聚于这类神经元，提示下丘脑PO/AH是机体体温调节整合的中心部位。

（二）体温调节中枢

虽然从脊髓到大脑皮层的整个中枢神经系统中都存在有调节体温的中枢结构，但多种恒温动物脑的分段切除实验表明，只要保持下丘脑及其以下的神经结构完整，动物即使在行为方面有些欠缺，但仍具有维持体温相对恒定的能力，如进一步破坏下丘脑，则动物不再能维持体温的恒定，这说明体温调节的中枢位于下丘脑。如前所述，下丘脑的PO/AH区温度敏感神经元，不仅能感受它们所在的局部组织的温度变化的信息，又具有对传入的温度信息作整合处理的功能。从中枢整合作用的观点来认识问题，不难理解下丘脑的PO/AH区是体温调节中枢整合机构的中心部位。而且，进一步实验也证明，广泛破坏PO/AH区，体温调节的产热和散热反应都将明显减弱或消失。

（三）体温调节机制

1. 体温调定点学说 正常人体温为何能维持在37℃？PO/AH中的温度敏感神经元可能在体温调节中起着调定点的作用。调定点是由PO/AH中温度敏感性神经元的工作特性决定的。体温调定点学说认为，体温的调节就像是一个恒温器的调节，由温度敏感性神经元在PO/AH设定了一个调定点，即规定数值（如37℃）。当体温超过37℃时，通过外周和中枢温度感受器，将体温变化信息传给 PO/AH 区神经元，导致热敏神经元活动增加，散热大于产热，使升高的体温降回到 37℃；当体温低于 37℃，通过上述过程，热敏神经元活动减弱，冷敏神经元活动增强，产热大于散热，使降低了的体温回升到 37℃。

一般认为，由病原微生物所致的发热是由于热敏神经元对温度反应的兴奋性下降，温度反应阈值升高，而冷敏神经元的温度反应阈值降低，结果使调定点上移（如 39℃），称为体温调定点的重调定。此时机体通过战栗、皮肤血管收缩等方式使产热增加，散热减少，直到体温上升到 39℃。如果致热因素不消除，机体的产热和散热过程就在此温度水平上保持相对的平衡。当致热因素解除后，体温调定点下移（如 37℃），机体通过发汗等方式使散热大于产热，直至体温回落到 37℃。

2．机体在寒冷环境中的产热调节反应

（1）战栗：来自皮肤的冷觉感受器的寒冷刺激信息，使下丘脑体温调节中枢兴奋并发出神经冲动到达脊髓运动神经元，如前所述，引起战栗前肌紧张或战栗，使机体产热量增加。

（2）交感神经兴奋：寒冷刺激使交感神经兴奋，通过交感 - 肾上腺髓质系统，使肾上腺素和去甲肾上腺素分泌增多，机体产热量增加。肾上腺素和去甲肾上腺素刺激机体产热的特点是作用迅速而短暂。交感神经兴奋还可使褐色脂肪组织代谢产热增加。

（3）甲状腺激素的产热作用：寒冷刺激作用于机体，可以通过中枢神经系统使下丘脑促甲状腺激素释放激素（TRH）神经元兴奋，引起 TRH 的释放，进而促使腺垂体促甲状腺激素（TSH）释放量增加，TSH 又促进甲状腺对甲状腺激素的释放，甲状腺激素具有显著的增加产热的作用。

3．机体在炎热环境中的散热调节反应

（1）皮肤血流量的调节：在炎热环境中，温热刺激使交感神经紧张性降低，皮肤血管扩张，动 - 静脉吻合支大量开放，使皮肤血流量增加，皮肤温度升高而增加皮肤的辐射、传导和对流方式散失的热量。

（2）发汗：在炎热环境中，温热刺激使下丘脑发汗中枢兴奋，通过交感胆碱能神经纤维传至全身的汗腺，引起温热性发汗而使机体散热量增加。

（3）减少产热量：在炎热环境中，机体代谢产热明显受到抑制以适应热环境中的体热散失的减少。

另外，当人体在高温环境中工作 7 天后，出汗量增加，而汗液中丢失的 NaCl 将减少，从而提高了机体对抗高温的代偿能力，称为"热适应"。

案例 7-1 解析

该患者系病毒性感冒。

病毒侵入人体后产生致热源物质，调高了体温调定点，可达 39℃，而实际体温尚低于此值，体温调节中枢便加强产热活动、减少散热活动，使体温呈上升趋势，故自感寒冷。服药后体内致热源物质清除，体温调定点又回降到正常值，而实际体温仍高于定点，体温中枢便加强散热活动，故出现大汗，继之实际体温回降到正常。

（闫长虹）

第八章 肾的排泄

> **学习目标**
> 1. 归纳并说出肾血液循环的特点及肾血流量的调节；归纳并熟记尿生成过程；Na^+、水与葡萄糖重吸收过程；解释并熟记泌尿功能的调节。
> 2. 识别两类肾单位的区别；说出 HCO_3^-、Cl^- 和 K^+ 重吸收过程；肾小管和集合管分泌作用；尿的排放过程。
> 3. 知道尿液浓缩与稀释的原理。

排泄（excretion）是指机体将物质代谢的终产物、体内过剩的物质以及进入内环境的异物等经血液循环由相应的途径排出体外的过程。

体内主要的排泄途径有：①呼吸器官：由呼吸器官排出 CO_2 和少量水分；②消化道：以粪便的形式排出由肝分泌的胆色素，以及来自于大肠黏膜的无机盐类如钙、镁、铁等；③皮肤：以汗腺分泌形式排出水分、氯化钠和尿素等；④肾：以尿的形式排出水分、各种无机盐和有机物等。

肾排泄物种类最多，量最大，是机体内最重要的排泄器官。通过尿的生成和排出，实现以下功能：①排出机体的大部分代谢尾产物以及进入内环境的异物；②调节细胞外液量和血液的渗透压；③保留体液中的重要电解质；④排出过剩的电解质。

肾还兼有内分泌功能，可分泌肾素、促红细胞生成素、羟化维生素 D_3 和前列腺素等。

第一节 概 述

一、肾的结构特征

（一）肾单位和集合管

肾单位是肾最基本的结构和功能单位，与集合管共同完成尿的生成过程。正常人两侧肾有 170 万～240 万个肾单位，每个肾单位（图 8-1）由肾小体（图 8-2）和肾小管两部分组成。

肾单位的组成如下：

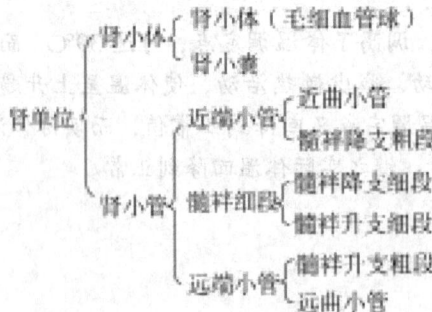

集合管在结构上不属于肾单位的组成部分，但功能上与远曲小管类似，在尿液浓缩和稀释过程中起重要作用。每一条集合管可接纳多条肾小管来的液体，多条集合管又汇入乳头管，最后形成尿液，经肾盏、肾盂、输尿管而入膀胱，由膀胱和尿道排出体外。

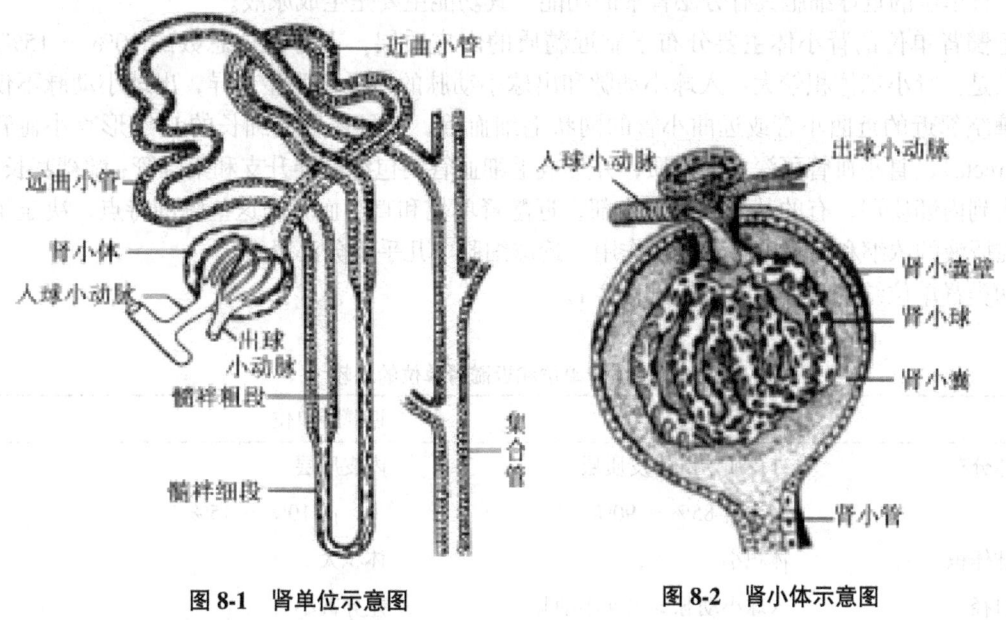

图 8-1　肾单位示意图　　　图 8-2　肾小体示意图

（二）皮质肾单位和近髓肾单位

根据肾单位中肾小体所在部位不同而分为皮质肾单位和近髓肾单位两类（图 8-3）。

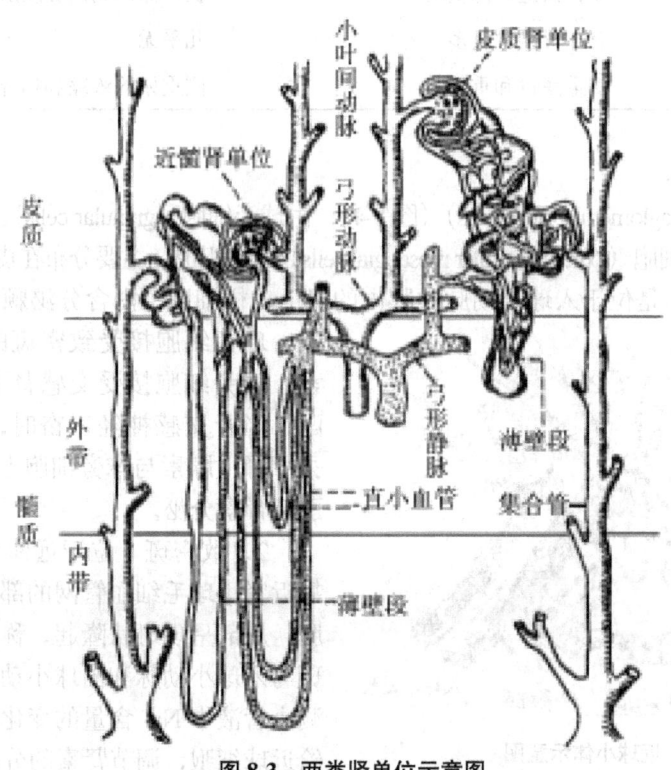

图 8-3　两类肾单位示意图

皮质肾单位的肾小体主要分布于外皮质层和中皮质层，占肾单位总数的85%～90%。其特点是：肾小球体积相对较小；入球小动脉的口径比出球小动脉的粗，两者之比为2∶1；出球小动脉离开肾小体后分支成的毛细血管，包绕在肾小管周围；髓袢甚短，只局限于外髓质层；肾单位的近球细胞具有分泌肾素的功能。其功能主要是生成尿液。

近髓肾单位的肾小体主要分布于靠近髓质的内皮质层，占肾单位总数的10%～15%。其特点是：肾小球体积较大；入球小动脉和出球小动脉的口径无明显差异，出球小动脉不仅形成缠绕邻近的近曲小管或远曲小管的网状毛细血管，而且还形成细长的U字形直小血管（vasa recta），直小血管可深入到髓质，并形成毛细血管网包绕髓袢升支和集合管；髓袢甚长，可深入到内髓质层，有的甚至到达乳头部。近髓肾单位和直小血管的这些解剖特点，决定了它们在尿液的浓缩和稀释中起着重要作用。近球细胞中几乎不分泌肾素。

两类肾单位结构和功能的比较见表8-1。

表8-1 皮质肾单位和近髓肾单位的比较

	皮质肾单位	近髓肾单位
肾小体分布	外皮质层和中皮质层	内皮质层
数量	多，占85%～90%	少，占10%～15%
肾小球体积	体积小	体积大
血管口径	入球小动脉＞出球小动脉	差异甚小
出球小动脉分支	分布在皮质部分的肾小管周围	不仅分布在邻近的近曲或远曲小管；还形成直小血管
髓袢	短，只达外髓质层	长，深入到内髓质层
球旁器	有，肾素含量多	几乎无
功能	侧重滤过和重吸收	侧重尿的浓缩和稀释

（三）近球小体

近球小体（juxtaglomerular apparatus）（图8-4），由球旁细胞（granular cells）、致密斑（macula densa）和球外系膜细胞（extraglomerular mesangial cells）三者组成。主要分布在皮质肾单位。

1. 球旁细胞　是位于入球小动脉中膜内的肌上皮样细胞，内含分泌颗粒，颗粒内是肾素，球旁细胞接受致密斑的信息而分泌肾素。球旁细胞接受交感肾上腺素能神经支配，当肾交感神经兴奋时，其末梢释放的去甲肾上腺素与球旁细胞上的$β_1$受体结合，引起肾素分泌。

2. 致密斑　位于远曲小管起始部，在靠近肾小球毛细血管网的部位变为高柱状细胞，局部呈现斑状隆起，称为致密斑。致密斑与入球小动脉和出球小动脉相接触，可监测小管液中Na^+含量的变化，并将信息传递给近球细胞，调节肾素的分泌。

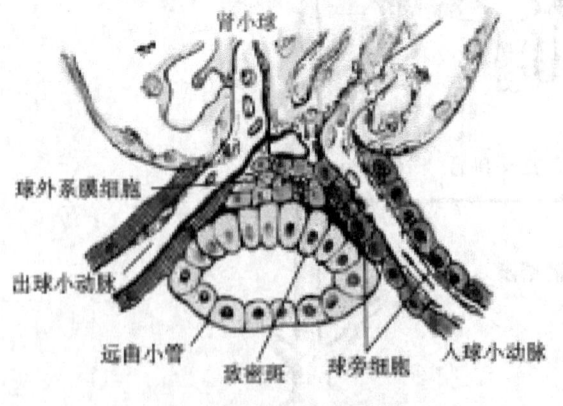

图8-4 近球小体示意图

3. 球外系膜细胞 是指入球小动脉和出球小动脉之间的一群细胞，具有吞噬和收缩功能。

二、肾血液循环的特征

（一）肾血流量的特点

1. 肾血流量大、分布不均 正常成人安静时每分钟约有 1.2L 血液流过两侧肾，相当于心输出量的 20% 左右，而两肾的总重量是 300g，因此肾是血供最丰富的器官。其中 94% 的血液分布在肾皮质层，5%～6% 分布在外髓，其余不到 1% 供应内髓。通常所说的肾血流量主要指肾皮质血流量。

2. 经过两次毛细血管网 肾动脉由腹主动脉垂直分出，其分支依次形成叶间动脉、弓形动脉、小叶间动脉到达入球小动脉。入球小动脉在肾小体内分支成肾小球毛细血管网，最后汇集成出球小动脉而离开肾小体。出球小动脉再次分支成毛细血管网缠绕于肾小管和集合管周围，再汇合成为小静脉，经小叶间静脉、弓形静脉、叶间静脉、肾静脉、下腔静脉返回心脏。在近髓肾单位，肾小管周围毛细血管网还形成袢状的直小血管，走行于肾髓质，与髓袢伴行。

在上述肾循环中，形成两次毛细血管网，即肾小球毛细血管网和肾小管周围毛细血管网。肾小球毛细血管网介于入球小动脉和出球小动脉之间。在皮质肾单位，由于入球小动脉粗而短，血流阻力小，血流量大；出球小动脉细而长，血流阻力大，使肾小球毛细血管内血压较高，有利于肾小球的滤过作用。而克服了出球小动脉较大血流阻力后再形成的肾小管周围毛细血管网血压较低，有利于肾小管的重吸收作用。

（二）肾血流量的调节

肾血流量调节的生理意义在于使肾血流量能够适应肾泌尿功能的需要，以及全身血液循环发生较大改变时，又能适应全身血流量重新分布的需要。这种调节是通过肾的自身调节、神经和体液调节完成的。

1. 自身调节 实验证明，肾动脉血压在 80～180mmHg（10.7～24.0kPa）范围内变动时，肾血流量和肾小球滤过率能够维持相对恒定，这种现象称为肾血流量的自身调节（图 8-5）。这是肾的内在特性，在离体的、去神经支配的和灌注的肾中仍然存在。关于此种自身调节的机制，肌源学说认为，当动脉血压升高时，血管壁所受的牵张刺激增加，血管管径缩小而血管阻力增加。当血压降低的时候则发生相反的变化。由于血压在 80mmHg 时平滑肌舒张达极限，而在 180mmHg 时，平滑肌收缩达极限，因此在血压低于 80mmHg 和高于 180mmHg 时，肾血流自身调节便不能维持，即肾血流量将随血压的变化而变化。

2. 神经和体液调节 肾主要受交感神经支配，其神经纤维随血管进入肾，分布于皮质肾单位的入球小动脉和近髓肾单位的出球小动脉、肾小管和释放肾素的球旁细胞上，其末梢释放去甲肾上腺素，使肾血管收缩，肾血流量减少。因此，肾血流的调节主要表现为交感神经兴奋引起的缩血管反应。一般情况下，肾神经紧张性较低，因而对肾血流量影响较小。但在应激状态时，如剧烈运动、大失血、中毒性休克、缺氧等情况下，肾交感神经活动加强，肾血管收缩，肾血流量减少以使其他重要器官如脑、心脏等得到

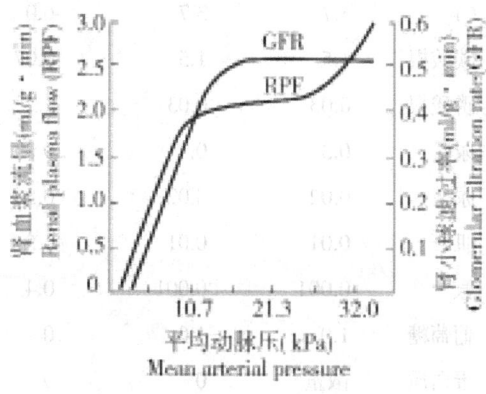

图 8-5 肾血流量的自身调节

更多的血供,这对维持脑和心脏的血液供应有重要意义。一般认为肾无副交感神经末梢分布。

在体液因素中,肾上腺素、去甲肾上腺素、内皮素、血栓烷 A_2、血管紧张素 II、血管升压素都能使肾血管收缩,肾血流量减少。而前列腺素 E_2 和 I_2、心房钠尿肽、多巴胺、组胺、一氧化氮和激肽等可使肾血管扩张,肾血流量增加。

通常情况下,肾主要靠自身调节来保持肾血流量相对稳定,以维持正常的泌尿功能;在紧急情况下,全身血液将重新分配,通过神经体液因素的作用,使肾血流量减少,从而保证心、脑等重要器官的血供。

第二节 肾小球的滤过功能

案例 8-1

某男,5 岁。反复上呼吸道感染,经治疗后痊愈。近几天感觉全身不适、乏力、头痛、头晕、恶心、呕吐、心慌,晨起后颜面、双下肢水肿,尿液色如浓茶、尿量显著减少。血压 150/110mmHg;尿中可见红细胞;尿蛋白定性(+++)。

诊断:急性肾小球肾炎。

问题与思考:

患儿出现血尿、蛋白尿和尿量减少以及水肿的机制。

尿的生成经历三个基本过程:肾小球的滤过;肾小管、集合管的重吸收;肾小管、集合管的分泌。肾小球的滤过是尿生成的第一步。

肾小球的滤过作用是指血液流经肾小球毛细血管时,血浆中的小分子物质透过滤过膜进入肾小囊形成原尿(又称超滤液)的过程。

表 8-2 血浆、原尿和终尿中物质含量及每天的滤过量和排出量

成分	血浆 (g/L)	原尿 (g/L)	终尿 (g/L)	终尿/血浆 (倍数)	滤过总量 (g/d)	排出量 (g/d)	重吸收率 (%)
Na^+	3.3	3.3	3.5	1.1	594.0	5.3	99
K^+	0.2	0.2	1.5	7.5	36.0	2.3	94
Cl^-	3.7	3.7	6.0	1.6	666.0	9.0	99
碳酸根	1.5	1.5	0.07	0.05	270.0	0.1	99
磷酸根	0.03	0.03	1.2	40.0	5.4	1.8	67
尿素	0.3	0.3	20.0	67.0	54.0	30.0	45
尿酸	0.02	0.02	0.5	25.0	3.6	0.75	79
肌酐	0.01	0.01	1.5	150.0	1.8	2.25	
氨	0.001	0.001	0.4	400.0	0.18	0.6	0
葡萄糖	1.0	1.0	0	0	180.0	0	100
蛋白质	微量	0	0	0	微量	0	100
水					180L	1.5L	99

在动物实验中,用微穿刺法抽取肾小囊内的液体,然后进行微量化学分析。结果发现,滤过的液体中除了蛋白质含量甚少外,各种晶体物质如葡萄糖、氯化物、无机磷酸盐、尿素等的浓度都与血浆类似(表8-2),而且渗透压及酸碱度也与血浆的相似,由此证明囊内液是血浆的超滤液,或称原尿。

一、滤过的结构基础:滤过膜

(一)滤过膜的组成

滤过膜是肾小球毛细血管内的血液与肾小囊中超滤液之间的结构屏障。滤过膜(图8-6)由三层结构组成:

(1)内层是肾小球毛细血管的内皮细胞层,细胞上有许多直径50～100nm窗孔,它可防止血细胞通过,但对血浆蛋白的滤过不起阻留作用。

(2)中间层是基膜,是滤过膜的主要屏障。基膜是由胶原和糖蛋白构成的微纤维网结构,形成4～8nm的多角形网孔。有些较大的蛋白质分子不能通过基膜层,因此,对滤过膜的通透性起决定作用。

(3)外层是肾小囊的上皮细胞。上皮细胞具有足突,足突附着在基膜的外层。相互交错的足突之间形成裂隙,裂隙上有

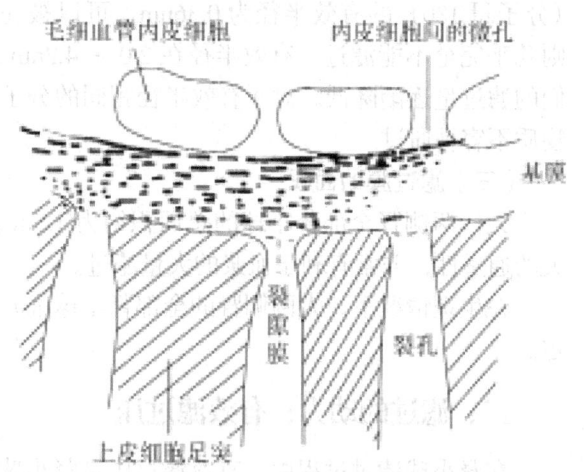

图8-6 滤过膜的结构

一层滤过裂隙膜,膜上有直径4～14nm的小孔。它是物质滤出的最后一道屏障,该层与内皮细胞层、肌膜层共同构成了肾小球滤过的机械屏障。

(二)滤过膜的通透性

滤过膜是一道机械屏障,滤过膜的筛状构造说明了它对不同物质的选择通透性。一般来说,由于筛孔大小不等,正常肾的滤过膜只允许分子直径不超过8nm或分子量不超过70万的物质通过,在此范围内的各种物质,其通透性决定于分子的大小,分子愈小的物质通透性愈大。若以某种物质在滤液中的浓度与该物质的血浆浓度之比作为衡量其通透性的指标,则几种物质的通透性如表8-3所示。

表8-3 滤过膜对不同物质的通透性

物质	分子量	通透性
葡萄糖	180	1.000
菊粉	5200	1.000
小分子蛋白质	30000	0.5000
白蛋白	69000	0.005

有些物质虽然分子量不大,但由于与血浆蛋白结合,也不能通过滤过膜。例如血红蛋白的分子量约为64000,可通过滤过膜上较大的孔道滤出,但它与血浆中的结合珠蛋白结合成分子量较大的复合物而不能滤出。所以,一般情况下,红细胞破裂释出的血红蛋白并不出现

在尿中，只有大量溶血时，血液中血红蛋白浓度超过了结合珠蛋白所能结合的量时，未结合的血红蛋白才能滤出而出现血红蛋白尿。

近年来的研究还发现，滤过膜对某种物质的通透性还与该物质所带电荷的种类有关。滤过膜各层上均有许多带负电荷的唾液蛋白，这些带负电荷的结构形成了肾小球滤过的静电屏障。病理情况下，滤过膜上的负电荷减少或消失使其静电屏障作用降低，以致带负电荷的血浆白蛋白滤过量会明显增加而出现蛋白尿。

基于肾小球滤过膜机械屏障和静电屏障的存在，滤过膜的通透性不仅取决于被滤过物质的分子大小，还取决于其所带的电荷。一般来说，有效半径 < 2.0nm 的物质，如葡萄糖分子（分子量180）的有效半径为0.36nm，可以被完全滤过。有效半径 > 4.2nm 的大分子物质，则几乎完全不能滤过。有效半径在 2.0 ~ 4.2nm 之间的各种物质，随着有效半径的增加，它们的滤过量逐渐降低。对于有效半径相同的分子，带正电荷的物质容易通过，而带负电荷的物质不容易通过。

（三）滤过膜的面积

人体两侧肾全部肾小球的总面积约为 $1.5m^2$，这么大的滤过面积，再加上滤过膜具有很大的通透性，非常有利于血浆的大量滤过。

在生理情况下，人两侧肾的全部肾小球都开放并起滤过作用，因而滤过面积保持相对恒定。

二、滤过的动力：有效滤过压

在肾小球滤过过程中，有效滤过压是肾小球滤过的动力，它与组织液生成时的有效滤过压形成原理相似。推动滤液生成的动力是肾小球毛细血管血压和囊内液胶体渗透压，对抗滤液生成的阻力是血浆胶体渗透压和肾小囊内压（图8-7）。由于肾小囊内的超滤液中的蛋白质浓度极低，其胶体渗透压可忽略不计，因此肾小球有效滤过压＝肾小球毛细血管血压－（血浆胶体渗透压＋肾小囊内压）。

用微穿刺法直接测得的慕尼黑大鼠肾小球毛细血管压平均值为45mmHg（6.0kPa），肾小球毛细血管的入球端到出球端，血压下降不多，两端的血压几乎是相等的；肾小囊内压约为 10mmHg（1.3kPa），肾小球毛细血管入球端的血浆胶体渗透压约为 20mmHg（2.7kPa）。但血液流经肾小球毛细血管全长时，由于不断生成超滤液，血液中的血浆蛋白浓度不断升高，因而血浆胶体渗透压也随之升高，到出球小动脉端，血浆胶体渗透压升高达 35 mmHg（4.7kPa）有效滤过压也逐渐下降。根据以上测得的数据，有效滤过压计算如下：

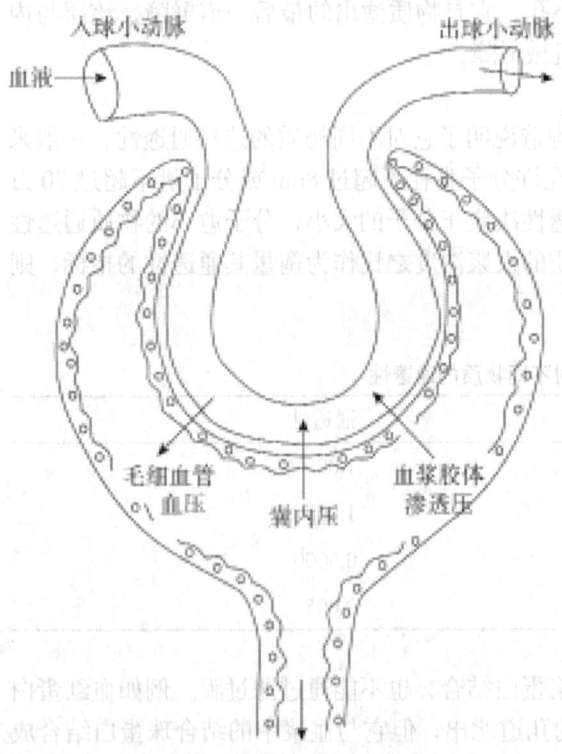

图8-7 有效滤过压示意图

入球小动脉端：45 - (20+10) = 15mmHg (2.0kPa)
出球小动脉端：45 - (35+10) = 0mmHg (0kPa)

由此可见，肾小球毛细血管入球端和出球端的有效滤过压是一个递降过程，在入球小动脉端，有效滤过压为正值，有滤液生成；而在出球小动脉端滤过阻力等于滤过动力，有效滤过压为0（滤过平衡），不能生成滤液。因此，尽管平时两肾所有肾单位都在活动，但并非肾小球毛细血管全段都有滤过，只有从入球小动脉端到滤过平衡这一段才有滤过作用。滤过平衡越靠近入球小动脉端，有效滤过的毛细血管长度就越短，肾小球滤过率就越低。相反，滤过平衡越靠近出球小动脉端，有效滤过的毛细血管长度越长，肾小球滤过率就越高。如果达不到滤过平衡，全段毛细血管都有滤过作用。对于正常成人来说，全段肾小球毛细血管都有滤过功能。

三、肾小球滤过率和滤过分数

单位时间内（每分钟）两肾生成的原尿量称为肾小球滤过率（glomerular filtration rate，GFR）。据测定，体表面积为 $1.73m^2$ 的个体，其GFR为125ml/min左右。照此计算，两侧肾每昼夜从肾小球滤出的液体总量可高达180L，约为体重的3倍。

肾小球滤过率与肾血浆流量的比值称为滤过分数（filtration fraction，FF）。经测算，肾血浆流量为660ml/min，则滤过分数为：125/660×100%=19%。此值表明，流经肾的血浆约有1/5由肾小球滤出到囊腔中。

四、影响肾小球滤过的因素

（一）肾小球滤过膜的通透性和面积

1. 滤过膜的通透性　正常情况下，肾小球滤过膜具有一定的通透性，且较稳定。在病理情况下，会有较大的变化。例如肾小球肾炎时，膜上带负电荷的唾液蛋白减少，因此电屏障作用减弱，原来不易通过的带负电荷的血浆白蛋白，这时能通过肾小球滤过膜形成蛋白尿。当炎症引起肾小球滤过膜损伤时，则红细胞也能滤过形成血尿。

2. 滤过膜的面积　生理情况下，人的肾小球都处于活动状态，滤过面积较大，且保持相对稳定，不会影响滤过作用。病理情况下，如急性肾小球肾炎时，由于肾小球毛细血管管腔变得狭窄或完全阻塞，以至活动的肾小球数量减少，有效滤过面积也因之而减小，导致肾小球滤过率降低，结果出现少尿以至无尿。

（二）有效滤过压

肾小球有效滤过压是肾小球毛细血管血压、血浆胶体渗透压和肾小囊内压三种力量的代数和。其中任何一种改变，都会影响有效滤过压的数值，继而影响肾小球滤过率。

1. 肾小球毛细血管血压　当动脉血压变动于 80～180mmHg 范围内时，肾血流量通过自身调节能维持相对恒定，此时肾小球毛细血管血压也能保持相对恒定，从而使有效滤过压无明显改变。当动脉血压降到 80mmHg 以下时，肾小球毛细血管血压将相应下降，于是有效滤过压降低，因而肾小球滤过率也减小。当动脉血压降至 40～50mmHg 时，肾小球滤过率将降到零，因而无尿。所以在临床上观察重症患者尿的有无可以间接了解到动脉血压的变化以及肾小球血流情况。

2. 囊内压　正常情况下原尿不断生成又及时流走，所以囊内压是比较稳定的。肾盂或输尿管结石、肿瘤压迫或其他原因引起输尿管阻塞，导致肾盂积水，都可使囊内压升高，致使有效滤过压降低,因而肾小球滤过率减小,引起尿量减少。

3. 血浆胶体渗透压　正常情况下血浆胶体渗透压变动不大。但若全身血浆蛋白的浓度明显降低时,则血浆胶体渗透压降低,有效滤过压增大,肾小球滤过率也随之增大。例如由静脉快速注入生理盐水时,肾小球滤过率增大,尿量增多,可能就是这个原因。

(三)肾血浆流量

肾血浆流量对肾小球滤过率有很大影响,主要影响滤过平衡的位置。如果肾血浆流量加大,肾小球毛细血管内血浆胶体渗透压的上升速度减慢,滤过平衡就靠近出球小动脉端,有效滤过压和滤过面积就增加,肾小球滤过率将随之增大。如果肾血浆流量进一步增加,血浆胶体渗透压上升速度就进一步减慢,肾小球毛细血管的全长都达不到滤过平衡,全长都有滤过,肾小球滤过率就进一步增大。相反肾血浆流量减少时,血浆胶体渗透压的上升速度加快,滤过平衡就靠近入球小动脉端,有效滤过压和滤过面积就减小,肾小球滤过率将减小。在严重缺氧、中毒性休克等情况下,由于交感神经兴奋,肾血流量和肾血浆流量将显著减少,肾小球滤过率也因而显著减小。

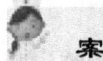

案例 8-1 解析

1. 该患者系由反复呼吸道感染导致的超敏反应性疾病累及肾小球滤过膜,使滤过膜发生弥漫性增生性病理改变,使通透性增大,正常不能滤过的物质如血细胞、血浆蛋白等,也发生了滤过,因此出现血尿、蛋白尿。

2. 由于大量血浆蛋白经尿排出,出现低蛋白血症,血浆胶渗压下降,组织液生成增多,出现水肿。

第三节　肾小管和集合管的重吸收功能

原尿流入肾小管后即称为小管液。小管液在流经肾小管各段和集合管时,其中的水和溶质将全部或部分由小管上皮细胞吸收回血液。小管液中的物质通过小管上皮细胞进入管周毛细血管血液的过程称为肾小管和集合管的重吸收。

小管液流经肾小管各段和集合管时,其量和质均发生了很大的变化。如前所述,人两侧肾每天生成的原尿达 180L,而终尿仅为 1.5L 左右。这表明,滤过液中约 99% 的水被肾小管和集合管重吸收,只有约 1% 被排出体外。就溶质而言,原尿中除蛋白质外,其他物质的浓度基本与血浆中的浓度相同。小管液在流经肾小管和集合管的过程中,有些物质被重吸收,有些物质被分泌,还有的物质既被重吸收又被分泌。如滤过液中的葡萄糖全部被重吸收回血,Na^+、Cl^- 大部分被重吸收,尿素部分被重吸收,而肌酐则完全不被重吸收,H^+、NH_3、K^+ 和肌酐等可被分泌到肾小管中。说明肾小管和集合管的重吸收具有选择性(图 8-8)。小管液在流经肾小管和集合管中经历了复杂的加工过程才成为终尿(表 8-2)。

在各段肾小管和集合管中溶质和水的转运方式各不相同,在本节中我们将分段讲述肾小管和集合管的物质转运功能。

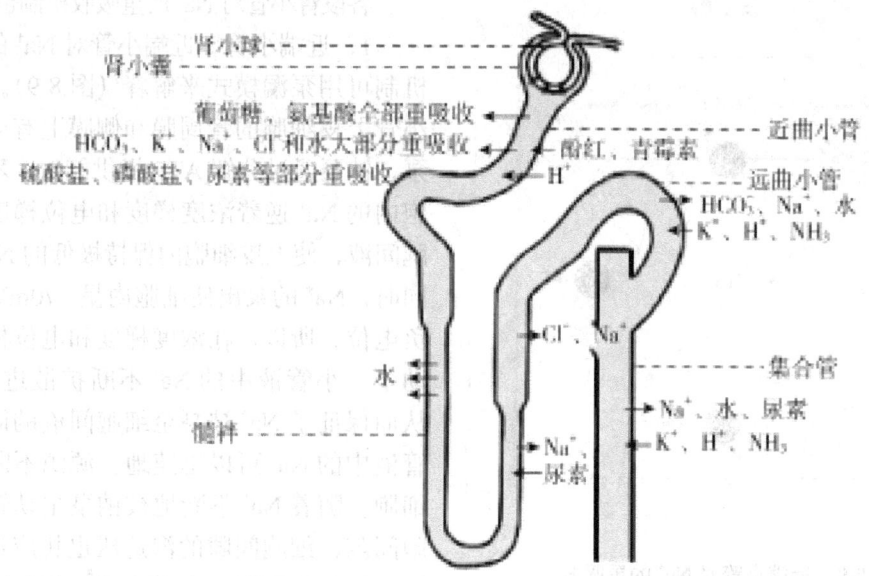

图 8-8 肾小管、集合管重吸收和分泌作用示意图

一、重吸收的方式

（一）被动重吸收

被动重吸收是指小管液中的水和溶质顺浓度差、电位差或渗透压差，进入小管周围组织间液的过程。由于这种重吸收过程是顺着电-化学梯度进行的，不消耗能量，属于被动重吸收过程。重吸收量取决于肾小管细胞膜对物质的通透性，如颗粒的大小、电荷的性质以及是否具有脂溶性等。水的重吸收主要依赖于溶质重吸收后所形成的渗透压梯度进行的。

（二）主动重吸收

主动重吸收是指肾小管上皮细胞消耗能量，逆着电-化学梯度将小管液中的溶质转运到肾小管上皮细胞内的过程。根据能量来源的不同，主动转运可分为原发性主动转运和继发性主动转运两种。原发性主动转运所需消耗的能量由 ATP 水解直接提供，例如 Na^+ 和 K^+ 的主动转运都是靠细胞膜上的钠泵水解 ATP 直接提供能量的。继发性主动转运所需的能量是来自其他溶质顺电化学梯度转运时释放的，如葡萄糖、氨基酸等物质的转运。

二、肾小管对几种主要物质的重吸收

超滤液中的葡萄糖、氨基酸、维生素及微量蛋白质等，几乎全部在近球小管被重吸收；Na^+、Cl^-、K^+、HCO_3^- 等无机盐和水也绝大部分在此段被重吸收；多种物质包括水在近端小管重吸收的机制，均与上皮细胞基侧膜上的钠泵活动密切相关。

（一）Na^+ 和 Cl^- 的重吸收

每天由肾小球滤出的 Na^+ 将近 600g，但每天由尿排出的 Na^+ 量仅为 3～5g，不足滤出量的 1%，说明肾小球滤出的 Na^+ 有 99% 以上被肾小管和集合管重吸收了。Na^+ 是细胞外液中最重要的离子，肾小管和集合管对 Na^+ 的重吸收对保持细胞外液的渗透压和水容量有重要作用。

各段肾小管对 Na^+ 的重吸收率不同。近端小管是 Na^+ 重吸收的主要部位，此外 Na^+ 的重吸收量占滤过量的 65%～70%。其余的 Na^+ 分别在髓袢升支、远曲小管和集合管被重吸收。

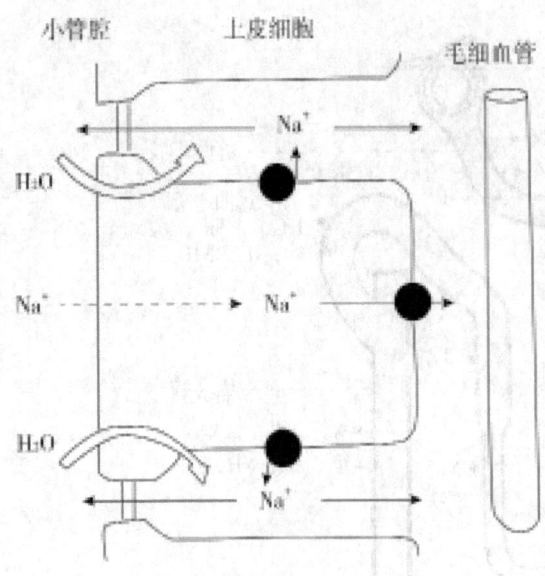

图 8-9 近端小管对 Na^+ 的重吸收

各段肾小管对 Na^+ 的重吸收机制也不相同。

1. **近端小管** 近端小管对 Na^+ 的重吸收机制可用泵漏模式来解释（图 8-9）。在近端小管上皮细胞的管周膜和侧膜上有丰富的钠泵，钠泵通过分解 ATP 提供能量，不断将细胞内的 Na^+ 逆着浓度梯度和电位梯度排向细胞间液，使上皮细胞内保持极低的 Na^+ 浓度。同时，Na^+ 的泵出使细胞内呈 −70mV 左右的负电位。所以，在浓度梯度和电位梯度的推动下，小管液中的 Na^+ 不断扩散进入细胞，从而保证了 Na^+ 被泵至细胞间液的同时，小管液中的 Na^+ 可以迅速地、源源不断地进入细胞。随着 Na^+ 不断地被钠泵主动转运至细胞间隙，细胞间隙的渗透压也相应提高。在渗透压的作用下，水随之进入细胞间隙，使细胞间隙内的静水压升高。这一压力可促使 Na^+ 和水通过基膜进入细胞间隙和小管周围毛细血管。但也可使 Na^+ 和水通过紧密连接少量漏至小管腔内，所以，Na^+ 的重吸收量为主动重吸收量减去回漏量。

绝大部分 Cl^- 是在近端小管被动重吸收的。在近端小管处由于 Na^+ 的主动重吸收形成小管内外的电位差，Cl^- 则顺着电位差而被动重吸收；同时，因 HCO_3^- 比 Cl^- 优先重吸收（见 HCO_3^- 的重吸收）以及因管内外渗透压差导致水的重吸收，结果使小管液中的 Cl^- 比管周组织液高 1.2～1.4 倍，这一浓度差又进一步促使 Cl^- 的重吸收。所以 Cl^- 是顺着电-化学梯度被动重吸收的。

2. **髓袢升支粗段** 髓袢升支粗段对 NaCl 重吸收是以 $Na^+：2Cl^-：K^+$ 同向转运模式进行的（图 8-10）。升支粗段上皮细胞管周膜上具有钠泵，它将 Na^+ 由细胞内泵向组织间液。Na^+ 泵出后，导致细胞内 Na^+ 浓度下降，造成管腔内与细胞内 Na^+ 出现明显的浓度差。管腔内 Na^+ 由于浓度差将经管腔膜扩散入细胞内，但 Na^+ 必须与 Cl^-、K^+ 一起由载体协同转运（比例为 $Na^+：2Cl^-：K^+$）进入细胞内的 Na^+、Cl^-、K^+ 三种离子的去向不同，Na^+ 由钠泵至组织间液，Cl^- 由于浓度差经管周膜（对 Cl^- 的通透性较高）进入组织间液，K^+ 由于浓度差经管周膜（对 K^+ 的通透性较高）而返回小管腔内。由于 Cl^- 进入组织间液较多，而 K^+ 返回管腔内较多，导致管腔内出现正电位。此机制说明 Na^+ 的转运是主动的，Cl^- 的转运则属于继发性主动转运。呋塞米（速尿）和利尿酸等利尿剂，能阻抑管腔膜的载体转运功能，因此这类利尿剂也可使管腔内正电位消失，使升支粗段 Na^+、Cl^- 的重吸收受到抑制，从而干扰尿的浓缩机制，导致利尿。

髓袢升支细段上皮细胞对 Na^+ 有一定的通透性。小管液流经此段时有少量 Na^+ 顺浓度差扩散出管腔。

远曲小管和集合管对 Na^+ 的重吸收与 K^+ 和 H^+ 分泌有关（见 K^+ 和 H^+ 分泌）。

（二）水的重吸收

每天排出的终尿量不足原尿量的 1%，说明由肾小球滤过的水在流经肾小管和集合管各段时约有 99% 被重吸收回血液，其中近球小管重吸收量最大，达 65%～70%；髓袢为

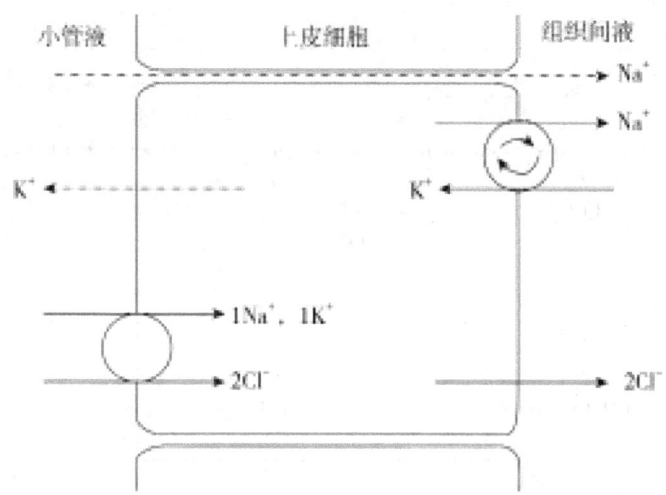

图 8-10　髓袢升支粗段继发性主动重吸收 Na^+、K^+ 和 Cl^- 的示意图

10%～15%；远曲小管约 10%；其余 10%～15% 在集合管重吸收。由于水的重吸收量占滤过量的 99%，水的重吸收量的微小变化就会对尿量有很大影响。例如，重吸收量降低 1%，尿量即可增加 1 倍。

水的重吸收为被动过程，是靠渗透作用进行的。在肾小管和集合管，当小管液中的溶质，特别是 Na^+、Cl^- 等离子被重吸收后，小管液的渗透压降低而细胞间液的渗透压增高，水即在渗透作用的影响下，经紧密连接或上皮细胞进入细胞间隙，使细胞间隙静水压增高，由于管周毛细血管压力低，胶体渗透压高，水便由细胞间隙进入毛细血管被重吸收。在近球小管，细胞间的紧密连接比较疏松，水和溶质容易通透，所以随着 Na^+ 等离子的重吸收，水几乎是立即渗入细胞间隙的。因此在近球小管处重吸收的液体事实上是等渗的。从髓袢以后，各段肾小管和集合管的紧密连接比较致密，管腔膜的面积也比较小，对水的重吸收量也较少。

应该注意的是，远曲小管和集合管对水的重吸收量受血液中抗利尿激素（ADH）的影响，体内缺水时，该段肾小管对水的重吸收量增多，使尿量减少；体内水过剩时，水的重吸收减少，尿量增多；从而调节体内水平衡。近球小管虽然对水的重吸收量很大，但与生理情况下尿量随体内水平衡状况的变化无关。

（三）HCO_3^- 的重吸收

正常情况下，肾小球滤过的 HCO_3^- 有 80%～85% 在近球小管被重吸收。如图 8-11 所示，血浆中的 HCO_3^- 以 $NaHCO_3$ 的形式滤过，而小管液中的 HCO_3^- 是以 CO_2 的形式被重吸收的。在小管液里，$NaHCO_3$ 解离成 Na^+ 和 HCO_3^-。在 Na^+ 主动转运至血浆的同时，细胞分泌 H^+ 入管腔（H^+－Na^+ 交换，后述）。HCO_3^- 不易透过管腔膜，在小管液内与分泌出的 H^+ 结合生成 H_2CO_3，H_2CO_3 进而分解成 CO_2 和 H_2O。CO_2 为脂溶性物质，极易跨膜扩散进入细胞。在细胞内碳酸酐酶的催化下，CO_2 与 H_2O 结合生成 H_2CO_3 并解离成 H^+ 和 HCO_3^-。HCO_3^- 随 Na^+ 被动转运回血液，H^+ 通过 H^+－Na^+ 交换分泌入管腔。此形式能使 HCO_3^- 更快地被吸收，这也就是前文曾提到的 HCO_3^- 可比 Cl^- 优先重吸收的原因。

（四）钾的重吸收

每日从肾小球滤过的 K^+ 为 31～35g，由尿中排出的 K^+ 为 2～4g。实验证明，由肾小球滤出的 K^+ 绝大部分在近球小管和髓袢升支粗段被重吸收，其中滤过量的 65% 左右在近球

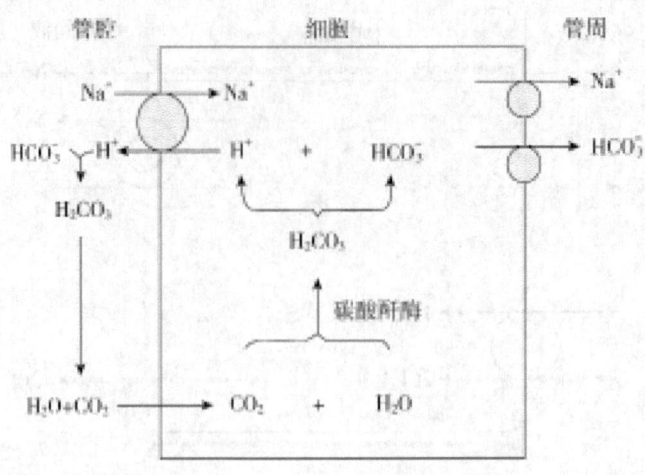

图 8-11 近球小管重吸收 HCO_3^- 和分泌 H^+

小管重吸收，27% 左右在髓袢升支粗段重吸收，其余 8% 左右的进入远曲小管和集合管后也几乎全部被重吸收。所以肾小管滤出的 K^+ 在流经肾小管和集合管时，几乎已经全部被重吸收回血，当体内缺 K^+ 时尤其如此。而每日由尿中排出的 K^+ 是由远曲小管和集合管分泌的。

肾小管和集合管对 K^+ 的重吸收是主动转运过程。在近球小管，管腔液的电位为 -3 ~ -4mV，小管上皮细胞内为 -70mV，管周液为 0mV。小管液中 K^+ 的浓度为 4 ~ 4.5mmol/L，而细胞内为 150 mmol/L，说明 K^+ 的重吸收是逆浓度差和电位差进行的，是一种主动转运过程。

（五）葡萄糖的重吸收

正常人空腹血糖浓度为 3.9 ~ 6.1mmol/L（或 0.8 ~ 1.2g/L），原尿中葡萄糖的浓度与血浆中的浓度相同，但终尿中几乎不含葡萄糖，这说明葡萄糖滤出后全部被重吸收回血液，而且重吸收的部位仅限于近球小管，主要是近曲小管，其他各段都没有重吸收葡萄糖的能力。因此，如果小管液中的葡萄糖在近球小管未被全部重吸收，则终尿中将会出现葡萄糖。

葡萄糖的重吸收是一种主动转运过程，是逆浓度差进行的，是通过顶端膜上的 Na^+-葡萄糖同向转运体而进行的同向转运。实验证明与管腔膜刷状缘中的载体蛋白有关。载体蛋白上存在着分别与葡萄糖、Na^+ 相结合的结合位点。当载体蛋白与葡萄糖、Na^+ 相结合而形成复合体后，它就能迅速地将葡萄糖和 Na^+ 从管腔内转运至小管上皮细胞内。细胞内 Na^+ 由管周膜或侧膜上的钠泵排出至细胞间液，造成细胞内 Na^+ 浓度降低，从而导致了管腔膜内外的 Na^+ 浓度差，于是小管液中的 Na^+ 经易化扩散进入细胞内。同时葡萄糖被伴随着转运进入细胞。当细胞内葡萄糖浓度升高以后，葡萄糖便顺着浓度差经管周膜上的另一种 Na^+ 与无关的载体蛋白，以易化扩散方式进入细胞间液（图 8-12）。因此葡萄糖的转运属于继发性主动转运，它是借助于 Na^+ 的主动重吸收而实现的。

当血糖浓度超过 8.88 ~ 9.99mmol/L，葡萄糖滤过量超过 200 ~ 230mg/min 时，一部分肾小管对葡萄糖的重吸收能力已达到极限，尿中即可出现葡萄糖。将尿中刚出现葡萄糖的最低血糖浓度，称为肾糖阈（一般为 8.88 ~ 9.99mmol/L）。肾糖阈反映肾小管对葡萄糖的重吸收能力。肾糖阈愈高，说明肾小管对葡萄糖重吸收能力愈大，反之则愈小。

随着血糖浓度的进一步升高，葡萄糖滤过量增加，将使更多的肾小球对葡萄糖的重吸收能力达到饱和，故尿糖排出量进一步增加。如血糖浓度继续增高，以致葡萄糖滤过量过多，

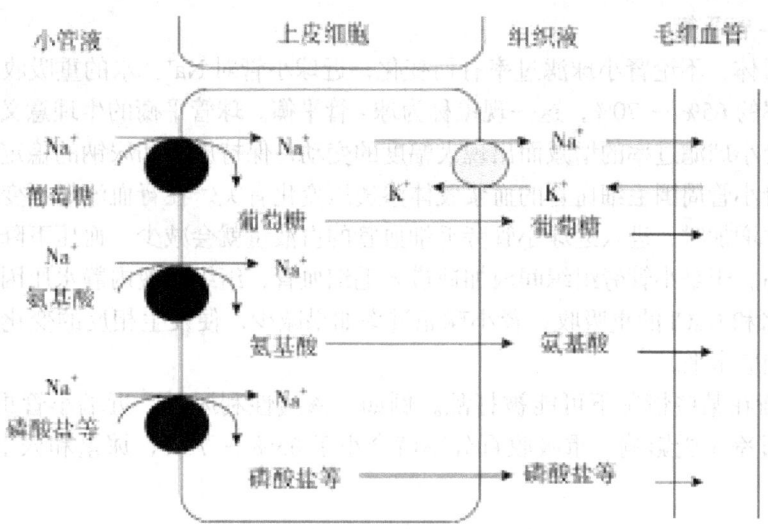

图 8-12 近端小管重吸收葡萄糖机制示意图

在成年男性达 375mg/min，女性达 300mg/min 左右时，则肾所有的近球小管重吸收葡萄糖的能力均达饱和，尿糖排出量则随血糖浓度升高而平行增加。此量称为葡萄糖重吸收极限量。有人认为此极限量与肾小管细胞膜上载体数量有限相关，当所有载体都参与转运时，其转运能力已达极限，葡萄糖的转运量即不再增加了。

（六）其他物质的重吸收

小管液中氨基酸的重吸收与葡萄糖的重吸收机制类似，也是与 Na^+ 经载体同向转运而重吸收的，但转运载体蛋白可能不同，即载体是具有特异性的。HPO_4^{2-}、SO_4^{2-} 的重吸收可能也是与 Na^+ 结合于同一载体蛋白上同向转运重吸收的。正常时滤液中的少量蛋白质，则通过肾小管上皮细胞的吞饮作用而重吸收。

三、影响肾小管和集合管重吸收的因素

（一）小管液中溶质的浓度

小管液中的溶质所形成的渗透压，是对抗肾小管对水重吸收的主要力量。如果小管液溶质浓度很高，渗透压很大，就会妨碍肾小管，特别是近端小管对水的重吸收，小管液中的 Na^+ 被稀释而浓度下降，与细胞内的 Na^+ 浓度差变小，Na^+ 重吸收减少，因此，不仅尿量增多，NaCl 排出也增多。这种由于小管液渗透压升高而妨碍对水的重吸收所引起尿量增多的现象，称为渗透性利尿。

 知识链接

临床上有时给病人使用能被肾小球滤过但不易被肾小管重吸收的药物，如 20% 甘露醇快速静脉点滴，利用它来提高小管液中溶质的浓度以及渗透压，妨碍对水的重吸收，以达到利尿和消除水肿的目的。

糖尿病患者的多尿，也主要是由于小管液中葡萄糖含量增多，小管液渗透压因而增高，结果妨碍了水和 NaCl 的重吸收所造成的。

(二) 球-管平衡

在正常机体，不论肾小球滤过率有何变化，近球小管对 Na^+、水的重吸收率总是稳定在肾小球滤过率的 65%～70%，这一现象称为球-管平衡。球管平衡的生理意义在于使尿量和尿钠不会因肾小球滤过率的增减而出现大幅度的变动，保持尿量和尿钠的稳定。球管平衡的机制主要与肾小管周围毛细血管的血浆胶体渗透压变化有关。在肾血流量不变的前提下，当肾小球滤过率增加时，进入近球小管旁毛细血管的血液量就会减少、血压下降，而血管内胶体渗透压升高。于是小管旁组织间液加速进入毛细血管，组织间液内静水压因之下降，有利于肾小管对水和 NaCl 的重吸收；肾小球滤过率如果减少，便发生相反的变化，重吸收百分率能保持在相应水平。

球管平衡在某些情况下可能被打乱。例如，渗透性利尿时，近端小管重吸收量减少，而肾小球滤过率不受影响，重吸收百分率就会小于 65%～70%，尿量和尿中 NaCl 排出量明显增多。

第四节 肾小管和集合管的分泌功能

肾小管和集合管上皮细胞将自身代谢产生的物质分泌到小管液中的过程称为分泌作用；将血液中的某种物质排入小管液的过程称为排泄作用。因两者都是将物质排入管腔，一般不作严格区分，统称为分泌。其分泌的主要物质有 H^+、K^+ 和 NH_3 等。

一、H^+ 的分泌

正常人血浆 pH 保持在 7.35～7.45 之间，而尿液的 pH 一般介于 5.0～7.0 之间，最大变动范围为 pH4.5～8.0 之间，这说明肾具有排酸保碱作用。肾小球滤液的 pH 和血浆相同，只是滤液在流经肾小管和集合管以后，pH 才发生显著变化，这一变化是通过肾小管和集合管的泌 H^+ 作用实现的。肾小管各段和集合管均有分泌 H^+ 的作用，但其中 80% 是由近球小管分泌的。

近球小管分泌 H^+ 是通过 $H^+ - Na^+$ 交换实现的（图 8-11）。小管液及管周组织液的 CO_2 可扩散入小管上皮细胞，细胞本身代谢也产生 CO_2，小管上皮细胞内有碳酸酐酶，可催化 CO_2 和 H_2O 生成 H_2CO_3，后者解离出 H^+ 和 HCO_3^-，H^+ 被管腔膜上的载体转运进入小管腔，与此同时，小管液中被同一载体转运进入小管上皮细胞，此过程称为 $H^+ - Na^+$ 交换。进入小管上皮细胞内的很快通过管周膜上的泵泵入组织间液，继而转移到血液中。由于 H^+ 不断分泌，使细胞内 HCO_3^- 逐渐增多，而管周膜对 HCO_3^- 有通透性，所以，HCO_3^- 则顺着浓度差扩散入组织液并随 Na^+ 一起重吸收回血。这样，肾小管上皮细胞每分泌 1 个 H^+，即有 1 个 $NaHCO_3$ 被重吸收回血，而 $NaHCO_3$ 是体内重要的碱储。因此，H^+ 的分泌是肾排酸保碱过程。

远曲小管和集合管分泌 H^+ 的机制与近球小管略有不同，是一个逆电-化学梯度进行的主动转运过程。远曲小管后段和集合管含有两类细胞，即主细胞和闰细胞。主细胞重吸收 Na^+ 和水，分泌 K^+；闰细胞则主要分泌 H^+。有人认为闰细胞管腔膜上有 H^+ 泵，能将细胞内的 H^+ 泵入小管腔内，与小管液中的 HPO_4^{2-} 结合形成 $H_2PO_4^-$ 或与上皮细胞分泌的 NH_3 结合成 NH_4^+。此外，近球小管只有 $H^+ - Na^+$ 交换，而远曲小管和集合管除了 $H^+ - Na^+$ 交换外，还有 $K^+ - Na^+$ 交换，二者之间存在竞争性抑制作用。

二、K⁺的分泌

原尿中的 K^+ 绝大部分已在近球小管重吸收回血,而尿中排出的 K^+ 主要是由远曲小管和集合管分泌的。K^+ 的分泌与 Na^+ 的主动重吸收密切相关。Na^+ 主动重吸收建立起来的管内为负、管外为正的电位差是 K^+ 分泌的动力。因此,K^+ 的分泌是顺着电位差的被动过程。这种 K^+ 的分泌与 Na^+ 的重吸收相耦联的过程,称为 $K^+ - Na^+$ 交换。

$K^+ - Na^+$ 交换与 $H^+ - Na^+$ 交换具有相关竞争现象。即 $H^+ - Na^+$ 交换增多时,$K^+ - Na^+$ 交换即减少;$K^+ - Na^+$ 交换增多时,$H^+ - Na^+$ 交换也减少。例如在酸中毒的情况下,小管细胞内的碳酸酐酶活性增强时,H^+ 生成量增加,导致 $H^+ - Na^+$ 交换增多,$K^+ - Na^+$ 交换减少。此时,尿的酸度增加,而排 K^+ 量减少将导致血 K^+ 浓度增高;当机体血钾浓度升高,又可因 $K^+ - Na^+$ 交换增多而 $H^+ - Na^+$ 交换减少,H^+ 在体内堆积而出现酸中毒。

三、NH₃的分泌

上皮细胞中的 NH_3 主要由谷氨酰胺脱氨而来,其次来自其他氨基酸。NH_3 是一种脂溶性小分子物质,能通过细胞膜向小管周围组织间液和小管液自由扩散。扩散的方向决定于两者液体的 pH,小管液的 pH 比小管周围组织液的低(H^+ 浓度高),故 NH_3 通常向小管液内扩散。因为分泌的 NH_3 能与小管液中的 H^+ 结合生成 NH_4^+,使 NH_3 浓度下降,而加速 NH_3 向小管液内扩散。因此,NH_3 的分泌与 H^+ 的分泌密切相关。当体内代谢产生大量酸性物质时,肾小管和集合管分泌 NH_3 和 H^+ 的活动均加强,两者在小管液中可结合生成 NH_4^+,并进一步与强酸的盐(如 NaCl 等)的负离子结合成酸性的铵盐(如 NH_4Cl 等)随尿排出。这些强酸盐解离后所释放的 Na^+,可通过 $H^+ - Na^+$ 交换机制进入小管细胞,然后与细胞内的 HCO_3^- 一起被转运回血。因此,肾小管和集合管分泌 NH_3 和 H^+,形成铵盐而排出时,不仅有排酸的作用,而且对维持血浆 $NaHCO_3$ 的浓度,维持体内的酸碱平衡也起着很重要的作用。

正常情况下,NH_3 主要由远曲小管和集合管分泌。酸中毒时,近球小管也可分泌 NH_3。

第五节 尿液的浓缩和稀释

尿的浓缩和稀释是指尿的渗透压和血浆渗透压相比较而言。正常血浆渗透压约为 300mOsm/L,原尿的渗透压与血浆渗透压的基本相等。终尿渗透压的高低变化很大,在 40~1200mOsm/L 之间变动,主要与机体内的水平衡密切相关。如果体内缺水,尿的渗透压比血浆渗透压高,排出的尿则是高渗尿,尿被浓缩;反之,机体水分过剩,尿的渗透压将比血浆渗透压低,称之为低渗尿,尿被稀释。肾的浓缩和稀释功能遭到严重损害时,则不论机体缺水或水分过剩,终尿渗透压总是和血浆渗透压几乎相等,排出的则是等渗尿。因此,通过对尿渗透压的测定,有助于了解肾对尿液的浓缩和稀释能力。

肾对尿液的浓缩和稀释功能,对维持机体的水平衡具有重要意义。

一、尿液浓缩和稀释的过程

尿液的浓缩和稀释过程主要在远曲小管和集合管中进行,受抗利尿激素(ADH)的调节。

(一)尿液的浓缩

尿液的浓缩是由于小管液中的水被重吸收,而溶质仍留在小管液中造成的。由于水的重吸收是靠渗透作用而实现的被动重吸收,因此肾必须建立一个高渗的环境才能将水从肾小管中转运出来。50年前就已经知道肾髓质存在渗透梯度，由髓质外层向乳头部逐渐升高。在抗利尿激素存在时，远曲小管和集合管对水的通透性增加，小管液从外髓集合管向内髓集合管流动时，由于渗透作用，水便不断进入高渗的组织间液，使小管液不断被浓缩而变成高渗液，形成浓缩尿。

（二）尿液的稀释

尿液的稀释是由于小管液中的溶质被重吸收，而水不被重吸收造成的。这种情况主要发生在髓袢升支粗段。髓袢升支粗段能主动重吸收 Na^+ 和 Cl^-，而对水不通透，故水不被重吸收，造成髓袢升支粗段小管液为低渗。在体内水过剩而抗利尿激素释放减少时，远曲小管和集合管对水的通透性非常低，因此髓袢升支粗段的小管液流经远曲小管和集合管时，NaCl继续重吸收，而水不被重吸收，使小管液渗透浓度进一步下降，造成尿液的稀释。

由此可见，肾髓质高渗梯度的存在是尿液浓缩的前提，而ADH释放增加则是尿液浓缩的必要条件。

二、尿液浓缩的结构基础：肾髓质高渗梯度

用冰点降低法测定大鼠肾从皮质向髓质分层切片的组织液（包括细胞内液和细胞外液）渗透压，发现肾皮质与血浆渗透压浓度的比值为1.0，说明皮质组织液是等渗的；由皮质向髓质逐步深入时，其渗透压分别是血浆的2倍、3倍，甚至4倍，这种现象称为肾髓质高渗梯度（图8-13），表明肾髓质的组织液为高渗状态，而且由外向内，越接近肾乳头处，渗透压越高。微穿刺技术研究证明，小管液的变化与髓质组织液的渗透压变化一致，由皮质到髓质也呈渗透压梯度变化。

（一）髓质高渗梯度的形成机制

髓质高渗梯度的形成与各段肾小管的不同生理特性有重要关系（表8-4）。

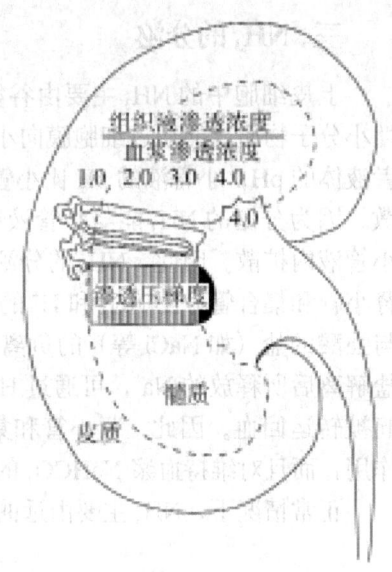

图8-13 肾髓质渗透梯度示意图
线条越密，表示渗透浓度越高

表8-4 兔肾小管不同部分的通透性

肾小管部分	水	Na^+	尿素
髓袢降支细段	高度通透	不易通透	不易通透
升支细段	不通透	高度通透	中等通透
升支粗段	不易通透	Na^+主动重吸收 Cl^-继发主动重吸收	不易通透
远曲小管	有ADH时易通透	主动重吸收	不易通透
集合管	有ADH时易通透	主动重吸收	外髓部不通透 内髓部易通透

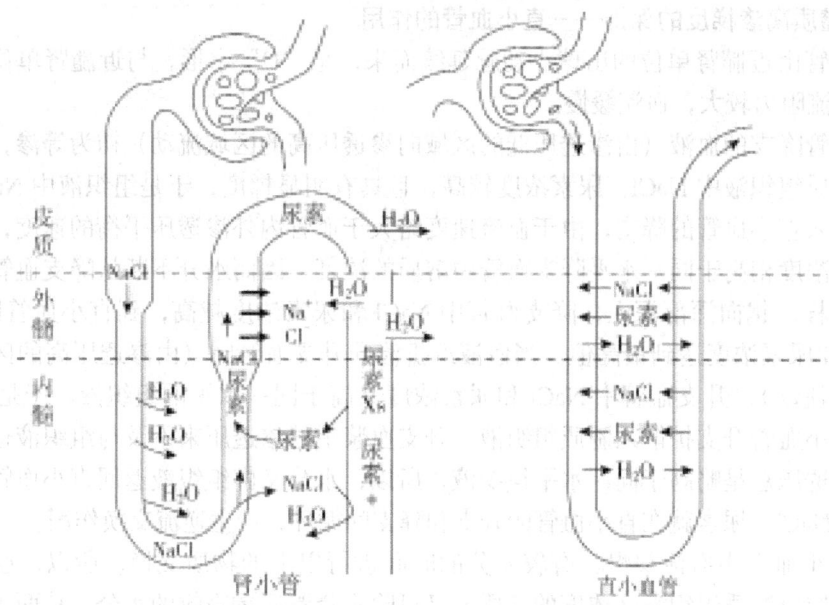

图 8-14 肾髓质高渗梯度形成和保持示意图

1. **外髓部高渗梯度的形成** 肾小管的髓袢升支粗段位于外髓部，从上表得知：该段对水不易通透，但可主动重吸收 Na^+ 和 Cl^-，因此，升支粗段内小管液流向皮质部时，管腔内浓度逐渐降低，渗透压梯度不断下降，而升支粗段外周组织间液则因为重吸收 Na^+ 和 Cl^- 变成高渗。所以外髓部的组织间液渗透压梯度主要是由升支粗段的重吸收所形成。并且愈靠近皮质部，渗透压浓度愈低，愈靠近内髓部，渗透梯度愈高（图 8-14）。

2. **内髓部高渗梯度的形成** 内髓部高渗梯度的形成是由内髓集合管扩散出来的尿素和髓袢升支细段扩散出来 NaCl 共同形成的。

(1) 尿素的再循环：远曲小管及皮质部和外髓部的集合管对尿素不易通透，因此，当小管液流经远曲小管及皮质部和外髓部的集合管时，在抗利尿激素的作用下，对水的通透性增加，由于外髓部高渗，水被重吸收，所以小管液中尿素的浓度逐渐升高，当小管液进入内髓部集合管时，由于管壁对尿素的通透性增大，小管液中尿素就顺浓度梯度通过管壁向内髓部组织间液扩散，造成了内髓部组织间液中尿素浓度的增高，渗透压因之而升高。尿素是可以再循环的，因为髓袢升支细段对尿素具有中等的通透性，所以从内髓部集合管扩散到组织间液的尿素可以进入髓袢升支细段，而后流过髓袢升支细段、远曲小管、皮质部和外髓部集合管，又回到内髓部集合管处再扩散到内髓部组织间液，这样就形成了尿素的再循环。

(2) 髓袢升支细段重吸收 NaCl：髓袢降支细段对尿素不易通透，而对水则易通透，所以在渗透压的作用下，水被"抽吸"出来，从髓袢降支细段进入内髓部组织液。由于髓袢降支细段对 Na^+ 不易通透，小管液将被浓缩，于是其中的 NaCl 浓度愈来愈高，渗透浓度不断升高；当小管液经过髓袢顶端折返入髓袢升支细段时，它同组织间液之间的 NaCl 渗透梯度就明显地建立起来。由于髓袢升支细段对 Na^+ 将顺浓度梯度而被动扩散至内髓部组织间液，从而进一步提高了内髓部组织间液的渗透压。

从髓质高渗梯度形成的全过程来看：各段肾小管对水和尿素的通透性不同是髓质高渗梯度形成的前提，髓袢升支粗段对 NaCl 的主动重吸收是髓质高渗梯度形成的始动因素。近球小管基本上不参与肾髓质高渗梯度的形成。

（二）髓质高渗梯度的保持——直小血管的作用

直小血管由近髓肾单位的出球小动脉延续而来，呈"U"字形，与近髓肾单位的髓袢伴行，其中血流阻力较大，血流缓慢。

直小血管降支的血液（由渗透压低的区域向渗透压高的区域流动）初为等渗，伸入髓质后，由于髓质组织液中 NaCl、尿素浓度较高，且具有明显梯度，于是组织液中 NaCl 和尿素顺浓度差进入直小血管的降支，由于血流速度略大于血管内外渗透压平衡的速度，所以，髓质中溶质的浓度稍高于同一水平降支血管中溶质的浓度，因而水分不断从降支血管进入髓质组织液，这样，越向深部深入，降支血管中 NaCl 和尿素浓度越高，到直小血管降支顶点，其中 NaCl 和尿素浓度达到最高值。当血液返折流向升支血管时（由渗透压高的区域向渗透压低的区域流动），升支血管中 NaCl 和尿素浓度又高于同一水平的组织液，于是，NaCl 和尿素又由直小血管升支扩散入髓质组织液，升支血浆中的渗透压来不及与组织液达到完全平衡，血浆渗透压总是略高于同一水平组织液，所以，水分又由组织液返回直小血管升支血液中。这样，NaCl、尿素就在直小血管的升支和降支间循环，产生逆流交换作用。

由于直小血管中血流缓慢，有较充分的时间进行以上的物质交换。所以，通过直小血管，既可保留肾髓质组织液高浓度的溶质，又可除去肾髓质重吸收的水分，从两个不同侧面保持了肾髓质高渗状态。

第六节 尿生成的调节

尿的生成有赖于肾小球的滤过、肾小管和集合管的重吸收和分泌作用。因此，机体对尿生成的调节也就是通过影响这三个基本过程来实现的。肾小球滤过作用的调节在前文已述，本节主要对神经、体液因素对肾小管和集合管重吸收和分泌功能的调节进行论述。

一、体液调节

（一）抗利尿激素

1. **抗利尿激素的合成和释放部位** 抗利尿激素（antidiuretic hormone，ADH）由下丘脑的视上核和室旁核的神经元胞体合成，经下丘脑-垂体束运输到神经垂体贮存，其神经元兴奋时释放入血。

2. **抗利尿激素的生理作用** ADH 的主要作用是提高远曲小管和集合管上皮细胞对水的通透性，从而增加水的重吸收，使尿浓缩，尿量减少。

3. **抗利尿激素的作用机制** 抗利尿激素与基侧膜上的血管加压素 V_2 受体结合后，通过鸟苷酸激活蛋白，激活膜内的腺苷酸环化酶，使上皮细胞中 cAMP 的生成增加。cAMP 进一步激活蛋白激酶 A，通过一些蛋白的磷酸化，使位于管腔膜附近的含有水通道的小泡镶嵌在管腔膜上，增加管腔膜上水通道的数量，从而增加水的通透性，重吸收的水量增多，使尿液浓缩，尿量减少。病理情况下，如下丘脑病变累及视上核和室旁核或下丘脑-垂体束时，ADH 的合成和释放障碍，使尿量明显增加（每日可达 10L 以上），称为尿崩症。

4. **抗利尿激素分泌的调节**

（1）血浆晶体渗透压的改变：血浆晶体渗透压是生理条件下调节 ADH 合成、释放的最重要因素。下丘脑视上核及其周围区域有渗透压感受器，对血浆晶体渗透压的改变非常敏感。血浆晶体渗透压只要升高 1%~2% 即可使其兴奋，进而使 ADH 释放增多。

大量出汗、严重呕吐或腹泻等造成体内水分不足时，血浆晶体渗透压则升高，对渗透压感受器的刺激增强，下丘脑的视上核和室旁核的神经元合成、释放 ADH 增多，促进了远曲小管和集合管对水的重吸收，使尿量减少，从而使血浆渗透压恢复。反之，大量饮清水后，血液被稀释，降低了血浆晶体渗透压，对渗透压感受器的刺激作用减弱，从而抑制了 ADH 的合成和释放，引起尿量增多（图 8-15）。正常人一次快速饮用 1L 清水后，在 15～30 分钟内尿量便开始增多，这一现象称为水利尿（water diuresis）。通常在第 2～3 小时后排出尿量可恢复至饮水前水平。如果饮用等渗盐水（0.9% NaCl 溶液）则血浆晶体渗透压基本不变，不出现饮清水后明显的利尿现象，只是在饮水半小时左右后尿量稍有增多（图 8-16）。

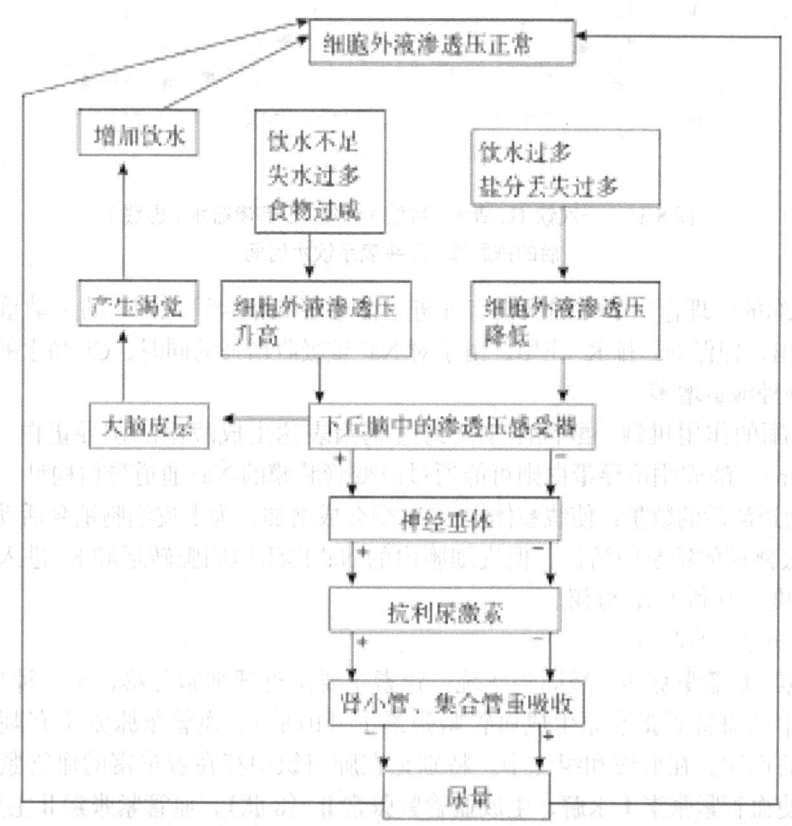

图 8-15　抗利尿激素的作用及分泌调节
＋表示促进　－表示抑制

因此，ADH 释放量的增减，对于保持血浆晶体渗透压的相对恒定起重要作用。

（2）循环血量的改变：循环血量的变化，可作用于左心房和胸腔大静脉中的容量感受器，经迷走神经传入中枢，反射性地调节 ADH 的释放。当循环血量增多时，对容量感受器的刺激增强，迷走神经传入增多，导致 ADH 释放量减少，即利尿，排出过多的水分，使循环血量回降；反之，循环血量减少时，对容量感受器刺激减弱，迷走神经传入冲动减少，ADH 释放量增多，水的重吸收量增加，有利于循环血量的恢复。

通过 ADH 释放量的变化，又可使循环血量维持相对恒定。

（二）醛固酮

1. 醛固酮的合成和释放部位　醛固酮（aldosterone）由肾上腺皮质球状带合成和分泌。

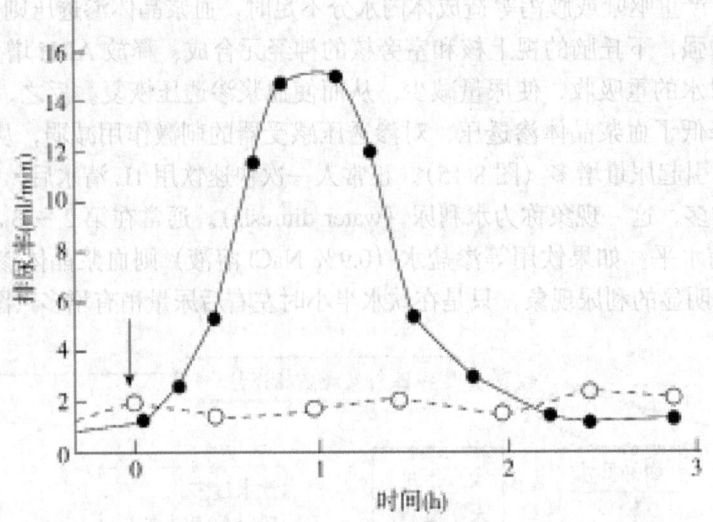

图 8-16 一次饮 1L 清水（实线）和饮 1L 等渗盐水（虚线）
后的排尿率，箭头表示饮水时间

2. 醛固酮的生理作用 醛固酮具有促进远曲小管和集合管对 Na^+ 的主动重吸收，同时促进 K^+ 的排出，即保 Na^+ 排 K^+ 作用。由于对 Na^+ 重吸收增强的同时，Cl^- 和水的重吸收也增加，导致细胞外液量增多。

3. 醛固酮的作用机制 醛固酮主要通过基因表达生成醛固酮诱导蛋白（aldosterone-induced protein）。醛固酮诱导蛋白则可能通过改变管腔膜的 Na^+ 通道蛋白构型，从而增加管腔膜的 Na^+ 通道激活的数量；使线粒体中 ATP 酶合成增加，为上皮细胞钠泵活动提供更多的能量；增加底侧模的钠泵的活性，促进细胞内的 Na^+ 向组织间隙转运和 K^+ 进入细胞，提高细胞内 K^+ 浓度，有利于 K^+ 分泌。

4. 醛固酮分泌的调节

（1）肾素-血管紧张素-醛固酮系统：肾素主要由近球细胞分泌，是一种蛋白水解酶，能催化血浆中的血管紧张素原生成血管紧张素Ⅰ（10 肽）。血管紧张素Ⅰ有刺激肾上腺髓质激素分泌的作用。在血液和组织中，特别是在肺组织中存在着丰富的血管紧张素转换酶（ACE），可使血管紧张素Ⅰ水解，生成血管紧张素Ⅱ（8 肽）。血管紧张素Ⅱ主要作用有二：一是直接使血管收缩，升高血压；二是刺激肾上腺皮质球状带促进醛固酮合成和分泌。血管紧张素Ⅱ进一步被氨基肽酶水解为血管紧张素Ⅲ（7 肽），后者也能刺激肾上腺皮质球状带合成和分泌醛固酮。但血液中血管紧张素Ⅲ浓度较低，因此，机体内刺激醛固酮合成和分泌起主要作用的是血管紧张素Ⅱ。

肾素-血管紧张素-醛固酮系统活动的强弱取决于肾素的释放量，而肾素释放的多少主要受以下两方面因素的调节（图 8-17）。

①肾内两种感受器：即入球小动脉的牵张感受器和近球小体的致密斑感受器。牵张感受器在入球小动脉内血流减少时兴奋，而致密斑感受器在远曲小管中 Na^+ 含量减少时兴奋。所以，当循环血量减少、动脉血压下降至低于肾血流量的自身调节范围时，肾血流量必然减少，入球小动脉内血流量相应减少，激活牵张感受器，促使近球细胞释放肾素。同时，由于肾血流量减少，肾小球毛细血管血压降低，肾小球滤过率减小，滤出的 Na^+ 量也因此而减少，以致到达致密斑的 Na^+ 含量下降，激活致密斑感受器，后者将信息传给近球细胞，增加

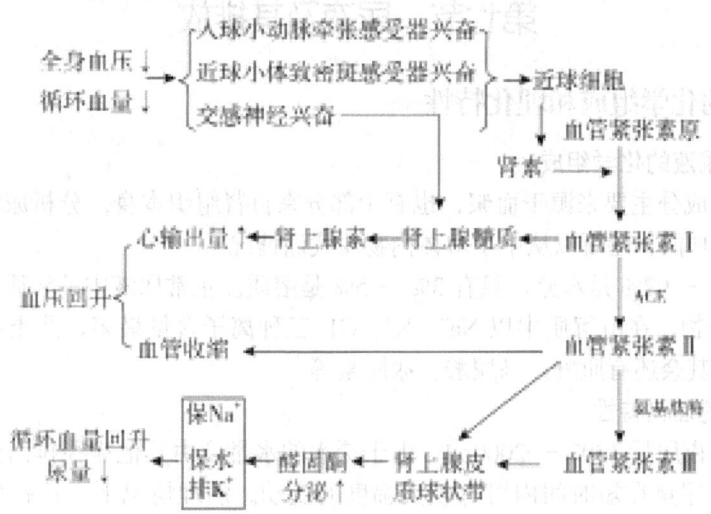

图 8-17 肾素 - 血管紧张素 - 醛固酮系统示意图

肾素的释放量。

②交感神经及儿茶酚胺的作用：在近球细胞上有交感神经末梢分布，肾交感神经兴奋时，末梢释放的去甲肾上腺素可与近球细胞上的受体结合，促使肾素释放增加。此外，肾上腺髓质分泌的肾上腺素和去甲肾上腺素也可直接作用于近球细胞上的受体，使肾素分泌增加。

（2）血 K^+、血 Na^+ 浓度：血 K^+ 浓度升高和血 Na^+ 浓度大幅度下降，均可促使肾上腺皮质球状带分泌醛固酮，通过肾增加 K^+ 的排出和 Na^+ 的重吸收，使血中 K^+、Na^+ 浓度维持恒定；反之，血 K^+ 浓度降低，血 Na^+ 浓度升高时，则将使醛固酮分泌减少。可见，醛固酮的主要作用是调节血中 K^+、Na^+ 浓度，而血 K^+、Na^+ 浓度的变化反过来又调节醛固酮的分泌。

（三）心房钠尿肽

心房钠尿肽（atrial natriuretic peptide，ANP）是心房肌合成、分泌的激素。它有明显的促进 NaCl 和水的排出作用。其作用机制可能包括：抑制集合管对 NaCl 的重吸收。心房钠尿肽与集合管上皮细胞底侧膜上的心房钠尿肽受体结合，激活鸟苷酸环化酶，造成细胞内 cGMP 含量增加，后者使管腔膜上的 Na^+ 通道关闭，抑制 Na^+ 重吸收，增加 NaCl 的排出；使入球小动脉和出球小动脉，尤其是入球小动脉舒张，增加肾血浆流量和肾小球滤过率；抑制肾素的分泌；抑制醛固酮的分泌；抑制血管升压素的分泌。因此，心房钠尿肽是体内调节水盐代谢、维持血容量、保持内环境相对稳定的重要激素之一。

二、神经调节

肾交感神经兴奋通过收缩肾血管，血管阻力增大，肾血流量减少，肾小球滤过率降低，肾素分泌增多，使血液中血管紧张素 Ⅱ 和醛固酮含量增加，引起 Na^+、水重吸收增多；直接作用于肾小管，增加 Na^+、水重吸收三方面作用使尿量减少，影响尿生成过程。

第七节 尿液及其排放

一、尿液的化学组成和理化特性

（一）正常尿液的化学组成

尿液的化学成分主要来源于血浆，也有少部分来自肾组织本身。分析尿液的成分，不仅有助于了解肾的功能，还可以从中了解体内物质代谢情况。

尿液中95%～97%是水分，只有3%～5%是溶质。正常尿液中的溶质主要是电解质和非蛋白含氮化合物，在电解质中以 Na^+、K^+、Cl^- 三种离子含量最多，非蛋白含氮化合物中则以尿素为主，其余还有肌酐、马尿酸、尿胆素等。

（二）尿液的理化特性

正常人每昼夜尿量1000～2000ml，由于摄入的水量及由其他途径排出的水量对尿量有直接影响，所以尿量在短时间内可有较大幅度的变动。病理情况下，每昼夜尿量如长期保持在2500ml以上，称为多尿；每昼夜尿量介于100～500ml，称为少尿；每昼夜尿量少于100ml，称为无尿。尿量长期增多会导致体内水分缺乏；反之，尿量过少，机体代谢终产物难以排出。一般情况下，机体每24小时代谢产生的终产物约35g，每100ml尿能产生7g代谢产物，故一昼夜尿量如少于500ml，代谢产物将无法全部排出而在体内积聚，从而给机体带来不良影响，无尿的后果则更为严重。

正常尿液为淡黄色，比重介于1.015～1.025之间，尿液的渗透压一般比血浆高。

尿液的颜色、比重和渗透压常随尿量多少而出现变化，尿量多时，尿被稀释，颜色变浅，比重、渗透压都降低；尿量少时，颜色变深，比重、渗透压都增高。另外，尿液的颜色还受药物的影响，如服用呋喃唑酮（痢特灵）后尿液的颜色成深黄色。

尿液pH介于5.0～7.0之间，最大变动范围4.5～8.0。尿液的pH主要受食物性质的影响。荤素杂食者，尿呈酸性，这是由于蛋白质分解后产生的硫酸盐、磷酸盐随尿排出所致；素食者，由于植物中所含酒石酸、苹果酸在体内氧化，排出的碱基较多，而酸性产物较少，故尿液呈碱性。

二、膀胱和尿道的神经支配

膀胱属中空器官，主要由平滑肌构成，大部分形成逼尿肌，膀胱与尿道连接处有两道括约肌，紧连膀胱者为内括约肌，属平滑肌，其下为尿道外括约肌，属骨骼肌。

膀胱逼尿肌和内括约肌受盆神经和腹下神经支配。其中盆神经属副交感神经，由骶髓2～4节段灰质侧角发出，兴奋时，膀胱逼尿肌收缩，内括约肌松弛，促进排尿。而腹下神经属交感神经，起源于腰髓，兴奋时，膀胱逼尿肌舒张，内括约肌收缩，阻止排尿。尿道外括约肌受阴部神经支配，属躯体神经，受意识控制，兴奋时，尿道外括约肌收缩，阻止排尿。

以上三对神经都属混合神经，既有传入纤维，也有传出纤维。

盆神经的传入纤维将膀胱胀满感传入中枢，腹下神经的传入纤维主要传导膀胱痛觉，尿道的感觉传入纤维走行在阴部神经中。

三、排尿反射

尿液的生成是一个连续不断地过程，生成的尿液由于压力差以及肾盂和输尿管的收缩被送至膀胱储存，当膀胱中尿液达一定容量时，反射性地引起排尿动作，将尿液排出体外。因此，排尿是间歇进行的。

排尿是一种反射活动，这个反射活动包括自主神经和躯体神经的参与，并可被大脑的高级中枢调控。排尿反射的基本中枢在骶髓，但受中脑和大脑皮层的高位中枢的控制。当膀胱尿量充盈到一定程度时（400～500ml），膀胱壁的牵张感受器受到刺激而兴奋，冲动沿盆神经传入到达骶髓的排尿反射初级中枢，同时冲动也到达脑干和大脑皮层的排尿反射高位中枢，并产生尿意。若条件不许可，则高级中枢对骶髓初级中枢起抑制作用，阻止排尿。若条件许可，则这种抑制作用解除，骶髓初级中枢，发出冲动，沿盆神经传出，使膀胱逼尿肌收缩，内括约肌松弛，将尿液排入后尿道。这时，尿液还可以刺激后尿道的感受器，冲动沿阴部神经再次传到脊髓初级排尿中枢，加强该中枢活动，并反射性地抑制阴部神经，使尿道外括约肌松弛，将尿液排出体外。尿液对尿道的刺激可进一步反射性地加强排尿中枢的活动，这是一种正反馈调节，其意义是使排尿反射一再加强，直至尿排完为止（图8-18）。

在上述情况下，若不进行排尿或条件不许可排尿，则随着尿液不断生成，膀胱内尿液继续增多，当达到700ml以上时，由于膀胱内牵张感受器不断传入冲动，使排尿欲明显增强，但此时还可由意识控制而不排尿，若膀胱尿量继续增加，膀胱内压达到70cmH$_2$O甚至更高时，便会出现明显痛感，以致不得不排尿。

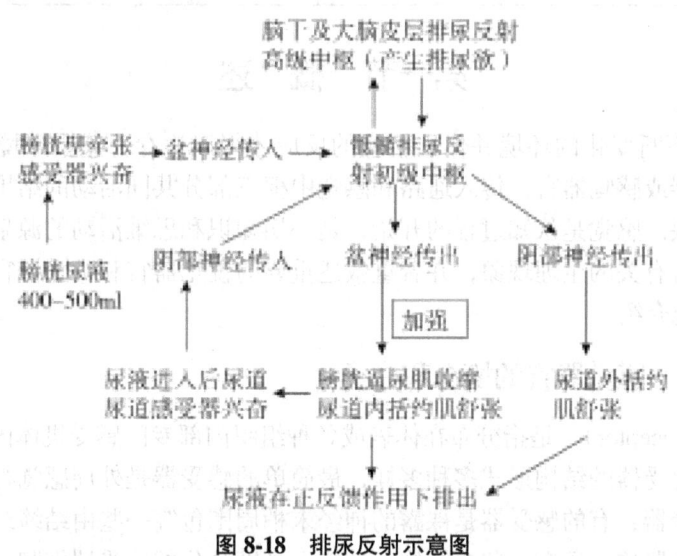

图 8-18　排尿反射示意图

四、排尿异常

临床上常见的排尿异常包括尿频、尿潴留和尿失禁。

尿频指的是排尿次数过多，主要由膀胱炎症及膀胱结石刺激引起。膀胱中尿液充盈过多而不能排出者称为尿潴留。尿潴留多半是由于腰骶部脊髓损伤使排尿反射初级中枢活动发生了障碍所致。尿道受阻也能造成尿潴留。当脊髓受损，初级中枢与大脑皮层失去功能联系时，排尿则失去了意识控制，可出现尿失禁。

另外，大脑皮层排尿反射高级中枢对脊髓初级中枢易化或抑制性的影响，控制着排尿反射活动。婴幼儿因大脑皮层发育尚未完善，对排尿初级中枢的控制能力较弱，故排尿次数多，且常有遗尿现象。

（刘慧霞）

第九章 感觉器官

> 学习目标
> 1. 说出感受器及感觉器官的概念；归纳并说出感受器的生理特性。
> 2. 描述眼球的各部结构及功能。
> 3. 说出眼折光异常现象产生的原因，并能说出矫正的办法。
> 4. 解释眼视近物时的条件反射及其机制。
> 5. 归纳、比较视锥细胞和视杆细胞结构和功能的区别。
> 6. 描述晶状体调节视近物及视远物的过程。
> 7. 说出声波传导途径及听觉的产生。
> 8. 说出前庭器官的功能。

第一节 概 述

机体能感受不断变化的环境并作出相应的反应才得以生存，感受环境变化的过程叫感觉。感觉是感受器或感觉器官、传入通路和感觉中枢三部分共同活动的结果，是客观事物在人脑中的主观反映。感觉是认知过程的开始，是一切知识和思维活动的源泉。本章重点介绍感受器和感觉器官有关的生理现象，并着重叙述重要的视觉器官和听觉器官，其余感觉传入部分将在神经系统介绍。

一、感受器、感觉器官的概念和分类

1. **感受器（receptor）** 是指分布在体表或各种组织内部专门感受机体内外环境变化的特殊结构或装置。感受器的结构形式多种多样，最简单的感受器是外周感觉神经末梢本身，如温度觉和痛觉感受器；有的感受器是裸露的神经末梢周围包绕一些由结缔组织构成的被膜结构，如环层小体和肌梭；还有一些在结构和功能上高度分化的感受器细胞，如视网膜中的感光细胞、耳蜗和前庭器官中的毛细胞等。

2. **感受器分类** 感受器种类很多，根据所在部位不同感受器可分为外感受器和内感受器。外感受器位于身体的表面，感受外界环境的刺激，如光、声、味、触、压等，这些感受活动能引起明确的主观感觉，并能精确定位；内感受器位于身体内部的血管、内脏、肌肉和关节之中，感受机体内环境的刺激，这些感受器的活动一般不产生意识感觉或仅产生模糊的不能精确定位的感觉。根据感受刺激的性质不同，感受器又分为机械感受器、化学感受器、温度感受器、光感受器和伤害性感受器等。

3. **感觉器官（sense organ）** 是由一些结构和功能都高度分化的感受细胞和它们的附属结构组成。一般把视、听、嗅、味和平衡觉的感觉器官视为特殊感官。

二、感受器的一般生理特性

（一）感受器的适宜刺激

不同感受器通常只对某种特定形式的刺激最为敏感，感受阈值最低，将这种特定形式的刺激称为该感受器的适宜刺激（adequate stimulus）。例如眼视网膜感光细胞的适宜刺激是波长 370～740nm 的光波；耳蜗毛细胞的适宜刺激是频率为 16～20000Hz 的声波震动。对于一些感受来说，非适宜刺激也可能引起一定的反应，但所需刺激强度通常要比适宜刺激大得多。如用力压迫眼球也可刺激视网膜感光细胞产生光感。

（二）感受器的换能作用

感受器具有转换能量形式的作用，能把感受到的刺激能量转换为传入神经的动作电位，这种能量转换称为感受器的换能作用（transducer function）。因此可以把感受器看成是生物换能器。当刺激作用于感受器时，一般在把刺激能量转变为传入神经的动作电位之前，首先在感受器细胞或感觉神经末梢处出现过渡性膜电位变化，前者称为感受器电位（receptor potential），后者称为发生器电位（generator potential）。感受器电位和发生器电位具有局部电位的性质：以局部电紧张的形式向周围扩布；电位大小在一定范围内与刺激强度成正比；几乎无潜伏期；可发生时间和空间总和。

感受器电位或发生器电位的产生是由于不同的外界刺激信号作用于细胞膜上的通道蛋白或膜上特异受体——G 蛋白-第二信使系统，通过跨膜信号的转导，转换成生物电信号的结果。感受器电位或发生器电位可使与其相连的传入神经纤维膜发生去极化，当达到阈电位水平时，就能在传入神经上引起动作电位。

（三）感受器的编码作用

感受器能把刺激信号中所包含的各种信息编排成神经冲动的不同序列，这种现象称为感受器的编码（coding）作用。在同一感觉系统或感觉的范围内，不同强度的刺激作用于感受器时，是通过单一传入神经纤维动作电位的频率高低和参加这个信息传输的神经纤维数目多少来编码的。如耳蜗受到声波刺激时，不但能将声能转化成神经冲动，而且，还能把声音的音量、音调、音色等信息蕴涵在神经冲动的序列之中。因此，刺激强度不同引起的感觉不同。不同性质的刺激作用于不同感受器后，产生不同的感觉和反应，则是取决于传入冲动经特殊的传入通路最终到达相应的大脑皮层高级中枢部位。感受器的编码作用是一种十分复杂的生理现象，在实际生活中，各种千差万别的刺激信号如何在神经冲动的电信号序列中进行编码，是目前尚未完全阐明的问题。

（四）感受器的适应现象

感受器经过连续刺激一段时间后，对刺激的敏感性逐渐降低，发放冲动的频率逐渐减少，感觉也随之减弱，这种现象称之为感受器的适应（adaptation）现象。每种感受器适应过程的发展速度各不相同，有的发展快，称为快适应感受器，如触觉感受器和嗅觉感受器，在接受刺激后很短时间内，传入神经上的冲动就会明显减少甚至消失；有的感受器则适应过程发展很慢，称之为慢适应感受器，如肌梭、颈动脉窦压力感受器、痛觉感受器等。感受器适应的快或慢，各有其不同生理意义。快适应有利于机体探索新异的刺激物；慢适应则使感受器能不断地向中枢传递信息，有利于机体对某些生理功能进行经常性的调节，如颈动脉窦压力感受器属于慢适应感受器，可长期对血压出现的波动随时进行监测和调整。

机体所有的感受器都存在适应现象，只是快慢的差别。适应发生的机制很复杂，不同种类的感受器产生适应过程的原因可能不同。适应不是疲劳，因为感受器对某一强度刺激产生适应后，如增加此刺激强度，又可引起传入神经冲动的增加。人的主观感受也常出现适应，如"入芝兰之室，久而不闻其香；入鲍鱼之肆，久而不闻其臭"的现象，就是嗅觉适应的最佳例子。

第二节 视觉器官

视觉（visual sense）是人体最重要的感觉，不仅因为视觉接受的信息量大（约占全部外界传入信息的70%~90%），而且视觉除了辨识现存环境中事物的变动外，还可通过文字、图画、照片、影像等获得过去的和远方的信息。引起视觉的外周感受器是眼，视网膜中的视锥细胞和视杆细胞是光感受器，适宜的刺激是波长为370~740nm的电磁波，即可见光。

视觉功能是由眼球、视神经、视觉中枢共同活动实现的。眼球包括折光系统和感光系统两部分。发光体发出的光通过眼的折光系统在视网膜上成像；视网膜上的感光细胞将光能转换成神经冲动，经视神经将神经冲动传至视觉中枢，从而产生视觉。眼的基本结构见图9-1。

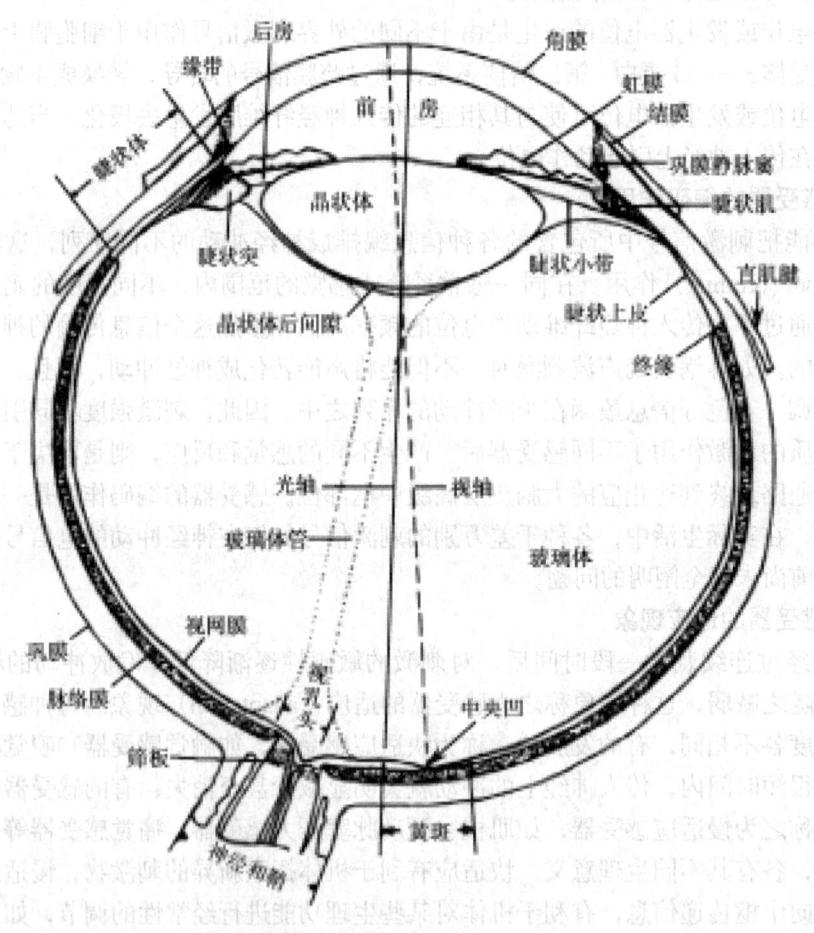

图 9-1 眼球的水平切面图（右眼）

一、眼的折光功能

(一)眼的折光系统及光学特性

眼的折光系统是一个复杂的光学系统。射入眼球的光线需经过角膜、房水、晶状体和玻璃体四种折射率不同的介质,以及角膜和晶状体的前、后四个屈光度不同的界面,才能最终到达视网膜。射入眼的光线折射主要发生在角膜的前表面。按几何光学原理进行比较复杂的计算表明,正常眼在安静而不进行调节时,它的折光系统后主焦点的位置正好是视网膜所在的位置。这对于理解正常眼的折光成像十分重要。对于人眼和一般光学系统来说,来自6m以外的物体的各发光点的光线,都可以认为是近乎平行的,因而可以在视网膜上形成图像。当然,人眼不是无条件的能看清任意远处的物体。如果来自物体的光线过弱,或者在空间和眼内传播时被散射或吸收,它们到达视网膜时已减弱到不足以兴奋感光细胞的程度,这样就不能被感知;如果物体过小或离眼的距离过远,则在视网膜上成像就过小,如果小到视网膜的分辨能力以下时,也不能被感知。

眼的折光系统是由多个折光体所构成的复合透镜,要用一般几何光学原理画出光线在眼内的行经途径和成像情况是相当困难的。因此,有人根据眼的实际光化学特性设计了与正常眼在折光效果上相同,但更为简单的等效光学系统模型,称为简化眼(reduced eye)(图9-2)。简化眼假定眼由均匀介质构成,折光率与水相同(为1.33);眼球前后径为20mm,折光界面只有一个即角膜,曲率半径为5mm,该球面的中心为节点,节点至视网膜的距离为15mm。利用简化眼可大致计算不同远近的物体在视网膜上成像大小。计算公式:

物像大小=实物大小 × 像距/物距。

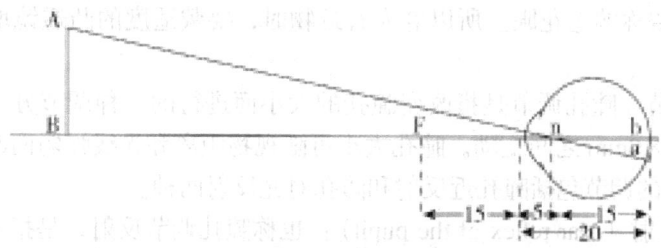

图 9-2 简化眼及成像情况

F:为前焦点;n:为节点;AnB 和 anb 是两个相似三角形
如果物距 bn 和物体大小 AB 为已知,则可根据相似三角形对应边的比例关系计算
出视网膜上物像的大小 ab,也可算出两三角形对顶角(视角)的大小

正常人眼在良好光照下,物体在视网膜上成像的大小一般不能小于5μm,否则将不能产生清晰的视觉。这表明正常人眼视网膜上成像大小有个限度,即人眼所能看清楚的最小视网膜像的大小,大致相当于视网膜中央凹处一个视锥细胞的平均直径。

(二)眼的调节

在日常生活中,眼睛所观察的物体有远近不同和亮度不同等情况,为了能看清楚所观察的物体,眼睛就要根据所视物体的大小、远近、亮度进行调节。眼的调节包括晶状体的调节、瞳孔的调节和眼球会聚三种调节方式,三种方式是同时进行的,其中以晶状体调节最为重要。

1. **晶状体调节** 晶状体是一种富有弹性的折光体,呈双凸透镜形半固体物,通过睫状小带附着于睫状体上。睫状体内有平滑肌,称为睫状肌,受动眼神经中副交感纤维支配。

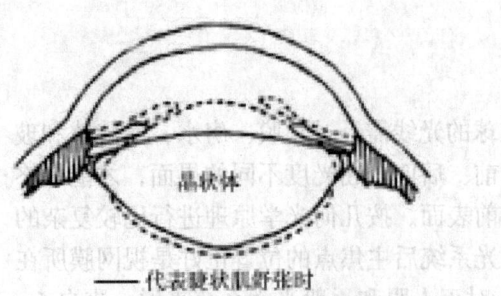

——代表睫状肌舒张时
----代表睫状肌收缩时,晶状体向前方及后方凸出

图 9-3 视近物时晶状体和瞳孔的调节

晶状体的调节是指根据所视物体的远近，通过反射活动改变晶状体的凸度，从而改变它的折光能力，使射入眼内的光线折射后总能聚焦在视网膜上。眼在安静状态或视远物时，睫状肌松弛，睫状体后移睫状小带被拉紧，晶状体被牵拉而变形相对扁平，使其折光能力减弱。此时看远处 6m 以外物体时，由于远处物体的光线到达眼时接近平行光线，经折射后正好成像在视网膜上，产生清晰的物像，眼无需进行调节。当人眼视近物时，由于近物发出的光线呈辐射状，通过折光系统成像于视网膜之后，形成模糊的物像，模糊的视觉形象经视神经中枢后，其下行冲动将通过中脑动眼神经副交感核，经睫状肌神经传至睫状肌，使睫状肌中的环形肌收缩，睫状小带松弛，晶状体受牵拉的力减小而弹性回位，晶状体向前、后均凸出，以前凸更显著，折光力增强，从而使视近物的辐射光线经折射后仍能聚焦在视网膜上，形成清晰的物像（图 9-3）。

晶状体的调节能力是有限的。主要与晶状体的弹性有关，晶状体弹性越强，其变凸的能力也就越强，所能看清楚近物的距离就越近。晶状体的调节能力可用近点表示。近点是指眼做最大调节时所能看清物体的最近距离。近点越近晶状体的弹性越好，看近物时晶状体变凸的程度越大，物体在视网膜上成像越清晰。8 岁左右儿童的近点平均为 8.6cm，20 岁左右时平均为 10.4cm，45 岁以后调节能力显著减弱，表现为近点远移，而 60 岁时，近点可增大到 83.3cm。老年人晶状体弹性下降，看近物时不清楚，看远物正常，这种现象成为老视（presbyopia），即俗称的老花眼。所以老人看近物时，要戴适度的凸透镜增加折光能力，才能看清近物。

2. 瞳孔的调节　瞳孔调节是指改变瞳孔的大小而进行的一种调节方式。正常人眼瞳孔的直径可在 1.5～8.0mm 之间变动。瞳孔大小可随视物距离和光线强弱而改变，以控制进入眼内的光量。瞳孔的调节包括瞳孔近反射和瞳孔对光反射两种。

（1）瞳孔近反射（near reflex of the pupil）：也称瞳孔调节反射，是指人眼视近物时发生的反射性瞳孔缩小。瞳孔近反射的生理意义在于减少进入眼内的光量和减少折光系统的球面像差和色像差，使视网膜上形成的物像更加清晰。

（2）瞳孔对光反射（puoillary light reflex）：是指瞳孔的直径在强光下缩小，在弱光下散大的现象。其生理意义在于调节进入眼内的光线量，在强光下避免造成视网膜受损，在弱光下可增加进入眼内的光量，以产生清晰视觉。瞳孔对光反射的途径是，当强光照射到视网膜时，产生的冲动经视神经传入到中枢，再经动眼神经中的副交感纤维传出，使瞳孔括约肌收缩，瞳孔缩小。瞳孔对光反射具有双侧调节效应，即当光照一侧瞳孔时，两侧瞳孔同时缩小，因此也称互感性对光反射。瞳孔对光反射的中枢在中脑，临床上常把瞳孔对光反射作为判断中枢神经病变的部位、麻醉深度和病情危重程度的重要指标。

3. 眼球会聚　当双眼看近物或眼前物体近移时，除晶状体变凸、瞳孔缩小外，会出现两眼视轴同时向鼻侧聚拢的现象，这种现象称为眼球会聚。眼球会聚是由两眼球内直肌收缩来完成的，是一种反射活动，也称辐辏反射，受动眼神经中的躯体运动纤维支配。其生理意义在于使双眼看近物时，物像落在两侧视网膜的相对称的位置上，从而形成一个物像，不至于出现复视。

（四）眼的折光异常

正常眼（正视眼）是指眼的折光系统不需要进行任何调节，就可以使平行光线聚焦在视网膜上；经过调节，只要物体距离不小于近点距离，物体发出的光线也可聚焦在视网膜上，从而可以看清远、近的物体。当折光能力异常或眼球形态异常时，平行光线不能聚焦于安静未调节的视网膜上，可表现为屈光不正，包括近视、远视和散光。

1. 近视 多数是由于眼球前后径过长，使来自远方物体的平行光线在到达视网膜前即已聚焦，此后光线又开始分散，到视网膜时形成扩散光点。少数可因睫状肌长期过度紧张导致调节力下降所致物像模糊。前者称为轴性近视，后者称为折射性近视。轴性近视多属于先天遗传，有的则是后天长期用眼不当，使睫状肌持续紧张收缩以及由于眼内压和眼外肌压迫眼球，致使眼球向后极扩张、眼轴变长引起的；折射性近视多为长期用眼过度或因光线不足或因姿势不正确，如躺卧看书或眼距读物过近等，致使调节力下降。矫正近视应佩戴合适的凹透镜，使平行光线入眼前适当辐射，让焦点后移，从而在视网膜上形成清晰的物像（图9-4）。

2. 远视 多数远视眼是由于眼球前后径过短，平行光线经折射后聚焦于视网膜之后，导致物像模糊。有的则由于角膜比较平坦，曲率半径过大，使折光力相对下降，以致平行光线到达视网膜时尚未聚焦，因而在视网膜上形成的物像模糊。远视眼看远物前要通过晶状体调节以增强折光力，使焦点向前移至视网膜上，才能看清物体；远视眼看近物需要进一步增强折光力，方能在视网膜上形成清晰的物像。可见，远视眼无论在看近物还是看远物时都需要调节，所以容易发生调节疲劳。矫正远视眼应佩戴合适的凸透镜，增加折光力，使焦点前移至视网膜上，形成清晰物像（图9-4）。

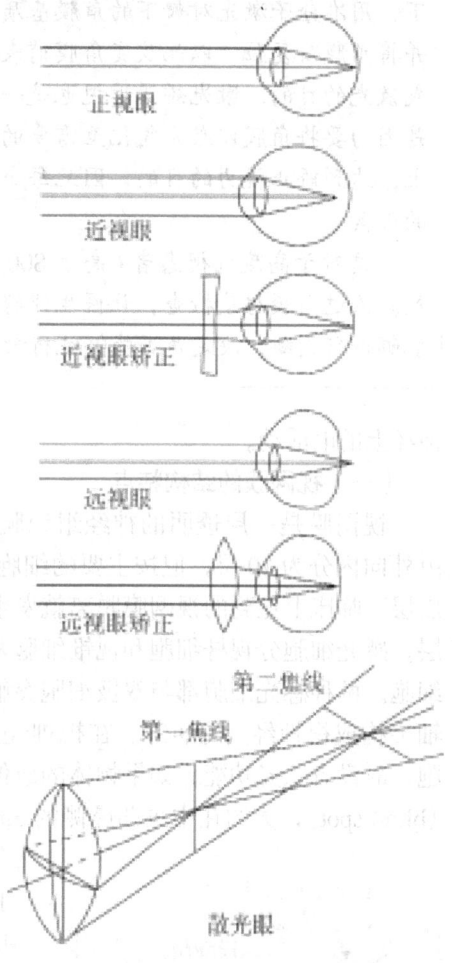

图9-4 折光异常及矫正示意图

6岁前的儿童，常因眼轴过短表现为远视，随着身体发育，眼轴也逐渐增长，远视现象便自然消失。

3. 散光 正常眼的折光面为正球面，如折射面经纬线上的凸度不等，则光线经折射不能聚焦于一点上，造成物像模糊或变形。矫正散光应佩戴圆柱形透镜（图9-4）。

二、眼的感光功能

来自外界物体的光线，通过眼的折光系统在视网膜上形成物像，这是一种物理范畴的像，它与外界物体通过照相机中的透镜组在底片上成像并无原则上的区别。但视觉系统最终在主观意识上形成的"像"，则是属于意识范畴的主观印象，它由来自视网膜的神经信息最终在视中枢内形成。作为眼睛的感光部分，视网膜的基本功能是感受光刺激，并将其转换为

知识链接

准分子激光治疗近视眼的原理是用一种特殊的极其精密的微型角膜板层切割系统(简称角膜刀)将角膜表层组织制作成一个带蒂的圆形角膜瓣,翻转角膜瓣后,在计算机控制下,用准分子激光对瓣下的角膜基质层拟去除的部分组织予以精确气化,然后于瓣下冲洗并将角膜瓣复位,以此改变角膜前表面的形态,调整角膜的屈光力,达到矫正近视、远视或散光的目的。激光矫正近视也是一种手术,不是所有近视都能矫正,需要严格筛选。这是因为要将角膜以激光气化至需要的厚度,使得眼睛所看到的影像能正确的投影于视网膜上,达到矫正视力的目的,因此每个病患本身的角膜厚度是决定能否进行激光手术最重要的因素。

这对于高度近视患者(高于800度)尤其重要。因为高度近视患者的角膜厚度可能不足。透过角膜厚度检查,让医生能够掌握角膜的平均厚度以及最厚点与最薄点等数据,才能够进行判断,决定是否能够施行激光矫正手术。

神经上的电活动。

(一)视网膜的结构特点

视网膜是一层透明的神经组织膜,仅0.1～0.5mm厚,但结构非常复杂。组织学将其由外向内分为10层,但按主要的细胞层次可简化成四层(图9-5)。视网膜最外层是色素上皮层,临床上见到的视网膜脱离就发生在此层和其他层之间。色素上皮层的内侧为感光细胞层。感光细胞分视杆细胞和视锥细胞两种,它们都含有特殊的感光色素,是真正的光感受器细胞。两种感光细胞都与双极细胞突触联系,双极细胞再和神经节细胞联系,神经节细胞的轴突构成视神经(图9-5)。在视神经穿过视网膜的地方形成视神经乳头,此处没有感光细胞,故没有感光功能,如果物体的成像正好落在此处,人将看不到该物体,是生理上的盲点(blind spot),大约在中央凹鼻侧的3mm处。视锥细胞和视杆细胞在视网膜上的分布并不均匀,在中央凹处的感光细胞几乎全部都是视锥细胞,而且此处的视锥细胞与双极细胞、神经节细胞多数是一对一的联系,形成视锥细胞到大脑的专线。视杆细胞主要分布在视网膜的周边部分,一般十多个视杆细胞与一个双极细胞联系,再由多个双极细胞与一个神经节细胞联系,形成了细胞间传递信息的聚合式通路。因此视网膜内存在两个相对独立的感光换能系统,称为视觉二元学说。一种称为视锥系统(retinal cone system);另一种感光系统称为视杆系统(retinal rod system)。

1. 视锥系统 感光细胞是视锥细胞和与它有关的双极细胞、神经节细胞等构成。视锥细胞与双极细胞、神经节细胞的联系为1∶1∶1。视锥细胞分布在视网膜中心部,对光线的敏感性较差,只有在较强的光线刺激下才能发生反应,主要功能是白昼视物,能分辨颜色,视物精确度高,故也称为明视系统。以白昼活动为

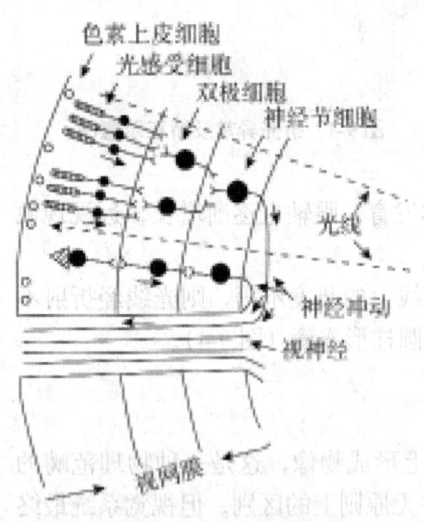

图9-5 视网膜的主要细胞层次及其联系模式图

主的动物，如鸡、鸽、鸟等其视网膜的感光细胞几乎都是视锥细胞。特点：对光敏感性差、感受强光、分辨颜色、分辨率高。

2．视杆系统 感光细胞是视杆细胞和与它们相联系的双极细胞、神经节细胞等构成，分布在视网膜周边部。视杆细胞对光线敏感度较高，在昏暗环境中可感受弱光刺激而引起视觉，故也称为暗视系统。视杆细胞不能分辨颜色，视物的精确度较差。在光线很暗的情况下，人眼只能看到物体的粗略形象，而看不清色彩。在自然界中，以夜间活动为主的动物，如鼠、猫头鹰等，它们的感光细胞以视杆细胞为主。特点：对光敏感度高，感受弱光，只辨别明暗，分辨率低。

（二）视网膜的感光原理

视网膜中的感光细胞接受光线刺激后，视锥细胞和视杆细胞外段中的感光色素发生光化学反应，同时兴奋神经纤维，把光能转换为生物信号。

1．视杆细胞的感光原理 视杆细胞内的感光色素是视紫红质（rhodopsin）。视紫红质是一种结合蛋白质，由视蛋白和视黄醛组成。视紫红质在暗光条件下呈紫红色，其中视黄醛的分子构型为卷曲状的 11-顺型。当光线照射时，视紫红质迅速分解为视蛋白和视黄醛，颜色变成白色，视黄醛的分子构型变成一种较直形状的全反型。视黄醛分子构型的变化可导致视蛋白分子构型变化，诱发视杆细胞膜上部分通道失活，Na^+ 内流减少，产生超级化的感受器电位。

视紫红质既有分解过程，又有合成过程。在光照下，视紫红质的分解大于合成，视杆细胞几乎失去感受光刺激的能力，此时人的视觉主要依靠视锥细胞；在暗处，视紫红质的合成超过分解，视杆细胞中的视紫红质浓度较高，使视网膜对弱光的敏感度增高，有利于暗视觉（见图9-6）。

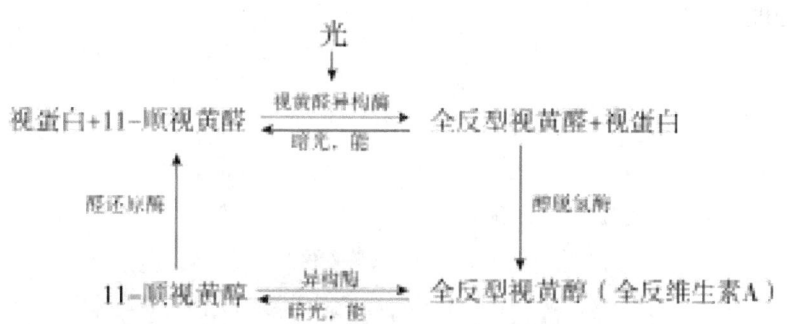

图9-6 视紫红质的光化学反应示意图

在视紫红质的分解和合成过程中，有一部分视黄醛被消耗，此时储备在色素上皮中的维生素 A 可转变为 11-顺视黄醛，所以在正常情况下，维生素 A 可被用于视紫红质的合成与补充（见图9-6）。当机体长期摄入维生素 A 不足时，因视紫红质合成减少，视杆细胞的暗视觉功能减退，称为夜盲症（nyctalopia）。

2．视锥细胞的感光原理 人和哺乳动物的视网膜上有三种不同的视锥细胞，在其外段含有感光色素，称为视锥色素。视锥色素也由视蛋白与视黄醛构成，其视黄醛与视杆细胞中所含的 11-顺型视黄醛完全相同，只是视蛋白的分子结构略有不同，因此视蛋白与视黄醛结合在一起时决定着视黄醛分子对何种波长的光线最敏感。根据视锥色素的最大吸收光谱，可把人的视锥色素区分为红、绿、蓝三种。当光线作用于视锥细胞外段时，在它们的外段膜两侧也发生与视杆细胞类似的超极化型感受器电位,这是光-电转换的第一步。视锥细胞外段的换能机制类似于视杆细胞,但整个过程的细节还不十分清楚。

人类产生颜色视觉的确切原因尚未完全搞清楚。一般用三原色学说来解释。三原色学说认为,当不同波长的光线照射视网膜时,会使三种视锥细胞以一定的比例兴奋,这样的信息传入中枢,就会产生不同颜色的感觉。例如,红、绿、蓝三种视锥细胞兴奋程度的比例为4:1:0时,产生红色的感觉;三者的比例为2:8:1时,产生绿色的感觉,当三种视锥细胞受到同等程度的三色光刺激时,将引起白色的感觉等。

三原色学说很好地解释了色盲和色弱的发生机制。色盲是一种色觉障碍,对全部颜色或部分颜色缺乏分辨能力,因此色盲可分为全色盲或部分色盲。全色盲的人表现为不能分辨任何颜色,只能分辨光线的明暗,呈单色视觉。全色盲的患者很少见,较为常见的是部分色盲。部分色盲又分为红色盲、绿色盲和蓝色盲,可能是由于缺乏相应的某种视锥细胞所造成的。其中最多见的红色盲和绿色盲,统称为红绿色盲,表现为不能分辨红色和绿色。色盲绝大多数是由遗传因素引起的,只有极少数是由视网膜的病变引起的。有些色觉异常的产生并不是由于缺乏某种视锥细胞,而只是由于某种视锥细胞的反应能力较弱引起的。这样会使患者对某种颜色的识别能力较正常人稍差,这种颜色异常称为色弱,色弱常由后天因素引起。

3. 视网膜中的信息传递 视锥细胞和视杆细胞是视觉通路中的第一感觉神经元,双极细胞和神经节细胞分别为第二级和第三级感觉神经元。这些细胞之间还有水平细胞和无长突细胞,视网膜中的神经细胞形成了复杂的网络联系(图9-7)。神经元之间的信息传递主要通过化学物质来完成,还可通过电突触直接传递电信号来完成。视杆细胞和视锥细胞产生的生物电信号经过复杂神经元网络的传递,传至神经节细胞,最后以神经细胞发出的神经纤维上传导的动作电位的形式传向视觉中枢,在这一过程中发生的种种改变,是视网膜本身对信息的初步加工处理。

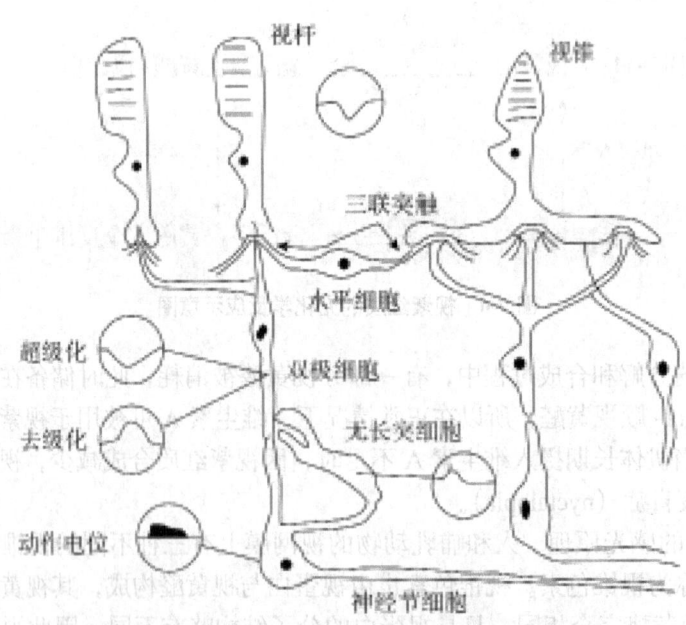

图9-7 视网膜中各类细胞排列及其电反应示意图
只有神经节细胞能产生动作电位

目前对视网膜信息处理过程了解的不很清楚，但已经明确的是，感光细胞、双极细胞和水平细胞均不能产生动作电位，只是产生超极化或去极化型局部电位变化。当这些电位扩布到神经节细胞时，通过总和作用，可使神经节细胞静息电位发生去极化反应，当达到阈电位水平时，就会产生动作电位，并作为视网膜的最后输出信号由视神经传向中枢，经视中枢的分析处理，最终产生主观意识上的视觉。

三、与视觉有关的几种生理现象

（一）视敏度

视敏度（visual acuity）又称视力，是指眼对物体细微结构的分辨能力，即分辨物体上两点间最小距离的能力。通常用视角的大小作为衡量标准。视角是光线进入眼球后，在节点相交形成的夹角（图9-8）。正常人眼视网膜中央凹处的视锥细胞的直径平均4～5μm。要将两点间最小距离分辨出来，要求两个光点所刺激的两个视锥细胞之间隔有一个未被光刺激的细胞，这样才能保证在视皮层产生两个点的视觉。临床上，用于检查视力的视力表就是根据简化眼的原理计算的。当距离被检者眼前5m处两个相距1.5mm的发光点，经折射后在视网膜产生两个点的成像距离为4.5μm的要求设计制定。正常人能分辨眼前6m处相距1.5mm的两个点所形成的视角为1分角。正常视力的视角为1分角。视力为视角的倒数，以1分角的视力为1.0。视角大于1分角时，视力小于1.0；视角小于1分角时视力大于1.0，这可能是视锥细胞直径较小的缘故。此外，视力还与视网膜、视神经、晶状体的机能状态和角膜、晶状体、玻璃体的透明度，以及光照强弱、图形与背景对比是否鲜明等因素有关。

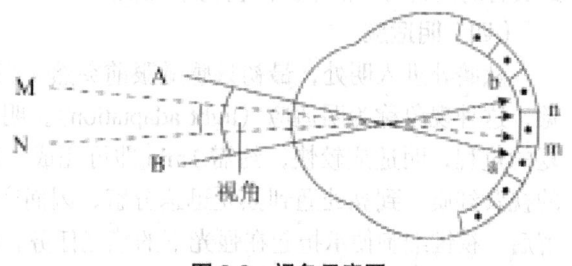

图 9-8　视角示意图

（二）视野

单眼固定注视前方一点时，该眼所能看到的范围，称为视野（visual field）。在同一光照条件下，不同颜色的视野大小不同，白色视野最大，黄色、蓝色次之，红色再次之，绿色视野最小。视野还受面部结构影响，鼻侧和上方视野较小，颞侧和下方视野较大（图9-9）。临床上检查视野对视网膜、视传导通路及视皮层的疾病诊断有重要的参考价值。

（三）暗适应

从明亮的地方突然进入暗处，起初对任何东西都看不清楚，经过一定时间后，视觉敏感度逐渐恢复。这种突然从明处进入暗处眼的视觉逐渐适应的过程称为暗适应（dark adaptation）。在暗适应过程中，人眼对光线的敏感度是逐渐升高的。

暗适应的过程主要取决于视杆细胞中视紫红质在暗处再合成速度。在亮处时，由于受到强光的照射，视杆细胞中的视紫红质大量分解，视紫红质的存量减少，到暗处后不足以引起对暗光的感受，而视锥细胞又只感受强光不感受弱光，所以进入暗环境的开始阶段什么都看不清。等待一定时间后，由于视紫红质的再合成增多，对暗光的感受能力增强，于是在暗处的视力又逐渐恢复。整个暗适应过程约需30min。实验证明，光敏感度的强弱与视紫红质的含量有密切关系。视紫红质的浓度与光敏感度的对数成正比，因此，视紫红质的含量只要稍有减少，光敏度就会大大降低。如果暗适应能力严重下降，将造成夜盲症。该病患者白天视物正常，而

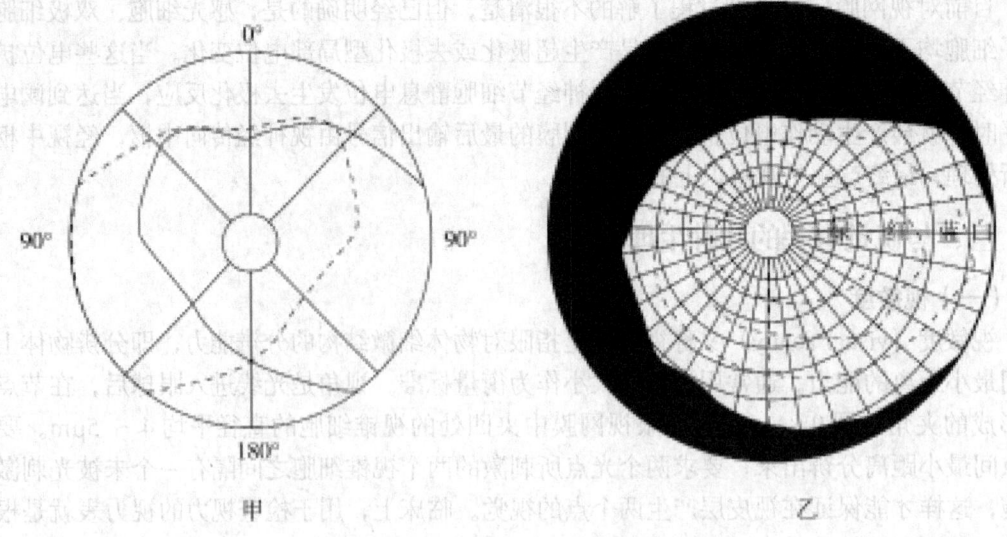

图9-9 甲：双眼视野 乙：右眼的颜色视野

到黄昏时候就看不清东西。食物中维生素 A 供应不足，是引起夜盲症最常见的原因。

（四）明适应

从暗处进入明处，最初只感觉眼前突然一亮，看不清物体，需要一段时间后才能恢复视觉，这种现象称为明适应（light adaptation）。明适应是人眼突然进入明亮环境后视觉逐渐恢复的过程，明适应较快，约需1min即可完成。产生机制是，在暗处视杆细胞内蓄积了大量的视紫红质，到亮处遇到强光迅速分解，因而产生耀眼的光感。待视紫红质在强光下大量分解后，视锥细胞便承担起在强光下的感光任务，明适应完成。

（五）双眼视觉和立体视觉

某些哺乳类动物，如牛、马、羊等，它们的两眼长在头的两侧，因此它们两眼的视野完全不重叠，左右眼各自感受不同侧面的光刺激，这些动物仅有单眼视觉。人和灵长类动物的双眼都在面部的前方，两眼鼻侧视野相互重叠，凡落在此范围的任何物体都同时被两眼所视，两眼观看同一物体所产生的感觉为双眼视觉（binocular vision）。双眼视物时两眼视网膜上各形成一个相互对称完整的像，并可在主观上产生单一个物体的视觉，这称为单视。如果眼外肌瘫痪或眼球内肿瘤等压迫或用手指轻压一侧眼球外侧部使该眼球发生移位，都可使物像落在两眼视网膜的非对称点上，因此在主观上产生有一定程度重叠的两个物体的感觉，这称为复视。双眼视觉的优点是可以弥补单眼视物的盲点，扩大视野，并可产生立体感。

在双眼视觉下，主观上产生被视物体的厚度以及空间的深度或距离等感觉，称为立体视觉（stereoscopic vision）。这是因为用两眼注视同一物体时，在两眼视网膜上的物像并不完全相同，左眼看到物体的左侧面较多，右眼看到的右侧面较多。这些来自两眼稍有不同的信息经过高级中枢处理后，最终产生立体视觉。

第三节 听觉器官

听觉器官是感受声音和分辨各种不同声音信息的器官，耳是听觉的外周感受器。耳从结构上可分为外耳、中耳、内耳三部分（图9-10）。从生理功能来看，外耳起集音作用；中耳起传音作用，将空气中的声波传入内耳；内耳有感音功能，将传入内耳的振动能量转变为神经冲动，经听神经传入大脑皮层听觉中枢，产生听觉。

耳的适宜刺激是空气振动的疏密波，能听到的声波振动频率在 16～20000Hz 之间，并且需要达到一定的振动强度才能产生听觉，这个刚好引起听觉的最小声音强度为听阈。临床上通常以听阈高低来表示听力的好坏。听阈低表示听力好，而听阈较高表示听力较差。人耳的听觉在 1000～3000Hz 时听阈最低，听觉最灵敏。随着声音频率的升高或降低，听阈都会升高。临床上听阈则用相对单位分贝（dB）表示，若被侧者听阈平均值为 25～40dB，即可认为有轻度耳聋。

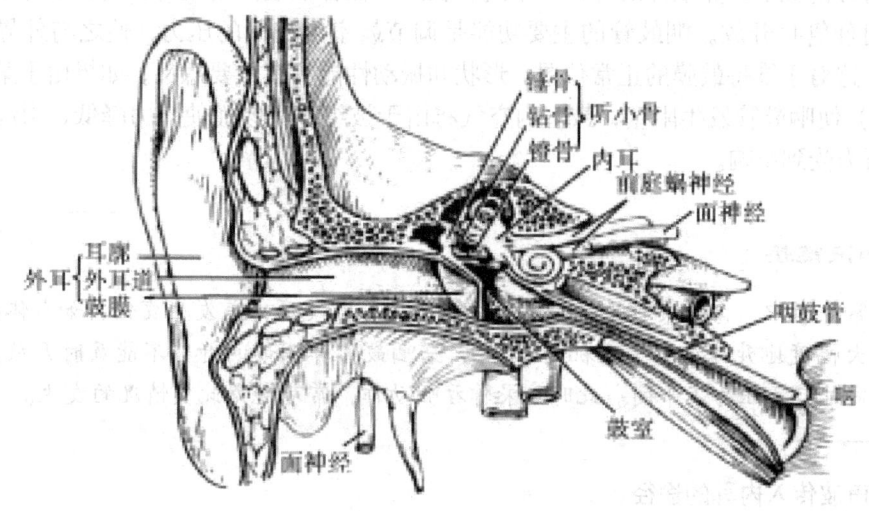

图 9-10　外耳、中耳、内耳关系模式图

一、外耳和中耳的传音功能

（一）外耳的功能

外耳包括耳廓、外耳道。耳廓的形状有利于声波能量的聚集，辨别声音来源，有利于收集声波；外耳道是外耳门至鼓膜之间的管道，长 2.5～3.5cm，有传音和共鸣腔作用。

（二）中耳的功能

中耳包括鼓膜、听小骨、鼓室和咽鼓管等结构。中耳的主要功能是起传音作用，将来自外耳的空气中声音振动能量真实地传到内耳淋巴液中。

1. 鼓膜　鼓膜为半透明灰白色的卵圆形薄膜，面积 50～90mm^2，厚度约为 0.1mm，形状如同一个浅漏斗，其内侧连接锤骨柄，顶点（鼓膜脐部）朝向中耳并位于鼓膜中央偏下处。当声音振动传至鼓膜时，可引起鼓膜振动。鼓膜具有较好的频率响应和较小的失真度，它的振动可与声波振动同始同终，很少有残余振动，有利于把声波振动如实地传递给听小骨。

2. 听骨链　由三块听小骨互相连接构成听骨链，从外到内依次为锤骨、砧骨和镫骨，锤骨柄附着于鼓膜的脐部，镫骨底板和前庭窗膜相连。三块听小骨之间有关节相连，形成一个两臂之间呈固定角度的杠杆系统。其中锤骨柄为长臂，砧骨长突为短臂，支点位置刚好在整个听骨链的重心上，因此，在能量传递过程中惰性最小，效率最高。

声波在由鼓膜经过听小骨向前庭窗的传递过程中,可使振动的振幅减小而使压强增大,这样既可提高传递效率,又可避免对内耳和前庭窗造成损伤。使压强增大的原因主要有两个。一个是由于鼓膜面积和前庭窗面积的差别造成的。鼓膜振动时,实际发生振动的面积为 $55mm^2$,而前庭窗的面积只有 $3.2mm^2$,二者之比约为 17.2 倍。另一个是由于听骨链的杠杆原理造成的。在听骨链的杠杆系统中,长臂与短臂之比约为 1.3∶1,这样经杠杆作用后,短臂一侧的压力将增大到原来的 1.3 倍。通过以上两个方面的作用,整个中耳传递过程中的增压效应为 $17.2 \times 1.3 \approx 22.4$ 倍,从而大大提高了声波传递的效率。

3. 咽鼓管　是连通鼓室和鼻咽部的小管道,也称耳咽管,借此使鼓室内的空气与大气相通。在通常情况下,鼻咽部的开口处于闭合状态,在吞咽或打哈欠时,由鼻咽部某些肌肉的收缩,可使管口开放。咽鼓管的主要功能是调节鼓室内空气的压力,使之与外界大气压保持平衡,这对于维持鼓膜的正常位置、形状和振动性能具有重要意义。如果由于某种原因(如炎症等)使咽鼓管发生阻塞,鼓室内空气将由于被组织吸收而使压力降低,引起鼓膜内陷,会使听力受到影响。

知识链接

在日常生活中,由于某种情况,可造成鼓室内外空气压力差发生变化,如人体的空间位置快速大幅度地升降过程(飞机起降时),若咽鼓管鼻咽部的开口不能及时开放,也会引起鼓室内外空气压力不平衡。此时如果作吞咽动作,常可避免此类情况的发生。

(三) 声波传入内耳的途径

声波必须传至内耳的耳蜗才能刺激听觉感受器,进而引起听觉。声波传入内耳的途径有两种:气传导和骨传导(见图 9-11)。

1. 气传导:声波经外耳道空气传导引起鼓膜振动,再经听骨链和前庭窗传入耳蜗,这种传导方式称为气传导(air conduction),简称气导。气导是引起正常听觉的主要途径。

在前庭窗的下方有一蜗窗,其正常生理作用是缓冲内耳淋巴液的压力变化,有益于耳蜗对声波的感受。但是,当正常气导途径的结构损坏时,如鼓膜穿孔、听骨链严重病变等,声波也可通过外耳道和鼓室内的空气传至蜗窗,经蜗窗传至耳蜗,使听觉功能得到部分代偿。　气传导路径总结如下:

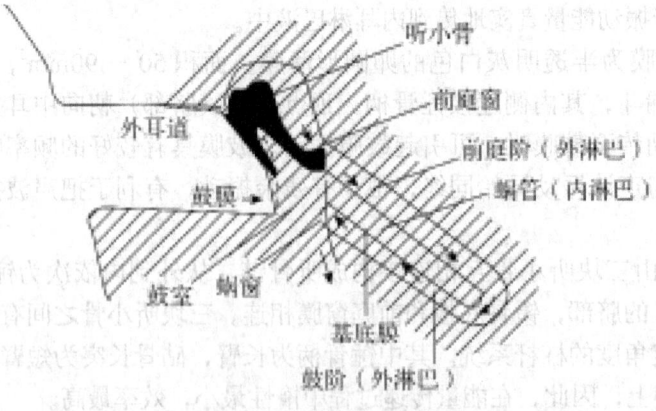

图 9-11　声波传导示意图

(1) 鼓膜→听骨链→前庭窗→前庭阶外淋巴→基底膜振动。
(2) 鼓膜→中耳鼓室→蜗窗→鼓阶外淋巴→基底膜振动。

2. 骨传导：声波直接引起颅骨的振动，从而引起耳蜗内淋巴的振动，这种传导方式称为骨传导（bone conduction），简称骨导。在正常情况下，骨导的效率比气导的效率低得多，所以几乎感觉不到它的存在。平时我们接触到的一般声音不足以引起颅骨的振动。只有较强的声波或者是自己的说话声，才能引起颅骨较为明显的振动。例如，听自己录制的声音时，感觉不像自己的声音，但在别人那里感觉到很逼真，这主要是由于骨传导在两者中所起的作用不同造成的。

二、内耳（耳蜗）的感音功能

内耳包括耳蜗和前庭器官两部分，其中感受声音的装置位于耳蜗内。耳蜗内有一条长约30mm 的基底膜，沿耳蜗的管道盘曲成螺旋状，声音感受器就附着在基底膜上，称为螺旋感受器或柯蒂（Corti）器，其横断面上可见数行纵向排列的毛细胞，每个毛细胞顶部都有数百条排列整齐的听毛，有些较长的听毛细胞顶端埋植在盖膜的胶冻状物质中，这些都是感受声波的结构基础（图 9-12）。

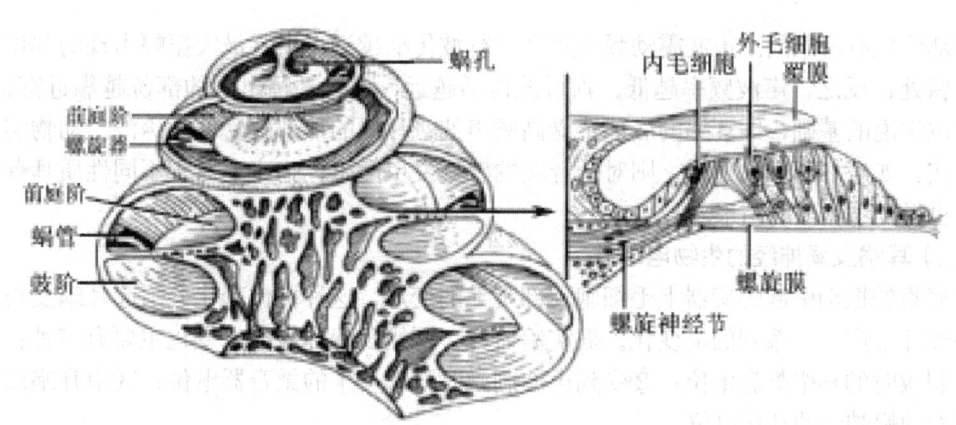

图 9-12 耳蜗结构模式图

（一）基底膜的振动与行波学说

内耳的感音作用是把传到耳蜗的机械振动转变为蜗神经的神经冲动，即将机械能转换为生物电能。在这一转变过程中，耳蜗基底膜的振动起着关键作用。

当声波振动通过听骨链到达前庭窗时，如镫骨的运动方向是压向前庭窗膜的就会引起前庭窗膜内陷，并将压力变化传给前庭阶的外淋巴，再依次传到前庭膜和蜗管内淋巴，进而使基底膜下移，最后是鼓阶的外淋巴压迫蜗窗膜向外凸起。相反，当前庭膜外移时，则整个耳蜗内的淋巴和膜性结构均作反方向的移动，如此反复，便形成了基底膜的振动。在基底膜振动时，基底膜与盖膜之间相对位置也会随之发生相应的变化（图 9-13），于是，使毛细胞受到刺激而引起生物电变化。

进一步观察表明，基底膜的振动是以所谓行波的方式进行的。即振动最先发生在靠近前庭窗处的基底膜，随后以波浪的方式沿基底膜向耳蜗顶部传播，就像有人在规律地抖动一条绸带，形成的波浪向远端有规律地传播一样。声波频率不同时，行波传播的远近和最大振幅

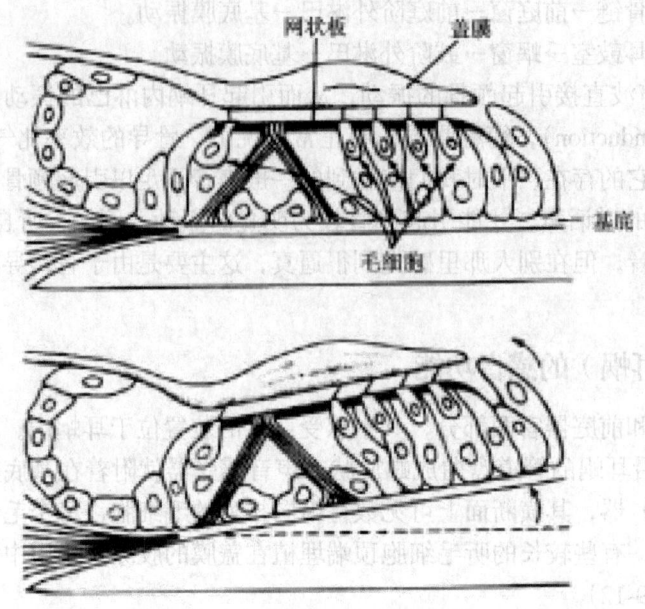

图 9-13　基底膜和盖膜振动时毛细胞顶部听毛受力情况

出现的部位也有所不同。声波震动频率越高，行波传播越近，引起最大振幅出现的部位越靠近前庭窗处；反之，声波频率越低，则行波传播越远，最大振幅出现的部位越靠近窝顶部，这是行波学说的基础，即耳蜗的底部感受高频声波，耳蜗的顶部感受低频声波。动物实验也得到证实，如破坏耳蜗顶部时，则对低音频的感受发生障碍。临床上对于不同性质耳聋原因的研究也得到了类似的结果。

（二）耳蜗及蜗神经的生物电现象

基底膜的振动引起螺旋器上毛细胞顶部听毛的变形，这种机械变化会引起耳蜗及与之相连的神经纤维产生一系列的电变化。据实验研究，耳蜗及蜗神经的电变化主要有三种：①未受声波刺激时的耳蜗静息电位；②受到声波刺激时耳蜗产生的微音器电位；③由耳蜗微音器电位引发的蜗神经的动作电位。

1. 耳蜗静息电位　实验发现，耳蜗未受到声波刺激时，从内耳不同部位的结构中，可以引导出电位差。如将参考电极接地并插入鼓阶（存在外淋巴），使之保持零电位，将测量电极插入蜗管内（存在内淋巴），可测得电位为 +80mV，此为内淋巴电位。如将此电极插入螺旋器的毛细胞内，可引导出 -70mV 的电位，此为毛细胞的静息电位。这样蜗管内（+80mV）与毛细胞内（-70mV）的静息电位差就是 150mV。耳蜗静息电位是产生其他电变化的基础。

2. 耳蜗微音器电位　当耳蜗受到声波刺激时，在耳蜗及其附近的结构中，可记录到一种特殊的电变化，其特点是它的波形和频率与作用的声波完全相同。这种现象很像声波作用于微音器（麦克风）时，它们能将声波转换成音频电信号一样，因此，耳蜗所产生的这种电位变化称为耳蜗微音器电位（cochlear micro phonic potential）或耳蜗微音电位。如果我们对着动物的耳廓讲话，同时记录耳蜗微音器电位，并将记录到的电位变化通过放大器连接到扬声器上，便可从扬声器中听到讲话的声音。这说明耳蜗起着微音器的作用，可以把声波振动转换成相应的音频电信号。耳蜗微音器电位并不是蜗神经的动作电位，其反应不是"全或无"性质的。实验证明，耳蜗微音器电位是耳蜗受到声波刺激时，由多个毛细胞产生的感受器电位的复合型电位变化，它可以诱发蜗神经纤维产生动作电位，但其产生的原理以及与内淋巴电位的关系尚待进一步研究。微音器电位的潜伏期极短，小于 0.1ms，没有不应期，可以总和。它对缺氧和麻醉不敏感，因此，动物死亡后在一定时间内仍可以记录到。

3. 蜗神经动作电位　这是耳蜗对声音刺激的一系列反应中最后出现的电变化。它是由耳蜗微音器电位触发产生的。

蜗神经动作电位是耳蜗对声波刺激进行换能和编码作用的总结果，它的作用是传递声音信息。蜗神经动作电位的波幅和形状并不能反映声音的特性，但它可以通过神经冲动的节律、间隔时间以及发放冲动的纤维在基底膜上起源的部位等，来传递不同形式的声音信息。作用于人耳的声波是十分复杂的，由此所引起的蜗神经纤维的冲动及其序列的组合也是千差万别的，传入中枢后，人脑便可依据其中特定的规律而区分不同的音量、音调、音色等信息，不过目前有关这方面的知识了解得还很少。

我们可以把耳蜗与蜗神经的生物电现象归纳为：耳蜗在没有声音刺激时存在静息电位，当有声音刺激时，在静息电位的基础上，使耳蜗毛细胞产生微音器电位，进而触发蜗神经产生动作电位，该神经冲动沿着蜗神经传入听觉中枢，经分析处理后引起主观上的听觉。

三、听阈和听域

1. 听阈　只有一定范围和一定强度的声波作用于耳才能引起听觉。人耳所能感受的声波振动频率为 16～20000Hz。对于每一种频率的声波来说，都有一个刚能引起听觉的最小强度，称为听阈（auditory threshold）。如果振动频率不变，随着强度在听阈以上增加时，听觉的感受也相应增强，但当强度增大到某一限度时，除了引起听觉外，还有鼓膜的疼痛感，称这个强度为最大可听阈。每一频率的声波都有它自己的听阈和最大可听阈。

2. 听域　指不同振动频率的听阈曲线和它们的最大可听阈曲线之间所包含的区域。它显示人耳对声音和声强的感觉范围。正常人在声音频率为 1000～3000Hz 时听阈最低，即听觉最敏感，随着频率的升高或降低，听阈都会升高。声音强度通常以分贝（dB）为相对单位。一般的声音强度在 30～70dB 之间。长期在 60dB 以上声音强度刺激下，可使听力下降。

第四节　前庭器官

内耳迷路中的椭圆囊、球囊和半规管合称为前庭器官。从结构上看，它们是内耳的一部分，但功能上不属于听觉器官，它们感受的是人体在空间的位置以及运动情况。当人体处于静止状态，可通过它们感受头部在空间的位置；当人体作直线或旋转运动时，也可通过它们感受身体运动的状况。由前庭器官引起的这些感觉统称为前庭感觉。前庭器官传至中枢的信息，与其他传入信息如视觉、躯体深部感觉及皮肤感觉等一起，在调节肌肉的紧张性和维持身体的平衡中起着重要作用。

一、前庭器官的感受细胞

前庭器官的感受器都称为毛细胞，能感受人体自身的运动状态和头部在空间的位置，以维持身体的平衡。每个毛细胞的顶部都有 60～100 条纤细的毛，按一定的形式排列，其中最长的一条叫动毛位于一侧边缘部，其余的都叫静毛。用电生理学的方法证明，当外力使这些纤毛倒向一侧时，位于毛细胞底部的神经上就有冲动频率的变化。图 9-14 是在一个半规管壶腹中的毛细胞上所做的实验，当动毛和静毛都处在自然状态时，细胞膜内存在着约 –80mV 的静息电位，当外力使顶部纤毛倒向动毛侧时，毛细胞出现去极化，膜内电位上移到 –60mV，同时神经纤维上冲动发放频率增加；与此相反，当外力使顶部纤毛倒向静毛侧时，毛细胞出现超极化，膜内电位下移到 –120mV，同时神经纤维上冲动发放频率减少。上述现象是前庭器官中所有毛细胞感受刺激的一般规律。在正常情况下，由于前庭器官中各种毛细胞所在位置和附属结构的不同，使得不同形式的位置变化和变速运动都能以特定的方式改变毛细胞纤毛的倒向，使相应的神经纤维的冲动发放频率发生改变，把机体运动状态和头在空间位置的信息传送到中枢，引起特殊运动和位置觉，并出现各种躯体和内脏功能的反射改变。

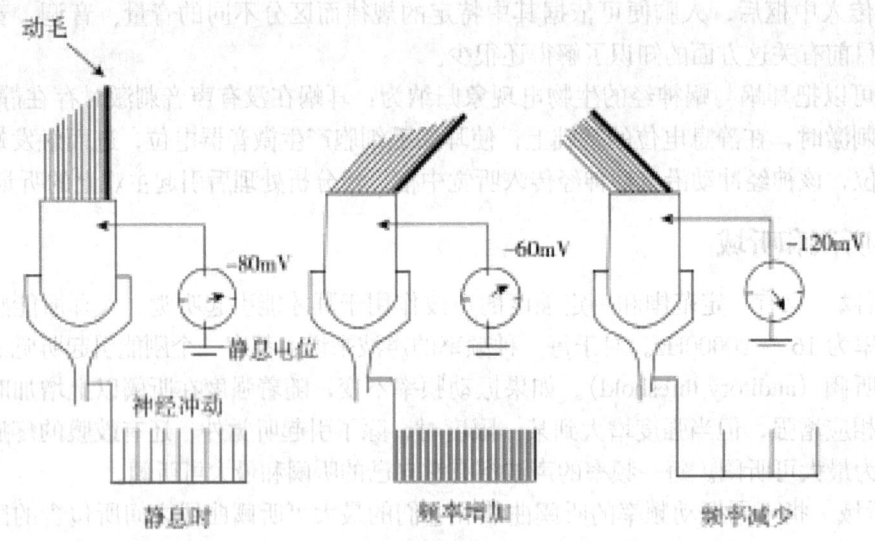

图 9-14　前庭器官中毛细胞纤毛受力侧弯时对静息电位和神经冲动频率的影响

二、椭圆囊和球囊的功能

椭圆囊和球囊是膜质的小囊，内部充满内淋巴液，囊内各有一个特殊的结构，分别称为椭圆囊斑和球囊斑，两种囊斑的结构相似。毛细胞存在囊斑之中，其纤毛埋植在一种称为耳石膜的结构内。耳石膜内含有许多微细的耳石，主要由碳酸钙组成，其比重大于内淋巴。椭圆囊中的囊斑和球囊中的囊斑所处的空间状态有所不同。当人体直立时，椭圆囊的囊斑处于水平位，即毛细胞的纵轴与地面垂直，顶部朝上，耳石膜顶在纤毛的上方；球囊的囊斑则处于垂直位，毛细胞的纵轴与地面平行，顶部朝外，耳石膜悬在纤毛的外侧。

椭圆囊和球囊的功能是感受头部的空间位置和直线变速运动。因为在这两种囊斑中，各个毛细胞顶部的静毛和动毛相对位置都不同，因此，能够感受各个方向上的变化。当头部的空间位置发生改变时，由于重力的作用，耳石膜与毛细胞的相对位置也会发生改变。以上两种情况均可使纤毛发生弯曲，倒向某一方向，从而使相对的传入神经发放的冲动发生变化，这种信息传入中枢后，可产生头部空间位置的感觉或直线变速运动的感觉，同时引起姿势反射，以维持身体平衡。

三、半规管的功能

人体两侧内耳中各有三个相互垂直、形状相似的半规管，三个半规管分别代表空间的三个水平面（图9-15）。两耳的水平半规管在同一平面上。当人体直立，头前倾30°时，水平半规管的平面与地面平行，其余两个半规管分别与地平面垂直。半规管中充满内淋巴，半规管与椭圆囊连接处相对膨大，称为壶腹（ampulla）。壶腹内有一隆起的特殊结构称壶腹嵴，它的位置与半规管的长轴垂直。在壶腹嵴中有一排面对管腔的毛细胞，毛细胞顶部纤毛较长，互相黏集成束，包埋于胶质性的圆顶形终帽结构之内，前庭神经末梢分布于壶腹嵴的底部。当毛细胞受到刺激，静毛倒向动毛一侧时，毛细胞兴奋，发生去极化，而动毛向静毛一侧弯曲时，毛细胞抑制，发生超极化。

壶腹嵴的适宜刺激是躯体旋转的速度变化，即正负角加速度。当人体直立，头前倾30°沿水平方向旋转时，主要刺激水平半规管。当人体向左侧旋转时，由于内淋巴的惯性作用，左侧水平半规管中内淋巴将压向壶腹方向，而右侧水平半规管中的内淋巴压力作用方向则是离开壶腹。内淋巴压力作用于壶腹时，该处的毛细胞兴奋。旋转停止时，左右两侧水平半规管壶腹受内淋巴压力的作用方向与旋转开始时相反。人脑根据来自两耳水平半规管传入信息的不同来判断旋转运动的方向和状态。三个半规管互相垂直，因此它们可以接受人体在不同平面和不同方向所做的旋转变速运动的刺激，产生不同的运动觉和位置觉，引起姿势反射，维持身体平衡。

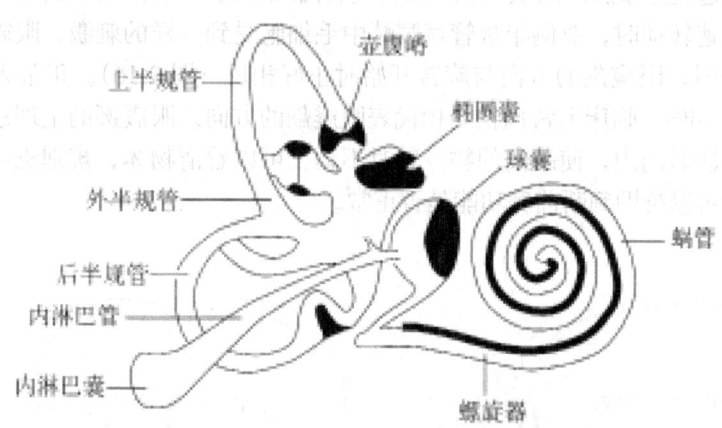

图 9-15 半规管、壶腹、椭圆囊、球囊示意图

四、前庭反应

当前庭器官受刺激而兴奋时，其传入冲动到达有关的神经中枢后，除引起一定位置觉、运动觉以外，还能引起各种不同的骨骼肌和内脏功能的改变，这种现象称为前庭反应。

（一）前庭器官的姿势反射

当进行直线变速运动时，可刺激椭圆囊和球囊，反射性地改变颈部和四肢肌紧张的强度。例如，猫由高处跳下时，头部后仰四肢伸直，做准备着地的姿势；而它一着地，则头前倾，四肢屈曲。又如，当动物被突然上抬时，常头前倾，四肢屈曲；而上抬停止时，则头后仰，四肢伸直。人们在乘电梯升降的过程中，也可以见到相似的反射活动。这些都是直线变速运动引起的前庭器官的姿势反射。

同样，在做旋转变速运动时，也可刺激半规管，反射性地改变颈部和四肢肌紧张的强度，以维持姿势的平衡。例如，当人体向左侧旋转时，可反射性地引起左侧上、下肢和右侧屈肌的肌紧张加强，使躯干向右侧偏移，以防歪倒；而旋转停止时，可使肌紧张发生反方向的变化，使躯干向左侧偏移。

从上述例子可以看到，当发生直线变速运动或旋转变速运动时，产生的姿势反射的结果，常同发动这些反射的刺激相对抗，其意义在于有利于使机体尽可能地保持在原有空间位置上，以维持一定的姿势和平衡。

（二）内脏反应

当半规管感受到过强或过久的刺激，常会引起恶心、呕吐、眩晕、皮肤苍白等前庭自主神经性反应，也称内脏反应。严重时称为晕车、晕船或航空病。前庭功能过敏的人，微弱的刺激就会引起这种反应。

（三）眼震颤

最特殊的前庭反射是眼震颤，在躯体做旋转运动时，由于半规管受刺激而引起眼球不随意的往返运动，这种现象称为眼震颤。眼震颤的方向因刺激不同的半规管而不同，两侧水平半规管受刺激时，引起水平方向眼震颤；上、后半规管受刺激时引起垂直方向的眼震颤。当人体向左侧旋转时，左侧半规管壶腹嵴中毛细胞受刺激增加而右侧减弱，这时两侧眼球先缓慢向右侧移动，称为眼震颤的慢动相；当眼球移动到两眼裂右侧不能再移时，又突然快速返回到眼裂正中，这就是眼震颤的快动相；以后接着出现新的慢动相和快动相，如此往返不已。当人体旋转为匀速转动时，双侧半规管壶腹嵴中毛细胞受到一样的刺激，眼震颤消失。当人体旋转突然停止时，眼震颤的方向与旋转开始时正好相反（图9-16）。正常人眼震颤为中等强度，持续15～40s，临床上常以快动相代表眼震颤的方向。眼震颤的生理意义是在机体运动过程中的某一段时间内，使眼内的物像暂时不动，可以看清物体，辨别机体自身的运动方向。眼震颤试验可以帮助判断前庭功能是否正常。

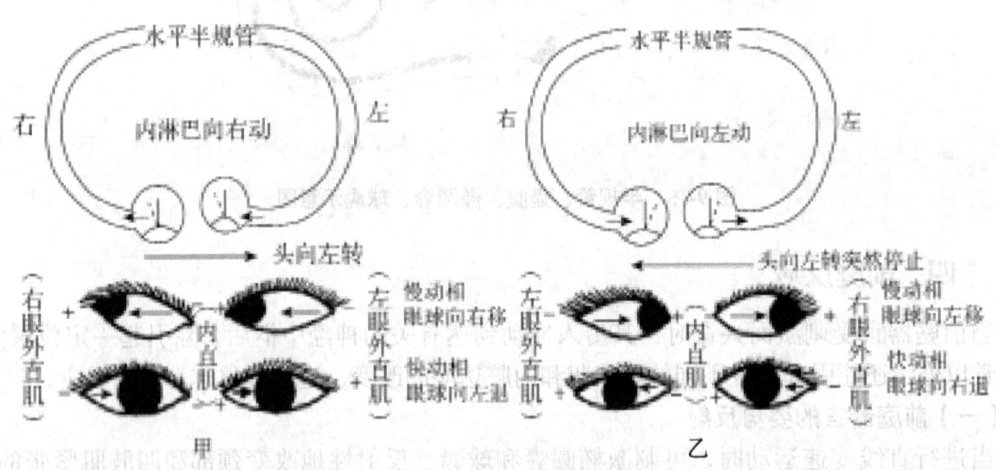

图9-16 旋转变速运动时两侧水平半规管壶腹嵴毛细胞受刺激情况和眼震颤方向示意图
甲：加速度旋转开始时的情况；乙：减速度旋转突然停止时的情况

（王 晶）

第十章 神经系统

学习目标

1. 归纳并掌握神经纤维传导兴奋的特征、突触传递的过程和突触后电位。
2. 说出乙酰胆碱和去甲肾上腺素递质与受体。
3. 归纳并说出中枢兴奋传递的特征；解释中枢抑制。
4. 说出感觉投射系统的特点和功能；说出运动单位的概念。
5. 解释骨骼肌牵张反射。
6. 说出自主神经系统的功能及功能特征。
7. 知道神经元和神经纤维的基本功能。
8. 知道中枢神经元的联系方式；丘脑的核团。
9. 说出内脏痛及牵涉痛的概念；脊休克及去皮层强直的概念和产生机制。
10. 知道睡眠的时相、特点及其意义。
11. 知道条件反射的建立和两种信号系统。
12. 说出小脑和基底神经节的功能。
13. 知道大脑皮质感觉区及运动区的功能特征。
14. 知道神经元的结构和神经纤维的分类，神经纤维的轴浆运输和神经的营养性作用。
15. 知道中枢神经递质的种类及其主要作用；各级中枢对内脏活动的调节。
16. 知道脑电活动和大脑皮质的语言功能。

神经系统在人体生理功能调节中起主导作用。神经系统不仅可以直接或间接地调节体内各器官、组织和细胞的活动，使之相互联系、相互依存、相互协调成为统一的整体，而且可以通过对各种生理过程的调节作用，使机体更好地适应内、外界环境的变化，维持生命活动的正常进行。此外，人类的神经系统还具有思维、语言、学习和记忆等高级功能，从而使人类不仅能被动地适应环境，而且能主动地认识和改造周围环境。

第一节 神经系统活动的基本原理

神经系统由数百亿个神经元和神经胶质细胞所组成。一个神经元不可能独立地完成神经系统的调节功能，任何信息的传递及功能调节都是由许多神经元相互联系而共同完成的。

一、神经元和神经胶质细胞

（一）神经元

1. 神经元的一般结构和功能　神经元（neuron）即神经细胞，是构成神经系统结构和功能的基本单位。人类中枢神经系统内约含有 10^{11} 个神经元，其形状和大小不一，直径在

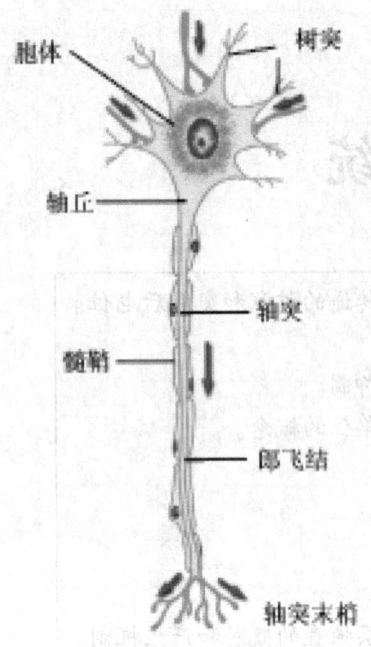

图10-1 运动神经元结构与功能示意图

4～150μm之间。神经元由胞体和突起两部分组成（图10-1）。胞体包括细胞膜、细胞质和细胞核，位于中枢及神经节内，具有接受、整合信息和发放、传出冲动的功能。突起由胞体发出，又分为树突和轴突。一个神经元可有一个或多个树突，其功能主要是接受刺激，将产生的局部兴奋传向胞体。神经元一般只有一个轴突，其功能主要是将胞体产生的神经冲动传向外周。轴突起始部分称为始段（initial segment），也称为轴丘，神经元的动作电位一般是先在轴丘产生，而后沿轴突传导。轴突细而长，可发出侧支，其末端分成许多分支，每个分支末梢部分膨大呈球形，称为突触小体（synaptic knob），与另一个神经元相接触而形成突触（synapse）。轴突和感觉神经元的长树突二者统称为轴索，轴索外面包有髓鞘或神经膜，构成神经纤维（nerver fiber）。轴突末梢可释放递质。

神经元的基本功能是感受刺激，对刺激信号加以分析、整合或贮存，并将经整合的信息传递给相应的效应器，产生调节和控制效应。这些功能尤其是传递信息的功能与神经纤维密切相关。此外，有些神经元还能分泌激素，将神经信号转变为化学信号。

2．神经纤维 神经纤维根据髓鞘的厚薄可分为有髓神经纤维和无髓神经纤维。所谓无髓神经纤维并非完全没有髓鞘，只是髓鞘较薄而已。神经纤维末端称为神经末梢（nerve terminal）。

（1）神经纤维的功能：神经纤维的主要功能是传导兴奋。在神经纤维上传导着的兴奋即动作电位称为神经冲动（nerve impulse）。神经纤维能使其支配的组织、器官在功能上发生变化，如引起肌肉收缩、腺体分泌等，这种作用称为神经的功能性作用。另一方面，神经末梢还经常性地释放某些营养性因子，持续地调整被支配组织的代谢活动，从而持久地影响该组织的形态结构和生理功能等，这一作用称为神经的营养性作用（trophic action）。神经的营养性作用与神经冲动关系不大，其中研究得较多、具有代表性的是运动神经对骨骼肌的营养性作用。运动神经对骨骼肌的营养性作用在正常情况下不易被观察到，但在运动神经被切断后即可观察到骨骼肌由于失去神经的营养性作用而表现出的形态结构变化和生理功能的变化。这时被支配的肌肉内糖原合成减慢，蛋白质分解加速，肌肉逐渐萎缩。例如，临床上脊髓灰质炎患者一旦前角运动神经元变性死亡，它所支配的肌肉将发生明显萎缩，就是由于失去了神经的营养性作用的结果。不只是神经元释放的营养性因子能影响所支配的器官和组织的结构和功能，反过来，神经元也需要其支配的组织或其他组织的营养性支持。神经生长因子（nerve growth factor，NGF）就是较早被发现和研究得较多的一种，它可以促进神经元突起的生长，维持神经系统的正常活动。

（2）神经纤维传导兴奋的特征：神经纤维传导兴奋具有以下特征：

①生理完整性：生理完整性是指神经纤维只有在其结构和功能都完整时才能传导兴奋。如果神经纤维受损被切断或局部应用麻醉剂，其结构或功能的完整性即遭受破坏，兴奋的传导就会发生障碍。

②绝缘性：一根神经干中含有许多条神经纤维，由于神经纤维间没有细胞质的直接联系，加上每条神经纤维又被一层薄而疏松的结缔组织包裹，因此神经纤维传导兴奋时基本上不会相互干扰，此即神经纤维传导兴奋的绝缘性，其生理意义在于保证神经调节的精确性。

③双向性：人为刺激神经纤维上任何一点，只要刺激强度足够大，引起的兴奋可同时向神经纤维的两端传导，此即兴奋传导的双向性。但在体内，传入神经总是将兴奋传入中枢，而传出神经总是将兴奋传向外周。

④相对不疲劳性：连续电刺激神经纤维数小时至十几小时，神经纤维始终能保持传导兴奋的能力，表现为不易发生疲劳。

(3) 神经纤维传导兴奋的速度：神经纤维传导兴奋的速度与神经纤维的直径、髓鞘的厚度以及环境温度等有密切的关系。一般来说，神经纤维直径越粗，其传导速度越快；有髓纤维比无髓纤维传导速度快；温度在一定范围内升高也可加快传导速度，当温度降至0℃以下时，传导就会发生阻滞，局部可暂时失去感觉，这就是临床上局部低温麻醉的依据。经测定，人的上肢正中神经内，运动纤维的传导速度约为58m/s，感觉纤维约为65m/s。当周围神经发生病变时，传导速度减慢。因此，测定神经的传导速度有助于诊断神经纤维的疾患和神经损伤的预后评估。

(4) 神经纤维的分类：生理学上常用的分类方法有两种：一种是根据电生理学特性（主要依据神经纤维上兴奋传导速度的差异）来分类，可将周围神经的神经纤维分为A、B、C三类，其中A类纤维又分为α、β、γ、δ四类；另一种是根据神经纤维的来源与直径分为Ⅰ、Ⅱ、Ⅲ、Ⅳ四类，其中Ⅰ、Ⅱ、Ⅲ类分别相当于A_α、A_β、A_δ类，Ⅳ类相当于C类纤维。目前，前一种分类法多用于传出纤维，后一种分类法则常用于传入纤维（表10-1）。

表10-1 神经纤维的分类

按电生理学特性分类	传导速度（m/s）	纤维直径（μm）	功能	按来源和直径分类
A（有髓鞘）				
α	70～120	13～22	本体感觉、躯体运动	Ⅰ
β	30～70	8～13	触-压觉	Ⅱ
γ	15～30	4～8	支配梭内肌（使其收缩）	
δ	12～30	1～4	痛觉、温度觉、触-压觉	Ⅲ
B（有髓鞘）	3～15	1～3	自主神经节前纤维	
C（无髓鞘）				
交感	0.7～2.3	0.3～1.3	交感节后纤维	
后根	0.6～2.0	0.4～1.2	痛觉、温度觉、触-压觉	Ⅳ

(5) 轴浆运输：神经元轴突内的胞质称为轴浆，轴浆在胞体与轴突末梢之间不断地流动。借助轴浆流动在胞体与轴突末梢之间可实现物质运输的功能，称为轴浆运输（axoplasmic transport）。轴浆运输对维持神经元的正常结构和功能有着重要意义。

轴浆运输具有双向性。自胞体向轴突末梢的轴浆运输称为顺向轴浆运输，顺向轴浆运输又可分为快速轴浆运输和慢速轴浆运输两种，前者是指具有膜结构的细胞器，如线粒体、含有递质的囊泡和分泌颗粒等囊泡结构的运输,在猴、猫等动物坐骨神经内的运输速度约为410mm/d;后者是指由胞体合成的蛋白质构成的微管和微丝等结构不断向末梢方向的延伸,速度为1~12mm/d。自轴突末梢向胞体的轴浆运输称为逆向轴浆运输,其速度约为205mm/d。很多物质如神经生长因子、辣根过氧化酶、某些病毒(如狂犬病病毒)和毒素(如破伤风毒素)等,均可通过入胞作用被摄入神经末梢,然后以这种方式运输到胞体。

(二) 神经胶质细胞

神经胶质细胞(neuroglia)广泛分布于中枢和周围神经系统中,是神经组织的重要组成部分。在人类的中枢神经系统中,胶质细胞主要有星形胶质细胞、少突胶质细胞和小胶质细胞三类,数量为神经元数量的10~50倍。在周围神经系统中,胶质细胞主要有施万细胞和卫星细胞。

知识链接

神经纤维的再生修复

神经纤维断裂是可以再生性修复的,但必须具备三个基本条件,①相应的神经元依然存活(以便合成轴突增生所需蛋白质等物质);②神经纤维断端距离不可过远(<2.5cm);③断裂处不能有增生的纤维瘢痕阻隔。如果距离过远和(或)纤维组织增生,或远端截肢,近端新生的轴突长不到远端的神经膜细胞索内,与增生的纤维组织绞缠在一起,形成瘤样肿块,称为创伤性神经瘤,常引起顽固性疼痛。

2009年10月,波士顿儿童医院的研究人员发现一种叫Mst3b的近酶,即神经纤维再生精确调控因子,它在损坏轴突(神经纤维)的修复再生过程中是必需的。Mst3b是一种蛋白激酶,能依次激活信号使得轴突生长必需的基因得以表达,该酶可能是控制轴突生长的细胞信号通路的精密调节器。

神经胶质细胞的主要功能有:①支持神经元;②参与神经系统的修复和再生;③免疫应答作用;④物质代谢和营养作用;⑤形成髓鞘和屏障作用;⑥稳定细胞外液K^+的浓度;⑦参与某些递质及生物活性物质的代谢。目前已发现某些神经系统的疾病与神经胶质细胞的功能改变有关。因此,进一步认识神经胶质细胞,有助于提高人类防治神经系统疾病的能力。

二、突触传递

突触传递是神经系统中信息交流的一种重要方式。反射弧中神经元与神经元、神经元与效应器细胞之间都是通过突触来传递信息的。

(一) 突触的概念与分类

神经元与神经元之间或神经元与效应器细胞之间的功能接触部位称为突触(synapse)。神经元与效应器细胞之间的突触也称为接头(junction),如神经-骨骼肌细胞接头。根据突触接触的部位不同,通常将经典的突触分为轴突-胞体突触、轴突-树突突触和轴突-轴突突触三类(图10-2)。按突触传递产生的效应

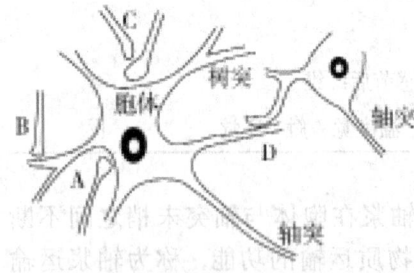

图10-2 突触类型示意图
A:轴突-胞体突触　B:轴突-树突突触
C:轴突-轴突突触　D:树突-树突突触

不同，可将突触分为兴奋性突触和抑制性突触两类。

（二）突触的结构

经典的突触由突触前膜、突触后膜与突触间隙三部分构成（图10-3）。突触前膜是指突触前神经元突触小体的膜，突触后膜是指与突触前膜相对应的突触后神经元胞体或突起的膜，突触前膜与突触后膜较一般的神经元膜稍厚，约7.5nm。两者之间存在20～40nm的间隙，称为突触间隙。在突触小体内含有较多的线粒体以及称为突触囊泡（synaptic vesicle）的大量小泡，其直径为20～80nm，内含高浓度的神经递质。在不同的神经元，突触囊泡的大小和形态不完全相同，所含的递质也可以不同。

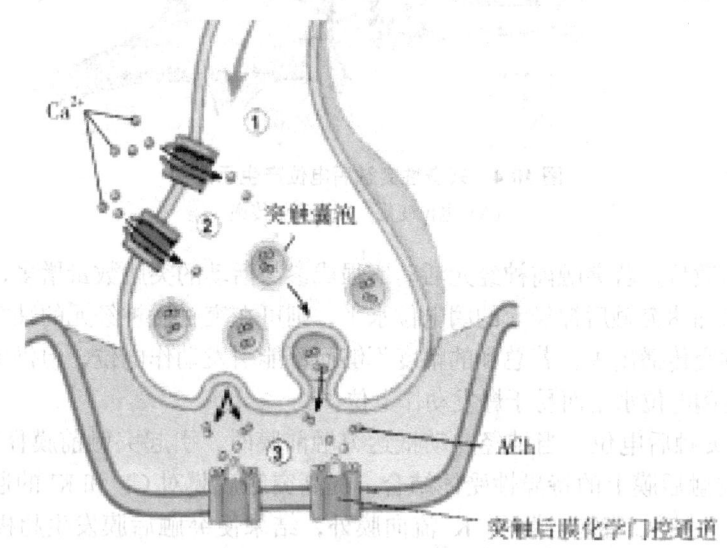

图10-3 突触结构模式图

（三）化学性突触传递的过程

突触传递（synaptic transmission）是指突触前神经元的信息传递到突触后神经元的过程。当突触前神经元的兴奋传导到轴突末梢时，突触前膜发生去极化，引起突触前膜上电压门控Ca^{2+}通道开放，细胞外液中的Ca^{2+}便进入突触小体，使小体内Ca^{2+}浓度升高，可降低突触小体内轴浆的黏度，有利于突触小泡向突触前膜移动。由于突触小泡向突触前膜移动并与突触前膜接触、融合，最后融合处膜破裂，导致神经递质释放到突触间隙。

递质释入突触间隙后，经扩散抵达突触后膜，作用于突触后膜上的特异性受体或化学门控通道，引起突触后膜上某些离子通道开放，使相应的带电离子进出突触后膜，导致突触后膜发生一定程度的去极化或超极化，形成突触后电位（postsynaptic potential），从而将突触前神经元的信息传递到突触后神经元，引起突触后神经元的活动变化。

突触后电位包括兴奋性突触后电位和抑制性突触后电位两种类型：

1. 兴奋性突触后电位　当神经冲动抵达突触前膜时，引起突触前膜释放兴奋性递质，兴奋性递质与突触后膜上的特异性受体结合，提高了突触后膜对Na^+和K^+的通透性，引起Na^+和K^+的跨膜流动，由于Na^+的内流大于K^+的外流，从而使突触后膜发生去极化，提高了突触后神经元细胞膜的兴奋性。这种去极化的突触后电位变化称为兴奋性突触后电位（excitatory postsynaptic potential，EPSP）。EPSP是一种局部电位（图10-4），可以总和，其大小取决于突触前膜释放的递质量的多少，后者又取决于从突触前末梢同一时间或快速连续传

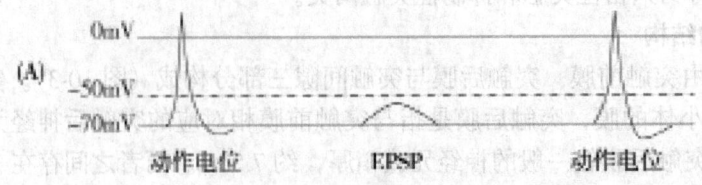
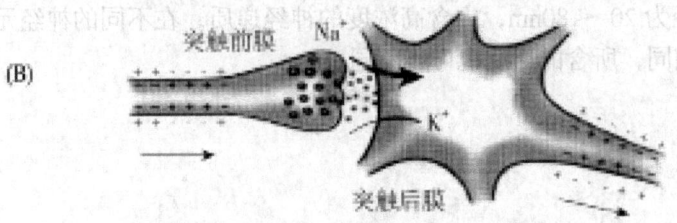

图 10-4 兴奋性突触后电位产生示意图
（A）电位变化 （B）突触传递

来的神经冲动的数目。若突触前神经元活动增强或参与活动的突触数量增多，兴奋性突触后电位总和幅度增加达突触后神经元的阈电位水平，则可在突触后神经元的轴突始段诱发动作电位，并沿着轴突传播出去；若总和的幅度不够而不能引发动作电位，但仍可使突触后神经元的膜电位接近阈电位水平而易于爆发动作电位。

2．抑制性突触后电位　当神经冲动抵达突触前膜时，引起突触前膜释放抑制性递质，抑制性递质与突触后膜上的特异性受体结合，提高突触后膜对 Cl^- 和 K^+ 的通透性（主要是 Cl^- 的通透性），引起 Cl^- 流入膜内，K^+ 流向膜外，结果使突触后膜发生超极化，突触后膜这种超极化的电位变化称为抑制性突触后电位（inhibitory postsynaptic potential，IPSP）（图10-5）。IPSP 使突触后神经元的膜电位与阈电位的距离增大，使突触后神经元不易产生动作电位，因而降低了突触后神经元的兴奋性。IPSP 也是一种局部电位，也可以进行总和。

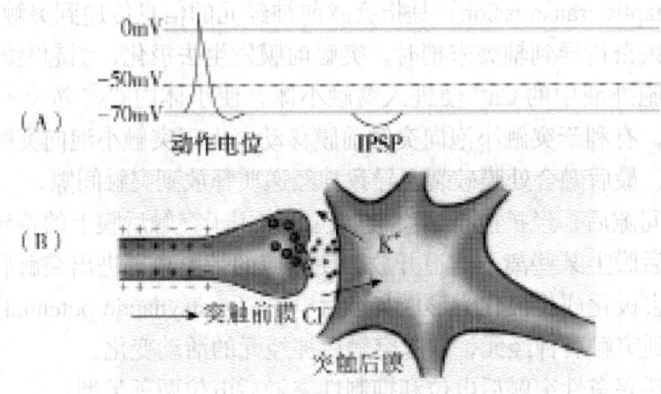

图 10-5 抑制性突触后电位产生示意图
（A）电位变化 （B）突触传递

由于一个突触后神经元常与多个突触前神经末梢构成突触，产生的突触后电位既有 EPSP，也有 IPSP。前者使突触后神经元的兴奋性提高，后者使突触后神经元的兴奋性降低，因此，是否引起突触后神经元发生兴奋取决于这些 EPSP 和 IPSP 的代数和。

综上所述，突触传递是一个电 - 化学 - 电的传递过程，即由突触前神经元的生物电变化，引起轴突末梢化学递质的释放，递质与突触后膜上的特异性受体结合后，进而引起突触后神经元发生生物电变化的过程，它与神经-肌肉接头处兴奋的传递过程有许多相似之处。

神经元与神经元之间或神经元与效应器细胞之间的信息传递，除了上述经典的突触性化学传递外，还存在非定向性化学突触传递和电突触传递两种方式。

（1）非定向性化学突触传递（non-directed synaptic transmission）：是指细胞间也是通过化学递质来传递信息，但并不是通过上述经典的突触结构来实现的。这种方式首先是在研究交感神经对平滑肌的支配方式时发现的。交感肾上腺素能神经元轴突末梢发出许多分支，各分支上形成串珠样的膨大结构，称为曲张体（varicosity），其内含有大量小而具有致密中心的突触囊泡，囊泡内含高浓度的去甲肾上腺素。曲张体并不与平滑肌细胞形成经典的突触结构，而是沿着末梢分支穿行于平滑肌细胞的组织间隙（图10-6）。当神经冲动到达曲张体时，其内的去甲肾上腺素释放出来，并扩散至相邻的平滑肌细胞，与其受体结合，引起平滑肌细胞的功能变化，从而实现对平滑肌细胞功能的调节。后来的研究发现，非定向性化学突触传递也广泛地存在于中枢神经系统，所涉及的神经纤维不仅有去甲肾上腺素能纤维，还有多巴胺能、5-羟色胺能以及胆碱能等神经纤维。

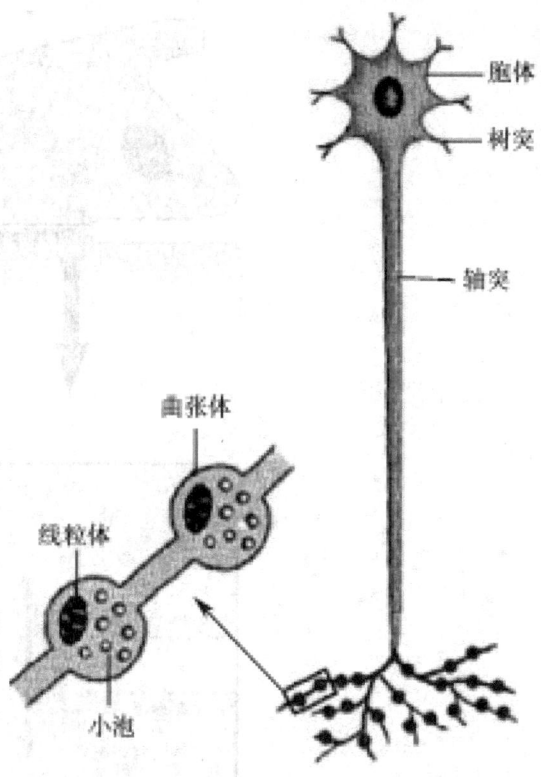

图10-6 非突触性化学传递示意图

（2）电突触传递（electric synaptic transmission）：与上述化学性突触传递有着本质的区别，是指通过缝隙连接来实现的一类信息传递方式。缝隙连接是两个神经元间细胞膜接触特别紧密的部位，两层膜之间的间隙比突触间隙要小得多，只有2～3nm，此处膜不增厚，膜两侧近旁的胞质中没有突触小泡，但有贯穿两膜的蛋白质形成的水相通道，允许带电小离子和小于1.0～1.5KD或直径小于1.0nm的小分子物质通过，使两个神经元的胞质得以直接沟通（图10-7）。局部电流和EPSP也可以电紧张扩布的形式从一个细胞直接传递给另一个细胞。这种水相通道电阻很低，故传递速度快，几乎没有潜伏期，由于无前、后膜之分，因而传递信息一般是双向性的。电突触传递广泛存在于中枢神经系统和视网膜中，主要发生在同类神经元之间，具有促进神经元同步化活动的功能。

三、神经递质和受体

（一）神经递质

由上述突触传递的过程可以看出，突触传递必须有神经递质的参与。神经递质（neurotransmitter）是指由神经元合成的在神经元与神经元之间或神经元与效应器细胞之间传递信息的化学物质的总称。神经递质可分为中枢神经递质和外周神经递质两大类。

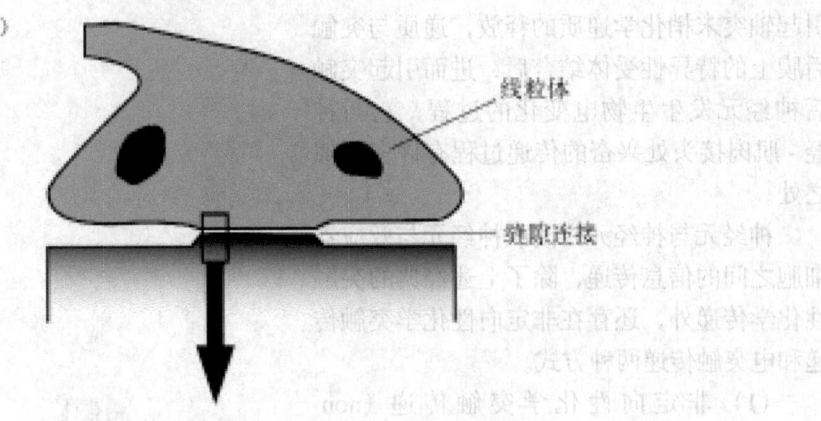
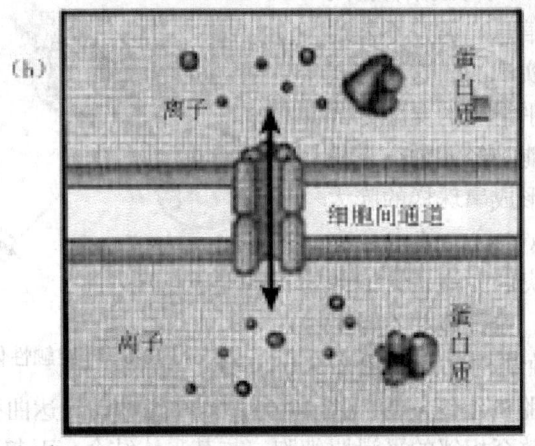

图 10-7 缝隙连接传递示意图
(a) 缝隙连接处横切面 (b) 为 (a) 图的放大模式图，
显示细胞间通道及膜两侧的蛋白质、离子等物质

> **案例** 10-1
>
> 患者，男，43岁。于当日下午 1~6 时在果园喷洒对硫磷（一种剧毒类有机磷杀虫药）；晚 8 时左右，感觉困倦，进食较平时少，随后视物不清；大约 10 时，出现头痛、眼痛、腹痛，并呕吐，全身出汗，家人不明白患者说话的意思而送其入院。查体：呼吸 32 次/分，心率 128 次/分，血压 156/92mmHg，瞳孔呈针尖样改变，两嘴角不时有唾液流出。血胆碱酯酶活力 42%。
> 诊断：急性有机磷杀虫药中毒（急性有机磷中毒）。
> 问题与思考：有机磷中毒的患者出现上述功能活动改变的机制？

1. **中枢神经递质** 在中枢神经系统内传递信息的神经递质称为中枢神经递质，中枢神经递质主要包括以下几类：

（1）乙酰胆碱：以乙酰胆碱（acetylcholine，ACh）作为递质的神经元称为胆碱能神经元。胆碱能神经元在中枢神经系统内分布极为广泛。在脊髓、脑干网状结构、丘脑、纹状体和边缘系统等处都有乙酰胆碱递质及其受体存在，其功能与感觉、运动、学习记忆等活动有关。

(2) 胺类：胺类递质包括多巴胺、去甲肾上腺素、肾上腺素、5-羟色胺和组胺等。脑内的多巴胺主要由黑质的神经元产生，沿黑质-纹状体投射系统分布，组成黑质-纹状体多巴胺递质系统，其功能被破坏时出现帕金森病。中枢多巴胺系统主要参与对躯体运动、精神情绪活动、垂体内分泌功能以及心血管活动等的调节。中枢神经系统内以肾上腺素作为递质的神经元称为肾上腺素能神经元，以去甲肾上腺素作为递质的神经元称为去甲肾上腺素能神经元。肾上腺素能神经元胞体主要分布于延髓，去甲肾上腺素能神经元主要位于低位脑干，尤其是中脑网状结构、脑桥蓝斑以及延髓网状结构的腹外侧部，其功能主要涉及心血管活动、情绪、体温、摄食和觉醒等方面的调节。肾上腺素和去甲肾上腺素引起效应都需通过肾上腺素能受体。5-羟色胺能神经元主要位于低位脑干的中缝核内，其功能与睡眠、体温调节、情绪反应及痛觉等活动有关。

(3) 氨基酸类：现已明确的主要有谷氨酸、门冬氨酸、γ-氨基丁酸、甘氨酸。其中，前两种为兴奋性递质，后两种为抑制性递质。γ-氨基丁酸（γ-aminobutyric acid, GABA）在大脑皮层浅层和小脑皮层浦肯野细胞层含量较高。甘氨酸在脊髓腹侧部含量最高，脊髓前角闰绍细胞的轴突末梢释放的递质就是甘氨酸，它对脊髓前角α运动神经元起抑制作用。

(4) 肽类：脑内的肽类递质又称神经肽，种类多、分布广。神经肽既可作为神经递质，也可作为神经调质或激素。主要的神经肽有阿片肽（包括脑啡肽、β-内啡肽和强啡肽）、胃肠肽（如胆囊收缩素、促胰液素、促胃液素、血管活性肠肽、P物质）等。由于这些肽既存在于胃肠道，又存在于脑内，故又称为脑肠肽。

除上述递质外，还有一些物质也可作为中枢神经递质。例如，嘌呤类物质中腺苷是中枢神经系统中的一种抑制性调质，咖啡和茶的中枢兴奋效应就是由于咖啡因和茶碱抑制腺苷的作用而产生的；脑内一氧化氮（nitric oxide, NO）、一氧化碳（CO）等气体分子亦具有神经递质的特征，它们都是通过激活鸟苷酸环化酶来发挥信息传递作用。

2. 外周神经递质　在外周神经系统内传递信息的神经递质称为外周神经递质，外周神经递质主要包括乙酰胆碱和去甲肾上腺素两种。

(1) 乙酰胆碱：释放乙酰胆碱作为递质的神经纤维，称为胆碱能纤维（cholinergic fiber）。副交感神经的节前和节后纤维、交感神经的节前纤维、支配汗腺的交感神经节后纤维以及支配骨骼肌血管的交感舒血管纤维、躯体运动神经纤维都属于胆碱能纤维（图10-8）。

(2) 去甲肾上腺素：释放去甲肾上腺素（norepinephrine, NE 或 noradrenaline, NA）的神经纤维，称为肾上腺素能纤维（adrenergic fiber）。绝大多数交感神经节后纤维属于肾上腺素能纤维（图10-8）。

在外周，除上述两种主要的神经递质外，还发现有嘌呤类和肽类递质。例如，引起胃容受性舒张的迷走神经纤维的递质可能就是一种血管活性肠肽的肽类物质。

3. 递质的代谢　递质的代谢包括递质的合成、储存、释放、降解、重摄取和再合成等步骤。乙酰胆碱是在胞质内合成，释放的关键因素是 Ca^{2+}，主要被胆碱酯酶水解成胆碱和醋酸而失活，部分胆碱被重摄取回末梢内，用于递质的再合成。

除了能合成神经递质外，神经元还能合成和释放神经调质。神经调质（neuromodulator）也是作用于特异性受体，但并不在神经元之间直接传递信息，而是对递质的信息传递过程起调节作用，即增强或减弱递质的信息传递效应。神经调质所发挥的这种作用称为调制作用。但实际上，神经递质和神经调质很难截然区分开，神经递质在有些情况下可起神经调质的作用，而在另一些情况下神经调质也可发挥神经递质的作用。

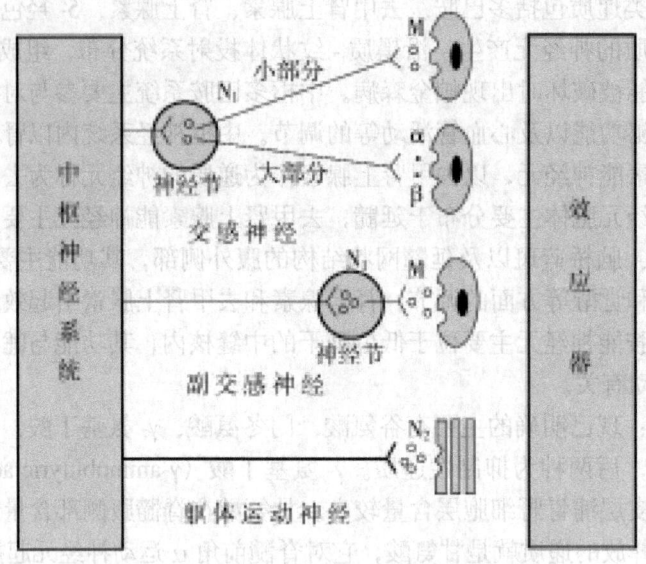

图 10-8 外周神经纤维的分类及释放的递质示意图
○代表乙酰胆碱　△代表去甲肾上腺素

　知识链接　　　　　　　　**神经递质的发现**

早在 19 世纪末，就有人提出自主神经化学传递的想法，当时人们争论得十分激烈。1921 年，Otto Loewi 在蛙心灌流实验中用电针刺激支配蛙心的迷走神经，发现蛙心的活动出现抑制。此时立即将该蛙心中的灌流液移注到制备好的另一个离体蛙心中，结果另一蛙心的活动也被抑制。该实验提示，电刺激支配蛙心的迷走神经时，其末梢可能释放一种抑制蛙心活动的物质。当初，Loewi 将这种物质称为迷走物质。后来经研究发现，迷走物质具有乙酰胆碱的化学性质，并能被胆碱酯酶所破坏，同时发现凡是能对抗胆碱酯酶的物质都有保护迷走物质的作用。这就证明迷走物质就是乙酰胆碱。Loewi 的实验有力地证明了自主神经对所支配效应器的作用，是通过其末梢释放某种化学物质来完成的，这类物质后来被称为神经递质，从而为神经信息传递的化学机制奠定了基础。

（二）受体

受体是指位于细胞膜上或细胞内能与某些化学物质（如神经递质、细胞因子和激素等）特异性结合并诱发特定生物学效应的特殊生物分子。位于细胞膜上的受体称为膜受体，与神经递质结合的受体一般为膜受体，主要分布在突触后膜上。神经递质必须与受体结合才能发挥作用。下面主要讨论外周神经系统受体，外周神经系统受体主要包括胆碱能受体和肾上腺素能受体两大类。

1. **胆碱能受体**　能与乙酰胆碱作特异性结合的受体称为胆碱能受体（cholinergic receptor）。根据其药理学特性，胆碱能受体可分为毒蕈碱型受体和烟碱型受体两大类，它们广泛分布于中枢和外周神经系统。

（1）毒蕈碱型受体：这类受体主要分布于副交感神经节后纤维支配的效应器细胞膜上，

以及交感节后纤维所支配的汗腺和骨骼肌血管的平滑肌细胞膜上。毒蕈碱可与其结合并引起类似于乙酰胆碱与其结合所引起的效应，故称其为毒蕈碱型受体（muscarinic receptor），简称 M 受体。M 受体目前已分离出 $M_1 \sim M_5$ 五种亚型。乙酰胆碱与 M 受体结合后，可产生心脏活动被抑制，支气管、胃肠平滑肌和膀胱逼尿肌收缩，消化腺、汗腺分泌增加，瞳孔缩小和骨骼肌血管舒张等一系列自主神经效应。这些作用统称为毒蕈碱样作用，简称 M 样作用。有些药物可与受体结合，但仅占据受体或改变受体的空间构型，阻碍递质与受体结合，使递质不能发挥作用，称为受体阻断剂。阿托品是毒蕈碱型受体阻断剂。临床上使用阿托品，可解除胃肠平滑肌痉挛，缓解疼痛，但也可引起心率加快、唾液和汗液分泌减少等反应。

（2）烟碱型受体：这类受体存在于神经-骨骼肌接头的终板膜上及所有自主神经节的突触后膜上。烟碱可与其结合并引起类似于乙酰胆碱与其结合所引起的效应，故称为烟碱型受体（nicotinic receptor），简称 N 受体，其作用称为烟碱样作用，简称 N 样作用。N 受体又分为两种亚型：位于自主神经节突触后膜和中枢神经系统内的 N 受体为 N_1 受体（又称为神经元型烟碱受体）；存在于神经-骨骼肌接头的终板膜上的 N 受体为 N_2 受体（又称为肌肉型烟碱受体）。N 受体都属于化学门控通道。ACh 与 N_1 受体结合能兴奋自主神经节后神经元，ACh 与 N_2 受体结合能使骨骼肌收缩。六烃季胺主要阻断 N_1 受体，十烃季胺主要阻断 N_2 受体，筒箭毒碱既可阻断 N_1 受体，也可阻断 N_2 受体。临床上常用筒箭毒碱和十烃季胺作为肌肉松弛剂。

2. 肾上腺素能受体　能与肾上腺素或去甲肾上腺素相结合并产生相应生物学效应的受体称为肾上腺素能受体（adrenergic receptor）。肾上腺素能受体广泛分布于中枢和外周神经系统，可分为 α 肾上腺素能受体和 β 肾上腺素能受体两大类。

（1）α 肾上腺素能受体：简称 α 受体，它又可分为 $α_1$ 和 $α_2$ 两种亚型，肾上腺素能纤维支配的效应器细胞膜上的 α 受体为 $α_1$ 受体，突触前膜上的 α 受体为 $α_2$ 受体。在外周，α 受体激动后，主要引起平滑肌的兴奋效应，如血管和子宫平滑肌收缩、瞳孔散大肌收缩等，但对小肠平滑肌为抑制性效应，使小肠平滑肌舒张。酚妥拉明（phentolamine）可以阻断 $α_1$ 和 $α_2$ 两种受体，拮抗去甲肾上腺素引起的血管收缩、血压升高的作用。哌唑嗪（prazosin）可以选择性阻断 $α_1$ 受体，育亨宾（yohimbine）可以选择性阻断 $α_2$ 受体。

（2）β 肾上腺素能受体：简称 β 受体，主要有 $β_1$ 和 $β_2$ 两种亚型。$β_2$ 受体兴奋时所产生的平滑肌效应是抑制性的，如冠状血管舒张、支气管扩张，但 $β_1$ 受体兴奋时对心肌的效应却是兴奋性的。普萘洛尔（propranolol，心得安）是重要的 β 受体阻断剂，它对 $β_1$ 和 $β_2$ 两种受体都有阻断作用。阿替洛尔（atenolol）主要阻断 $β_1$ 受体，使心率减慢，而对支气管平滑肌作用很小，故对于心绞痛并伴有支气管痉挛的患者比较适用。丁氧胺（butoxamine）则主要阻断 $β_2$ 受体。

研究发现，受体不仅存在于突触后膜，也存在于突触前膜。突触前膜上的受体称为突触前受体。突触前受体的作用主要是抑制神经末梢递质的释放，起负反馈抑制作用。

外周神经系统胆碱能受体和肾上腺素能受体的分布及其激动效应见表 10-1。

四、反射中枢的活动规律

反射是神经调节的基本方式，反射中枢是反射弧的重要组成部分，以下将讨论反射中枢神经元的一些基本活动规律。

表 10-1 外周神经系统胆碱能受体和肾上腺素能受体的分布及其激动效应

效应器	胆碱能系统		肾上腺素能系统	
	受体	效应	受体	效应
自主神经节	N_1	节后神经元兴奋		
骨骼肌	N_2	骨骼肌兴奋		
循环器官				
窦房结	M	心率减慢	β_1	心率加快
房室传导系统	M	传导减慢	β_1	传导加快
心肌	M	收缩力减弱	β_1	收缩力加强
脑血管	M	舒张	α_1	轻度收缩
冠状血管	M	舒张	α_1	收缩
			β_2	舒张（为主）
皮肤黏膜血管	M	舒张	α_1	收缩
胃肠道血管			α_1	收缩（为主）
			β_2	舒张
骨骼肌血管			α_1	收缩
	M	舒张	β_2	舒张（为主）
呼吸器官				
支气管平滑肌	M	收缩	β_2	舒张
支气管腺体	M	分泌增多		
消化器官				
胃平滑肌	M	收缩	β_2	舒张
小肠平滑肌	M	收缩	α_2	舒张
括约肌	M	舒张	α_1	收缩
唾液腺	M	促进分泌	α_1	分泌
胃腺	M	分泌增多	α_2	抑制分泌
泌尿器官				
膀胱逼尿肌	M	收缩	β_2	舒张
内括约肌	M	舒张	α_1	收缩
生殖器官				
妊娠子宫			α_1	收缩
未孕子宫			β_2	舒张
眼				
瞳孔开大肌			α_1	收缩，瞳孔开大
瞳孔括约肌	M	收缩		瞳孔缩小

续表

效应器	胆碱能系统		肾上腺素能系统	
	受体	效应	受体	效应
皮肤				
竖毛肌			α_1	收缩（竖毛）
汗腺	M	分泌		
代谢				
胰岛	M	促进分泌	α_1	抑制分泌
			β_2	促进分泌
糖酵解代谢			β_2	加强
脂肪分解代谢			β_3	加强

（一）中枢神经元的联系方式

神经元按其在反射弧中所处位置的不同可分为传入神经元、中间神经元和传出神经元，其中以中间神经元的数量最多，仅大脑皮层的中间神经元就约有140亿个。中枢神经元之间的联系方式主要有以下几种（图10-9）：

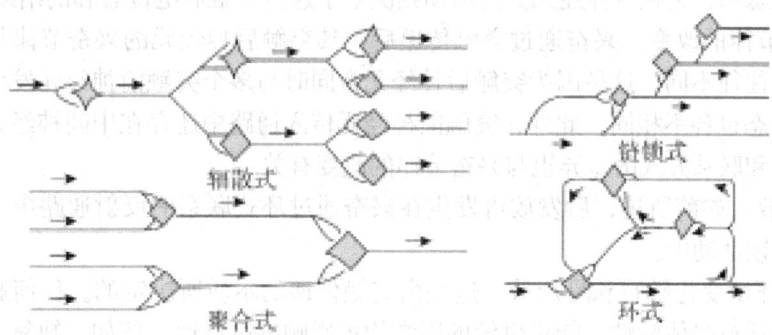

图 10-9 中枢神经元的联系方式

1. **辐散式** 一个神经元通过其轴突分支与许多神经元同时建立突触联系的方式，从而使与之相联系的许多神经元同时兴奋或抑制。这种联系有利于扩大神经元活动影响的范围。辐散式联系在感觉传导途径上多见。

2. **聚合式** 许多神经元的轴突末梢同时与同一个神经元建立突触联系的方式，它能使许多神经元的作用集中到同一神经元，从而发生总和或整合作用。聚合式联系在运动传出途径上多见。

3. **链锁式和环式** 在中枢神经系统内辐散和聚合方式常共同存在，并通过中间神经元的联系构成许多复杂的环状回路或链锁状回路联系。若环路内各神经元都是兴奋性神经元，则通过环式联系使兴奋效应得到增强和时间上的延续，即产生正反馈效应。在环式联系中，即使最初的刺激已经停止，传出通路上冲动发放仍能继续一段时间，此种现象称为后发放（after discharge）；若环路内某些中间神经元是抑制性神经元，释放抑制性递质，则通过环式联系返回抑制原先兴奋的神经元，使其活动及时终止，即产生负反馈效应。神经冲动通过链锁式联系，可以在空间上扩大其作用的范围。

（二）中枢兴奋传递的特征

在反射活动过程中，兴奋在反射弧的中枢部分传递时至少需要经过一个以上的突触传递。由于突触本身的结构和化学递质参与等因素的影响，兴奋通过突触传递明显不同于兴奋沿神经纤维的传导，主要表现在以下几个方面：

1. **单向传递**　指兴奋通过突触传递时只能由突触前神经元向突触后神经元单方向传递，这是因为神经递质通常由突触前膜释放而作用于突触后膜的受体。虽然近年来发现，突触后神经元也能释放递质，如一氧化氮、多肽等，逆向作用于突触前膜，但其作用主要为调节递质的释放，而与兴奋的传递无直接关系。

2. **中枢延搁**　兴奋通过突触传递时，需要经过递质的释放、扩散、与突触后膜受体的结合，以及突触后膜离子通道的开放和产生突触后电位等一系列过程，所需时间较长，这一现象称之为突触延搁或中枢延搁。兴奋通过一个突触所需的时间通常为 $0.3 \sim 0.5$ ms，这比兴奋在神经纤维上的传导要慢得多。因此，在反射活动中，兴奋通过的突触数量越多，反射所需时间就越长。

3. **总和**　在反射过程中，单根神经纤维的传入冲动所引起的 EPSP，通常不能引起突触后神经元产生动作电位。如果许多突触前末梢同时传入冲动到达同一神经元，或在单个突触前末梢上连续快速传入一连串动作电位，则突触后神经元产生的多个局部电位可以进行时间性或空间性的总和，突触后神经元如何活动则决定于这些突触后电位总和的结果。

4. **兴奋节律的改变**　兴奋通过突触传递后，其突触后神经元的兴奋节律与突触前神经元的兴奋节律往往不同。这是因为突触后神经元常同时与多个突触前神经元发生联系，且其自身的功能状态也各不相同。此外，突触前神经元传入通路中还存在中间神经元，这些神经元的功能状态和联系方式的差异也与兴奋节律的改变有关。

5. **后发放**　如前所述，后发放可发生在兴奋通过环式联系的反射通路中。此外，也见于各种神经反馈活动中。

6. **对内环境变化敏感和易疲劳**　这是由突触传递的本质所决定的。任何影响递质的合成、释放、失活或受体活性、能量供给的因素均可影响突触传递。例如，缺氧、二氧化碳增多以及某些药物等都可作用于突触传递的某些环节而影响突触传递。此外，高频率连续刺激突触前神经元时，几秒或几毫秒后，突触后神经元的放电频率即很快降低。这可能与突触前神经元内递质的耗竭有关。

（三）中枢抑制

在任何反射活动中，中枢神经系统内既有兴奋过程又有抑制过程，两者缺一不可。兴奋和抑制的对立统一、相互协调，使神经调节得以正常精确地进行。中枢抑制产生的机制很复杂，一般将中枢抑制分为突触后抑制和突触前抑制两类。

1. **突触后抑制**　突触后抑制（postsynaptic inhibition）指突触前神经元兴奋后，使抑制性中间神经元兴奋并释放抑制性递质，引起突触后膜产生抑制性突触后电位，对突触后神经元产生抑制性效应。根据抑制性中间神经元的联系方式，突触后抑制又分为以下两种类型：

（1）传入侧支性抑制：传入纤维进入中枢后，在通过突触联系兴奋某一中枢神经元的同时，经侧支兴奋一个抑制性中间神经元，进而抑制另一个中枢神经元的活动，这种抑制称为传入侧支性抑制（afferent collateral inhibition）。例如，引起屈肌反射的传入纤维进入脊髓后，直接兴奋支配屈肌的运动神经元，同时发出侧支兴奋抑制性中间神经元，使支配伸肌的神经元抑制，导致屈肌收缩而伸肌舒张，以完成屈肌反射（图10-10）。传入侧支性抑制能使不同中枢之间的活动协调起来。

(2) 回返性抑制：中枢神经元兴奋时，其传出冲动沿轴突外传，同时又经轴突的侧支兴奋另一个抑制性中间神经元，该抑制性中间神经元释放抑制性递质，经轴突折返抑制原先发生兴奋的神经元及同一中枢的其他神经元。这种抑制称为回返性抑制（recurrent inhibition）。例如，脊髓前角运动神经元支配骨骼肌时，在其轴突尚未离开脊髓灰质之前，发出侧支与另一抑制性中间神经元即闰绍细胞发生突触联系，闰绍细胞的轴突返回与该运动神经元构成抑制性突触（图10-11）。当运动神经元的传出冲动引起闰绍细胞兴奋时，闰绍细胞释放抑制性递质甘氨酸，因此，当脊髓前角运动神经元兴奋时，其传出冲动一方面引起骨骼肌收缩，同时又通过侧支兴奋闰绍细胞，通过突触后抑制作用反过来抑制原先发放冲动的运动神经元。这种抑制是一种典型的负反馈控制形式，其意义在于及时终止神经元的活动，或使同一中枢内许多神经元的活动同步化。

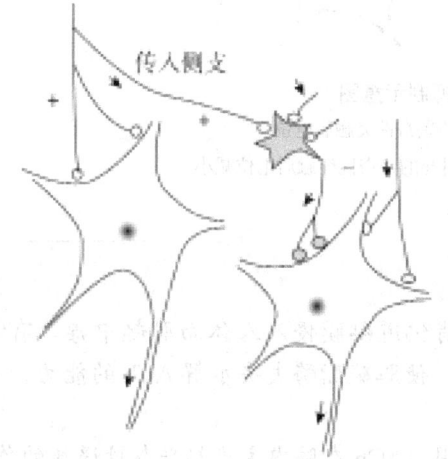
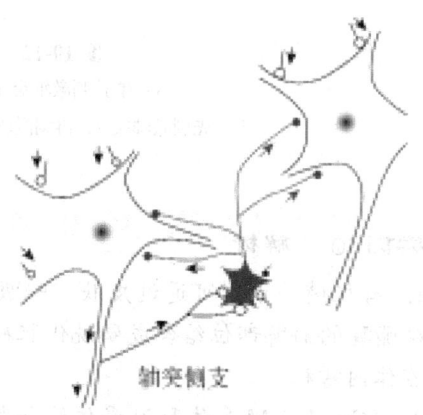

图10-10 传入侧支性抑制示意图　　　　图10-11 回返性抑制示意图
黑色星形细胞为抑制性中间神经元　＋兴奋　－抑制　　黑色星形细胞为抑制性中间神经元　＋兴奋　－抑制

2．突触前抑制　突触前抑制（presynaptic inhibition）指通过改变突触前膜的活动而使突触后神经元产生抑制。突触前抑制在中枢神经系统内广泛存在，其结构基础是轴-轴式突触，尤其多见于感觉传入途径中，对感觉传入活动的调节具有重要意义。如图10-12所示，轴突末梢1与运动神经元3构成轴突-胞体式突触，轴突末梢2与轴突末梢1构成轴-轴式突触，但与运动神经元3不直接形成突触。当刺激轴突1时，可使运动神经元3产生约10mV的EPSP。当单独刺激轴突2时，运动神经元3不产生反应。如果先刺激轴突2，随后再刺激轴突1，则运动神经元3产生的EPSP将明显减小，仅有约5mV。这说明轴突2的活动能降低轴突1的兴奋作用，即产生突触前抑制。已有研究表明，轴突2兴奋时，末梢释放递质γ-氨基丁酸（GABA），后者作用于末梢1上的相应受体，引起末梢1的Cl^-电导增加，动作电位幅度变小，因而引起进入末梢1的Ca^{2+}量减少，从而使末梢1释放的兴奋性递质减少，最终导致该运动神经元产生的EPSP幅度降低。

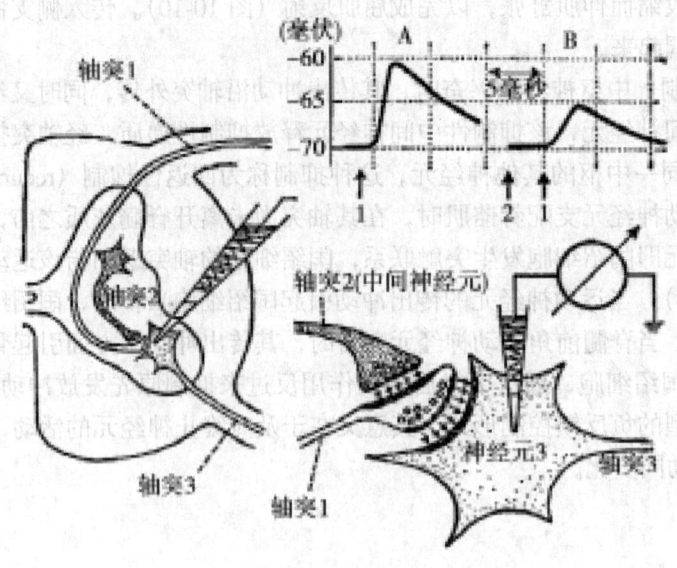

图 10-12　突触前抑制示意图
A：单独刺激轴突1，引起的兴奋性突触后电位
B：先刺激轴突2，再刺激轴突1，引起的兴奋性突触后电位减小

案例 10-1 解析

1. 有机磷杀虫剂可通过皮肤、呼吸道和消化道黏膜侵入人体而引起中毒。有机磷与胆碱酯酶的酶解部位结合成磷酰化胆碱酯酶，使胆碱酯酶失去水解ACh的能力，导致ACh在体内蓄积。

2. ACh可与M受体和N受体结合发挥作用。ACh在脑内主要起兴奋性递质的作用，当其含量增多时，中枢的兴奋性增高，患者表现为烦躁不安和谵语等。ACh在中枢和外周蓄积，使瞳孔缩小，导致入眼光线不足而出现视物模糊；睫状肌痉挛，患者感觉眼痛；眼睑、颜面和肢体骨骼肌颤动；腺体分泌增多，引起流涎和出汗；支气管平滑肌收缩和腺体分泌增加，引起呼吸急促和频率加快；胃肠平滑肌兴奋和有机磷对胃肠黏膜的刺激作用，引起恶心、呕吐和腹痛等；由于N_1受体兴奋，肾上腺髓质激素分泌增多，肾上腺素和去甲肾上腺素的作用占优势，加之此时机体处于应激状态，糖皮质激素的分泌亦增多，后者增强心血管系统对肾上腺素和去甲肾上腺素的敏感性，使心血管活动加强，心率加快，心输出量增多，外周血管收缩，血压升高。

第二节　神经系统的感觉分析功能

感觉是神经系统的一项重要生理功能。体内外各种刺激作用于感受器后，产生的传入冲动经特定的感觉传入通路传向特定的中枢加以分析，从而形成各种特异性的感觉。中枢神经系统从低级部位的脊髓一直到最高级部位的大脑皮质，对传入的感觉信息都有一定的整合作用，它们在产生感觉的过程中发挥不同的作用。

一、脊髓的感觉传导功能

躯体感觉的传入通路一般由三级神经元接替。躯体感觉的初级传入神经元的胞体位于脊髓后根神经节和脑神经节中，其周围突与感受器相连，中枢突进入脊髓和脑干后发出两类分支，一类在脊髓和脑干的不同水平，直接或通过中间神经元间接与运动神经元形成突触联系，构成反射弧完成各种反射活动；另一类经多级神经元接替后向大脑皮层投射而形成感觉传入通路，产生各种不同的感觉。由脊髓上传到大脑皮层的感觉传导通路可分为两类。

1. **浅感觉传导通路** 浅感觉的传入纤维进入脊髓后在后角换元，换元后的第二级神经元发出的纤维经白质前连合交叉至对侧，分别经脊髓丘脑侧束和脊髓丘脑前束上行抵达对侧丘脑。其中，脊髓丘脑侧束主要传导痛觉、温度觉，脊髓丘脑前束主要传导粗略触-压觉。

2. **深感觉传导路径** 深感觉的传入纤维进入脊髓后沿同侧后索上行，在延髓下部的薄束核和楔束核更换神经元，第二级神经元发出纤维交叉上行至对侧丘脑，组成后索-内侧丘系。深感觉的传导路径主要传导肌肉本体感觉和深压觉等深感觉以及精细触觉（辨别两点间距离和物体表面的性状及纹理等的触觉）。

上述脊髓传导通路若被破坏，相应的躯干、四肢部分就会丧失感觉。

二、丘脑及其感觉投射系统

（一）丘脑的核团

丘脑由许多核团或细胞群紧密连接构成，是除嗅觉外的各种感觉传入通路总的换元站，并能对感觉传入信息进行初步的分析和综合。丘脑的核团或细胞群大致可分为以下三类：

1. **特异感觉接替核** 它们接受第二级感觉投射纤维，换元后发出纤维投射到大脑皮质特定的感觉区，主要有后腹核（包括后内侧腹核与后外侧腹核）、内侧和外侧膝状体等（图10-13）。其中，后外侧腹核为脊髓丘脑束与内侧丘系的换元站，接受躯干、四肢部位来的传入纤维，越往外侧接受位置越低的肢体，来自足部的纤维在后外侧腹核的最外侧部换元；后内侧腹核为三叉丘系的换元站，接受头面部的传入纤维。内侧膝状体是听觉传导通路的换元站，外侧膝状体是视觉传导通路的换元站，发出的纤维分别向听皮质和视皮质投射。

2. **联络核** 主要有丘脑前核、外侧腹核、丘脑枕等（图10-13）。它们接受来自特异感觉接替核和其他皮质下中枢传来的纤维（而不直接接受感觉的投射纤维），换元后发出纤维投射到大脑皮质的特定区域，其功能与各种感觉在丘脑和大脑皮质的联系协调有关。

3. **非特异投射核** 指靠近中线的内髓板内的各种结构，主要是髓板内核群，包括中央中核、束旁核、中央外侧核等（图10-13）。这类细胞群的投射纤维通过多突触的换元接替后弥散地投射到整个大脑皮质各区，与大脑皮质有着广泛的联系，具有维持和改变大脑皮质

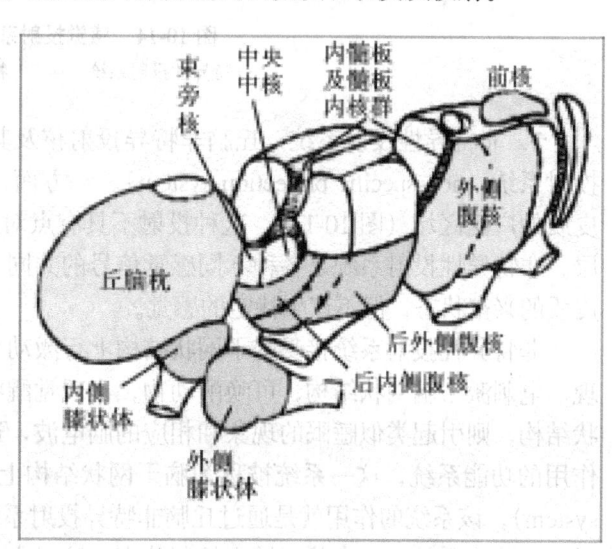

图 10-13 丘脑主要核团示意图

的兴奋状态的作用。

(二)感觉投射系统

由丘脑投射到大脑皮质的感觉投射系统,根据其投射特征的不同,可分为两大系统:

1. **特异性投射系统** 丘脑特异感觉接替核及其投射到大脑皮质的神经通路称为特异性投射系统(specific projection system)。它们投向大脑皮质的特定感觉区,主要终止于皮质的第四层细胞。每一种感觉的投射路径都是专一的,具有点对点的投射关系,故其主要功能是引起特定的感觉,并激发大脑皮质发出传出冲动。丘脑的联络核在结构上也与大脑皮质有特定的投射关系,所以也属于特异投射系统,但它不引起特定感觉,主要起联络和协调的作用(图10-14)。

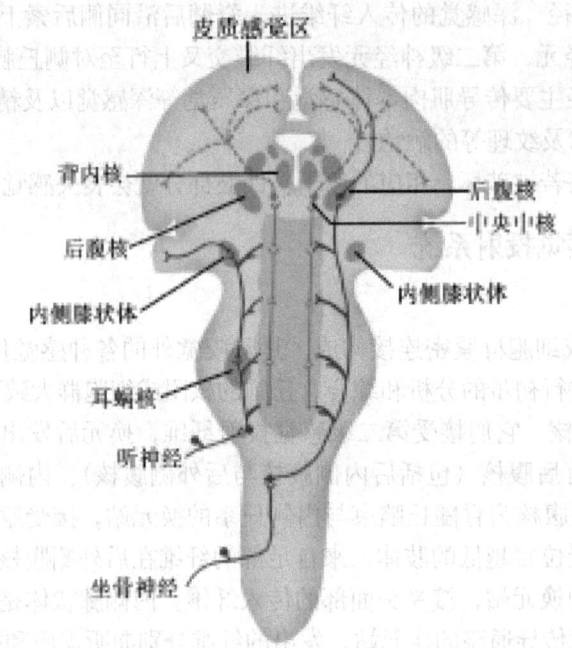

图 10-14 感觉投射系统示意图
—— 特异性投射系统   ----- 非特异性投射系统

2. **非特异性投射系统** 丘脑非特异投射核及其投射至大脑皮质的神经通路称为非特异投射系统(non-specific projection system)。一方面,该系统经过多次换元弥散地投射到大脑皮质的广泛区域(图10-14),这种投射不具有点对点的关系,投射纤维终止于皮质的1~4层。非特异性投射系统是各种不同感觉信号的共同上行通路,其主要功能是维持和改变大脑皮质的兴奋状态,但不产生特定的感觉。

非特异性投射系统接受脑干网状结构上行激动系统上传的冲动(图10-14)。实验研究发现,电刺激中脑网状结构,可唤醒动物,出现觉醒状态的脑电波,若在中脑头端切断脑干网状结构,则引起类似睡眠的现象和相应的脑电波,这说明脑干网状结构内存在着上行起唤醒作用的功能系统,这一系统被称为脑干网状结构上行激动系统(ascending reticular activating system),该系统的作用就是通过丘脑非特异投射系统来完成的。当这一系统的上行冲动减少时,大脑皮质就由兴奋状态转入抑制状态,这时人或动物就表现为安静或睡眠;如果这一系统受损伤,可发生昏睡。由于脑干网状结构上行激动系统是一个多突触传递系统,因此易受药物的影响而使传递发生阻滞。例如，巴比妥类催眠药及一些全身麻醉药的作用，可能就是由于阻断了脑干网状结构上行激动系统的传导作用所致。

三、大脑皮质的感觉代表区

大脑皮质是感觉分析的最高级中枢。来自身体不同部位和不同性质的感觉信息在大脑皮质进行分析与综合，从而产生不同的感觉。传导各种感觉冲动的特异性投射系统在大脑皮质的投射区有一定的区域分布，称为大脑皮质的感觉代表区。

（一）躯体感觉代表区

1. 体表感觉代表区 有第一和第二两个感觉代表区，以第一感觉代表区的功能更为重要。

（1）第一体表感觉代表区：全身体表感觉在大脑皮质的投射区主要位于中央后回，称为第一体表感觉代表区。第一体表感觉代表区产生的感觉定位明确而且清晰，其投射规律有：①交叉性投射，即躯体一侧传入冲动向对侧皮质投射，但头面部感觉投向双侧皮质；②投射区域具有一定的空间分布，即下肢代表区在皮质的顶部，上肢代表区在中间，头面部代表区在底部，总体安排是倒置的，但头面部代表区内部的安排是正立的；③投射代表区的大小与不同体表部位的感觉灵敏程度有关，分辨愈精细的部位代表区愈大，如感觉灵敏度高的拇指、示指的皮质代表区大，而感觉迟钝的背部的皮质代表区小（图 10-15）。

（2）第二体表感觉代表区：在中央前回和脑岛之间还存在第二体表感觉代表区，其面积远比第一感觉代表区小。区内的感觉投射亦有一定的分野，但不如中央后回那么完善和具体，投射区域的空间安排是正立的和双侧性的。此区对感觉仅有粗糙的分析作用，感觉定位不明确，感觉性质不清晰。有人认为，此区可能接受痛觉传入信息的投射，与痛觉的产生有关。

2. 本体感觉代表区 本体感觉是指肌肉、关节等的位置觉与运动觉。本体感觉的投射区主要在中央前回，小部分在中央后回。它们接受来自肌肉、肌腱和关节等处的感觉信息，以感知身体在空间的位置、姿势以及身体各部分在运动中的状态。目前认为，中央前回既是运动区，也是本体感觉的投射区，因此又称为感觉运动区。

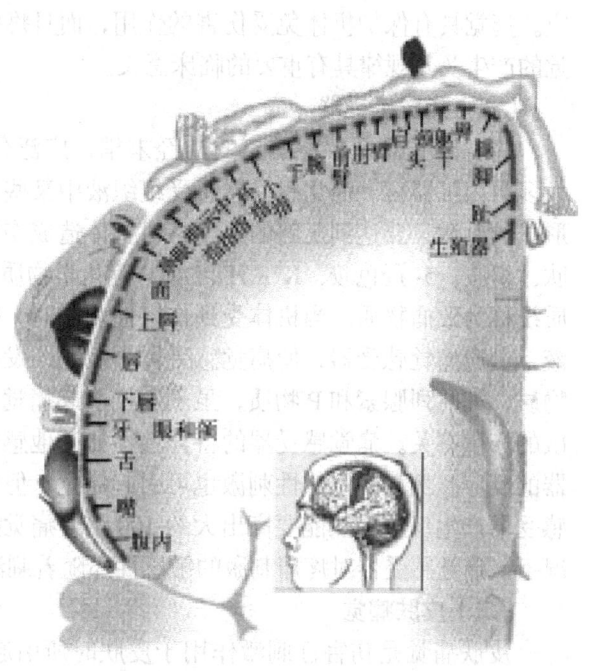

图 10-15 人大脑皮质感觉区示意图

（二）内脏感觉代表区

内脏感觉代表区混杂于第一体表感觉代表区、第二体表感觉代表区、运动辅助区和边缘系统等皮质部位，但投射区小，且不集中。内脏感觉代表区对内脏感觉的分析具有性质模糊、定位不准确的特点。

（三）特殊感官代表区

1. 视觉代表区 视觉代表区在大脑半球内侧面枕叶距状裂的上下缘。左侧枕叶皮质接

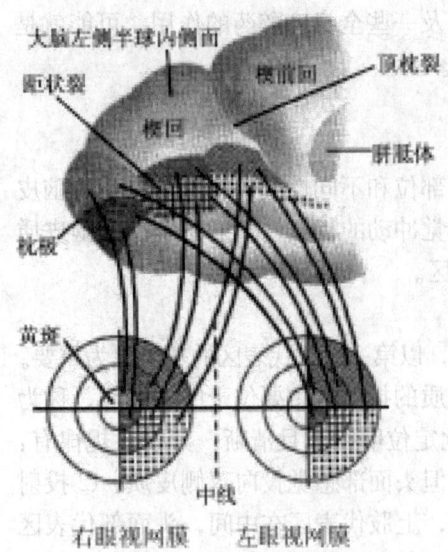

图 10-16 视网膜各部分对大脑皮质
视觉代表区投射示意图

受左眼颞侧和右眼鼻侧视网膜传入纤维的投射，右侧枕叶皮质接受右眼颞侧和左眼鼻侧视网膜传入纤维的投射。另外，视网膜的上半部传入纤维投射到距状裂的上缘，下半部传入纤维投射到它的下缘，视网膜中央的黄斑区投射到距状裂的后部（图10-16）。

2．听觉代表区　听觉代表区位于颞叶的颞横回和颞上回。听觉的投射是双侧性的，即一侧皮层听觉代表区接受来自双侧耳蜗的传入投射。不同音频的感觉信号在听觉皮层的投射有一定的分野。

3．嗅觉代表区和味觉代表区　嗅觉皮层代表区位于边缘叶的杏仁核和前梨状区，味觉皮层代表区在中央后回头面部感觉投射区的下侧。

四、痛觉

痛觉是各种伤害性刺激作用于机体时产生的一种不愉快的复杂感觉，通常伴有情绪活动和防卫反应。痛觉具有保护机体免受伤害的作用，而且疼痛又是许多疾病常见的症状，因此，认识痛觉的产生及其规律具有重要的临床意义。

（一）痛觉感受器

痛觉感受器是一种游离的神经末梢，广泛分布于皮肤、肌肉、骨、关节、硬脑膜以及大多数内脏器官。痛觉感受器感受组织液中某些化学物质的刺激，是一种化学感受器。任何形式的刺激只要达到足够的强度，对机体造成伤害时都可引起疼痛。实验中观察到，将缓激肽、组胺、5-羟色胺、K^+、H^+、ATP等化学物质涂抹在神经末梢上，均可引起疼痛，这些物质统称为致痛物质。当机体受到伤害性刺激时，引起受伤害组织释放某些致痛物质进入组织液，刺激痛觉感受器，使痛觉感受器去极化，发放神经冲动传入到中枢引起痛觉。某些化学物质，如前列腺素和P物质，虽不直接引起痛觉，但可增加痛觉感受器的敏感性，与痛觉过敏的产生有关。痛觉感受器的特异性不如其他感受器那么高，任何强刺激都可引起痛觉感受器的反应。例如，温热性刺激也可引起痛觉，但引起痛觉感受器产生反应的热能比引起温度感受器产生反应的热能要高出大约100倍。痛觉感受器没有或几乎没有适应现象，在某些情况下，痛觉感受器对疼痛刺激的敏感性还随着刺激时间的延长而提高。

（二）皮肤痛觉

皮肤痛觉是伤害性刺激作用于皮肤时所引起的痛觉。皮肤痛觉有两种类型即快痛和慢痛。快痛在受到刺激时很快发生（大约0.1s内开始），是一种尖锐而定位清楚的"刺痛"；慢痛则是一种延续时间较长、伴有情绪反应以及心血管和呼吸活动改变的"烧灼痛"，定位不明确，一般在受刺激后0.5～1s甚至更长时间才被感觉到。

皮肤痛觉的传入通路十分复杂。快痛的传入纤维为A_δ类纤维，主要经特异投射系统到达大脑皮质的第一和第二体表感觉代表区。慢痛的传入纤维为C类纤维，主要投射到扣带回。此外，许多痛觉纤维经非特异投射系统投射到大脑皮质的广泛区域。

（三）内脏痛与牵涉痛

1．内脏痛　内脏器官受到伤害性刺激时产生的痛觉称为内脏痛。内脏痛是临床常见症状之一，具有重要的诊断价值。内脏痛与皮肤痛相比，具有以下特征：

（1）疼痛发生缓慢，持续时间较长。

（2）定位不准确，如腹痛时病人常不能说出疼痛的明确位置。

（3）对机械牵拉、痉挛、缺血和炎症等刺激敏感，而对切割、烧灼等刺激不敏感。如心肌缺血时产生心绞痛、胃肠痉挛时引起腹痛。

（4）常引起不愉快的情绪活动，并伴有恶心、呕吐、出汗和心血管及呼吸活动的改变。

几乎所有起源于胸腔、腹腔和盆腔的内脏痛都是由交感神经 C 类纤维传递的，但食管及气管的痛觉是通过迷走神经传入中枢的；部分盆腔脏器如膀胱三角区、前列腺、子宫颈、直肠等的痛觉冲动，则沿盆神经传入；咽喉的痛觉则由舌咽神经传入。

2. 牵涉痛 某些内脏疾病往往引起体表特定部位发生疼痛或痛觉过敏的现象，称为牵涉痛（referred pain）。例如，心肌梗死或心肌缺血时，可出现心前区、左肩和左上臂疼痛；患胃溃疡和胰腺炎时，可出现左上腹和肩胛间的疼痛；胆囊炎、胆结石发作时，可出现右肩胛部疼痛；患阑尾炎时，发病开始时常有脐周和左上腹部疼痛；肾结石时，可出现腹股沟区的疼痛。了解牵涉痛的部位对诊断某些内脏疾病具有重要参考价值。

关于牵涉痛的产生机制，目前有两种学说，即会聚学说和易化学说。

（1）会聚学说认为：发生牵涉痛的体表部位的传入纤维与患病内脏的传入纤维会聚到同一后根进入脊髓后角，并由同一上行纤维传入脑。由于生活中的疼痛多来自体表部位，大脑皮层习惯于识别体表的刺激信息，因而将来自内脏的痛觉冲动误认为来自体表而出现牵涉痛。

（2）易化学说认为：患病内脏的脊髓中枢和牵涉痛皮肤的脊髓中枢甚为接近，患病内脏的传入冲动可提高邻近的体表感觉神经元的兴奋性，即产生易化作用，这样就使平常并不引起体表疼痛的刺激变成了致痛刺激。这可能是牵涉痛现象中痛觉过敏的原因（图 10-17）。

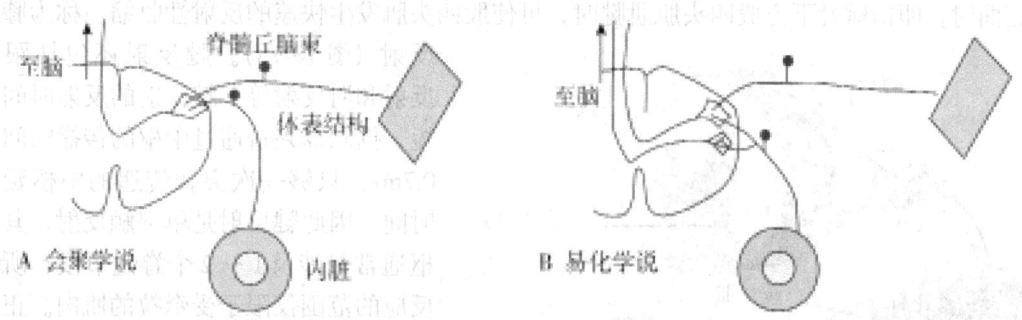

图 10-17 牵涉痛的产生机制

第三节 神经系统对姿势和运动的调节

人类在生活与劳动中进行各种躯体运动，躯体运动都是在骨骼肌一定程度的肌紧张和一定姿势的前提下进行的。躯体的各种姿势和运动都受神经系统的控制，是由大脑皮质、皮质下核团和脑干下行系统以及脊髓共同配合完成的，是复杂的反射活动。

一、脊髓的调节功能

脊髓是躯体运动调节最基本的反射中枢。脊髓对躯体运动的调节是通过各种脊髓反射实现的，其传出神经元是位于脊髓灰质前角的运动神经元。

(一)脊髓的运动神经元和运动单位

在脊髓前角中,存在大量支配骨骼肌的运动神经元,主要分为α和γ两类,分别支配梭外肌和梭内肌,它们末梢释放的递质都是乙酰胆碱。

α运动神经元的胞体较大,既接受来自皮肤、肌肉和关节等外周感受器的传入信息,也接受从脑干到大脑皮质等高位中枢的下传信息,其神经纤维较粗(属于$A_α$类纤维),支配骨骼肌的梭外肌纤维(一般的骨骼肌纤维),兴奋时引起梭外肌收缩。躯体运动反射的传出信息最后要通过α运动神经元传给骨骼肌,因此,α运动神经元是躯体运动反射的最后公路。

α运动神经元的轴突末梢在肌肉中反复分支,每一分支支配一根骨骼肌纤维。由一个α运动神经元及其所支配的全部肌纤维组成的功能单位,称为运动单位(motor unit)。运动单位大小相差很大,如一个眼外肌运动神经元只支配6~12根肌纤维,而一个四肢肌的运动神经元所支配的肌纤维数目可达2000根。前者有利于完成精细的肌肉运动,而后者则有利于产生较大的肌张力。

γ运动神经元是脊髓前角中较小的一种神经元,分散在α运动神经元之间。其传出纤维较细(属于$A_γ$类纤维),它支配骨骼肌的梭内肌纤维,主要功能是调节肌梭对牵张刺激的敏感性(详见后文)。一般情况下,α运动神经元活动增强时,γ运动神经元活动也相应增强。

(二)牵张反射

有神经支配的骨骼肌,受到外力牵拉而伸长时,可反射性地引起该肌肉收缩,这一反射称为牵张反射(stretch reflex)。

1. 牵张反射的类型 牵张反射有两种类型:腱反射和肌紧张。

(1)腱反射:是指快速牵拉肌腱时发生的牵张反射,表现为被牵拉的肌肉迅速而明显地缩短。这些反射都是由叩击肌腱引起,所以统称为腱反射(tendon reflex)。例如,当膝关节半屈曲时,叩击髌骨下方股四头肌肌腱时,可使股四头肌发生快速的反射性收缩,称为膝跳反射(图10-18)。腱反射还包括跟腱反射和肘反射等。腱反射的反射时间很短,据测算兴奋通过中枢的传播时间仅0.7ms,只够一次突触传递的中枢延搁时间,因此腱反射是单突触反射,其中枢通常只涉及1~2个脊髓节段,所以反应的范围仅限于受牵拉的肌肉。正常情况下腱反射受高位中枢的下行控制。临床上常通过检查腱反射来了解神经系统的某些功能状态。腱反射减弱或消退提示反射弧损害或中断;而腱反射亢进则提示高位中枢病变或损伤。

(2)肌紧张:肌紧张(muscle tonus)又称为紧张性牵张反射,是指缓慢而持续地牵拉肌腱所引起的牵张反射。它表现为受牵拉的肌肉轻度而持续地收缩,阻止被拉长。肌紧张是保持身体平衡和维持躯体姿势最基本的反射,

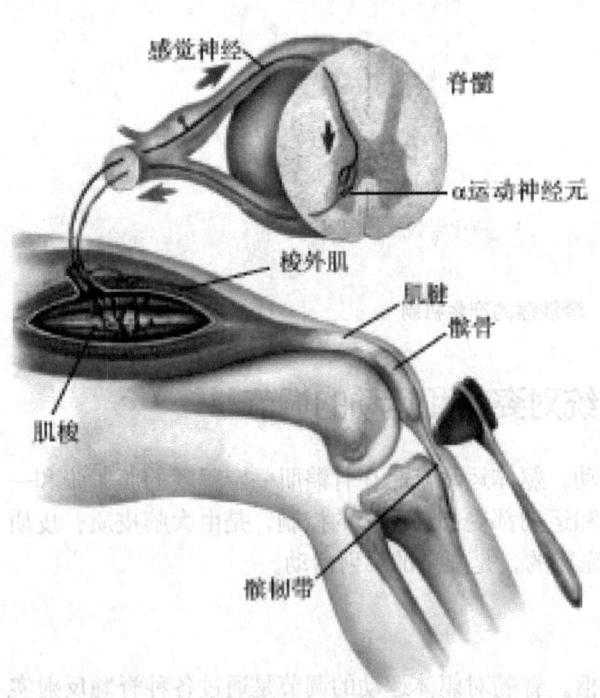

图10-18 膝跳反射弧示意图

也是其他姿势反射的基础。例如，人处于站立姿势时，由于重力作用头部将向前倾，胸和腰将不能挺直，会使颈与躯干背部的伸肌肌腱受到持续牵拉，从而反射性地引起这些肌肉轻度持续地收缩，以对抗关节的屈曲，维持直立姿势。因此，在人类伸肌也被称为抗重力肌。肌紧张产生的收缩力量并不大，只是抵抗肌肉被牵拉，是由肌肉中的肌纤维轮流收缩产生的，所以不易发生疲劳，不会引起躯体明显的位移。肌紧张属多突触反射。

2. **牵张反射的反射弧** 牵张反射的感受器是肌梭。肌梭两端细小，中间膨大，是一种感受肌肉长度变化或感受牵拉刺激的梭形感受装置，是一种长度感受器，属于本体感受器。肌梭外有一层结缔组织囊，囊内含 6～12 根特殊的肌纤维，称为梭内肌纤维，囊外一般肌纤维称为梭外肌纤维。肌梭附着于梭外肌纤维上，并与梭外肌纤维平行排列，呈并联关系。梭内肌纤维的收缩成分在两端，而感受装置则位于中间，两者呈串联关系（图 10-19）。肌梭的传入神经纤维有两种：一种是直径较粗的Ⅰ类纤维，另一种是直径较细的Ⅱ类纤维。两种纤维都抵达脊髓前角的 α 运动神经元，α 运动神经元发出 α 传出纤维支配梭外肌纤维。因此，牵张反射反射弧的显著特点是感受器和效应器都在同一块肌肉中（图 10-19）。

当肌肉受外力牵拉时，肌梭被拉长，其中间部分的感受装置受到的刺激加强，导致传入冲动增加，神经冲动的频率与肌梭被牵拉的程度成正比，引起支配同一肌肉的 α 运动神经元活动加强和梭外肌收缩，形成一次牵张反射。γ 运动神经元支配梭内肌，当它兴奋时，可使梭内肌收缩，中间部位的感受装置被牵拉，增强了肌梭的敏感性。因此，γ 运动神经元对调节牵张反射有重要的意义。

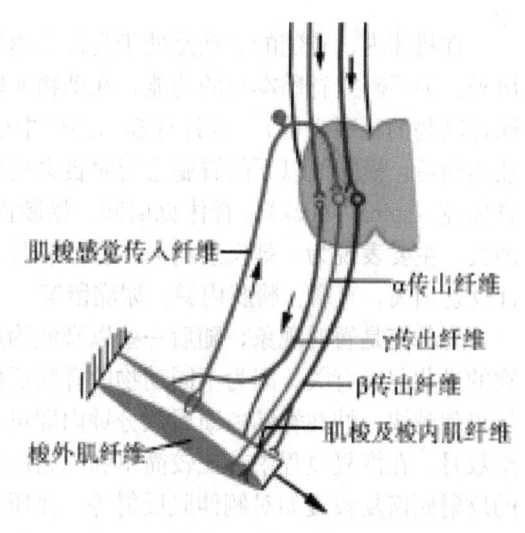

图 10-19　牵张反射示意图

腱器官是指分布于肌腱胶原纤维之间的张力感受器，与梭外肌纤维呈串联关系，其传入神经是较细的Ⅰ类纤维，它对肌肉被动牵拉不敏感，是感受肌肉张力变化的感受装置，其传入冲动对同一肌肉的 α 运动神经元起抑制作用。当肌肉受牵拉时，肌梭首先兴奋，通过牵张反射使被牵拉的肌肉收缩；当肌肉张力进一步加大时，则刺激腱器官，抑制支配同一肌肉的 α 运动神经元，使牵张反射受到抑制，以避免被牵拉肌肉的过度收缩而受损，从而起保护作用。

（三）屈肌反射和对侧伸肌反射

当肢体皮肤受到伤害性刺激时，可反射性引起受刺激一侧肢体的屈肌收缩和伸肌舒张，肢体屈曲，这种反射称为屈肌反射（flexor reflex）。屈肌反射使肢体离开伤害性刺激，具有保护性意义，但不属于姿势反射。

屈肌反射的强弱与刺激强度有关，刺激强度增大，发生屈肌反射的范围也随之扩大。例如，足趾受到较弱的刺激时，只引起踝关节屈曲；刺激强度增大时，膝关节和髋关节也可发生屈曲；如果受到的伤害性刺激很强，则在同侧肢体发生屈肌反射的基础上出现对侧肢体伸直的反射活动，这一反射称为对侧伸肌反射（crossed extensor reflex）。对侧伸肌反射是一种姿势反射，在支持体重，维持躯体平衡中具有重要意义。

（四）脊休克

案例 10-2

患者，女，17岁，体操训练时失误，头先着地，造成第6和第7颈椎开放性、粉碎性骨折，75%错位。四肢和胸以下躯体失去知觉和运动功能。

诊断：高位截瘫

问题与思考
1. 何谓脊休克？有何表现？
2. 脊休克的产生与恢复说明了什么？

在机体内，脊髓的活动是处于高位中枢的调控之下完成的，其自身的功能不易单独表现出来。为了研究脊髓本身的功能，在动物实验中常在脊髓颈段第五节水平以下横断脊髓（以保持动物的呼吸功能），这种脊髓与高位中枢离断的动物称为脊动物。当脊髓与高位中枢突然离断后，横断面以下的脊髓会暂时丧失反射活动能力而进入无反应的状态，这种现象称为脊休克（spinal shock）。脊休克期间，横断面水平以下的脊髓所支配的躯体与内脏的反射均消失，主要表现为：腱反射消失，骨骼肌张力减弱直至消失，外周血管扩张，血压下降，发汗反射消失，直肠、膀胱内粪、尿潴留等。

脊休克是暂时现象，随后一些以脊髓为反射中枢的活动可逐渐恢复，其恢复的速度与动物的进化程度有关。因为不同动物的脊髓反射对高位中枢的依赖程度不同，动物越低级，恢复得就越快，蛙在脊髓离断后数分钟内即可恢复，犬需几天时间，而人类恢复最慢，需数周至数月。在恢复过程中，比较简单和原始的反射最先恢复，如屈肌反射和腱反射等；较复杂的反射则恢复较慢如对侧伸肌反射等。血压可恢复到一定水平，排便、排尿反射也可恢复到一定程度，说明脊髓能完成这些简单的反射。脊休克后虽然这些脊髓反射可恢复过来，但横断面以下的感觉和随意运动则永久性消失，因而不能很好地适应生活的需要。脊休克的产生并不是由脊髓切断的损伤刺激所引起，而是由于离断面以下的脊髓突然失去高位中枢的调控而兴奋性极度低下所致。脊休克恢复后，有些反射活动加强（如发汗反射、屈肌反射），有些反射活动减弱（如伸肌反射），说明高位中枢对脊髓的反射活动既有易化作用，又有抑制作用。

二、脑干的调节功能

正常情况下，脊髓的功能是在脑干及以上各级高位中枢的调控下完成的。脑干对脊髓神经元活动所产生的肌紧张既有易化作用，也有抑制作用。

（一）脑干网状结构易化区和抑制区

用脑定向仪刺激动物脑干网状结构的不同区域，发现其中有加强肌紧张和肌运动的区域，称为易化区，也有抑制肌紧张和肌运动的区域，称为抑制区。脑干网状结构易化区的范围较广，包括延髓网状结构的背外侧部分、脑桥被盖、中脑中央灰质及被盖，因为下丘脑和丘脑中线核群等部位对肌紧张也有易化作用，所以也包括在易化区的范围内（图10-20）。易化区的活动比较强，并与延髓的前庭核、小脑前叶两侧部和后叶中间部等部位共同作用，加强伸肌的肌紧张和肌运动。其作用是通过网状脊髓束下传，易化γ运动神经元，使γ运动神经元传出冲动增加,提高肌梭敏感性。另外,易化区对α运动神经元也有一定的易化作用。

脑干网状结构抑制区较小,位于延髓网状结构的腹内侧部分(图10-20),通过网状脊髓束抑制γ运动神经元,降低肌梭敏感性,从而降低肌紧张和肌运动。大脑皮质运动区、纹状体、小脑前叶蚓部等可通过其下行纤维加强抑制区的作用。与易化区相比,抑制区的活动较弱,两者在一定水平上保持相对平衡,以维持正常的肌紧张。

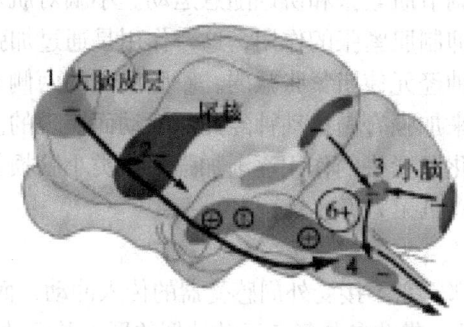

图10-20 猫脑干网状结构下行易化和抑制系统示意图
1. 大脑皮质运动区 2. 纹状体 3. 小脑 4. 脑干网状结构抑制区
5. 脑干网状结构易化区 6. 小脑前叶两侧部
+ 表示易化区 − 表示抑制区

(二)去大脑僵直

在动物中脑上、下丘之间切断脑干,动物会出现四肢伸直、头尾昂起、脊柱挺硬等伸肌(抗重力肌)过度紧张的现象,称为去大脑僵直(decerebrate rigidity)。去大脑僵直是由于切断了大脑皮质和纹状体等部位与脑干网状结构抑制区的功能联系,使易化区和抑制区之间的活动失衡,易化区活动明显占优势的结果。人类在中脑疾患时也可以出现头后仰、上下肢均僵硬伸直,上臂内旋,手指屈曲等类似动物去大脑僵直的现象,这往往提示病变已严重侵犯脑干,是预后不良的信号。

三、小脑的调节功能

小脑在维持姿势、调节肌紧张、协调和形成随意运动等方面均有重要作用。在生理学上,根据小脑的传入、传出纤维联系,将小脑分为前庭小脑、脊髓小脑和皮质小脑三个主要的功能部分(图10-21)。

(一)前庭小脑

前庭小脑主要由绒球小结叶构成,其功能主要是维持身体平衡,该功能与前庭器官和前庭神经核有密切联系。其反射途径为:前庭器官→前庭神经核→前庭小脑→前庭神经核→脊髓前角运动神经元→肌肉。因此,前庭小脑损伤时产生的运动障碍类似于前庭

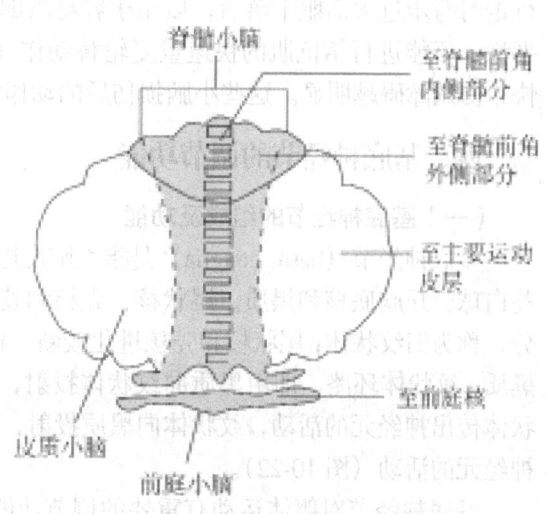

图10-21 小脑功能分区模式图

器官受损伤时的表现。实验证明，切除绒球小结叶的猴，由于平衡失调而站立不稳，但其他随意运动仍能协调，能很好地完成进食动作；第四脑室附近发生肿瘤的患者，由于肿瘤压迫绒球小结叶，病人站立不稳，头和躯干摇晃不定，步态不稳，容易跌倒。

（二）脊髓小脑

脊髓小脑由小脑蚓部和半球中间部组成，主要接受来自脊髓和三叉神经的传入信息，也接受视觉和听觉的传入信息，其传出信息可抵达脑干网状结构、红核、丘脑和大脑皮质运动区。脊髓小脑的主要功能是调节肌紧张和协调随意运动。小脑对肌紧张的调节，包括易化和抑制双重作用。前叶蚓部有抑制肌紧张的作用，这一作用是通过加强延髓网状结构抑制区的活动，从而抑制了脊髓运动神经元使肌紧张减弱。小脑前叶的两侧有易化肌紧张的作用，这可能是通过网状结构易化区来加强脊髓运动神经元的活动而实现的。在进化过程中，抑制肌紧张的作用逐渐减弱，而易化肌紧张的作用逐渐加强。人类小脑损伤后，主要表现出肌紧张降低，即易化作用减弱，造成肌无力等症状。

（三）皮质小脑

皮质小脑指半球的外侧部，它不接受外周感受器的传入冲动，而主要与大脑皮质感觉区、运动区和联络区构成回路联系，借此参与复杂运动计划的形成及运动程序的编制，协调随意运动。大脑皮质的一部分传出纤维在脑桥核换元后，投射到对侧皮质小脑，后者发出纤维直接投射或经红核换元后投射到丘脑外侧腹核，再由此回到大脑皮质。这种环路联系可以使随意动作的力量、方向、速度以及稳定性等方面受到适当的控制，使动作稳定、准确而协调。

人类进行的各种精巧运动，都是通过大脑皮质与小脑不断进行联合活动、反复协调而逐步熟练起来的。在学习某种精巧运动的开始阶段，动作常常是粗糙而不协调的。在学习过程中，通过大脑皮质与小脑之间不断进行的环路联系活动，小脑针对不断传入的运动信息，逐步纠正运动过程中出现的偏差，使运动逐步协调起来，从而贮存了一整套运动程序。当大脑皮质要发动某项精巧运动时，可通过大脑－小脑环路联系，从皮质小脑中提取贮存的程序，并将它回输到运动皮质，再通过皮质脊髓束发动运动，使骨骼肌动作精巧、协调，快速。临床上，小脑损伤的患者，随意运动的力量、方向及准确度发生紊乱。如患者不能完成精巧动作，肢体在完成动作时抖动而把握不住方向，且越接近目标时抖动越厉害，称为意向性震颤；行走时跨步过大而躯干落后，以至于容易跌倒，或走路摇晃，步态蹒跚，沿直线行走时更不平稳；不能进行拮抗肌的快速重复轮替动作（如上臂不断交替进行内旋与外旋），且动作越快，协调障碍越明显。这些小脑损伤后的动作协调性障碍，称为小脑性共济性失调。

四、基底神经节的调节功能

（一）基底神经节的组成及功能

基底神经节（basal ganglia）是指大脑皮层下一些核团的总称，主要包括尾状核、壳核和苍白球、丘脑底核和黑质。尾状核、壳核和苍白球统称为纹状体，其中苍白球是较古老的部分，称为旧纹状体；尾状核和壳核进化较新，称为新纹状体。基底神经节内部还组成纹状体－黑质－纹状体环路，即由黑质向纹状体投射，其递质为多巴胺（dopamine，DA），能增强纹状体传出神经元的活动，纹状体向黑质投射，其递质为γ-氨基丁酸（GABA），可抑制黑质神经元的活动（图10-22）。

基底神经节对躯体运动有重要的调节功能，主要涉及随意运动的稳定、肌紧张的控制、本体感觉传入信息的处理等，其机制十分复杂，迄今不完全清楚。

（二）与基底神经节损伤有关的疾病

临床上基底神经节疾病的临床表现可分为两大类：一类表现为运动过少而肌紧张增强，如震颤麻痹（paralysis agitans），即帕金森病；另一类表现为运动过多而肌紧张降低，如舞蹈病（chorea）与手足徐动症。

帕金森病的主要症状有全身肌紧张增强、肌肉强直、随意运动减少、动作缓慢、面部表情呆板，常伴有静止性震颤。这种震颤多见于手部，震颤节律为每秒钟 4～6 次，静止时出现，情绪激动时增加，入睡后停止。研究表明，帕金森病的产生机制与中脑黑质发生病变有关（图 10-22）。由于黑质病变，其多巴胺递质系统的功能受损，脑内多巴胺含量明显减少，导致基底神经节与大脑皮质之间回路活动减弱，使大脑皮质对运动的发动受到抑制，引起运动皮质活动减少所致。所以，给予多巴胺的前体物质左旋多巴以增加多巴胺的含量，或用 M 受体阻断剂东莨菪碱等阻断胆碱能神经元的作用，能明显改善肌肉强直和动作迟缓的症状。但上述药物对静止性震颤无明显疗效，后者可能与丘脑外侧腹核等的结构和功能异常有关。

舞蹈病患者主要表现为头部和上肢不自主的舞蹈样动作，伴肌张力降低等症状。舞蹈病的主要病变部位在新纹状体，新纹状体内 γ-氨基丁酸能中间神经元的功能减退，使其对传出神经元的抑制作用减弱，从而间接增强了基底神经节与大脑皮质之间回路的作用，导致运动皮质活动增加，出现运动过多的症状。因此，临床上用利血平消耗掉多巴胺递质，可以缓解舞蹈病患者的症状。

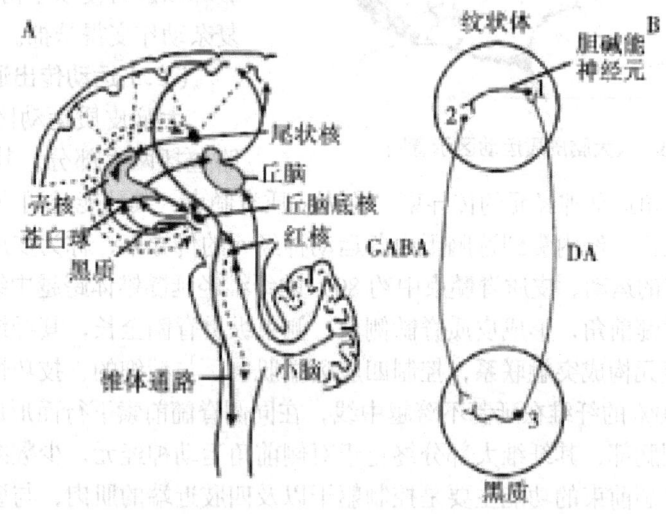

图 10-22 基底神经节与大脑皮质之间的环路联系示意图

五、大脑皮质的调节功能

大脑皮质是调节躯体运动的最高级中枢，其运动信息经下行通路最后抵达位于脊髓前角和脑干的运动神经元，从而控制躯体运动。

（一）大脑皮质运动区

大脑皮质的主要运动区在中央前回和运动前区，是控制躯体运动最重要的区域。它们接受本体感觉传入冲动，感受躯体的姿势和躯体各部分在空间的位置及运动状态，并借此调整和控制全身的运动。大脑皮质运动区对躯体运动的控制具有下列特征：

1. **交叉性支配** 即一侧皮质运动区支配对侧躯体的骨骼肌。但在头面部，除面神经支配的下部面肌和舌下神经支配的舌肌主要受对侧皮质支配外，其余部分均为双侧性支配。所以，当一侧内囊损伤时，头面部肌肉并不完全麻痹，只有对侧下部面肌、舌肌发生麻痹。

2. **功能定位精细** 运动代表区的大小与运动的精细程度有关。运动区所支配的肌肉定位精细，运动愈精细、愈复杂的部位，其皮质代表区面积愈大。如手的运动灵巧，其皮质运动代表区大，其中大拇指的皮质运动代表区的面积是大腿运动代表区的10倍。

3. **呈倒置安排** 皮质运动区总的安排与体表感觉代表区相似，为倒置的人体投影分布，即下肢的代表区在皮质顶部，上肢代表区在中间部，头面部肌肉代表区在底部，但头面部代表区的内部安排仍正立分布（图10-23）。

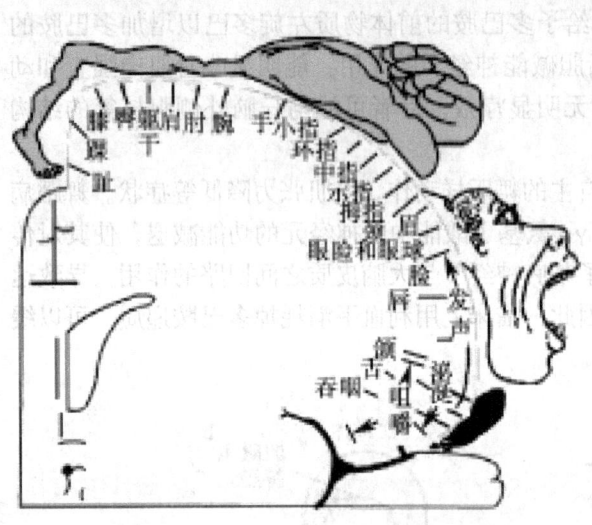

图10-23 人大脑皮质运动区示意图

除中央前回和运动前区外，在大脑半球内侧面还有运动辅助区，位于两半球内侧面，扣带回沟以上，4区之前的区域。动物实验中刺激该区域，可引起一定的肢体运动，反应一般为双侧性。破坏该区可使双手协调性动作难以完成，复杂动作变得笨拙。

（二）运动传出通路

大脑皮质运动区的运动信息传出通路包括两大部分。其中经内囊、脑干下行，到达脊髓前角运动神经元的传导束，称为皮质脊髓束，其功能是调节四肢和躯干的运动；而由运动皮质发出，经内囊到达脑干内各运动神经元的传导束，称为皮质脑干束，其功能是调节头面部肌肉的运动。皮质脊髓束中约80%的纤维经延髓锥体跨越中线到达对侧，沿脊髓外侧索下行达脊髓前角，形成皮质脊髓侧束。侧束纵贯脊髓全长，其纤维与同侧脊髓前角外侧部的运动神经元构成突触联系，控制四肢远端肌肉，与精细的、技巧性的运动有关。皮质脊髓束其余约20%的纤维在延髓不跨越中线，在同侧脊髓前索下行而形成皮质脊髓前束，此束一般只下行到胸部，其纤维大部分终止于对侧前角运动神经元，少数终止于同侧前角运动神经元。皮质脊髓前束的功能主要是控制躯干以及四肢近端的肌肉，与姿势的维持和粗略运动有关。

此外，还有一些起源于运动皮质的纤维以及上述通路的侧支，经脑干某些核团接替后形成顶盖脊髓束、网状脊髓束、前庭脊髓束以及红核脊髓束。前三者的功能与皮质脊髓前束相似，参与对近端肌肉粗略运动和姿势的调节；而红核脊髓束的功能与皮质脊髓侧束相似，参与对四肢远端肌肉精细运动的调节。

运动传出通路损伤，临床上可引起弛缓性麻痹（软瘫）和痉挛性麻痹（硬瘫）两种不同的运动障碍表现。两者都表现为随意运动丧失，但前者伴有牵张反射的减退或消失，常见于脊髓运动神经元的损伤如脊髓灰质炎，临床上称为下运动神经元损伤；而后者则伴有牵张反射的亢进，常见于脑内高位中枢的损伤如内囊出血引起的脑卒中，临床上称为上运动神经元损伤。但研究表明，单纯的运动传出通路损伤仅表现为软瘫，只有当合并姿势调节通路损伤时，才表现为硬瘫。此外，人类皮质脊髓侧束受损时将出现巴宾斯基征（Babinski's sign）阳性体征，即以钝物划足跖外侧时，引起足拇趾背屈、其他四趾外展呈扇形散开的体征。由于脊髓受高位中枢的控制，平时这一反射被抑制而不表现出来，为巴宾斯基征阴性，表现为所有足趾均发生跖屈。此体征实际上是一种较原始的屈肌反射，婴儿由于皮质脊髓束未发育完全以及成人在深睡或麻醉状态下，也可出现巴宾斯基征阳性。临床上可根据此体征来判断皮质脊髓侧束有无受损。

第四节　神经系统对内脏活动的调节

内脏的功能活动受自主神经系统的调节。自主神经系统（autonomic nervous system）也称为内脏神经系统，因其调节内脏活动时，在很大程度上不受意志控制，不具有随意性，故常被称为自主神经系统。自主神经系统和躯体神经系统一样，也包括传入神经和传出神经。由于内脏传入神经与躯体感觉神经大致相同，故习惯上仅指其传出神经纤维。它们分布于内脏、心血管和腺体，调节这些器官的功能。

一、自主神经系统的结构特征

自主神经系统按结构和功能的不同，分为交感神经系统和副交感神经系统两大部分，其结构具有下列特征：

（一）节前纤维和节后纤维

自主神经由节前和节后两级神经元组成。节前神经元胞体位于中枢，其轴突组成节前纤维到达神经节内换元，节后神经元的轴突组成节后纤维支配效应器。交感神经节位于椎旁节和椎前节中，离效应器较远，因此节前纤维短而节后纤维长；副交感神经节通常位于效应器壁内，因此节前纤维长而节后纤维短（图10-24）。

（二）交感神经分布广泛，副交感神经分布相对局限

交感神经起源于脊髓胸腰段（胸1～腰3）灰质侧角；副交感神经起源于脑干的脑神经核和脊髓骶段第2～4节灰质相当于侧角的部位。人体多数器官都接受交感神经和副交感神经双重支配，但交感神经分布更广泛，几乎全身所有内脏器官都受其支配，副交感神经分布相对较局限，某些内脏器官无副交感神经支配，如汗腺、竖毛肌、皮肤和肌肉内的血管、肾上腺髓质和肾等，只接受交感神经支配（图10-24）。一根交感节前纤维与许多个节后神经元联系，故刺激交感节前纤维，引起的反应比较弥散；而副交感神经则不同，节前纤维与较少的节后神经元联系，因此引起的反应比较局限。

二、自主神经系统的功能

自主神经系统的功能主要是调节心肌、平滑肌和腺体（包括外分泌腺和内分泌腺）的活动，其调节功能是通过不同的递质和受体系统来实现的。自主神经系统对内脏器官的作用在各相关章节中已作介绍，现将交感神经系统和副交感神经系统的主要功能按人体组织器官的不同列表如下（表10-2）。

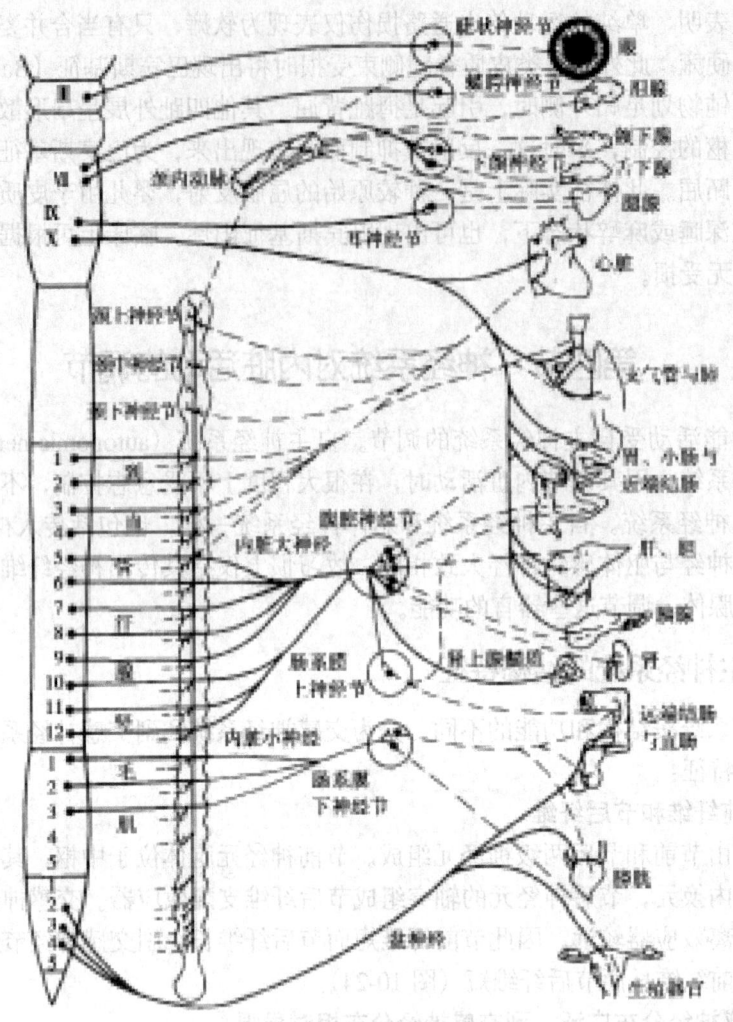

图 10-24 自主神经系统结构示意图
—— 节前纤维　--- 节后纤维

三、自主神经系统的功能特征

（一）紧张性支配

自主神经纤维经常发放一定频率的传出冲动，使效应器维持一定的活动状态，这种作用称为紧张性支配。例如，切断心交感神经，心交感神经紧张性作用消失，心率便减慢；反之，切断心迷走神经，心率便加快。一般认为，自主神经的紧张性来源于中枢，通过中枢控制，其紧张性可增强或降低，从而增强或减弱效应器官的活动，中枢紧张性则来源于外周感受器的传入冲动和体液物质等多种因素的作用。

（二）对同一效应器的双重支配

内脏器官一般都受交感和副交感神经的双重支配，两者的作用往往相互拮抗。而这种相互拮抗作用是既对立又统一的，使得受支配器官的活动能适应不同条件下的需要。例如，迷走神经抑制心脏的活动，在机体安静的条件下，迷走神经作用占优势，有利于心脏的休整；而交感神经兴奋心脏，在机体活动的条件下，交感神经的作用占优势，使心脏的活动加强，有利于机体对血流量增加的需要。但也有例外，例如支配唾液腺的交感神经和副交感神经，它们兴奋时均可引起唾液腺的分泌，不过交感神经兴奋时分泌的唾液较黏稠，副交感神经兴奋时分泌的唾液较稀薄。

表 10-2 自主神经系统的主要功能

器官	交感神经	副交感神经
循环器官	心率加快、心肌收缩力加强，冠状动脉、腹腔内脏、皮肤、唾液腺、外生殖器的血管收缩，骨骼肌血管收缩（α_1 受体）或舒张（β_2、M 受体）	心率减慢、心房收缩力减弱，部分血管（如分布于外生殖器的血管）舒张
呼吸器官	支气管平滑肌舒张	支气管平滑肌收缩 呼吸道黏膜腺体分泌
消化器官	抑制胃肠运动，抑制胃液、胰液分泌，促进括约肌收缩，舒张胆囊和胆道，分泌黏稠唾液	促进胃肠运动、胆囊收缩，促进括约肌舒张、唾液腺分泌稀薄唾液，使胃液、胰液、胆汁分泌增加
泌尿生殖器官	尿道内括约肌收缩、逼尿肌舒张，有孕子宫平滑肌收缩、无孕子宫平滑肌舒张	尿道内括约肌舒张、逼尿肌收缩
眼	瞳孔扩大	瞳孔括约肌收缩，瞳孔缩小 睫状肌收缩 泪腺分泌
皮肤	汗腺分泌，竖毛肌收缩	
内分泌	肾上腺髓质激素分泌	胰岛素分泌
代谢	肝糖原分解	

（三）受效应器功能状态影响

自主神经的活动与效应器当时的功能状态有关。例如，刺激交感神经可抑制动物无孕子宫的运动，而对有孕子宫却增强其运动（因受体分布情况不同）；当幽门处于收缩状态时，刺激迷走神经使之舒张，而幽门处于舒张状态时，则使之收缩。

（四）对整体生理功能调节的意义

交感神经在体内分布十分广泛，对全身各个系统和器官几乎都有一定的作用。它常以整个系统来参加反应，主要作用是促使机体迅速适应环境的剧烈变化。如在运动、剧痛、失血、窒息、恐惧等情况下，常表现为呼吸加快，通气量增大；心率加快，心肌收缩力增强，心输出量增加，血压升高；内脏血管收缩，肌肉血流量增多，体内血液重新分配；代谢活动加强，为肌肉收缩提供充分的能量等。同时伴有肾上腺髓质激素分泌的大量增加，使以上的反应更为加强。交感神经系统活动加强时伴有肾上腺髓质激素的分泌增加，两者协同作用，构成交感 - 肾上腺髓质系统，共同来动员机体的贮备能力，以适应环境的急剧变化，维持内环境稳态，这些反应称为应急反应（emergency reaction）（参见第十一章）。

副交感神经系统的作用相对比较局限，机体在安静状态下活动增强，以促进机体的调整恢复、消化吸收、积蓄能量以及加强排泄和生殖功能等，保证机体安静时基本生命活动的正常进行。例如，机体在安静状态时由于副交感神经活动加强，使心脏活动减弱、瞳孔缩小、消化功能增强以促进营养物质的吸收和能量的补充等。

四、中枢对内脏活动的调节

内脏活动和躯体活动一样，也受各级中枢的控制，而且调节躯体运动和内脏活动的各级中枢是密切联系的，很难严格划分。

（一）脊髓

脊髓是某些内脏反射活动如血管张力反射、排尿反射、排便反射、发汗和勃起反射等的初级中枢，正常情况下这些反射受到高位中枢的控制。调节这些内脏活动的节前神经元位于脊髓胸、腰段或骶段。临床上观察到，脊髓高位离断的病人，在脊休克期过后，上述内脏反射可以逐渐恢复，说明这些反射可以在脊髓中枢内完成。但此时由于失去高位脑中枢的控制，脊髓的这些反射活动是很不完善的，远不能适应正常生活的需要。例如，基本的排尿、排便反射虽可进行，但不能受意识控制，表现为大小便失禁，而且排尿常不完全。

（二）低位脑干

由延髓发出的自主神经纤维支配头面部所有的腺体以及心脏、支气管、食管、胃、肠等内脏器官，同时脑干网状结构中还存在许多与内脏调节有关的神经元，其发出的纤维支配脊髓，并调节脊髓的自主神经功能。延髓是维持机体生命活动的基本中枢，如呼吸、循环的基本中枢都位于延髓。若延髓被压迫或受损伤，可迅速引起呼吸、心脏搏动等生命活动停止，导致死亡。此外，中脑还有瞳孔对光反射中枢，因此严重疾病时瞳孔对光反射消失，是病变侵害中脑的表现，也是生命垂危的标志。

（三）下丘脑

下丘脑位于脑的中心，大致可分为前区、内侧区、外侧区和后区，其上是边缘系统和丘脑-皮层系统，其下是脑干。下丘脑与边缘前脑及脑干网状结构有紧密的结构和功能联系，下丘脑还可通过垂体门脉系统和下丘脑-垂体束调节腺垂体和神经垂体的活动，因此下丘脑被认为是较高级的内脏活动中枢。其主要功能有：

1．**调节摄食行为** 摄食行为是人和动物维持个体生存的基本活动。研究表明，在下丘脑存在着与摄食活动有关的两个中枢，一个是外侧区的摄食中枢（feeding center），另一个是腹内侧核的饱中枢（satiety center）。如果毁坏动物的摄食中枢，动物拒绝摄食，而用电流刺激此区时，动物食量大增；如果刺激饱中枢，动物将停止摄食活动，而毁坏该区，则动物饮食量增大，逐渐肥胖。一般情况下，摄食中枢与饱中枢之间具有交互抑制的关系。

2．**调节水平衡** 人体对水平衡的调节包括摄水与排水两个方面。实验证明，在下丘脑视前区的外侧部，与摄食中枢靠近，存在饮水中枢，也称为渴中枢。破坏该区，动物除拒食外，饮水量也明显减少，而刺激该部位，动物出现渴感和饮水。下丘脑控制水的排出是通过调节视上核和室旁核合成和释放抗利尿激素而实现的。下丘脑内存在着渗透压感受器，可根据体内渗透压的变化来调节抗利尿激素的分泌（见第八章）。一般认为，下丘脑控制饮水的区域和控制抗利尿激素分泌的核团有功能上的联系，相互协同调节水平衡。

3．**调节体温** 下丘脑不仅存在大量对温度变化敏感的神经元，而且体温调节的基本中枢也位于下丘脑。它们既能感受体温的变化，也能对温度信息进行整合处理，并通过调节散热和产热活动，使体温保持相对稳定（见第七章）。

4．**调节腺垂体和神经垂体激素的分泌** 一方面，下丘脑内的小细胞肽能神经元能合成多种调节腺垂体激素释放的肽类物质，统称为下丘脑调节肽，可促进或抑制腺垂体激素的分泌。另一方面，下丘脑内的监察细胞能感受血中某些激素浓度的变化，反馈调节下丘脑调节肽的分泌。此外，下丘脑视上核和室旁核的大细胞肽能神经元能合成抗利尿激素和缩宫素（催产素），经下丘脑-垂体束的轴浆运输到神经垂体，暂时贮存在神经垂体，当机体受到相应刺激时，再由神经垂体释放进入血液（见第八章）。

5. **调节情绪** 动物实验证明，下丘脑存在着与情绪反应密切相关的神经结构。在间脑水平以上切除大脑的猫，可出现毛发竖起、张牙舞爪、怒吼、心率加速、呼吸加快、出汗、瞳孔扩大、血压升高等一系列交感神经活动亢进的现象，好似发怒一样，故称为"假怒"。在平时，下丘脑的这种活动，由于受到大脑皮质的抑制，不易表现出来。切除大脑的联系后，这种抑制被解除，轻微的刺激也可引发动物"发怒"。临床上，人类的下丘脑疾病，也常常出现不正常的情绪反应。

6. **控制生物节律** 生物节律是指生物体内的功能活动按一定时间顺序呈现周期性变化的节律，根据周期的长短可划分为日节律、月节律、年节律等。其中日节律是最重要的生物节律，如动脉血压、体温、血细胞数和很多激素的分泌等都存在日周期变化。研究表明，下丘脑视交叉上核可能是控制日周期的关键部位。视交叉上核可通过视网膜-视交叉上核束与视觉感受装置发生联系，因此外界的昼夜光照变化可影响其活动，从而使体内日周期节律和外环境的昼夜节律趋于同步。若人为改变每日的光照和黑暗的时间，可使一些机体功能的日周期位相发生改变。

（四）大脑皮质

大脑皮质对内脏活动的调节，目前了解不多。与内脏活动关系密切的皮质结构，是边缘系统和新皮质的某些区域。

1. **边缘系统** 边缘系统包括边缘叶以及与其有密切关系的皮质和皮质下结构。边缘叶是指大脑半球内侧面皮质下围绕在脑干顶端周围的一些结构，如海马、穹隆、海马回、扣带回、胼胝体回等，它们与岛叶、颞极、眶回等皮质，以及杏仁核、隔区、下丘脑和丘脑前核等皮质下结构在结构和功能上有密切的关系，统称为边缘系统。边缘系统是调节内脏活动的高级中枢，可调节血压、呼吸、胃肠、瞳孔、膀胱等的活动，还与情绪、食欲、性欲、生殖、防御以及学习、记忆等活动密切相关。动物实验与临床观察均证明，海马、穹隆、乳头体以及乳头体丘脑束等与近期记忆能力有关，如这些部位受到损伤，会导致近期记忆能力丧失。

2. **新皮质** 新皮质中的某些区域也与内脏活动密切相关。电刺激新皮质除能引起躯体运动外，还能引起内脏活动的变化。例如，刺激皮质内侧面的一定部位，会产生直肠与膀胱运动的变化；刺激皮质外侧面的一定部位，会出现呼吸及血管运动的变化；刺激中央前回运动区的不同部位，可引起消化道运动及唾液腺分泌，还会产生竖毛与出汗。这些结果表明，新皮质与内脏活动有关系，而且区域分布和躯体运动代表区的分布有一致的地方。

第五节 脑电活动、觉醒与睡眠

一、脑电活动

应用电生理学方法，可在大脑皮质记录到两种不同形式的脑电活动，即自发脑电活动和诱发电位。

（一）自发脑电活动

在无明显外来刺激的情况下，大脑皮质经常性自发产生节律性的电位变化，这种电位变化称为自发脑电活动。临床上使用脑电图机在头皮表面用双极或单极导联记录法，记录到的脑电活动的波形，称为脑电图（electroencephalogram，EEG）。如果将颅骨打开，直接在皮质表面安放电极引导，所记录出的脑电波称为皮质电图。

1. 正常脑电图的波形　正常脑电图的波形不规则，根据其频率、波幅的不同，可将脑电波分为 α、β、θ 和 δ 四种基本波形（图10-25）。

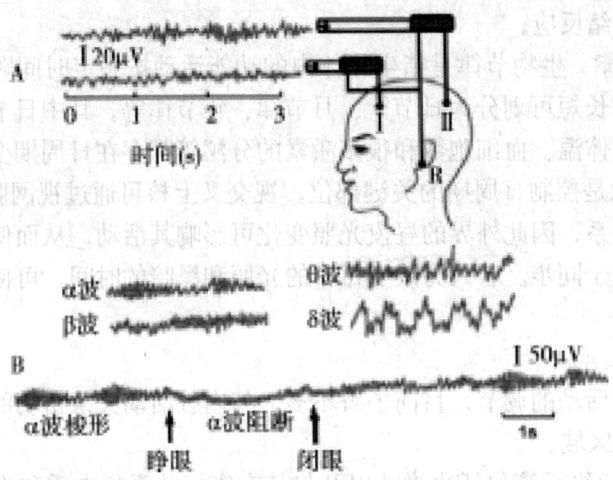

图10-25　正常脑电图的描记和几种基本波形
A：脑电图的描记方法：参考电极放置在耳廓（R），由额叶（Ⅰ）电极导出的脑电波振幅低，由枕叶（Ⅱ）导出的脑电波振幅高频率较慢
B：正常脑电图的基本波形

(1) α 波：频率为每秒 8～13 次，波幅为 20～100μV。在枕部和顶枕区最显著。α 波在清醒、安静、闭眼时出现，波幅常由小变大，再由大变小，接着又由小变大，如此反复，形成所谓 α 波的梭形。每一梭形持续 1～2 秒。睁开眼睛或接受其他刺激时，α 波立即消失转而出现 β 波，这一现象称为 α 波阻断。如果被试者又安静闭眼，则 α 波又重现。α 波又称同步化慢波，是大脑皮层处于清醒、安静状态时电活动的主要表现。

(2) β 波：频率为每秒 14～30 次，波幅为 5～20μV，在额叶与顶叶比较明显。当受试者睁眼视物或接受其他刺激时即出现 β 波。一般认为，β 波是大脑皮质处在紧张活动状态下的主要脑电活动表现，是去同步化快波。

(3) θ 波：频率为每秒 4～7 次，波幅为 100～150μV，在枕叶比较明显。一般在困倦时出现，幼儿清醒时也常见到。

(4) δ 波：频率为每秒 0.5～3 次，波幅为 20～200μV。成人在清醒时，见不到 δ 波，但在婴儿时期、成人睡眠期间、极度困倦及麻醉状态时可以出现 δ 波（表10-4）。

一般情况下，脑电波随大脑皮层不同的生理情况而变化。当有许多皮层神经元的电活动趋于一致时，就出现低频率高振幅的波形，这种现象称为同步化；当皮层神经元的电活动不一致时，就出现高频率低振幅的波形，称为去同步化。一般认为，大脑细胞兴奋性增强时出现低幅快波，当大脑皮层抑制时，出现高幅慢波。

表 10-4　正常人脑电图的几种基本波形

脑电波	频率（次/s）	波幅（μV）	出现时状态
α波	8～13	20～100	安静闭目清醒时，在枕叶明显
β波	14～30	5～20	紧张活动时，在额、顶叶明显
θ波	4～7	100～150	成人疲倦时
δ波	0.5～3	20～200	成人熟睡眠时

临床上，癫痫患者或皮层有占位性病变（如脑瘤等）的患者，脑电波会发生改变。如癫痫患者会出现异常的高频高幅脑电波或在高频高幅波后跟随一个慢波的综合波形。因此，脑电图在临床上有一定的诊断价值。

2．脑电波的形成机制　关于脑电波形成的机制，有许多假说。一般认为，皮质表面的电位变化，主要是由皮质的大量神经元同步化产生突触后电位经总和后形成的。这种同步化活动依赖于皮质与丘脑之间的交互作用，一定的同步化节律的非特异性投射系统的活动，可促进皮质电活动的同步化。

（二）皮质诱发电位

皮质诱发电位（evoked cortical potential）是指在外加刺激引起的感觉传入冲动激发下，大脑皮质的某一区域产生较为局限的电位变化。该电位主要有三个成分，分别称为主反应、次反应和后发放。主反应为先正后负的电位变化，波幅较大，在大脑皮质的投射有特定的中心区。主反应出现在一定的潜伏期之后，一般认为，它是大锥体细胞的综合电位。次反应是跟随主反应之后的扩散性续发反应，可见于皮质的广泛区域。后发放则是在主、次反应之后出现，它是一系列正相的周期性电位波动，波幅较小，是皮质与丘脑接替核之间环路电活动的表现。

皮质诱发电位出现在自发脑电波的背景下，其电位变化较微弱，一般为 0.3～30μV，波形常夹杂在自发脑电波之中并受自发脑电波的影响，因而很难分辨。应用电子计算机技术将主反应叠加起来并加以平均处理，可使主反应突显出来。皮质诱发电位对研究大脑皮质功能定位、某些神经系统疾病、行为和心理活动等均有一定的价值。目前临床上常用的诱发电位有体感诱发电位、视诱发电位、听诱发电位等几种。

二、觉醒与睡眠

觉醒与睡眠是人体生命活动中必不可少的两个生理过程，觉醒与睡眠的昼夜交替是人类生存的必要条件。觉醒时机体能迅速适应环境变化，从事各种体力和脑力活动。睡眠时机体的意识暂时丧失，失去对环境的精确适应能力。睡眠的主要功能是促进体力和精力的恢复。成年人每天所需睡眠时间为 7～9h，老年人需 5～7h，儿童需要睡眠时间为 10～12h，新生儿需 18～20h。

（一）觉醒

觉醒状态有行为觉醒状态与脑电觉醒状态之分。行为觉醒状态是指动物出现觉醒时的各种行为表现；脑电觉醒状态是指脑电图波形由睡眠时的同步化慢波转变为觉醒时的去同步化快波，而行为上不一定呈觉醒状态。这两种觉醒状态维持的原因不同。目前认为黑质的多巴胺递质系统可能参与行为觉醒状态的维持；脑干网状结构、乙酰胆碱递质系统、蓝斑上部的去甲肾上腺素递质系统可能参与脑电觉醒状态的维持。

(二) 睡眠

1. 睡眠的时相 通过对睡眠过程的观察，发现睡眠由交替出现的两种时相组成，即慢波睡眠（slow wave sleep）和快波睡眠（fast wave sleep）。

(1) 慢波睡眠：脑电图表现为同步化慢波，常变换体位，易唤醒。这时，人体的视、听、嗅、触等感觉功能减退，骨骼肌反射和肌紧张减弱，伴有血压下降、心率减慢、瞳孔缩小、尿量减少、体温下降、代谢率下降、呼吸变慢、胃液分泌增多、唾液分泌减少、发汗功能增强等一系列自主神经功能的改变。而且慢波睡眠期间生长激素的分泌明显增多，有利于生长和体力的恢复。

(2) 快波睡眠：脑电图表现为去同步化快波，与觉醒时相似，但在行为表现上却处于熟睡状态，因此又称为异相睡眠（paradoxical sleep）。在此期间，人体的各种感觉功能进一步减退，骨骼肌反射活动和肌紧张进一步减弱，肌肉几乎完全松弛，睡眠更深，较难唤醒。在快波睡眠期间还可能有间断的阵发性表现，例如，部分肢体抽动、血压升高、心率加快、呼吸快而不规则，特别是可出现眼球快速运动，所以也称为快速眼球运动睡眠（rapid eye movement sleep，REMS）。此外，做梦是快波睡眠期间的特征之一。

在整个睡眠过程中，慢波睡眠与快波睡眠相互交替进行。成年人睡眠时，一般先进入慢波睡眠，持续 80~120min 后转入快波睡眠，后者持续 20~30min，又转入慢波睡眠。在整个睡眠期间，如此反复交替 4~5 次，越接近睡眠后期，快波睡眠时间越延长。快波睡眠期间，脑的耗氧量增加、血流量增多以及蛋白质合成加快，但生长素分泌减少，因此认为快波睡眠与幼儿神经系统的成熟有关，并有利于建立新的突触联系，从而促进学习和记忆。快波睡眠可能与某些疾病易于在夜间突然发作有关，如心绞痛、哮喘、阻塞性肺气肿的缺氧发作等。

2. 睡眠的机制 关于睡眠的产生机制，有各种假说。目前认为，睡眠是一个主动的抑制过程。慢波睡眠可能与间脑某些结构（可能是蓝斑和中缝核）、脑干尾端网状结构上行抑制系统和前脑基底部等脑区的活动有关，上行抑制系统可作用于大脑皮质，与脑干网状结构上行激动系统相对抗，从而调节睡眠与觉醒的相互转化；而快波睡眠则可能与脑桥被盖外侧区胆碱能神经元起源的某种电活动有关。关于神经递质和其他化学物质在睡眠中的作用，有人认为，5-羟色胺（5-HT）可抑制睡眠，而腺苷、前列腺素 D_2 则可促进睡眠。

第六节 脑的高级功能

脑除了在产生感觉、调节躯体运动和内脏活动中发挥重要作用以外，还涉及许多更为复杂的功能，如学习、记忆、思维、语言等，这些功能统称为脑的高级功能。

一、大脑皮质的语言活动功能

(一) 大脑皮质功能的一侧优势

人类两侧大脑半球的功能是不对称的，语言活动的中枢主要集中在一侧大脑半球，称为优势半球。这种一侧优势的现象仅出现于人类，它的出现虽与一定的遗传因素有关，但主要是在后天生活实践中逐渐形成的，与人类习惯使用右手有密密关系。习惯用右手的人（右利者），其优势半球在左侧。人类的左侧优势自 10~12 岁起逐步建立，若一侧半球在出生时严重损伤，语言中枢通常在功能完整的另一侧半球中发育，一般 5 岁前可以进行有效的转移，至 15 岁左右停止。左侧半球若在成年后受损，就很难在右侧皮层再建语言中枢。

左侧半球在语言活动功能上占优势，而右侧半球则在非语词性认识功能上占优势，如对空间的辨认、对深度知觉和触觉的认识、图像视觉认识以及音乐欣赏等。但是这种优势也是相对的，左侧半球有一定的非语词性认识功能，右侧半球也有一定的简单语词活动功能。

（二）大脑皮质的语言中枢

人类大脑皮质的语言功能具有一定的分区（图 10-26），不同区域的损伤可引起具有不同特点的语言功能障碍：

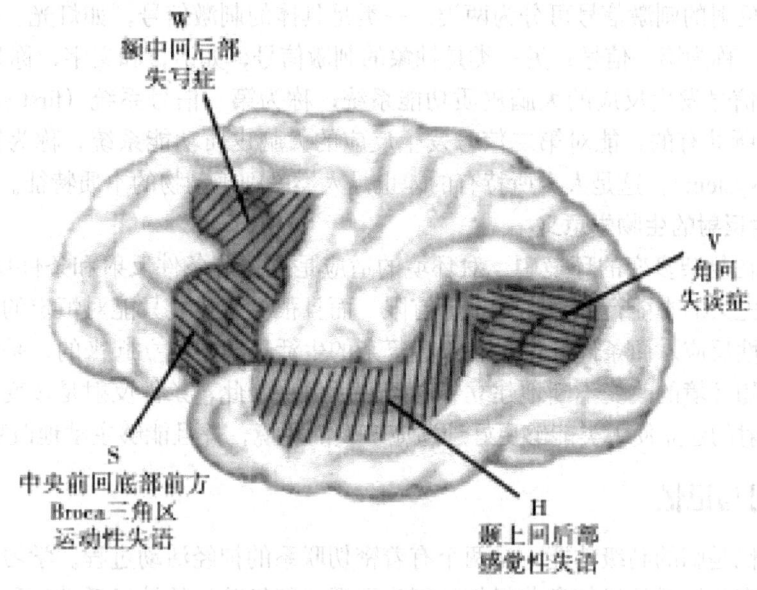

图 10-26　大脑皮质与语言功能有关的主要区域

1．运动性失语症　由中央前回底部前方受损引起，病人能看懂文字，也能听懂别人讲话，但不会讲话，不能用词语来口头表达自己的思想（并非与发音有关的结构受损）。

2．失写症　因损伤额中回后部接近中央前回手部代表区所致。病人能听懂别人的讲话和看懂文字，也会说话，手的功能也正常，但丧失了书写的功能。

3．感觉性失语症　由颞上回后部损伤所致，病人能讲话、书写、看懂文字，也能听见别人的发音，但听不懂别人讲话的内容含义。

4．失读症　由角回损伤引起，病人能写、能说，也能听懂别人的谈话，视觉正常，但看不懂文字的含义。以上各区在语言功能上虽然有不同的侧重面，但各区的活动却是紧密联系的。正常情况下，它们协调活动，得以完成复杂的语言功能。

二、条件反射

条件反射（conditioned reflex）是机体在后天生活中，经过学习、训练，在非条件反射的基础上建立起来的反射。

（一）条件反射的建立和消退

条件反射建立的基本条件是无关刺激与非条件刺激在时间上的多次结合，这个结合过程称为强化。经过强化，无关刺激转化成条件刺激时，条件反射也就形成了。有关条件反射形成的经典实验中，给狗喂食会引起唾液分泌，这是非条件反射，食物是非条件刺激。在平时，铃声不会使狗分泌唾液，因为铃声与唾液分泌无关，故称为无关刺激。但是，如果每次喂食前先出现铃声，然后再给食物，经多次重复后，当铃声出现时，即使不给狗食物，狗也会分泌唾液，在这种情况下铃声成为条件刺激。由条件刺激引起的反射即称为条件反射。在上述经典的条件反射建立后，若继续用铃声刺激，但每次都不给予食物强化，则唾液分泌量会越来越少，直至最后完全消失。这种现象称为条件反射的消退。条件反射的消退并非条件反射的丧失，而是大脑皮层内产生了抑制效应。

（二）人类条件反射的特征

引起条件反射的刺激信号可分为两类。一类是具体的刺激信号，如灯光、铃声、食物的形状和气味等，称为第一信号；另一类是抽象的刺激信号，如语言和文字，称为第二信号。

能对第一信号发生反应的大脑皮质功能系统，称为第一信号系统（first signal system），是人类和动物所共有的；能对第二信号发生反应的大脑皮质功能系统，称为第二信号系统（second signal system），这是人类所特有的，也是人类区别于动物的本质特征。

（三）条件反射的生物学意义

机体生活在复杂多变的环境中，对环境的适应是通过非条件反射和条件反射来实现的。非条件反射是先天的本能行为，在数量上有限，而且很少变化，只能对恒定的、具体的环境因素发生适应性反应。而条件反射是后天在复杂的生活环境中建立起来的，是更高级的反射形式，并且可随环境的改变不断地建立新的条件反射。因此，条件反射是多变的，数量是无限的。条件反射的建立使人类能够更好地适应多变的环境，并且能够主动地改变环境。

三、学习与记忆

学习与记忆是脑的高级功能，是两个有着密切联系的神经活动过程。学习是指人和动物为适应环境的变化接受外界信息获得新的行为习惯（即经验）的神经活动过程。记忆则是将学习到的信息在脑内贮存和"读出"的神经活动过程。

（一）学习

学习按其形式通常分为非联合型学习和联合型学习两大类。非联合型学习不需要在刺激与机体反应之间建立某种明确联系，习惯化和敏感化即属于这种类型的学习。习惯化是指一种刺激反复出现，如果不引起某种奖赏或惩罚，机体对该刺激的反应将逐渐减弱以至消失。例如，人们对有规律出现的强噪声的反应会逐渐减弱，即为习惯化。习惯化有助于免除对机体无意义信息的应答。敏感化则是指对刺激的反应增强，如在受到强的伤害性刺激之后，机体对弱刺激的反应会加强。敏感化有助于强化对有意义信息的应答。联合型学习是指两种不同刺激在时间上很接近地重复发生，最后在脑内逐渐形成联系。经典的条件反射和操作式条件反射都属于联合型学习。从这个意义上讲，学习的过程实际上就是建立条件反射的过程。

（二）记忆

1. **记忆的分类** 进入人脑的信息量非常巨大，但并非都能被记忆，估计仅有1%的信息能被较长时间地记忆，绝大部分都会被遗忘掉。根据记忆保留时间的长短可将记忆分为短时程记忆、中时程记忆和长时程记忆。短时程记忆的保留时间只有几秒到几分钟，如打电话时拨号，拨完后记忆随即消失。中时程记忆保留时间可由几分钟到几天，是短时程记忆向长时程记忆转化的中间环节，短时程记忆能否转化受多种因素的影响。长时程记忆保留时间则自几天到数年，甚至终身保留。

2. **记忆的过程** 记忆的过程可分为感觉性记忆、第一级记忆、第二级记忆和第三级记忆四个阶段（图10-27）。

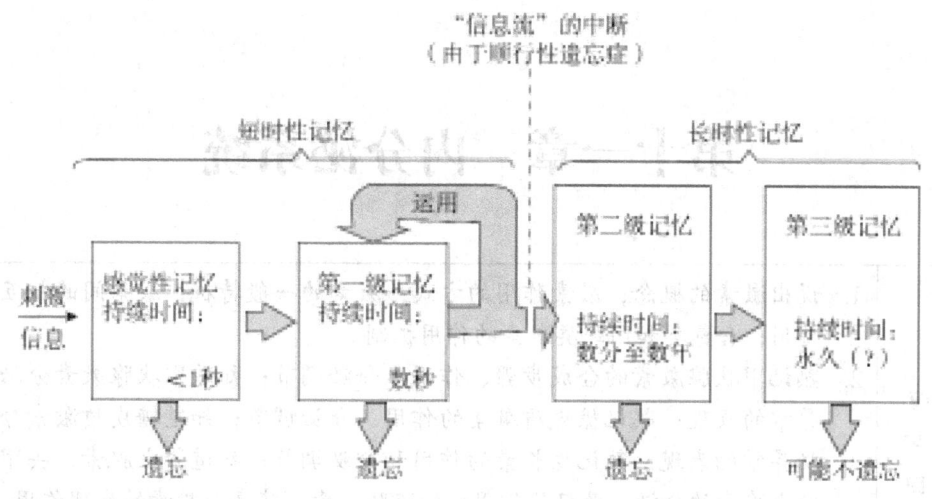

图 10-27 人类记忆过程示意图

感觉性记忆是指人体通过感觉系统获得信息后在脑内感觉区贮存的阶段，时间极短，一般不超过1秒钟，若未经注意和处理便很快消失。如果把感觉性记忆得来的信息处理整合成新的连续印象，则转入第一级记忆。第一级记忆的时间也很短，平均约几秒钟。感觉性记忆和第一级记忆属于短时性记忆。第一级记忆中贮存的信息经反复学习和运用，即在第一级记忆中多次循环，延长了它在第一级记忆中的停留时间，这样，信息就容易转入第二级记忆。第二级记忆系统是一个大而持久的储存系统，持续时间可由数分钟至数年。例如电话号码，当人们刚看到它而不注意时，很快就会遗忘，但如注意，即可记住转入第一级记忆，如果不多次运用，还是容易忘掉。若这个号码对自己的工作和生活关系很大，经常运用，则可在较长的时间内都能将它记住，即进入了第二级记忆。有些记忆，如自己的名字或每天都在进行的操作手艺等，通过长年累月的反复运用，几乎是不会被遗忘的，这一类记忆储存在第三级记忆中。第二级记忆和第三级记忆属于长时性记忆。

学习和记忆在脑内有一定的功能定位，脑内与记忆功能密切相关的结构有大脑皮层联络区、海马及其邻近结构、杏仁核、丘脑和脑干网状结构等。学习和记忆的机制目前仍不十分清楚，但大量的研究资料表明，它们与中枢神经元之间的环路联系、突触的可塑性、脑内有关蛋白质的合成以及新的突触联系的建立等有一定的关系。

3．遗忘　遗忘（loss of memory）是伴随学习和记忆的一种正常生理现象，指部分或全部丧失回忆和再认识的能力。遗忘在学习后就已经开始，最初遗忘的速率很快，以后逐渐减慢。遗忘并不意味着记忆痕迹的完全消失，因为复习已遗忘的信息或知识总比学习新的信息或知识容易。产生遗忘的原因一方面是条件刺激久不强化、久不复习所引起的消退抑制，另一方面是后来信息的干扰。

临床上将由于疾病所致的记忆功能障碍称为记忆缺失或遗忘症，可分为顺行性遗忘症和逆行性遗忘症两类。前者表现为不能保留新近获得的信息，易忘近事而远的记忆仍存在，其发生机制可能是由于信息不能从第一级记忆转入第二级记忆，多见于慢性酒精中毒。后者表现为不能回忆脑功能障碍发生之前一段时间内的经历，其发生机制可能是第二级记忆发生了紊乱，而第三级记忆却未受到影响，多见于脑震荡。

（张　量）

第十一章 内分泌系统

> **学习目标**
> 1. 说出激素的概念；激素作用的方式；激素的一般特征；激素间的相互作用；含氮类和固醇类激素的作用机制。
> 2. 熟记甲状腺激素的合成步骤、作用、分泌调节；知道甲状腺激素分泌异常的表现；熟记糖皮质激素的作用、分泌调节；知道糖皮质激素分泌异常的表现；熟记生长素的作用和分泌调节；知道肾上腺素、去甲肾上腺素的分泌，熟记其作用；知道胰岛素、胰高血糖素的生理作用。
> 3. 知道下丘脑、腺垂体及其靶腺构成的内分泌调节轴。
> 4. 知道血管升压素、缩宫素、催乳素、甲状旁腺素、降钙素、1,25 二羟维生素 D_3 的主要作用及其分泌调节。

人体内的腺体和各种细胞生成并释放化学物质的过程称为分泌，包括内分泌和外分泌。人体的腺体可以分为内分泌腺和外分泌腺。外分泌是指细胞合成的物质经过导管输送至身体的表面或某些体腔，如汗腺、消化腺等。内分泌指细胞分泌的化学物质直接进入血液或其他体液的过程。内分泌系统是由内分泌腺或散在分布的内分泌细胞及其分泌物——激素构成的机体机能调节系统。参与人体各种生理过程的调节，特别是新陈代谢、生殖、生长发育、内环境稳态、学习、记忆等过程都与内分泌系统有关（见图 11-1）。

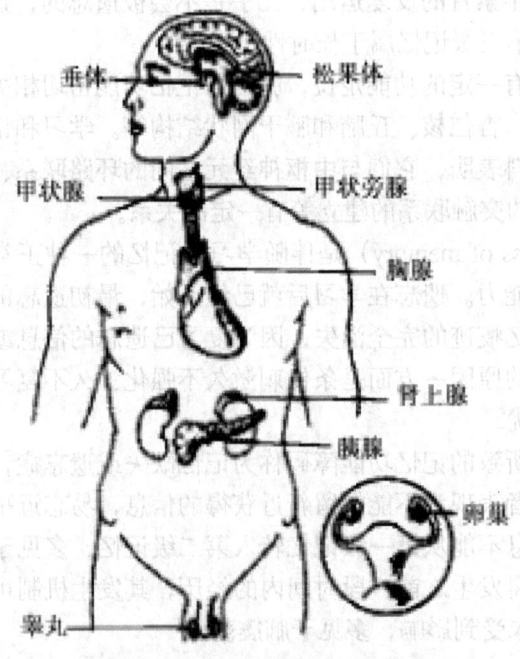

图 11-1　人体内分泌腺器官概况

第一节 概述

一、激素的定义及其分类

（一）激素的定义

激素是由内分泌腺或散在分布的内分泌细胞分泌的具有高效生物效能的、起信息传递作用的物质。能被某种激素作用的细胞/组织/器官/腺体，叫做这种激素的靶细胞/靶组织/靶器官/靶腺。

（二）激素的分类

激素按它的来源、生理功能及化学本质分类。按化学本质分为含氮类和类固醇类及其他类。含氮类激素因其含有氮元素故名，如蛋白质类、肽类、胺类激素等。这类激素作为药物，易被消化液破坏，故不宜口服，只能注射；类固醇（甾体）类激素如肾上腺皮质激素、性激素等，不被消化液破坏，可口服，也可注射。此外，前列腺素属于脂肪酸衍生物，胆钙化醇属于固醇类（见表 11-1）。

表 11-1　全身主要内分泌腺及其分泌的激素

内分泌腺		激素	化学本质
下丘脑：9 种激素		促甲状腺激素释放激素（TRH）	3 肽
		促性腺激素释放激素（GnRH）	10 肽
		生长素释放激素（GHRH）	44 肽
		生长素释放抑制激素（GHRIH）（生长抑素，GIH）	14 肽
		促肾上腺皮质激素释放激素（CRH）	41 肽
		催乳素释放因子（PRF）	未定
		催乳素释放抑制因子（PIF）	未定
		促黑激素释放因子（MRF）	未定
		促黑激素释放抑制因子（MIF）	未定
腺垂体：7 种激素		促甲状腺激素（TSH）	糖蛋白
		促肾上腺皮质激素（ACTH）	39 肽
		促卵泡激素（FSH）	糖蛋白
		黄体生成素（LH）	糖蛋白
		促黑激素（β-MSH）	18 肽
		生长激素（hGH）	蛋白质
		催乳素（PRL）	蛋白质
下丘脑-神经垂体		抗利尿激素（ADH）（血管升压素，VP）	9 肽
		缩宫素（OXT）	9 肽
甲状腺	腺泡细胞	三碘甲状腺原氨酸（T_3）	胺类
		四碘甲状腺原氨酸（甲状腺素）（T_4）	胺类
	C 细胞	降钙素（CT）	32 肽

续表

内分泌腺		激素	化学本质
甲状旁腺		甲状旁腺素（PTH）	蛋白质
胸腺		胸腺素	肽类
心脏		心房钠尿肽（ANP）	28肽
胰岛	A细胞	胰高血糖素	29肽
	B细胞	胰岛素	51肽
	D细胞	生长抑素（SS）	肽类
	D1细胞	血管活性肠肽（VIP）	肽类
	PP细胞	胰多肽	肽类
肾上腺皮质		糖皮质激素（皮质醇）	类固醇
		盐皮质激素（醛固酮）	类固醇
		性激素（雄性激素，雌激素E_2）	类固醇
肾上腺髓质		肾上腺素（E，Adr）	儿茶酚胺
		去甲肾上腺素（NE，NA）	儿茶酚胺
肾		促红细胞生成素（EPO）	糖蛋白
		肾素	蛋白水解酶
		1,25(OH)$_2$维生素D_3，[1,25(OH)$_2$胆钙化醇]	类固醇
睾丸	间质细胞	雄性激素（睾酮）	类固醇
	支持细胞	抑制素	糖蛋白
		雌二醇（E_2）	类固醇
卵巢		雌激素（雌二醇，E_2）	类固醇
		雌激素（雌三醇，E_3）	类固醇
		孕激素（孕酮，P）	类固醇
胎盘		雌三醇（E_3）	类固醇
		人绒毛膜促性腺激素（HCG）	糖蛋白
		人绒毛膜生长素（HCS）	蛋白质
		孕激素	类固醇
胃肠道	G细胞	促胃液素（促胃液素）	肽类
	S细胞	促胰液素（促胰液素）	肽类
	I细胞	胆囊收缩素（-促胰酶素）（缩胆囊素）（CCK）	肽类
	K细胞	抑胃肽	肽类
	Mo细胞	促胃动素	肽类

二、激素的作用机制

激素与靶细胞上的受体结合后把信息传递到细胞内，进而引起产生生物学效应。不同种类的激素作用机制也不尽相同。

（一）含氮类激素：第二信使学说

该学说的要点是：

1. 激素与细胞膜上相应受体发生特异性结合，通过 G 蛋白的介导激活膜上腺苷酸环化酶。
2. 腺苷酸环化酶在 Mg^{2+} 参与下，分解 ATP 成为 cAMP。
3. cAMP 激活蛋白激酶。
4. 蛋白激酶激活磷酸化酶。
5. 磷酸化酶发挥其作用，产生相应的生理效应。

其中 cAMP 发挥第二信使作用，接受来自激素的信息再传递给细胞，激活细胞内的一系列酶促反应。

可以作为第二信使的物质不仅有 cAMP，还有其他物质，如 cGMP、Ca^{2+}、DG、IP_3 等。（DG：二酰甘油；IP_3：三磷酸肌醇）。

G 蛋白有兴奋性和抑制性两种，分别能激活或抑制腺苷酸环化酶，从而实现对胞内酶促反应的促进和抑制（见图 11-2）。

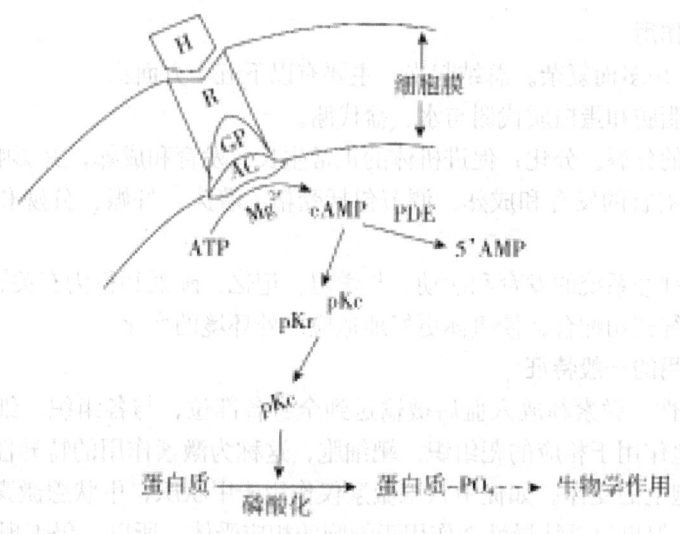

图 11-2 含氮类激素作用机制

（二）类固醇激素：基因表达学说

1. 类固醇类激素分子小，有良好的脂溶性，可透过细胞膜进入胞内。
2. 激素与胞内受体结合，生成激素-胞内受体复合物，使受体变构，同时获得穿过核膜的能力。
3. 激素进入核内与核内受体结合，形成激素-核内受体复合物。
4. 激素-核内受体复合物与染色体非组蛋白的特异位点结合，启动或抑制该部位 DNA 的转录，促进或抑制 mRNA 的形成，诱导或减少某种蛋白质（主要是酶）的合成，引起相应的生理效应（见图 11-3）。

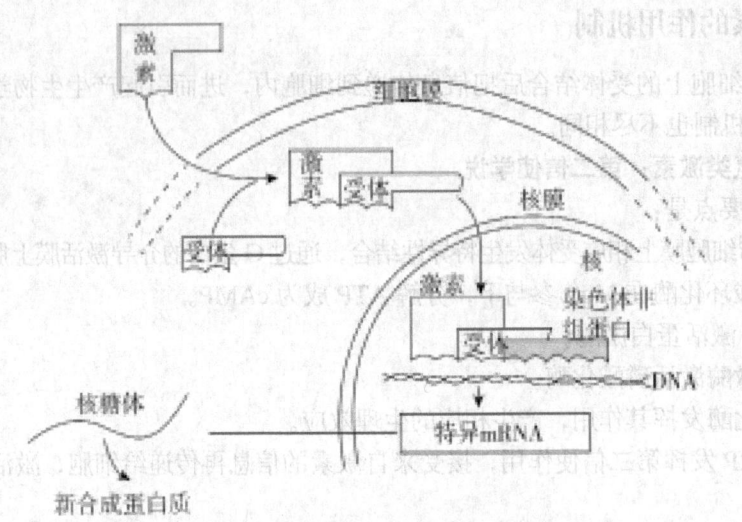

图 11-3 类固醇类激素作用机制

甲状腺激素虽是含氮类激素，但其作用机制是基因表达学说。

三、激素的作用及其特点

（一）激素的作用

激素的生理作用多而复杂。总结起来，主要有以下五个方面：

1. 调节糖、脂肪和蛋白质代谢与水、盐代谢。
2. 促进细胞的分裂、分化；促进机体的正常生长、发育和成熟，并影响衰老过程。
3. 促进生殖器官的发育和成熟，调节包括受精、着床、妊娠、分娩和泌乳在内的生殖过程以及性行为。
4. 影响中枢神经系统的发育和活动，与学习、记忆、睡眠和行为有关。
5. 与神经系统密切配合，使机体更好地适应内外环境的变化。

（二）激素作用的一般特征

1. **相对特异性** 激素释放入血后被输送到全身各部位，与各组织、细胞广泛接触，但它们只能选择性地作用于相应的靶组织、靶细胞，这称为激素作用的特异性。激素作用的特异性决定于靶细胞上的受体。如促甲状腺激素仅作用于甲状腺；甲状腺激素虽能广泛作用于全身各组织细胞，但也只是特异性地作用于细胞的相应受体，所以，仍表现为特异性。

2. **信息传递作用** 激素是一种化学信使物质，在细胞间进行信息传递。在体液调节过程中，它能使机体内原有的生理生化过程加速或减慢，但不能作为营养物质为机体提供能量，也不能作为细胞合成某种物质的原料。

3. **微量而高效性** 激素与受体结合后，在细胞内引发一系列酶促反应，形成高效能的生物放大效应。虽然在血中激素浓度很低，但作用却十分显著。例如，1 分子胰高血糖素在使 1 分子腺苷酸环化酶激活后，再通过环磷腺苷和蛋白激酶，可激活 1000 分子的磷酸化酶。

4. **激素间的相互作用** 机体的某一生理过程往往受多种激素的调节，这些激素之间存在多种相互作用。

（1）协同作用：多种激素共同参与某一生理活动调节时，所产生的效应可等于或大于各种激素单独作用的总和，这一现象称为协同作用。如肾上腺素、生长激素、糖皮质激素及胰高血糖素升高血糖的效应即表现为协同作用。

（2）拮抗作用：两种不同的激素调节同一生理活动时，产生相互对抗的效应。如胰高血糖素能升高血糖，而胰岛素则降低血糖，两者相互拮抗，但又相互协调，共同维持血糖浓度的相对稳定。

（3）允许作用：有的激素本身并不对某器官、组织或细胞产生作用，但它的存在可使另一种激素的作用明显增强，这一现象称为激素的允许作用。如糖皮质激素本身并不引起血管平滑肌收缩，但有它存在的条件下，儿茶酚胺才能发挥缩血管的生理效应。即糖皮质激素对儿茶酚胺有允许作用。

第二节 下丘脑与垂体

案例 11-1

患者，男性，36岁，近几年出现手脚进行性增大，手指变粗特别明显，鞋号越来越大，眉骨、颧骨突出，喉结变大，自觉相貌变丑，声音变粗，3个月前出现头痛，伴有视力减退、视野也有缺损。血象正常，生长激素水平显著高于正常人；智力检测正常；CT显示鞍内占位性病变，呈圆形的垂体大腺瘤。

思考：生长激素的作用机制是什么？为什么成人生长激素过多会引发肢端肥大症？

一、下丘脑与垂体的功能联系

下丘脑与垂体联系紧密，两者一起构成下丘脑-垂体功能单位（图11-4）。垂体是人体内分泌激素种类最多的内分泌腺，按其结构和功能不同分为腺垂体和神经垂体。

下丘脑释放的某些激素，经垂体门脉系统运输到腺垂体，对腺垂体的内分泌活动进行调节，构成下丘脑-腺垂体系统；下丘脑视上核和室旁核分泌的抗利尿激素和缩宫素经下丘脑-垂体束运送到神经垂体并贮存，遇到合适的刺激再释放入血，构成下丘脑-神经垂体系统。

二、腺垂体

下丘脑与腺垂体之间主要通过特殊的血管系统——垂体门脉系统发生功能联系，构成下丘脑-腺垂体轴。下丘脑存在两种神经内分泌细胞，分别为神经内分泌大细胞和小细胞。大细胞分泌抗利尿激素和缩宫素；下丘脑神经小细胞属肽能神经元，所分泌的肽类激素能够调节腺垂体的分泌活动，称其为下丘脑调节肽。现在已经清楚的有9种调节肽类激素，分别是生长激素释放激素（GHRH）、生长抑素（SS）、催乳素释放因子（PRF）、催乳素释放抑制因子（PIF）、促甲状腺激素释放激素（TRH）、促肾上腺皮质激素释放激素（CRH）、促性腺激素释放激素（GnRH）、促黑激素释放因子（MRF）和促黑激素释放抑制因子（MIF）。

腺垂体分泌的激素除了生长激素和催乳素没有明确的靶腺外，其他的激素都有明确的靶腺，形成下丘脑-垂体-靶腺轴，如下丘脑-腺垂体-甲状腺轴、下丘脑-腺垂体-肾上腺皮质轴、下丘脑-腺垂体-性腺轴。这些靶腺激素的释放受下丘脑和垂体激素的控制，而靶腺分泌的激素可以反馈作用于下丘脑或垂体，调节下丘脑和垂体相关激素的合成和分泌（见表11-2）。

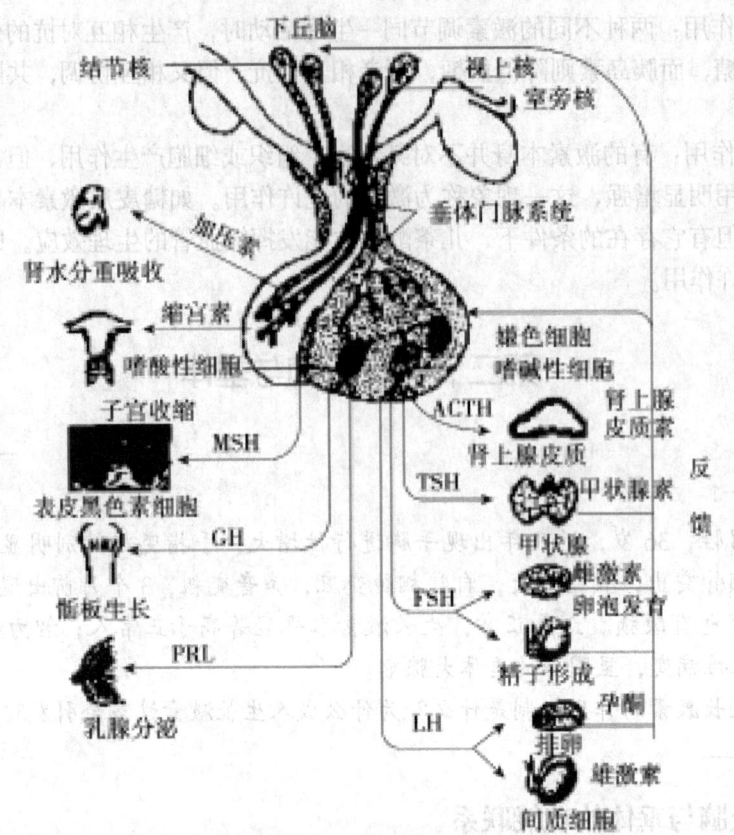

图 11-4 下丘脑和垂体的联系

表 11-2 下丘脑分泌的调节肽及其对垂体的作用

下丘脑调节肽	垂体细胞	作用
促肾上腺皮质激素释放激素（CRH）	促肾上腺皮质激素细胞	促进 ACTH 释放
促甲状腺激素释放激素（TRH）	促甲状腺激素细胞	促进 TSH 释放
促性腺激素释放激素（GnRH）	促性腺激素细胞	促进 LH、FSH 释放
催乳素释放因子（PRF）	催乳素细胞	促进 PRL 释放
催乳素释放抑制因子（PIF）	催乳素细胞	抑制 PRL 释放
生长激素释放激素（GHRH）	生长激素细胞	促进 GH 释放
生长素释放抑制激素（GHRIH）	垂体 6 种细胞	抑制 GH 释放及其他垂体细胞的分泌
促黑激素释放因子（MRF）	促黑素细胞	促进 MSH 释放
促黑激素释放抑制因子（MIF）	促黑素细胞	抑制 MSH 释放

（一）生长激素

生长激素（growth hormone，GH）属蛋白质类激素，含 191 个氨基酸残基；化学结构与免疫特性具有显著的种属特异性。与人类相接近的高等动物如猴的生长激素可用于人类，而与人类较远的低等动物的生长激素则对人类无效。

知识链接

现在认为，下丘脑基底部存在一个"促垂体区"，主要包括正中隆起、弓状核、视交叉上核、腹内侧核、室周核等核团。这些核团的神经元（称肽能神经元）能合成多种具有生物活性的多肽，通过垂体门脉系统到达腺垂体，调节腺垂体的内分泌活动。

下丘脑-腺垂体系统促垂体区→（正中隆起、弓状核、视交叉上核、腹内侧核、室周核）→下丘脑调节肽（9种）→垂体门脉系统→腺垂体

1. 生理作用

（1）促进生长：促进全身各种组织的生长、促进蛋白质合成增加。特别对骨骼、肌肉及内脏器官的生长促进作用更明显。

现代生理学实验表明，幼年动物切除垂体后，生长立即停止，如及时补充生长激素，仍可正常生长。人在幼年时缺乏生长激素，将出现生长发育停滞，身材矮小（但智力发育正常），称为侏儒症（dwarfism）；相反，如生长激素分泌过多，则可使生长发育过度，发生巨人症（gigantism）。成年人如生长激素分泌过多，因骨骺已经钙化闭合，长骨不能再增长，但肢端短骨、面骨及软组织可受刺激而增生，导致出现手、足粗大，下颌突出，内脏器官如肝、肾等也增大，称为肢端肥大症（acromegaly）（见表11-3）。

表11-3 幼年期与成年期生长激素分泌比较

	GH 分泌不足	GH 分泌过多
幼年时期	侏儒症	巨人症
	生长发育迟缓，甚至停滞，身材矮小、基本匀称，但智力发育不受影响，身高一般不超过1.2m	生长发育过度，内脏增大，身材高大，身高一般在2.3m以上，多伴有高血糖和尿糖（垂体性糖尿）
成年后		肢端肥大症
		骨与骨骺钙化融合，长骨不再生长，肢端骨和面骨边缘变厚及其软组织异常增生，以致形成手指、足趾粗大，鼻大、唇厚，下颌突出

实验证明，生长激素能诱导靶细胞产生一种具有促进生长作用的肽类物质，称为生长素介质（somatomedin，SM），因其化学结构与胰岛素近似并具有胰岛素活性，故又称为胰岛素样生长因子（insulin-like growth factor，IGF）。机体的大多数组织可以产生生长素介质，它既可以通过远距离分泌发挥作用，又可通过旁分泌或自分泌的形式起作用。生长素介质的主要作用是促进软骨生长，它可促进钙、磷、钠、钾、硫等元素进入软骨组织，还能促进氨基酸进入软骨细胞，并加强DNA、RNA和蛋白质的合成，加速软骨的增殖与骨化，使长骨加长。对肌肉等组织，生长素介质也有类似作用。饥饿、营养不良或缺乏蛋白质时，生长激素不能刺激生长素介质生成，故营养不良的儿童生长会停滞。

(2) 对代谢的作用：

①对蛋白质代谢：促进蛋白质合成，抑制分解。利于组织修复与生长。生长激素可促进氨基酸进入细胞，并加速 DNA 和 RNA 的合成，因此有促进蛋白质合成的作用。

②对糖代谢：小剂量：降血糖。正常生理剂量的生长素可刺激胰岛素分泌，促进组织对糖的利用，即血糖向细胞内转移，使血糖水平下降。大剂量：升血糖。大剂量生长激素可耗竭胰岛 B 细胞上的受体，生长激素不能有效地刺激胰岛素分泌，反而抑制了外周组织糖的氧化和利用，血糖升高。若 GH 分泌过多，使血糖超过肾糖阈，可出现尿糖，称为垂体性糖尿病。

③对脂肪代谢：促进脂肪分解，加速脂肪酸氧化，为机体提供能量。游离脂肪酸可抑制组织对糖的利用，由脂肪酸优先供能。节约糖。GH 过多时血中脂肪酸和酮体增多。

2．分泌调节

(1) 下丘脑对 GH 分泌的调节：腺垂体 GH 的分泌受下丘脑 GHRH 与 GHRIH 的双重调节。正常生理状态下，GHRH 起主要作用。

GHRH 分泌较多，促进 GH 的释放，而 GHRIH 则抑制 GH 分泌（见图 11-5）。

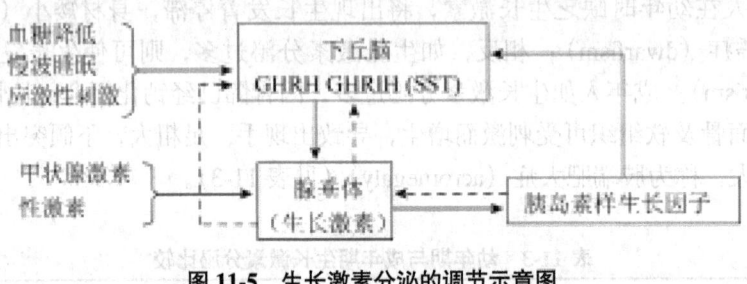

图 11-5 生长激素分泌的调节示意图
⟶ 表示促进；---▶ 表示抑制

(2) 反馈调节：GH 对下丘脑 GHRH 分泌与释放有反馈抑制作用，GHRH 对其自身分泌也有反馈调节作用。

(3) 睡眠：慢波睡眠时相，GH 分泌量明显增多。转入快波睡眠时相，GH 分泌减少。

(4) 代谢因素：低血糖、高氨基酸刺激 GH 分泌。高游离脂肪酸抑制 GH 分泌。

(5) 激素的作用：甲状腺激素、雌激素、睾酮及应激刺激均可刺激 GH 分泌。

（二）催乳素

催乳素 (PRL) 是含有 199 个氨基酸残基并含有三个双硫键的蛋白质激素，由垂体催乳素细胞分泌。

1．生理作用　催乳素的作用广泛，但主要是促进乳汁分泌和调节月经周期中的某些功能活动。

(1) 对乳腺和泌乳的作用：促进乳腺生长发育，启动和维持乳腺泌乳。

青春期乳腺的发育是由雌激素、孕激素、生长素、甲状腺激素及 PRL 等共同作用的结果。妊娠时，血中 PRL 与雌激素和孕激素水平均较高，多种激素互相配合使乳腺进一步生长发育成熟，具备泌乳能力。但过多的雌激素、孕激素与 PRL 竞争受体而对 PRL 的泌乳作用有抑制效应，故无乳汁分泌。分娩后，雌激素与孕激素水平迅速下降，PRL 得以发挥启动与维持泌乳的作用，使乳汁产生和分泌，并能长期维持。

(2) 对性腺的作用：PRL 与黄体生成素 (LH) 共同作用促进黄体形成，并维持黄体分泌孕激素。PRL 在此处对 LH 起允许作用。大剂量 PRL 又抑制卵巢雌激素与孕激素的合成。

2．分泌调节

（1）PRL 分泌受下丘脑的双重调节：PRL 受下丘脑催乳素释放因子（PRF）和催乳素释放抑制因子（PIF）的双重调节。目前研究认为，PRF 可能为多种激素，包括 TRH、血管活性肠肽、缩宫素等，促进 PRL 的分泌。一般认为 PIF 为多巴胺，能够抑制 PRL 的分泌。

（2）泌乳反射：授乳时，婴儿吸吮乳头产生机械性刺激，传入冲动上传到下丘脑，进而促使 PRF 释放增多，腺垂体分泌 PRL 增加，从而使乳汁产生和分泌增多。属神经 - 内分泌反射。

（3）PRL 的自身反馈调节：PRL 对自身的分泌有负反馈调节作用，主要是通过下丘脑来实现的。垂体 PRL 分泌主要受垂体门静脉血液当中 DA 的反馈调节，而垂体门静脉血的 DA 主要来自下丘脑正中隆起多巴胺能神经元分泌。当血中 PRL 升高时，DA 释放增多，使 PRL 分泌减少。

（三）促激素

腺垂体分泌的促甲状腺激素（TSH）、促肾上腺皮质激素（ACTH）、促卵泡激素（FSH）、黄体生成素（LH）、促黑激素（MSH）均有对其靶腺或靶细胞促进的作用，统称为促激素。

1．促甲状腺激素（TSH） 是由腺垂体促甲状腺细胞分泌的糖蛋白，TSH 的基础分泌为脉冲式分泌，每 2～6h 出现一次高峰，脉冲的频率和振幅在夜间均增加。TSH 的基础分泌还表现为日周期变化。人的血清 TSH 水平在睡眠前几个小时开始增加，在晚 23 时和凌晨 4 时之间达到最大值，以后逐渐下降，上午 11 时达到最低值。TSH 的主要作用在于促进甲状腺激素的合成和分泌，并促进甲状腺腺泡增生。

2．促肾上腺皮质激素（ACTH） 是由垂体促肾上腺皮质细胞分泌的含有 39 个氨基酸的多肽。ACTH 的主要功能为促进肾上腺皮质糖皮质激素的合成与分泌，以及肾上腺皮质束状带和网状带细胞的增生。ACTH 还有影响中枢和外周神经系统的很多方面功能，如记忆、思考、行为和神经的可塑性等。此外，ACTH 在免疫系统中也具有重要的免疫调节作用。

ACTH 的基础分泌形式是脉冲式分泌，每 1～3h 周期性发生。ACTH 分泌与皮质醇分泌之间有着密切的时间关系。另外，垂体 ACTH 的分泌还呈一定的昼夜规律性，该规律受下丘脑分泌的 CRH 控制，而 CRH 的昼夜规律则来源于下丘脑的视交叉上核。CRH 是由下丘脑的室旁核神经内分泌小细胞合成和分泌的，通过第二信使 cAMP 促进腺垂体 ACTH 的合成和分泌。此外室旁核神经内分泌小细胞分泌的血管升压素，也可促进腺垂体 ACTH 的合成和分泌。腺垂体 ACTH 的分泌还受糖皮质激素的负反馈调节。

3．促卵泡激素（FSH）和黄体生成素（LH） 促卵泡激素和黄体生成素统称为促性腺激素，两者都由垂体促性腺细胞分泌。在女性，FSH 主要促进卵泡的生长、发育、协同 LH 促卵泡分泌雌激素。LH 的主要作用是刺激卵巢排卵和黄体生成，并且促使其分泌雌激素和孕激素。在男性，FSH 和 LH 分别促进精子成熟和睾丸间质细胞分泌雄激素。

垂体 FSH 和 LH 的分泌受下丘脑分泌的 GnRH 和性激素的调节。GnRH 为下丘脑视前区、室旁核和视交叉上核分泌的激素，促进腺垂体促性腺激素 LH 和 FSH 的合成和释放。性激素又可反馈调节下丘脑 GnRH 的合成。

4．促黑激素（MSH） 分散于腺垂体远侧部的一些细胞分泌促黑激素，促黑激素的靶细胞为黑素细胞。人体黑素细胞主要分布于皮肤和毛发、眼虹膜和视网膜的色素层、软脑膜。

促黑激素的生理作用是促进黑素细胞中酪氨酸酶的合成和激活，从而促进酪氨酸转变为黑色素，使皮肤与毛发等的颜色加深。

促黑激素分泌的调节受下丘脑促黑激素释放因子和促黑激素释放抑制因子的双重控制。前者促进促黑激素的分泌，后者则抑制促黑激素的分泌。平时以促黑激素释放抑制因子的作用占优势。

促黑激素的分泌受肾上腺皮质分泌的糖皮质激素的负反馈调节。糖皮质激素分泌减少时，可导致促黑激素分泌增多，使皮肤颜色加深。

三、神经垂体

下丘脑视上核与室旁核-神经垂体分泌的激素包括抗利尿激素（ADH）和缩宫素（OXT）

（一）抗利尿激素

抗利尿激素（ADH）主要由视上核分泌，亦称为血管升压素，在体内分布广泛。

1. 抗利尿作用　生理水平下，抗利尿激素主要是增强远曲小管和集合管对水的通透性，从而促进对水的重吸收，减少尿量，使尿液浓缩。如果抗利尿激素分泌不足，肾小管对水的重吸收能力减弱，尿量增加。

2. 缩血管作用　动物实验证明，给予大剂量抗利尿激素，可收缩血管，升高血压。这可使机体在某种特殊的情况下发挥重要作用，如失水、失血、血容量减少，体内血管升压素释放增加，血和脑内血管升压素的含量升高，通过缩血管作用使血压升高。

3. 抗利尿激素的分泌调节：详见第八章"肾的排泄"。

（二）缩宫素

缩宫素亦称催产素（OXT），OXT主要由室旁核分泌，子宫和乳腺是OXT作用的两个主要靶器官。

1. 对乳腺的作用　OXT促进乳汁排出。哺乳期乳汁贮存于腺泡中，OXT促进乳腺腺泡和导管周围肌上皮样细胞收缩，腺泡内压升高，将乳汁由输乳管排出。当婴儿吸吮乳头产生机械性刺激，传入冲动上传到下丘脑，促使OXT释放增多，加强乳腺腺泡和导管周围肌上皮样细胞收缩，从而促进乳汁排出。在此基础上易建立起条件反射，称射乳反射。人OXT的释放不仅与吸吮乳头这样的直接刺激有关，而且许多哺乳期妇女，不仅在触觉刺激时发生OXT释放，婴儿啼哭声等刺激也会导致其泌乳和排乳。OXT除了促进排乳以外，还可以延迟乳腺退化，维持乳腺泌乳的功能。

2. 对子宫的作用　促进子宫平滑肌收缩。OXT对非孕子宫作用较弱，妊娠末期子宫平滑肌对OXT较敏感。雌激素可提高子宫对OXT敏感性，而孕激素的作用则相反。在分娩过程中，胎儿的下降对产道产生牵拉和压迫等刺激，反射性引起OXT分泌增多，OXT又进一步加强子宫收缩，促进胎儿下降，胎儿的下降又促进OXT分泌，如此进行正反馈调节，直至分娩完成。

案例 11-1 解析

该患者是生长激素型垂体瘤，生长激素分泌异常增多。

生长激素可促进骨的生长，但成年人的长骨骨骺端已经闭合，再接受大剂量生长激素的作用也不能使骨沿长轴生长，只能横向生长，尤其促进扁骨和短骨生长。

第三节 甲状腺

案例 11-2

患者，女性，32岁，近几个月摄食量逐渐增多，但身体却日渐消瘦，怕热多汗，心情烦躁，经常感觉疲倦。还会经常出现心慌、手颤抖。查患者甲状腺无明显肿大，血中T_4及TBG轻度增高，CT显示颅内无占位性病变。

思考：甲状腺激素的生理作用是什么？为什么甲状腺功能亢进的人怕热多汗、多食、消瘦？

甲状腺是人体最大的内分泌腺，重20～25g。在青春期、妊娠期、哺乳期会出现生理性增生，比通常略大。甲状腺的实质由大量腺泡构成。腺泡是甲状腺的分泌单位。腺泡上皮细胞具有较强的从血液中摄取碘和酪氨酸的能力，是甲状腺激素合成与释放的部位。腺泡腔内充满胶状物，主要成分为甲状腺球蛋白，是甲状腺激素的贮存库。

在腺泡上皮细胞之间和腺泡间结缔组织内还有少量散在的腺泡旁细胞，又称C细胞，分泌降钙素。

一、甲状腺激素的合成、贮存、释放、运输和灭活

甲状腺激素包括四碘甲状腺原氨酸（甲状腺素，T_4）和三碘甲状腺原氨酸（T_3）。T_4分泌量多、作用弱、作用时间长。T_3分泌量少、作用强、作用时间短。

两者都是酪氨酸碘化物。甲状腺也可合成极少量的逆-T_3（rT_3）它不具有甲状腺激素的生物活性。T_4占90%，T_3占10%；T_3的活性是T_4的5倍。

（一）甲状腺激素的合成

甲状腺激素合成的原料是甲状腺球蛋白（TG）和碘。甲状腺球蛋白是一种糖蛋白，它在腺泡上皮细胞内合成，贮存于腺泡腔中。每个TG分子上有许多酪氨酸残基。血液中碘需要不断由食物提供。

甲状腺激素合成过程分四步：腺泡聚碘、碘的活化、酪氨酸碘化、耦联。

1. **聚碘** 合成T_3、T_4所需的碘来自食物。甲状腺对碘的摄取是由上皮细胞膜上的碘泵活动而完成的，血中I^-逆电位梯度和逆浓度梯度被转移入甲状腺上皮细胞内，是主动转运过程。腺垂体TSH可加强碘泵（Na^+-I^-同向转运体）的聚碘作用。胞内I^-浓度可达胞外的25倍。临床上常采用测定甲状腺摄取放射性碘的能力来判断甲状腺的功能。

2. **碘的活化** 由腺泡上皮细胞摄取的碘并不能与酪氨酸结合，首先需要在过氧化酶作用下氧化成具有活性的碘，这一过程称为碘的活化。

3. **酪氨酸碘化** 活化的碘能与甲状腺球蛋白分子中某些酪氨酸残基上第3、5位和第3'、5'位的H置换，生成一碘酪氨酸（MIT）和二碘酪氨酸（DIT）。

4. **耦联** 在一个TG分子上一个MIT和一个DIT两两缩合发生耦联，生成三碘甲状腺原氨酸（T_3），一个DIT与另一个DIT两两缩合发生耦联，生成四碘甲状腺原氨酸（T_4）。

碘的活化、酪氨酸的碘化和耦联过程，都是在甲状腺球蛋白分子上经过同一过氧化酶（TPO）的催化完成的，因此，甲状腺腺泡上皮细胞内过氧化酶在甲状腺激素合成过程中起

知识链接

临床上用来治疗甲状腺功能亢进的硫脲类药物就是通过抑制甲状腺过氧化酶,阻碍甲状腺内碘的活化、酪氨酸碘化、耦联,阻碍 T_3 和 T_4 合成。但不能阻止已经合成的甲状腺激素的释放。故必须在体内的甲状腺激素消耗后才能显效。

关键作用。此酶活性受腺垂体促甲状腺激素(TSH)的调控,也可被硫氧嘧啶类药物抑制,使甲状腺激素合成减少,以治疗甲状腺功能亢进。

(二)T_3 与 T_4 的贮存、释放、运输与代谢途径

1. 贮存 已合成的甲状腺激素以胶质状态贮存于甲状腺腺泡腔内。这是内分泌腺中及时储存于分泌细胞外的唯一现象,属胞外贮存,特点是储存量非常大,可供利用2~3个月。即使机体短时间缺碘也不会导致相关症状出现。相反,在治疗甲状腺功能亢进疾病时,需要较长时间用药才能见效。

2. 释放 甲状腺受到TSH的刺激时,腺上皮细胞将腺泡腔中的甲状腺球蛋白吞饮入腺细胞,在溶酶体的蛋白水解酶作用下,甲状腺球蛋白水解,分离出来 T_3 与 T_4,并透过毛细血管进入血液循环。

3. 运输 释放入血液的 T_3 和 T_4,约99%与血浆蛋白结合,成为结合型甲状腺激素,暂时失去活性。与甲状腺激素结合的蛋白质有三种:甲状腺激素结合球蛋白(TBG)、甲状腺激素结合前白蛋白、白蛋白。其中以TBG最多,占60%。

游离状态的甲状腺激素不足1%,具有活性。结合型和游离型二者可互相转化,在血液中维持动态平衡。大量结合型的存在对机体有着非常重要的意义,游离型可被肾小球滤过、经尿排出而浪费;结合型是大分子不能被肾小球滤过,得到保护。甲状腺激素对代谢的促进作用强大,故有活性的甲状腺激素水平不宜太高。T_3 与血浆蛋白亲合力小,主要以游离状态存在,活性约是 T_4 的5倍。T_4 往往脱掉1个I转化为 T_3,能更有效地发挥作用。

4. 代谢

(1)灭活:甲状腺激素在脱碘酶的作用下脱去碘的过程是甲状腺激素降解的主要途径。80% T_4 与 T_3 在组织中脱碘酶的作用下脱碘,T_4 脱碘生成 T_3 与 rT_3,血液中75%的 T_3 来自于 T_4。T_3 再经脱碘而被灭活。

(2)降解:20% T_4 与 T_3 在肝细胞,与葡萄糖醛酸或硫酸结合后,随胆汁入肠道,由粪便排出。妊娠、饥饿及代谢紊乱等应激情况,均促进 T_4 转化为 T_3 或 rT_3。脱碘后可形成二碘、一碘或不含碘的甲状腺原氨酸。脱下的碘可被再利用,作为合成甲状腺激素的原料,但大部分随尿液排出。

二、甲状腺激素的生理作用

甲状腺激素的作用广泛,遍及全身各组织、器官,作用持久而缓慢。主要作用是促进新陈代谢,促进和维持机体生长与发育过程。

(一)对代谢的影响

1. 促进能量代谢 产热效应。

甲状腺激素能加速体内物质氧化过程,增加体内大多数组织细胞的耗 O_2 量和产热量,

提高机体基础代谢率（BMR），对维持体温的恒定具有重要意义。但是脑、肺、性腺、脾、淋巴结、皮肤等器官不受其影响。因此甲状腺功能亢进患者，产热量增加，BMR较正常值高50%~100%，怕热多汗，体温偏高；反之甲状腺功能减退患者，产热量减少，BMR较正常值低30%~45%，喜热恶寒，体温偏低。

2. 促进物质代谢

（1）对糖代谢的影响：一方面促进小肠吸收糖增加，促进糖原分解、加速糖异生而使血糖升高；同时又促进糖的分解代谢，加速脂肪、肌肉等外周组织对葡萄糖的摄取和利用，有降低血糖的作用。所以甲状腺功能亢进的患者摄入糖稍多即可血糖升高，甚至出现糖尿，但很快又能降低血糖。

（2）对蛋白质代谢的影响：主要表现在两个方面，一方面是生理剂量时促进蛋白质合成，表现正氮平衡；另一方面是大剂量时既促进合成，又促进分解，分解大于合成，呈负氮平衡。当患者甲状腺激素分泌过多，则蛋白质分解加速，骨骼肌蛋白大量分解，患者消瘦、乏力。骨骼蛋白分解，导致血钙升高和骨质疏松。甲状腺激素分泌不足时，蛋白质合成减少，分解也减少，尤其组织间隙的黏蛋白不易被及时分解而积聚增多，黏蛋白是多价负离子，可结合大量正离子和水分子，引起皮下组织水潴留，产生黏液性水肿。黏液性水肿属于非凹陷性水肿，多见于面部、肾周、性腺周围。

（3）对脂肪代谢的影响：甲状腺激素既能促进脂肪和胆固醇的合成，又能加速脂肪动员、分解，促进肝将胆固醇变为胆酸盐排泄，但总的效应是分解大于合成。甲状腺功能亢进时，血浆胆固醇降低，脂肪分解增强，产生过多热量。功能减退时，血浆胆固醇明显升高，易患动脉粥样硬化。

（二）促进生长发育

甲状腺激素有促进机体生长发育和组织分化的作用，特别是对骨骼和中枢神经系统的生长、发育影响最大。胚胎时期甲状腺激素能促进神经元分裂，促进神经元树突和轴突的形成，髓鞘及胶质细胞的生长、脑血流量增加，使蛋白质、磷脂、酶及递质的合成增多，促进脑组织发育。因此胚胎期及幼儿时期缺乏甲状腺激素会导致不可逆的神经系统发育障碍。甲状腺激素与生长激素有协同作用，促进长骨的生长。甲状腺激素作用于肌肉、骨骼、肝、肾等组织细胞的核受体，刺激DNA转录过程，促进mRNA形成，加强蛋白质及各种酶的合成，有利于幼年时期机体生长与发育。幼年甲状腺激素低下会导致呆小症，出现明显的脑组织发育障碍，反应迟钝，长骨生长停滞。出现眼距宽、舌大、唇厚、流涎、身材矮小、智力低下等特殊表现。

知识链接

克汀病

克汀病又称为呆小症或先天性甲状腺功能减低症。本病分为两类：散发性者系因先天性甲状腺发育不良或甲状腺激素合成途径中酶缺陷所造成，大多为散发，少数有家族史，国内发病率约为1/7000；地方性者多见于甲状腺肿流行的山区，系由于该地区水、土壤和食物中碘缺乏所致，随着我国广泛使用碘化食盐作为预防措施，其发病率已明显持续下降。

（三）其他作用

1. **神经系统** 甲状腺激素对已经分化成熟的成年人中枢神经系统主要表现在提高其兴奋性。甲状腺功能亢进患者，易激动、注意力不易集中、烦燥不安、多语、失眠、肢体纤维性震颤。反之，甲状腺功能低下时，中枢神经系统兴奋性降低，出现分析能力、记忆能力减退；话语和行动迟缓、表情淡漠、嗜睡。

2. **心血管系统** 甲状腺激素可使心率加快，心缩力增强，心输出量增加，收缩压升高，舒张压降低，脉压增大。甲状腺功能亢进患者会出现心动过速、心肌细胞肥大、心室扩大、心律失常甚至心功能不全。

3. **其他作用** 消化系统也受甲状腺激素的影响，可增加消化道的运动和消化腺体的分泌。甲状腺功能亢进时，患者的胃肠蠕动加快，胃排空增快，肠吸收减少，严重者可出现顽固性吸收不良。反之，甲状腺功能低下的患者，胃肠蠕动减慢，会出现腹胀和便秘。

三、甲状腺激素的分泌调节

甲状腺激素分泌活动主要受下丘脑-腺垂体-甲状腺机能调节轴的调节（见图11-6）。

（一）下丘脑-腺垂体-甲状腺机能调节轴

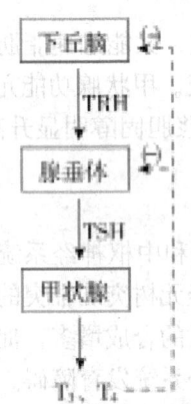

图11-6 下丘脑-腺垂体-甲状腺机能调节轴示意图

1. **促甲状腺激素（TSH）** 促甲状腺激素是调节甲状腺功能的主要激素，是目前已知的唯一的甲状腺生理刺激物，由腺垂体分泌。

(1) 作用：促进甲状腺激素的合成和释放，促进甲状腺腺泡组织增生。

(2) 释放：呈脉冲式释放，每2～4h出现一次波动，在此基础上呈日周期变化。血中TSH浓度清晨高、午后低。

甲状腺功能亢进患者血中的T_3与T_4明显增多，但TSH未增多，原因在于血中存在人类刺激甲状腺免疫球蛋白（HTSI），其化学结构与功能和TSH相似，能与TSH竞争甲状腺细胞膜上的受体，使T_3与T_4合成与释放增加，腺体细胞增生肥大。

2. **促甲状腺激素释放激素（TRH）** 由下丘脑合成和释放，经垂体门脉系统运送至腺垂体，作用于腺垂体分泌促甲状腺激素的细胞膜上的特异性受体，促进促甲状腺激素的合成与释放。此外，下丘脑TRH神经元接受大脑及其他部位神经元传入信息的调控，如寒冷、紧张、缺氧等刺激可通过中枢神经系统刺激下丘脑，引起TRH分泌。雌激素可增加腺垂体对TRH的反应，生长抑素抑制腺垂体分泌TRH，糖皮质激素对其分泌也有抑制作用。

3. **负反馈调节** 血液中游离的T_3和T_4浓度升高，诱导腺垂体促甲状腺激素细胞合成抑制性蛋白质，使TSH合成与释放减少，同时还可降低腺垂体对TRH的反应性。T_3与T_4对腺垂体TSH分泌活动的负反馈作用，是一个经常持续的调节因素。

地方性甲状腺肿，主要是由于食物及饮水中缺碘，甲状腺激素的合成与分泌减少，对腺垂体的负反馈作用减弱，在TRH作用下腺垂体分泌TSH增加，致使甲状腺代偿性增生和肿大。

（二）甲状腺自身调节

甲状腺的自身调节作用非常明显，这在机体处于某些情况下是具有非常重要意义的。甲状腺自身调节是指在没有神经-体液因素影响下，甲状腺根据碘供应的变化，调节腺体本身对碘摄取、T_3与T_4合成、释放的能力，称为甲状腺自身调节，它是一个有限度的缓慢调节

知识链接

过量的碘产生的抗甲状腺效应称 wolff-ckaikoff 效应。临床上常利用大剂量碘产生抗甲状腺效应，作为甲状腺手术前常规用药。Woiff-chaikoff 效应是一个暂时的现象，当继续增加外源性碘的供应时（24～46h后）则抗甲状腺效应消失，T_3、T_4 合成再次增加，出现对高碘的适应。

系统。当血浆 [I] 降低，甲状腺加强 I 的摄取，有利于 T_3、T_4 合成和分泌。血浆 [I] 增高，甲状腺抑制 I 的摄取，T_3、T_4 合成和分泌减少。

（三）自主神经系统对甲状腺活动的调节

甲状腺受交感神经和副交感神经双重支配，交感神经促使甲状腺激素合成与释放增加，副交感神经则使甲状腺激素合成与释放减少。

案例 11-2 解析

该患者系甲状腺功能亢进症。

一方面甲状腺激素对蛋白质代谢的影响主要表现为促进合成，但在甲状腺功能亢进时，骨骼肌蛋白分解增加，同时糖和脂肪的分解代谢也增强，从而使身体消瘦。另一方面甲状腺激素对能量代谢的影响主要表现为促进作用，可提高大多数组织的耗氧量，使产热增加。甲状腺功能亢进患者基础代谢率升高，患者喜凉怕热。

第四节　肾上腺

案例 11-3

患者，10 岁女童，4 年来无明显原因发胖。1 年半以前偶有阵发性腹痛，双下肢间歇性水肿，呼吸困难，不能上楼。发病以来，智力发育正常，身高增长迟缓。

查体：体形肥胖，面色红润；前额可见几个米粒大小的痤疮，嘴旁有细小胡须，颈短、粗，背部皮下脂肪隆起，腹部隆起呈球形；血液检查胆固醇和三酰甘油升高。

思考：

1. 糖皮质激素的生理作用是什么？
2. 库欣综合征的患者为什么会表现为向心性肥胖？

肾上腺位于肾上极，由中央部的髓质和外周部的皮质组成。两者组织来源、结构与功能均不同，实际为两个独立的内分泌腺。

肾上腺皮质占肾上腺体积的 80%～90%，肾上腺皮质由外向内分为球状带、束状带和网状带。球状带细胞分泌盐皮质激素，主要为醛固酮。束状带和一部分网状带细胞分泌糖皮质激素，主要是氢化可的松和皮质醇；网状带细胞分泌少量的性激素，包括少量的雄激素和微量的雌激素。盐皮质激素和糖皮质激素是维持生命所必需的激素（见表11-4）。

表11-4 肾上腺分泌激素

肾上腺	皮质	球状带	盐皮质激素：醛固酮
		束状带	糖皮质激素：皮质醇
		网状带	性激素：少量雄激素（脱氢表雄酮）、微量雌激素（雌二醇）
	髓质	嗜铬细胞：肾上腺素和去甲肾上腺素（4∶1）	

肾上腺皮质激素为甾体类激素，肾上腺皮质以胆固醇为原材料，在酶的催化下，合成肾上腺皮质激素，所以统称为类固醇类激素。胆固醇是肾上腺皮质激素合成的前体，所以肾上腺富含胆固醇。肾上腺皮质激素的合成场所是在线粒体和滑面内质网中进行，胆固醇主要来源于血液中的低密度脂蛋白，水解后为游离胆固醇，经一系列酶促反应，最后形成皮质醇、醛固酮和少量性激素。

生理状态下，血中游离的皮质激素占5%~10%，90%以上的皮质醇激素与血浆蛋白结合。类固醇激素的代谢主要在肝中进行，主要通过羟化、氧化、还原和结合等反应来对其进行降解。

盐皮质激素醛固酮的作用和分泌调节在第八章"肾的排泄"中有详细论述、性激素的作用和调节在第十二章"生殖"中有详细论述，在此不再赘述。以下主要介绍糖皮质激素的作用和分泌调节。

一、糖皮质激素的作用

 知识链接

动物实验表明，摘除双侧肾上腺后，动物很快就会死亡，如果只切除肾上腺的髓质，动物可以存活较长时间，说明肾上腺皮质分泌的激素是维持生命所必需的。

科学家分析摘除双侧肾上腺的动物死亡的主要原因有两个方面：一个是盐皮质激素缺乏导致机体水、盐代谢失调，致使血压下降，细胞代谢紊乱，重者致命性休克。另一方面是糖皮质激素缺乏，机体糖、蛋白质和脂肪代谢发生严重紊乱，机体应激能力下降，轻度的刺激或者伤害就可以导致机体功能衰竭和死亡。

（一）对物质代谢的作用（见图11-7）

1. **糖代谢** 糖皮质激素对糖代谢总的影响表现为升糖效应。既增加糖的来源又减少糖的去路，促使血糖升高。一方面通过加强肝内糖异生作用，使肝糖原增加。糖皮质激素促进蛋白质分解，生成的大量氨基酸进入肝，同时还能提高肝内有关糖异生酶的活性，使氨基酸转变为糖。另一方面通过减少肝外组织对葡萄糖的利用，使血糖升高。糖皮质激素有抗胰岛素作用，降低外周组织细胞对胰岛素的反应性，减少外周组织细胞对葡萄糖的利用，使血糖升高。肾上腺皮质功能亢进者，如库欣病，由于皮质醇大量分泌，或长期大量应用糖皮质激素治疗，患者血糖升高，甚至出现糖尿。而肾上腺皮质功能低下患者，如艾迪生病，因皮质

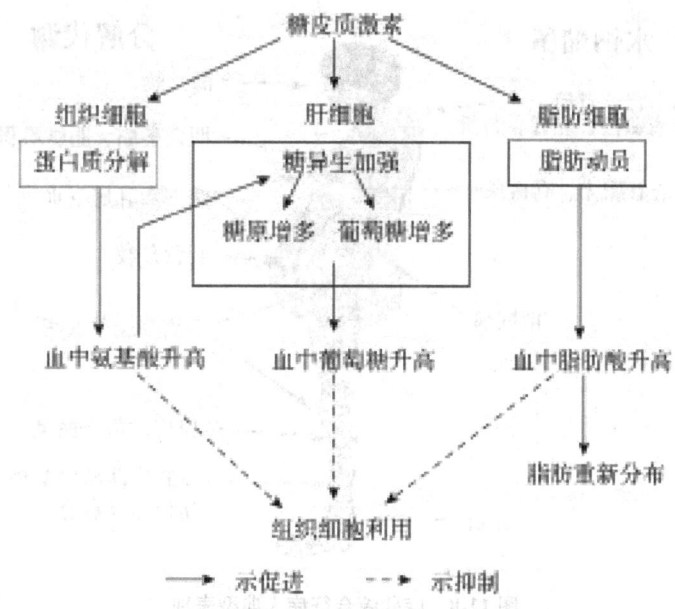

图 11-7　糖皮质激素对物质代谢的作用

醇分泌减少，可出现低血糖。

2. **蛋白质代谢**　糖皮质激素对蛋白质代谢总的影响表现为促进分解、抑制合成。主要促进肝外组织特别是肌肉组织蛋白质分解，使氨基酸在血中含量增加，增强糖异生。糖皮质激素过多的人表现为肌肉萎缩、骨质疏松和皮肤菲薄。

3. **脂肪代谢**　糖皮质激素对脂肪代谢总的影响表现为促进分解。由脂肪分解而来的大量脂肪酸进入肝内氧化，增加糖异生。糖皮质激素分泌过多时，还可使体内脂肪重新分布，出现"向心性肥胖"，表现为：满月脸、水牛背、球状腹、四肢瘦，临床上又称为库欣（Cushing）综合征（见图 11-8）。不同部位脂肪对糖皮质激素的敏感性不同，因而分解程度不同。四肢部位脂肪对糖皮质激素敏感，分解氧化增强而脂肪减少；面、颈、肩、胸、腹、躯干部位脂肪对糖皮质激素不敏感，且对促进合成的激素——胰岛素敏感，故这些部位脂肪分解少而合成多。

4. **水盐代谢**　小剂量糖皮质激素有抑制抗利尿激素的分泌以及增大肾小球滤过率，有排水作用，并可促进胞内水排出胞外，可用于"水中毒"的排水。大剂量糖皮质激素有弱的醛固酮作用，即促进远曲小管和集合管保 Na^+ 保水排 K^+ 作用。肾上腺皮质功能低下时，水排泄障碍，可发生水中毒。

（二）在应激反应中的作用

当机体受到应激刺激时，如创伤、感染、中毒、疼痛、缺氧、麻醉、手术、寒冷、恐惧等伤害性刺激，血中 ACTH、糖皮质激素及其他激素（如生长激素、催乳素、醛固酮等）分泌急剧增多，并产生一系列非特异性自身保护反应，这一现象称为应激反应。在应激状态下，体内 ACTH 及糖皮质激素等激素释放增多，可增强机体对伤害性刺激的抵抗力和耐受力，因此肾上腺皮质激素又被称为"保命激素"和"警觉激素"。

在应激反应当中，机体分泌的糖皮质激素通过以下作用来帮助机体提高适应能力和抵抗能力：

（1）减少缓激肽、前列腺素和蛋白水解酶等有害介质的产生和释放。

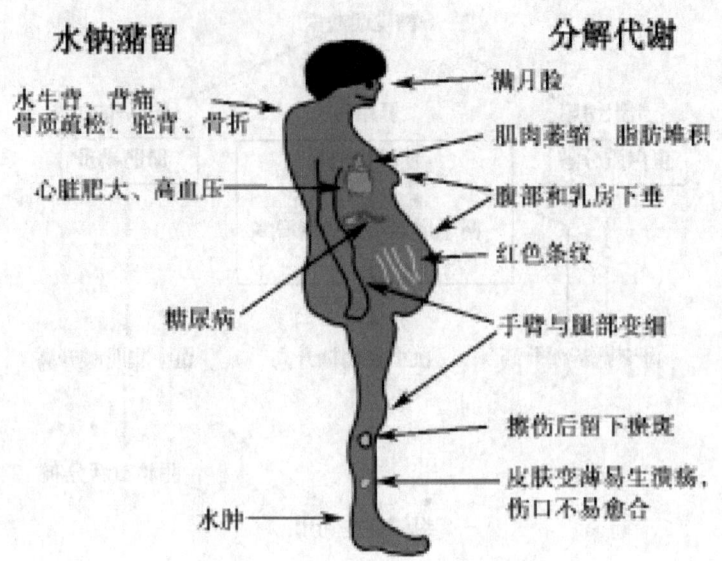

图 11-8 库欣综合征病人典型表现

（2）维持血糖水平的稳定，使脑和心脏对糖的利用得以保证，能增加心肌收缩力、升高血压等。

机体在受到应激刺激时，交感 - 肾上腺髓质系统活动增强，儿茶酚胺类物质分泌增加，增强心血管活动及物质代谢活动，称为应急反应。实际上，在机体的整个应激状态下，应激和应急反应是分不开的，两种反应同时存在，相辅相成，共同维持机体对紧急事件的处理能力。

肾上腺皮质机能障碍患者或长期应用糖皮质激素治疗导致肾上腺皮质萎缩的患者，若骤然停药，则因不能耐受应激刺激，可危及生命。故停药时应注意逐渐减量，缓慢停药。

（三）其他作用

1. 对血细胞的作用　糖皮质激素对血细胞的影响总的表现为使血中红细胞、血小板、中性粒细胞增多；使淋巴细胞、嗜酸性粒细胞减少。

（1）糖皮质激素能增强骨髓造血功能，使血中红细胞、血小板增多。糖皮质激素增多的患者，红细胞增多，加上皮肤菲薄，常常有多血质的外貌。

（2）糖皮质激素可动员附着于小血管壁边缘的中性粒细胞入血，以增加其在血液中的数量。

（3）糖皮质激素可抑制胸腺与淋巴组织细胞有丝分裂和促进淋巴细胞的凋亡，使淋巴细胞 DNA 合成过程减弱，血中淋巴细胞减少。

（4）糖皮质激素可促进肺和脾对淋巴细胞与嗜酸性粒细胞的破坏。

2. 对心血管系统的作用　糖皮质激素能提高血管壁平滑肌对儿茶酚胺的敏感性，加强血管的紧张性和收缩，这种作用属于激素的允许作用，有利于维持血管正常的紧张性。血管收缩，毛细血管壁的通透性降低，减少血浆中的成分滤出，维持血容量。糖皮质激素分泌不足时，毛细血管扩张，通透性增大，导致循环血量减少。

3. 对消化系统的作用　糖皮质激素可以促进胃酸和胃蛋白酶的分泌，所以长期大剂量应用糖皮质激素可诱发或加重溃疡病，因此，溃疡病患者应慎用糖皮质激素。

4. 抗炎、抗过敏作用　糖皮质激素通过增强白细胞溶酶体酶的稳定性，减轻对组织的损伤和炎症局部的输出，抑制浆细胞抗体的生成和组胺的生成，而具有抗炎和抗过敏的作用。

二、糖皮质激素的分泌调节

糖皮质激素的分泌可分为"基础分泌"和应激状态下的"应激分泌"两种情况，基础分泌指机体日常活动的一般性分泌，通过"闭环调节"来调节其分泌的多少；应激分泌指机体在应激状态下的分泌活动，通过"开环调节"实现。二者均受下丘脑-腺垂体-肾上腺皮质轴调节（见图11-9）。

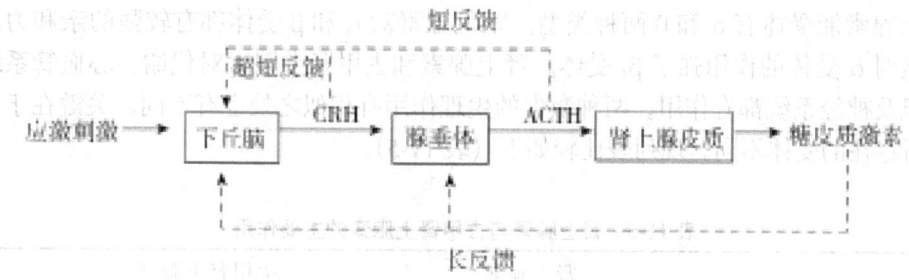

图11-9　糖皮质激素分泌的调节示意图
⟶ 表示促进　----▶ 表示抑制

（一）"闭环调节"

即下丘脑-腺垂体-肾上腺皮质机能调节轴的调节。下丘脑分泌的促肾上腺皮质激素释放激素（CRH）能够促进腺垂体促肾上腺皮质激素（ACTH）的合成与释放，腺垂体分泌的ACTH能够促进肾上腺皮质组织增生；促进肾上腺皮质激素合成和分泌。

ACTH和糖皮质激素的分泌都有昼夜节律性，觉醒起床前进入分泌高峰，随后逐渐降低，白天维持在较低水平，入睡后逐渐降低，午夜最低，周而复始。ACTH的昼夜节律性不受糖皮质激素的反馈调节，而是受下丘脑视交叉上核生物钟的控制，下丘脑CRH呈昼夜节律性释放，垂体ACTH和糖皮质激素的分泌也呈现相应的节律性。

（二）调节轴的负反馈调节作用

血液中糖皮质激素浓度升高，可反馈性抑制下丘脑释放CRH及腺垂体合成与释放ACTH，这种反馈称长反馈；而ACTH水平升高可抑制CRH神经元活动，称为短反馈；CRH水平升高也可抑制CRH神经元自身活动称其为超短反馈。这些负反馈抑制作用有利于维持血液中糖皮质激素的水平相对稳定。

由于糖皮质激素的负反馈作用，在医疗中长期大剂量应用糖皮质激素时，可抑制下丘脑CRH神经元和腺垂体，使CRH与ACTH分泌长期减少，导致患者肾上腺皮质渐趋萎缩，分泌功能减退或停止。患者完全依赖药物作为糖皮质激素的来源，此时若突然停用糖皮质激素，或减量过快，则可引起严重后果。因此，停药时要逐渐减量，治疗中最好间断补充ACTH以促进肾上腺皮质功能的恢复，防止其萎缩。

（三）"开环调节"

即正反馈调节，在应激反应状态下，通过中枢神经系统使下丘脑CRH神经元分泌CRH增多，促使腺垂体分泌ACTH增加，大幅度提高血中糖皮质激素的浓度，高浓度的糖皮质激素进一步促进CRH和ACTH的释放，有助于机体增强对伤害性刺激的抵抗力和耐受力。此时的负反馈机制似乎没有发挥作用，其机制尚不明了。

三、肾上腺髓质

肾上腺髓质接受交感神经支配，分泌儿茶酚胺类激素，主要有肾上腺素（AD）和去甲肾上腺素（NA），另外还有少量的多巴胺（DA）。髓质细胞又称嗜铬细胞，分泌肾上腺素和去甲肾上腺素的细胞的比例约为9：1，它们都以酪氨酸为原材料合成肾上腺素或去甲肾上腺素。所分泌的肾上腺素和去甲肾上腺素的比例约为4：1。

（一）肾上腺素和去甲肾上腺素的生理作用

肾上腺素能受体有 α 和 β 两种类型。肾上腺素对 α 和 β 受体都有较强的亲和力。去甲肾上腺素对 α 受体的作用强于 $β_1$ 受体。肾上腺素和去甲肾上腺素对代谢、心血管系统、内脏平滑肌及神经系统都有作用。两种激素的生理作用有相似之处也有不同，关键在于它们靶器官上所存在的受体不同。现列表比较如下（表11-5）。

表11-5 肾上腺素与去甲肾上腺素的主要作用

	肾上腺素	去甲肾上腺素
心率	加快	加快，减慢（整体，反射性引起）
心输出量	增加	不定
冠状动脉血流量	增加	增加
皮肤小动脉	收缩	收缩
肌肉小动脉	舒张	收缩
血压	升高	明显升高
支气管平滑肌	舒张	稍舒张
子宫平滑肌	舒张	收缩
代谢	增强	稍增强

（二）肾上腺素和去甲肾上腺素的分泌调节

1. 交感神经　肾上腺髓质直接接受交感神经节前纤维的支配，交感神经系统兴奋时，肾上腺髓质激素分泌增多。髓质激素的作用与交感神经兴奋时的效应相似，因此，把交感神经与肾上腺髓质的结构和功能上的这种紧密关系称为交感-肾上腺髓质系统。人体安静时，由于交感神经系统紧张性较弱，髓质激素的分泌量很少。当机体遇到紧急情况时，如焦虑、剧烈疼痛、失血、缺氧、严寒、酷暑以及剧烈运动等，该系统被调动起来使髓质激素大量分泌，主要目的在于调动机体的潜在能力，使得机体能够脱离险境，度过难关。此时，中枢神经系统兴奋性增高，机体处于警觉状态，反应灵敏；心率加快，心肌收缩力增强，心输出量增加，血压升高，全身血液重新分配，以利于重要器官得到更多的血液供应（如心脏、脑及骨骼肌）；呼吸加强；糖原分解，血糖升高，脂肪分解增加，以便提供更多的能源，供给机体利用。

2. 促肾上腺皮质激素　ACTH主要通过糖皮质激素促进髓质激素的合成，也可直接促进髓质激素的合成。

3. 反馈作用　当细胞内合成的去甲肾上腺素达到一定量时，即可抑制酪氨酸羟化酶，使去甲肾上腺素合成减少；相反，细胞质内肾上腺素和去甲肾上腺素含量减少时，髓质激素合成增加。

案例 11-3 解析

该患者系库欣（Cushing）综合征

糖皮质激素可促进脂肪的分解。库欣综合征患者因糖皮质激素大量产生，四肢脂肪大量分解，产生的甘油、脂肪酸，在身体中轴部位在胰岛素的作用下重新合成脂肪，出现脂肪的重新分布，表现为四肢脂肪相对缺乏而颈项部、锁骨上区、腹部的脂肪沉积特别突出。产生以满月脸、水牛背、球状腹、四肢消瘦为主要特征的特殊体态，称为向心性肥胖。

第五节 甲状旁腺激素、降钙素、1,25(OH)$_2$ 维生素 D$_3$

甲状旁腺激素、降钙素、1,25(OH)$_2$ 维生素 D$_3$ 共同调节体内钙磷代谢，维持血液中的钙磷浓度处于正常水平，保证机体内环境的稳定，并且有共同的靶器官——骨骼、肾、肠道。

一、甲状旁腺激素

甲状旁腺激素（PTH）由甲状旁腺主细胞合成和分泌，主要生理作用是升高血钙、降低血磷。

（一）甲状旁腺激素的生理作用

1. 对骨的作用　动员骨钙入血。

（1）快速效应：PTH 能够加强骨细胞膜上钙泵的活动，使骨液中游离的 Ca^{2+} 入血，所以 PTH 作用数分钟血钙即开始升高，2~3h 血钙升高可达高峰。这种快速调动骨钙入血效应的意义在于满足机体对钙的急需。

（2）延缓效应：PTH 能够加强破骨细胞溶骨作用，因破骨细胞可释放有机酸和无机酸，溶解骨质中的有机质和钙盐，故可使骨钙入血。该作用缓慢，PTH 作用 12~14h，血钙开始升高，几天~几周后血钙达高峰。其意义在于满足机体对钙的长期需要。

2. 对肾的作用　PTH 能激活 1α-羟化酶，促进 1,25(OH)$_2$ 维生素 D$_3$ 的生成，从而抑制肾小管重吸收磷，尿磷增多、血磷下降；促进肾小管重吸收钙，尿钙下降、血钙升高。

3. 对肠的作用　PTH 通过激活 1α-羟化酶和促进 1,25(OH)$_2$ 维生素 D$_3$ 的生成，促进小肠对钙的吸收，间接地使血钙升高。

（二）甲状旁腺激素的分泌调节

1. 血钙的调节　PTH 的分泌主要受血液中的钙离子浓度调节。血液中的钙离子浓度下降，即可刺激 PTH 的分泌，PTH 通过调节骨钙入血，肾重吸收钙增多，使血钙升高。反之，血中钙离子浓度升高时，PTH 分泌减少。长时间血钙降低，可使甲状旁腺增生；长时间血钙浓度过高，则可使甲状旁腺萎缩。

2. 其他因素的调节　PTH 的分泌还受血磷升高、降钙素的大量释放影响，可使血钙降低，刺激 PTH 的分泌。

二、降钙素

降钙素（CT）由甲状腺腺泡旁细胞（即甲状腺 C 细胞）分泌。降钙素的生理作用主要是降低血钙和血磷，其主要的靶器官是骨，对肾也有一定的作用。

（一）降钙素的生理作用

1. 对骨的作用　降钙素抑制破骨细胞的骨溶解作用，增强成骨细胞的作用而使钙、磷沉积于骨骼，使血中钙、磷含量下降。

2. 对肾的作用　抑制肾小管对钙、磷的重吸收，尿液中钙、磷增加，血中钙、磷浓度下降。

3. 对肠的作用　抑制胃酸分泌，从而减少小肠对钙的吸收。

（二）降钙素分泌的调节

降钙素的分泌主要受血钙浓度的调节，当血钙浓度升高时，降钙素分泌增加；反之，血钙浓度降低时，降钙素分泌减少。比较 PTH 与降钙素对血钙浓度的调节主要有以下几点：

（1）降钙素分泌较快，1小时之内可达高峰，而 PTH 分泌则需几个小时。

（2）降钙素只对血钙水平产生短期调节，其作用很快被 PTH 作用所掩盖，PTH 对血钙浓度起着长期调节作用。

三、$1,25(OH)_2$ 维生素 D_3

（一）$1,25(OH)_2$ 维生素 D_3 的生成

体内的维生素 D_3 主要来自皮肤的 7-脱氢胆固醇在日光紫外线作用下生成无活性的维生素 D_3（胆钙化醇），也可来自动物性食物。无活性的维生素 D_3 入肝后在 25-羟化酶作用下，生成无活性的 25-OH 维生素 D_3，再经由肾产生的 1-羟化酶的作用，生成有活性的 $1,25(OH)_2$ 维生素 D_3。

（二）$1,25(OH)_2$ 维生素 D_3 的生理作用

1. 对骨的作用　对骨盐的沉积和骨钙的动员均有作用。

（1）刺激骨细胞的活动，促进骨盐的沉积和骨的形成。

（2）当血钙浓度降低，又能提高破骨细胞的活动，动员骨钙入血，血钙浓度升高。此外，$1,25(OH)_2$ 维生素 D_3 能增强 PTH 对骨的作用，如果缺乏，PTH 的作用会明显减弱。

2. 对肾的作用　可以促进肾小管对钙和磷的重吸收，使尿钙、尿磷排出减少。

3. 对小肠的作用　可促进小肠对钙的吸收，使血钙升高。

在体内，PTH、CT 和 $1,25(OH)_2$ 维生素 D_3 共同对钙、磷代谢进行调节。（见图 11-10 和表 11-6）

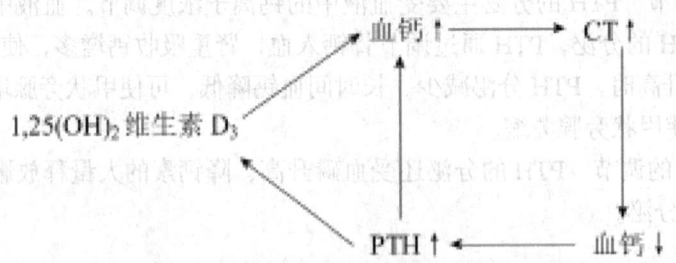

图 11-10　PTH、CT、$1,25(OH)_2$ 维生素 D_3 共同调节血钙

表 11-6　三种激素对钙磷代谢的作用

激素名称	主要作用	作用的靶部位
甲状旁腺激素	升血钙、降血磷	促进骨细胞钙外流；促使破骨细胞活动，动员骨钙入血。促进肾小管对钙的重吸收，刺激 1，25(OH)$_2$维生素 D$_3$的形成
降钙素	降血钙、降血磷	抑制破骨细胞的活性，减少溶骨，增强成骨细胞活性。抑制肾小管对钙、磷的重吸收
1，25(OH)$_2$维生素 D$_3$	升血钙、升血磷	对骨盐的沉积和骨钙动员均有作用。促进肾小管对钙、磷的重吸收。促进小肠对钙、磷的重吸收

第六节　胰　岛

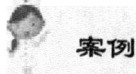

案例 11-4

患者，男，48岁，体形消瘦，经常感觉到疲乏无力；尿频，烦渴，饮水量增加，食量也增大，餐后2小时即感觉饥饿难耐。检测空腹血糖增高，餐后血糖明显增高，血液三酰甘油升高，尿糖阳性。

思考：

1. 糖尿病的发病机理是什么？
2. 糖尿病患者为什么会饭量增大、饮水量增加、尿液增多和体型消瘦？

胰岛是散在于胰腺外分泌细胞之间的许多内分泌细胞群的总称，其在胰腺中的分布像海洋中的一个个小岛一样，故称胰岛。人类胰岛细胞分为四类，主要有 A 细胞分泌胰高血糖素，B 细胞分泌胰岛素，D 细胞分泌生长抑制素，PP 细胞分泌胰多肽。其中胰岛 B 细胞最多，约占胰岛细胞的 60%～70%。

一、胰岛素

胰岛素是由胰岛 B 细胞分泌的、由51个氨基酸组成的小分子蛋白质。胰岛素有 A 和 B 两条多肽。正常人空腹状态下血清胰岛素的浓度为 35～145pmol/L。胰岛素的半衰期只有 5min，主要在肝内失活。

知识链接

人工合成牛胰岛素

1965年9月17日，中国科学院生物化学研究所、有机化学研究所和北京大学生物系三个单位，以钮经义为首的科学家们首先成功地用人工方法合成了具有全生物活性的结晶牛胰岛素，这是世界上第一个人工合成的蛋白质，为糖尿病患者带来了福音，同时也标志着人类在探索生命科学的征途中向前迈进了重要的一步。1979年，钮经义被推荐为诺贝尔化学奖候选人，但遗憾的是，由于种种原因，中国科学家最终与诺贝尔奖擦肩而过。1982年，这项成果获中国自然科学一等奖。

（一）胰岛素的生理作用

胰岛素是促进三大营养物质合成、维持血糖浓度稳定的主要激素。对人体能源物质的储存和人体生长都由很重要的作用。

1．对糖代谢的调节　主要表现在促进糖原合成；促进组织对糖的利用，降低血糖。具体表现在胰岛素可促进各种组织（特别是肝、肌肉和脂肪组织）加速摄取、贮存和利用葡萄糖，使血糖下降；在肝，促进肝糖原合成与贮存，促进葡萄糖转变成脂肪酸，抑制糖异生作用；在肌肉，促进肌糖原合成。如胰岛素分泌不足，最明显的表现是血糖升高，当血糖浓度超过肾糖阈值，就会出现尿糖。

2．对脂肪代谢的调节　主要表现在促进脂肪合成，抑制分解。促进肝合成脂肪酸并贮存，也能使脂肪细胞合成少量脂肪酸。促进葡萄糖进入脂肪细胞，合成脂肪酸与三酰甘油（甘油三酯）。同时还抑制脂解酶活性，转而抑制脂肪分解。胰岛素缺乏可造成血脂升高，引起动脉硬化，常导致心血管和脑血管系统的疾病。

3．对蛋白质代谢的调节　主要表现在促进蛋白质合成和贮存，抑制分解。

（1）促进氨基酸进入细胞。

（2）作用于核糖体，促进蛋白质合成。

（3）使细胞核内转录和复制加速，增加 RNA 和 DNA 的生成。

（4）抑制蛋白质分解，特别是使肌细胞释放入血的氨基酸减少。

（5）抑制肝的糖异生使氨基酸转用于合成蛋白质。

因此胰岛素有利于生长，胰岛素缺乏时，体内的蛋白质合成减少，分解增强，不利于伤口愈合。

（二）胰岛素分泌的调节

1．血糖浓度的调节作用　血糖浓度是调节胰岛素分泌的最重要因素。血糖升高，胰岛素分泌明显增加；血糖下降，胰岛素分泌减少。

2．氨基酸和脂肪酸的作用　过量氨基酸可引起的胰岛素分泌增多。在血糖浓度较低的时候，血中氨基酸浓度增加，只能对胰岛素的分泌产生轻微的刺激作用，但如果血糖同时升高，氨基酸的刺激就大大加强了。血中的脂肪酸增加时也可促进胰岛素的分泌。

3．激素的调节作用

（1）促胃液素、促胰液素、胆囊收缩素和抑胃肽等都有刺激胰岛素分泌的作用。

（2）胰高血糖素可通过旁分泌的方式对 B 细胞的直接作用与升高血糖的间接作用刺激胰岛素分泌。

（3）生长素、糖皮质激素，孕酮和雌激素也能促进胰岛素分泌。

（4）肾上腺素与 B 细胞膜上的 α 受体结合，抑制胰岛素的释放。

4．神经调节

（1）迷走神经可直接刺激胰岛素的分泌，也可通过刺激胃肠道激素的释放而间接促胰岛素的分泌。

（2）交感神经抑制胰岛素的分泌。下丘脑可能存在调节胰岛素分泌的中枢。

二、胰高血糖素

胰高血糖素是由胰岛 A 细胞分泌的，其靶细胞主要为肝细胞。在血清中浓度 50～100ng/L，半衰期为 5～10min，主要在肝内失活。

（一）胰高血糖素的作用

胰高血糖素的主要作用为升高血糖，具有强烈促进肝糖原分解和糖异生，使血糖明显升高的作用。激活脂肪酶，促进脂肪分解，使酮体生成增多。使氨基酸加速进入肝细胞，脱去氨基，为糖异生作用提供原料。

（二）胰高血糖素分泌的调节

1. **血糖浓度的调节作用** 是最重要的调节因素。血糖降低，胰高血糖素分泌增加，血糖升高时，胰高血糖素分泌抑制。

2. **氨基酸和脂肪酸的作用** 氨基酸是刺激胰岛素和胰高血糖素分泌的重要物质，进食蛋白质或摄入氨基酸混合物后，两者均升高。胰岛素分泌可使血糖下降；胰高血糖素分泌可防止血糖过低而导致低血糖，所以具有一定的生理意义。血中脂肪酸水平降低可促进胰高血糖素分泌增加。

3. **激素的调节作用** 胰岛素通过降低血糖而间接刺激胰高血糖素分泌，胰岛素也可直接通过旁分泌抑制A细胞分泌胰高血糖素。

4. **神经调节** 迷走神经抑制胰高血糖素分泌，交感神经促进胰高血糖素分泌。

人体在处于应激状态时，如感染、精神紧张、车祸、突发脑出血、大面积脑梗死等均可刺激胰高血糖素分泌增加，使血糖升高。

> **案例 11-4 解析**
>
> 1. 胰岛素是维持血糖浓度稳定的主要激素。各种原因引起胰岛素缺乏，血糖浓度将升高，超过肾糖阈时出现尿糖，引起糖尿病。
>
> 2. 糖尿病时，尿糖引起的渗透性利尿使尿量增多，后者可使血容量减少，通过增加饮水量而补充。随着尿糖的排泄，血糖不断损失，为维持较高浓度的血糖水平，必需通过增加饮食和机体的消耗来实现。

第七节　其他内分泌腺

一、松果体及其激素

松果体位于丘脑后上方，它接受颈上交感神经节的节后神经纤维支配。松果体在儿童时期较发达，一般7岁左右后逐渐萎缩，成年后不断有钙盐沉积。

松果体分泌的激素主要为褪黑激素（MT），褪黑激素的分泌有明显的昼夜节律，白天分泌减少，夜晚分泌增加。这可能与光照刺激以及交感神经活动有关。褪黑激素的作用是抑制下丘脑-腺垂体-性腺轴和下丘脑-腺垂体-甲状腺轴的活动，能够加强中枢抑制的过程，促进睡眠；可增强机体的免疫能力；并具有抗肿瘤、抗衰老的作用。

二、胸腺激素

胸腺素的分泌儿童期活跃，青春期分泌增多，随性腺活动后开始退化。胸腺素主要作用是使淋巴干细胞转变为T淋巴细胞，参与机体的细胞免疫调节，增强机体排斥异体组织的能力。

（梁秀艳　孙德英）

第十二章 生殖

> 学习目标
> 1. 归纳并熟记生殖、月经、月经周期的概念；熟记雄激素（睾酮）、雌激素、孕激素的生理作用。
> 2. 解释睾丸功能的调节，卵巢功能的调节；说出月经周期中子宫内膜的周期性变化。
> 3. 知道LH高峰对排卵的意义、知道黄体的功能。
> 4. 知道睾丸的生精作用和卵巢的生卵作用；知道妊娠的基本过程。

第一节 男性生殖

案例 12-1

男，48岁，身高148cm，体重39kg，身材矮小，皮肤光洁细腻，无喉结，无胡须、腋毛、阴毛，阴茎短小，阴囊空虚，查体未触及睾丸。染色体分析：染色体核型为47，XXY。激素测定：黄体生成素17.01mIU/ml↑（1.7～8.6），促卵泡成熟素39.75mIU/ml↑（1.5～12.4），睾酮0.24 ng/ml↓（2.8～8），催乳素7.67ng/ml（4.04～15.2）。

思考：该患者女性化的内分泌因素？

（注：括号内为正常参考值）

男性的生殖器官包括主性器官（睾丸）和附性器官（附睾、输精管、前列腺、精囊管、阴茎等）。

一、睾丸的功能

睾丸由曲细精管与间质细胞组成。曲细精管上皮又由生精细胞和支持细胞构成。睾丸的主要功能是精子的生成及合成分泌雄激素。精子的生成在曲细精管进行，雄激素由间质细胞分泌。

（一）睾丸的生精功能

原始的生精细胞为精原细胞，紧贴于曲细精管的基膜上。从青春期开始，精原细胞分阶段发育形成精子。精子的生成过程为：精原细胞→初级精母细胞→次级精母细胞→精细胞→精子（图12-1）。从精原细胞发育成为精子约需两个半月。从青年到老年，睾丸都有生精能力。45岁以后，随着曲细精管的逐渐萎缩，生精细胞发育变慢，生精能力也逐渐减弱。

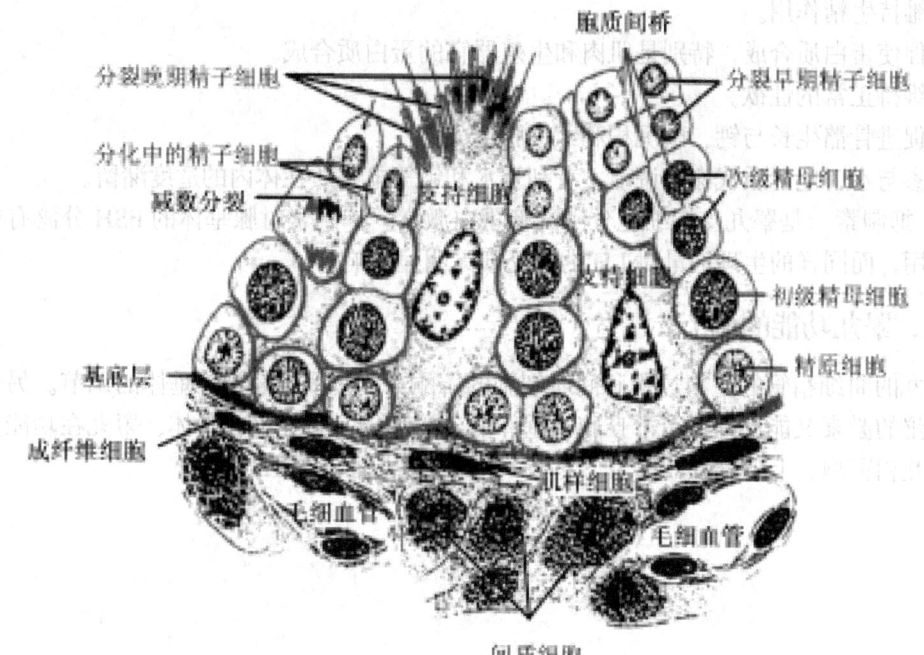

图 12-1　睾丸曲细精管生精过程

精子的生成需要适宜的温度，阴囊的舒缩活动，使其内部温度较腹腔低 1～8℃，适合精子生成。睾丸不在阴囊而滞留于腹腔或腹股沟，称为隐睾症。由于隐睾者睾丸处于温度较高的部位，会影响精子的生成能力，是男性不育的原因之一。

在曲细精管的精子本身并没有运动能力，而是靠小管外周肌样细胞的收缩和管腔液的移动运送至附睾内。在附睾内精子进一步成熟，并获得运动能力。附睾内可贮存小量的精子，大量的精子则贮存在输精管及其壶腹部。在性活动中，通过输精管的蠕动把精子运送至尿道。精子与附睾、精囊腺、前列腺和尿道球腺的分泌物混合形成精液，在性高潮时射出体外。正常男子每次射出精液 3～6ml，每毫升精液含 2 千万～4 亿个精子，如果每毫升精液中精子少于 2 千万，则不易使卵子受精。

支持细胞为各级生殖细胞提供营养，并起保护与支持作用。相邻的支持细胞在近基膜处形成的紧密连接，在睾丸间质毛细血管和曲细精管之间构成血睾屏障，该屏障可以阻止血液中的有害物质进入管腔对发育中的生精细胞造成伤害。

（二）睾丸的内分泌功能

1. **雄激素**　睾丸的间质细胞分泌雄激素，主要为睾酮（T）。

（1）睾酮的合成与代谢：睾酮是 C-19 类固醇激素，主要在睾丸间质细胞内合成，女子卵巢也有少量分泌。在间质细胞内，胆固醇经侧链裂解酶的作用生成孕烯醇酮，孕烯醇酮经过羟化、脱氢等过程转变为雄烯二酮，雄烯二酮经 17-羟类固醇脱氢酶的作用转化为睾酮。正常男性在 20～50 岁，睾丸每日分泌 4～9mg 睾酮，50 岁以上随年龄增长，睾酮的分泌量逐渐减少。睾酮主要在肝被灭活，并以 17-氧类固醇结合型经尿排出，少量经粪便排出。

（2）睾酮的生理作用：

①刺激男性特征出现，使附属性器官发育并维持其成熟状态。

②维持生精作用。
③促使蛋白质合成，特别是肌肉和生殖器官的蛋白质合成。
④维持正常的性欲。
⑤促进骨骼生长与钙、磷沉积和红细胞生成。
⑥参与水、电解质代谢的调节，有利于水和钠等电解质在体内的适度潴留。

2. **抑制素** 是睾丸支持细胞分泌的糖蛋白激素。抑制素对腺垂体的 FSH 分泌有很强的抑制作用，而同样的生理剂量对 LH 的分泌却无明显影响。

二、睾丸功能的调节

睾丸的曲细精管的生精过程和间质细胞的睾酮分泌均受下丘脑-垂体的调节。另一方面睾丸分泌的激素又能反馈调节下丘脑和垂体的分泌功能。下丘脑、垂体、睾丸在功能上密切联系，互相影响，上下统一，称为下丘脑-垂体-睾丸轴（图 12-2）。

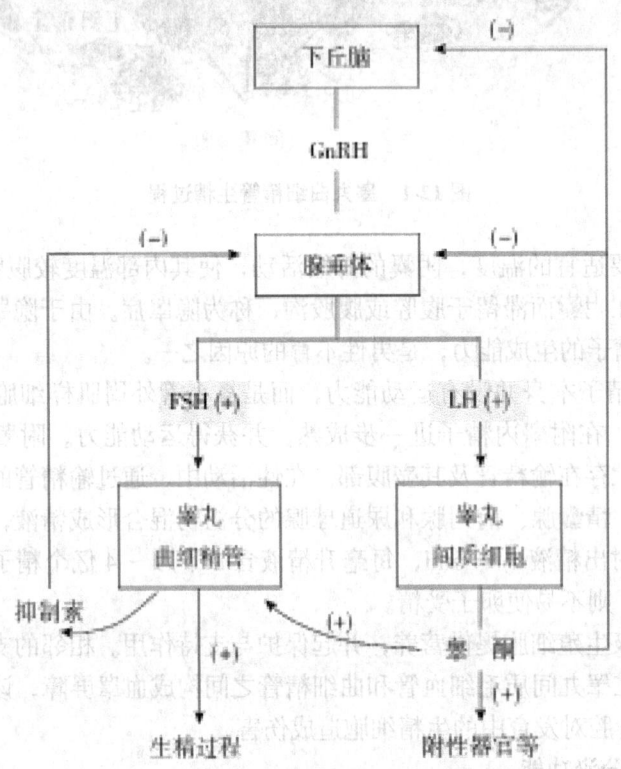

图 12-2 下丘脑-腺垂体-睾丸机能调节轴

（一）下丘脑-腺垂体对睾丸的调节

下丘脑分泌的促性腺激素释放激素（GnRH）经垂体门脉到达腺垂体，促进腺垂体促性腺激素细胞合成和分泌卵泡刺激素（FSH）和黄体生成素（LH）。FSH 主要作用于生精细胞与支持细胞，LH 主要作用于间质细胞。

1. **腺垂体对生精作用的调节** 腺垂体分泌的 FSH 与 LH 对生精过程均有调节作用。FSH 对生精有始动作用，睾酮则有维持生精的效应。研究表明，LH 对生精过程的调节是通过刺激睾丸间质细胞分泌睾酮而间接实现的。

2. 腺垂体对内分泌功能的调节　腺垂体分泌的 LH 可促进间质细胞合成与分泌睾酮，因此 LH 又称为间质细胞刺激素。

（二）睾丸激素对下丘脑 - 腺垂体的反馈调节

睾丸分泌的激素对下丘脑、腺垂体的功能有着反馈调节作用。当睾酮在血中达到一定浓度后，可以作用于下丘脑和垂体，抑制 GnRH 和 LH 的分泌。当睾丸生精过程达到一定水平时，支持细胞在 FSH 的作用下分泌抑制素，抑制素对垂体分泌 FSH 具有负反馈调节作用，但对下丘脑分泌 GnRH 的抑制作用较弱。

案例 12-1 解析

1. 该患者系染色体异常引起的男性女性化表现型。
2. 该患者雄性激素分泌严重低下，导致男性性征不发育。
3. 睾酮的生理作用：（1）刺激男性特征出现，使附属性器官发育并维持其成熟状态。（2）维持生精作用。（3）促使蛋白质合成，特别是肌肉和生殖器官的蛋白质合成。（4）维持正常的性欲。（5）促进骨骼生长与钙、磷沉积和红细胞生成。（6）参与水、电解质代谢的调节，有利于水和钠等电解质在体内的适度潴留。

第二节　女性生殖

案例 12-2

患者，女，14 岁。13 岁月经初潮。此次月经来潮第 1 日发生剧烈下腹及腰骶部疼痛，向肛门放射，伴恶心、呕吐、头晕。面色苍白，表情痛苦，双手捧腹屈膝弯腰位。外阴见血迹，子宫前屈，稍小，有压痛。

思考：解释病因。

女性的主性器官是卵巢。附性器官包括输卵管、子宫、阴道及外阴等。卵巢的功能是产生卵子和分泌激素。

一、卵巢的功能

（一）卵巢的生卵作用（见图 12-3）

卵巢由卵泡和结缔组织组成。卵泡是由一个卵细胞和包围其周围的卵泡细胞（颗粒细胞）所组成。女性出生后两侧卵巢内有数十万个原始卵泡。每一个原始卵泡由一个初级卵母细胞及其周围的卵泡细胞（颗粒细胞）构成，称为生殖细胞。青春期开始，在腺垂体促性腺激素的作用下，原始卵泡开始生长发育，经初级卵泡与次级卵泡阶段，最后发育成为成熟卵泡。正常情况下，每月卵巢内有 15～20 个原始卵泡同时开始发育，但通常只有一个卵泡发育为优势卵泡并成熟，其他卵泡都在发育的不同阶段退化成为闭锁卵泡。所以在卵巢中可见到大小不等处于各个不同发育阶段的卵泡。卵泡成熟过程中，颗粒细胞不断增殖，由单层变

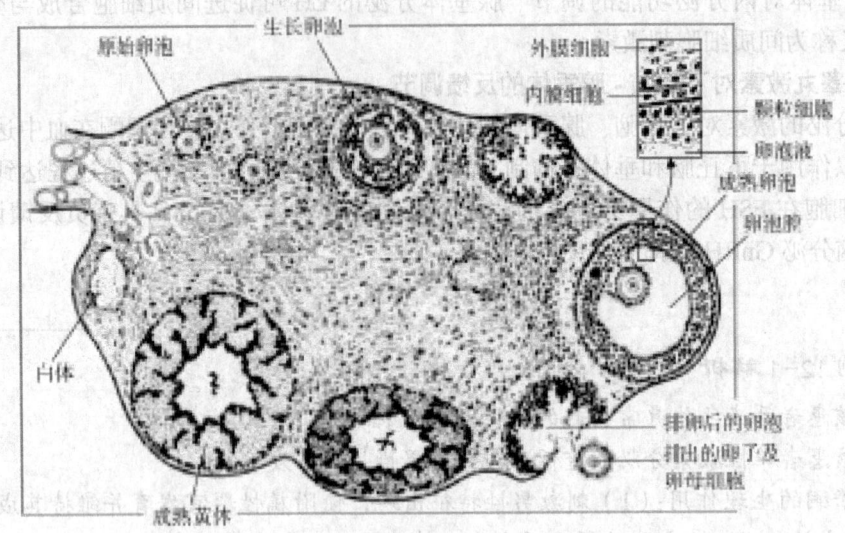

图12-3 卵巢生卵过程示意图

为多层的颗粒细胞层，期间出现卵泡腔和卵泡液，内含高浓度的雌激素。最后初级卵母细胞完成第一次成熟分裂，形成一个次级卵母细胞及第一极体，排卵后次级卵母细胞开始第二次减数分裂并停留在中期，直到受精时才能完成第二次成熟分裂。

成熟卵泡在LH作用下破裂，次级卵母细胞与附着的透明带、放射冠等随同卵泡液排至腹腔的过程，称为排卵。卵细胞排出后，残余的卵泡壁内陷，血管破裂，血液进入腔内凝固，形成血体。血液很快被吸收后，大量新生血管长入，血体转变为一个血管丰富的内分泌腺细胞团，外观呈黄色，称为黄体。黄体维持的时间取决于排出的卵子是否受孕，如果排出的卵子未受孕，则黄体在排卵后9～10天开始退化，称为月经黄体。月经黄体的寿命一般为14天。最后被结缔组织取代形成白体。若排出的卵子受孕，黄体则继续生长，称为妊娠黄体，一直维持到妊娠12周，以后便退化为白体。育龄女性卵泡的生长发育、排卵、黄体的形成与退化，每月一次，周而复始，称为卵巢周期。卵巢平均约28天排卵一次，一般左右卵巢交替排卵，每次只排出一个卵子，偶尔可见一次排出双卵或多卵。女性一生中，两侧卵巢共能排出300～400个卵子。

（二）卵巢的内分泌作用

卵巢合成及分泌的激素主要是雌激素（E）和孕激素（P），也可分泌少量雄激素。雌激素由卵泡细胞和黄体细胞分泌，排卵前，卵泡主要分泌雌激素，雌激素有雌二醇、雌酮和雌三醇等，其中雌二醇分泌量最大、活性最强。孕激素由黄体细胞分泌，以孕酮作用最强。

1. **雌激素的作用** 雌激素的主要作用是促进女性生殖器官的发育和副性征的出现，并维持正常状态。此外，雌激素对代谢也有明显的影响。

（1）对生殖器官的作用：

①雌激素协同FSH促进卵泡发育，诱导排卵前LH高峰的出现，从而促进排卵。

②促进输卵管上皮细胞增生，增强输卵管的分泌与运动。

③促进子宫发育，使子宫内膜发生增殖期变化，内膜逐渐增厚，血管和腺体增生，但不分泌；促进子宫的收缩，并在分娩前，提高其对缩宫素（催产素）的敏感性。

④使子宫颈分泌大量清亮、稀薄的黏液，有利于精子穿行。

⑤使阴道上皮细胞增生，表浅细胞角化，糖原含量增加，并加速分解，使阴道分泌物呈酸性（pH4～5），有利于阴道内乳酸杆菌的生长，从而抑制其他微生物的繁殖，增强阴道的抵抗力。

(2) 对乳腺和副性征的作用：刺激乳腺导管和结缔组织增生，促进脂肪组织在乳腺的聚集，形成女性乳房特有的外部形态。同时促进女性第二性征的出现，如全身脂肪和阴毛的分布，女性体态，音调增高。

(3) 对代谢的作用：

①促进蛋白质合成，特别是促进生殖器官的细胞增殖与分化，促进生长发育。

②影响钙和磷的代谢，增强成骨细胞活动，加速骨的生长和钙盐沉积，促进骨骺的愈合，因而在青春期早期女孩的生长一般较男孩快。

③促进肾对水、钠的重吸收，增加细胞外液量，某些妇女月经前水肿可能与此有关。

2. 孕激素的作用　孕激素主要作用于子宫内膜和子宫平滑肌，适应孕卵着床和维持妊娠。由于孕酮受体含量受雌激素调节，因此孕酮的绝大部分作用都必须在雌激素作用的基础上才能发挥。

(1) 对子宫的作用：

①孕激素使子宫内膜进一步增生变厚，在增殖期的基础上出现分泌期的改变，腺体增生，腺体分泌，以利于受精卵着床。

②使子宫平滑肌的兴奋性降低，从而抑制子宫收缩，并使子宫平滑肌对缩宫素的敏感性降低，防止子宫收缩，具有安胎作用。

③孕酮使宫颈黏液减少而变稠，使精子难以通过，以防止再孕。

(2) 对乳腺的作用：在雌激素作用的基础上，孕激素进一步促进乳腺小叶及腺泡发育，腺泡细胞增生、扩大，为分娩后泌乳做准备。

(3) 产热作用：孕激素可增强能量代谢，也可作用于下丘脑体温调节中枢，使体温调定点水平提高，女子基础体温在排卵前先出现短暂降低而在排卵后升高 0.5℃ 左右，并在黄体期一直维持在此水平上。临床上常将这一基础体温的双相变化，作为判定排卵的标志之一。

(4) 免疫抑制作用：抑制母体对胚胎的免疫排斥反应。

二、卵巢周期性活动的调节

卵巢功能受下丘脑-腺垂体的调节，三者在功能上密切联系，形成了下丘脑-腺垂体-卵巢轴。下丘脑释放的 GnRH 随垂体门脉系统血液到达腺垂体后，使腺垂体释放 FSH 和 LH。FSH 是卵泡生长发育的始动因素，颗粒细胞和内膜细胞均有 FSH 受体。FSH 可促进这些细胞的有丝分裂，使细胞数目增加，卵泡发育和成熟，同时也促进雌激素的生成和分泌。FSH 还能使颗粒细胞上出现 LH 受体，LH 能使颗粒细胞的形态及激素分泌能力向黄体细胞转化，形成黄体。排卵前 LH 分泌达到一个高峰，诱发成熟卵泡排卵，排卵后 LH 还能维持黄体细胞持续分泌孕酮。

因下丘脑和腺垂体均存在雌激素和孕激素的受体，雌激素和孕激素都可反馈性地调节下丘脑和腺垂体的分泌（见图 12-4 和表 12-1）。

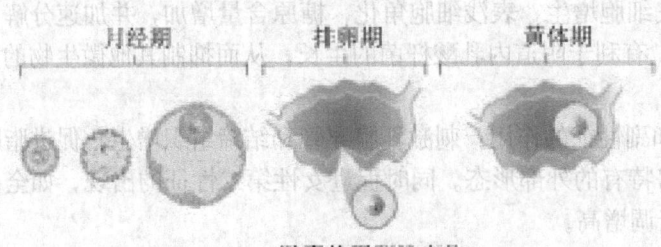

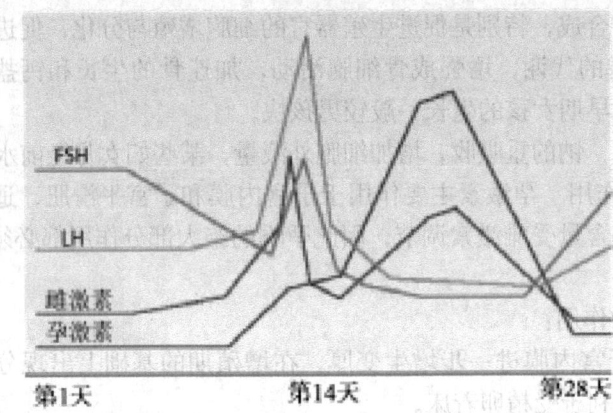

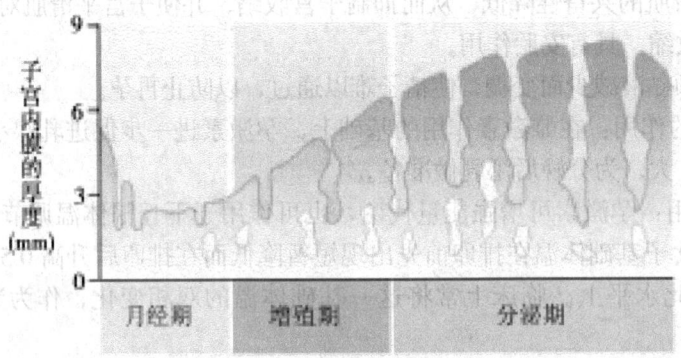

图 12-4 月经周期形成原理示意图

表 12-1 月经周期形成的原理及卵巢和子宫内膜的变化

	增殖期	分泌期	月经期
时间	第 5~14 天	第 15~28 天	第 1~5 天
腺垂体	分泌 FSH	分泌 LH	分泌 FSH、LH 减少
卵巢	卵泡生长、发育、成熟	排卵后的卵泡生成黄体	黄体萎缩变为白体
	分泌雌激素	分泌雌激素、孕激素	分泌雌激素、孕激素减少
子宫内膜	呈增殖型	呈分泌型	脱落、出血
	增生增厚	继续增厚	
	血管增多增长	血管继续增长	
	子宫腺增多增长	子宫腺继续增多增长	
	腺体不分泌	腺体分泌	

（一）月经周期

女性从青春期开始，在整个生育期内（除妊娠和哺乳期外），生殖器官呈现周期性变化，称为生殖周期。女性生殖周期最显著的变化是子宫内膜周期性增殖、分泌、脱落、出血，并经阴道流出，这种现象称为月经，故女性的生殖周期也称为月经周期。月经周期长短因人而异，在20～40天内均属正常，平均28天。但每个女性自身的月经周期是相对稳定的。通常，我国女性成长到12～14岁出现第一次月经，称为初潮，是女性性成熟的标志。初潮后一段时间内月经可能不规律，经过一年左右可逐渐规律起来。到50岁左右，月经周期停止，称为绝经。

（二）月经周期中子宫内膜的周期性变化

月经周期中由于卵巢分泌的雌激素、孕激素的波动导致子宫内膜功能层的形态和功能发生周期性的变化，根据这一变化将月经周期分为增殖期、分泌期及月经期。另外根据卵巢的周期性变化，也可将月经周期分为卵泡期（排卵前期）与黄体期（排卵后期）两大阶段。

1. **增殖期** 从上次月经停止之日起到卵巢排卵之日止，相当于月经周期的第5～14天，历时约10天，称为增殖期，也称为卵泡期或排卵前期。在此期内，卵巢中的卵泡处于发育和成熟阶段，并不断分泌雌激素。雌激素促使月经后的子宫内膜修复增殖，其中的血管、腺体增生，但腺体并不分泌。至此期末，卵巢内有一个卵泡发育成熟，出现排卵。

2. **分泌期** 从排卵日到月经到来日止，相当于月经周期的第15～28天，历时13～14天，称为分泌期，此时卵巢黄体形成，因而又称为黄体期。此期内，排卵后的残留卵泡细胞形成黄体，分泌雌激素和孕激素。在雌激素和孕激素的作用下，特别是在孕激素的作用下，子宫内膜进一步增生变厚，其中的血管生长，腺体增大，并分泌富含糖原的黏液。子宫内膜变得松软、血供充足并富含营养物质，子宫平滑肌活动相对静止，为受精卵着床和发育做好准备。如受孕，黄体则发育成妊娠黄体继续分泌孕激素和雌激素，使子宫内膜形成蜕膜。如未受孕，黄体萎缩，进入月经期。

3. **月经期** 从月经开始到出血停止，相当于月经周期的第1～5天，历时3～5天，称为月经期。在此期内，由于排出的卵子未受精，月经黄体退化、萎缩，分泌孕激素、雌激素迅速减少，子宫内膜由于突然失去了雌激素、孕激素的支持，其中的血管发生痉挛，导致内膜缺血、坏死、脱落和出血，即月经来潮。月经期出血量为50～100ml，月经血呈暗红色，包含血液、子宫内膜的碎片、宫颈黏液及脱落的阴道上皮细胞。因子宫内膜组织中含有丰富的纤溶酶原激活物，使经血中的纤溶酶原被激活成纤溶酶，降解纤维蛋白，故月经血不凝固。在月经期内，子宫内膜脱落形成的创面容易感染，应注意保持外阴清洁，并避免剧烈运动。

（三）月经周期形成的机制

月经周期的形成主要是下丘脑-腺垂体-卵巢轴活动的结果（表12-1）。

1. **增殖期的形成** 随着女性青春期的到来，下丘脑发育成熟，下丘脑分泌的GnRH增多，使腺垂体分泌的FSH和LH也相应增多，FSH促使卵泡生长发育成熟，并与LH配合，使卵泡分泌雌激素。在雌激素的作用下，子宫内膜发生增殖期的变化。在增殖期末，相当于排卵前1天左右，雌激素在血中的浓度达到高峰，通过正反馈作用使GnRH的分泌进一步增加，从而使FSH和LH分泌也增加，尤其以LH分泌增加更为明显，形成LH高峰。在高浓度的LH作用下，引起已发育成熟的卵泡排卵。

2. **分泌期和月经期的形成** 卵泡排卵后，在LH的作用下，残余部分形成黄体，继续分泌雌激素和大量孕激素。这两种激素特别是孕激素，使子宫内膜发生分泌期的变化。随着黄体的不断增长，雌激素和孕激素的分泌也不断增加，到排卵后 8～10 天，在血中达到高水平，通过负反馈抑制下丘脑和腺垂体的功能，使 GnRH、FSH 和 LH 分泌减少。由于 LH 的减少，黄体开始退化、萎缩，雌激素和孕激素的分泌突然减少，血中的雌激素和孕激素浓度迅速下降到最低水平，子宫内膜失去雌激素和孕激素的支持作用，缺血坏死，脱落出血，进入月经期。血中雌激素和孕激素浓度的降低，对下丘脑和腺垂体的抑制作用解除，卵泡又在 FSH 和 LH 的共同作用下生长发育，新的月经周期又重新开始。

综上所述，子宫内膜的周期性变化是由卵巢分泌激素的变化引起的。增殖期是雌激素作用的结果；分泌期是雌激素和孕激素共同作用所致；月经期的出现是子宫内膜突然失去雌激素和孕激素支持的结果。卵巢的周期性变化，是在大脑皮质控制下由下丘脑-腺垂体调节的结果，因此，剧烈的情绪波动、生活环境的变迁等社会-心理因素以及体内其他疾病均可导致月经周期紊乱，出现月经失调现象。

案例 12-2 解析

1. 该患者系月经初潮，经血及子宫内膜脱落物扩张刺激子宫所致。
2. 根据子宫内膜的变化将月经周期分为增殖期、分泌期和月经期。增殖期：子宫内膜增殖变厚，血管、腺体增生；分泌期：子宫内膜进一步增生变厚，血管扩张，腺体分泌；月经期：子宫内膜缺血、坏死、脱落和出血。

第三节　妊娠与避孕

案例 12-3

某女士，29 岁。G_2P_0，停经 47 日，末次月经 2002 年 7 月 10 日，近日来出现恶心、呕吐、乏力、喜食酸物。子宫如孕 50⁻ 日大，尿妊娠试验阳性。

思考：请说出尿妊娠试验主要检测尿中存在的哪种物质对妊娠诊断具有价值？

一、妊娠

妊娠是指在母体内胚胎的形成及胎儿的生长发育过程。包括受精、着床、妊娠的维持、胎儿的生长发育及分娩。卵子受精是妊娠的开始，胎儿及其附属物从母体排出是妊娠的终止。

（一）受精与着床

受精是指精子穿入卵子并相互融合的过程，精子与卵子融合后称为受精卵。正常情况下，受精一般发生在排卵后 6～7 天，发生于输卵管的壶腹部。因此，只有精子和卵子都适时到达该部位，受精过程才有可能顺利实现。

1. 精子的运行　精子在女性生殖道内经过复杂的运行过程，通过数道生理屏障，最终到达受精部位。一次射出的精液中含有数亿个精子，但通常只有极少数活动能力强的精子能到达受精部位。这是因为精子在向受精部位运行的过程中，受到多种因素的影响，如宫颈黏液的黏度、阴道的酸性液体等对精子的运动均有一定的影响。

2. 精子获能　精子必须在女性生殖道内停留一段时间才具有使卵子受精的能力，称之为精子获能。精子在附睾内虽然已经发育成熟，但由于附睾和精液内有抑制精子使卵子受精的物质，因而暂时抑制了精子与卵子的结合能力，而女性生殖道内，尤其是子宫和输卵管中有降解这些物质的酶，因此，正常情况下，精子只有进入女性生殖道后才能获得受精能力。

3. 受精过程　卵子排出后被输卵管伞摄取，继而被运送到输卵管的壶腹部，精子和卵子在此相遇完成受精。精子和卵子在女性生殖道中保持受精能力的时间很短，精子为1～2天，卵子仅为6～24h。受精过程是一种复杂的生物学变化过程。当精子与卵子相遇时，精子顶体会释放出多种酶，溶解卵子外围的放射冠及透明带，称为顶体反应。顶体反应中释放出的酶，可协助精子进入卵细胞。精子进入卵细胞后，激发卵母细胞中的颗粒释放，释放物与透明带反应，封锁透明带，使其他精子难以进入。因此，到达受精部位的精子虽有数十个，但一般只有一个精子能与卵子结合（图12-5）。

4. 着床　胚泡与子宫内膜相互作用而种植于子宫内膜的过程，称为着床，也称为植入。精子和卵子在输卵管的壶腹部形成受精卵之后，移至子宫腔，此时受精卵形成胚泡。进入子宫腔的胚泡大约在排卵后第8天逐渐进入子宫内膜，于排卵后10～13天，胚泡完全植入子宫内膜中（图12-5）。

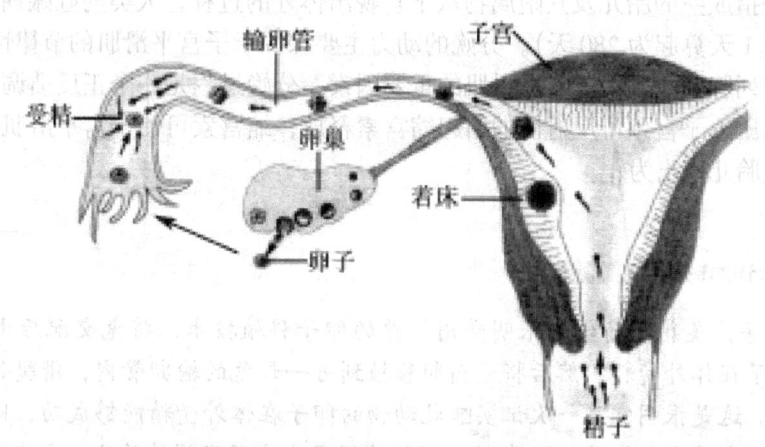

图12-5　排卵、受精与着床示意图

（二）妊娠的维持

妊娠的维持是多种因素共同作用的结果，胎盘在其中发挥重要作用。胎盘是母体的蜕膜和胎儿的绒毛膜相结合而形成的组织。通过胎盘，既可以实现母体与胎儿之间的物质交换，又可以起到屏障作用。同时，胎盘还可以分泌妊娠所必需的一些激素。胎盘产生的激素主要有人绒毛膜促性腺激素（HCG）、雌激素、孕激素、人绒毛膜生长素（HCS）等。因此，胎盘是妊娠期间一个重要的内分泌器官，它所分泌的激素对于调节母体与胎儿的代谢活动及维持正常妊娠起重要作用。

1. 人绒毛膜促性腺激素　在受精后8～10天即有绒毛膜促性腺激素分泌，至妊娠60天左右达到高峰，然后逐步下降，于妊娠90天左右降到最低水平，并维持到分娩。其主要作用是刺激卵巢的月经黄体变成妊娠黄体，并使其分泌大量雌激素和孕激素，以维持妊娠的顺利进行。人绒毛膜促性腺激素还可抑制淋巴细胞活性，防止母体对胎儿产生排斥反应，具有"安胎"效应。由于人绒毛膜促性腺激素出现在妊娠早期母体的血液中，并从尿液排出，因此测定母体血液和尿中 HCG 的浓度，可作为诊断早期妊娠的方法之一。

2. 雌激素与孕激素　在妊娠 2 个月左右，妊娠黄体逐渐萎缩，由妊娠黄体分泌的雌激素和孕激素减少，此时胎盘所分泌的雌激素和孕激素逐渐增加，接替妊娠黄体的功能维持妊娠，直至分娩。胎盘所分泌的雌激素主要是雌三醇，其前体大部分来自胎儿。如果妊娠期间胎儿死于子宫内，孕妇的血液和尿中雌三醇会突然减少。因此，检测血或尿中的雌三醇水平，有助于了解胎儿的存活状态。妊娠期间，孕妇血中雌激素和孕激素保持在较高水平，对下丘脑 - 腺垂体系统有着负反馈作用，卵巢内没有卵泡发育、成熟和排卵，故妊娠期既无月经，也不再受孕。

妊娠期间雌激素的主要作用：①促进母体子宫、乳腺的生长；②松弛骨盆的韧带；③调节母体与胎儿的代谢。

孕酮的主要作用：①维持子宫内膜蜕膜化，为早期胚胎提供营养物质；②抑制子宫收缩，保持妊娠子宫的安静；③促进乳腺腺泡发育，为哺乳做好准备。

3. 人绒毛膜生长素　胎盘合体滋养层细胞分泌的一种糖蛋白激素，可调节母体和胎儿的物质代谢，促进胎儿生长。

（三）分娩

分娩是指成熟的胎儿及其附属物从子宫娩出体外的过程。人类的妊娠期约为 265 天（由末次月经第 1 天算起为 280 天）。分娩的动力主要来源于子宫平滑肌的节律性收缩，缩宫素、雌激素及前列腺素是调节子宫平滑肌的重要因素。分娩过程是一个正反馈调节活动，分娩开始后，胎儿压迫子宫颈可反射性的引起缩宫素释放，缩宫素可使子宫平滑肌强烈而有节律的收缩，直至胎儿娩出为止。

知识链接

1959 年，美籍华裔学者张明觉用娴熟的卵子移植技术，将兔交配后由子宫内取出的精子与卵子在体外受精，然后将受精卵移植到另一母兔的输卵管内，借腹妊娠。成功地生产出仔兔。这是张明觉第一次证实哺乳动物的卵子在体外受精能够成功，同时也为人类试管婴儿的诞生奠定了基础。20 年后，两位英国医生应用张明觉的这一方法，成功地孕育出世界上第一个"试管婴儿"，名为路易丝·布朗（Louise Brown），震惊了世界。为了纪念张明觉的功绩，人们把这个女孩称为"张明觉的女儿"。

二、避孕

避孕是指采用一定方法使女性暂不受孕。理想的方法应该安全可靠、简便易行。应该是对机体正常功能无明显影响，又不影响以后生育，而且最好是长效、可逆的。

一般通过控制以下环节来达到避孕目的：①抑制精子或卵子的生成；②阻止精子与卵子相遇；③使女性生殖道内的环境不利于精子的生存和活动；④使子宫内的环境不适于胚泡的着床与生长等。

案例 12-3 解析

人绒毛膜促性腺激素（HCG）对妊娠有特异性诊断价值。HCG 从受精卵着床，即由绒毛膜细胞开始分泌，约妊娠 60 天达高峰，继之下降到较低水平直到分娩，因此在整个妊娠期都存在 HCG，故可作为妊娠的诊断标志物。

HCG 的作用等同于黄体生成素（LH），刺激卵巢的月经黄体变成妊娠黄体，并维持其分泌大量雌激素和孕激素，维持子宫内膜的生长状态，使妊娠得以顺利进行。HCG 还可抑制淋巴细胞活性，防止母体对胎儿产生排斥反应，具有"安胎"效应。

（王 平）

参考文献

[1] 朱大年主编．生理学．第7版．北京：人民卫生出版社，2008．
[2] 朱启文，高东明主编．生理学（案例版）．第2版．北京：科学出版社，2012．
[3] 朱文玉，田仁，孔晓霞主编．人体生理学．第3版．北京：北京大学医学出版社，2008．
[4] 王爱梅，丁玉琴，周裔春主编．生理学．武汉：华中科技大学出版社，2008．
[5] 潘丽萍主编．生理学．第2版．北京：人民卫生出版社，2011．
[6] 石平，袁长蓉，刘凌昕主编．护士执业资格考试一本通．北京：化学工业出版社，2009．
[7] 刘玲爱主编．生理学．北京：人民卫生出版社，2008
[8] 白波主编．生理学．北京：人民卫生出版社，2010．
[9] 王斌，陈命家主编．病理学与病理生理学．第6版．北京：人民卫生出版社，2010．
[10] 姚泰主编．生理学．第6版．北京：人民卫生出版社，2003．
[11] 朱思明主编．医用生理学．北京：科学出版社，2002．
[12] 王平主编．护士执业资格考试护考急救包．第2版．北京：人民军医出版社，2011．
[13] 冯志强主编．生理学：案例版．北京：科学技术出版社，2007．
[14] 樊小力主编．生理学．北京：人民卫生出版社，2002．
[15] 钟国隆主编．生理学．第4版．北京：人民卫生出版社，2002．
[16] 吴博威主编．生理学．北京：人民卫生出版社，2001．
[17] 顾承麟主编．生理学．北京：科学出版社，2003．
[18] 张冬梅主编．生理学．北京：科学出版社，2003．

生理学课程标准

适用专业：护理专业　　课程类型：专业基础课　　建议课时：84

一、前言

（一）课程性质及任务

生理学论述人体正常生理机能。涉及正常状态下，人体生命活动的现象、过程、影响因素、变化规律、产生机制以及各项正常量值。生理学的知识来源于对人群调查、动物实验、人体试验、临床观察等客观数据的总结。生理学研究分三个层次水平，即人体整体水平、器官系统水平、细胞分子水平。生理学的核心观点是内环境稳态观点、整体性观点、对立统一观点。

生理学是在形态学基础之上的机能学课程，是其他机能学科如生物化学、药理学、病理生理学、免疫学等学科的论证核心。

通过本课程的学习，使学生掌握人体正常生理活动及变化规律，为后续课程的学习及认识疾病打下机能学基础；培养学生科学思维、分析问题和解决问题的能力；通过动物实验，促进学生医学素质的养成；培养学生初步的科研能力。

（二）设计思路

围绕护理专业的培养目标，结合后续课程和基层医疗岗位实际工作对知识、能力和素质的要求，合理安排生理学教学内容，确定教学重点、难点。

本课程的主要内容包括十二章。其中，生命活动的基本特征、兴奋性及相关规律、人体机能调节方式及其自动控制理论；细胞膜的物质转运功能、信号转导功能、生物电现象及规律等内容，是学习全课程的基础；血液的构成和主要功能，血细胞的特性及功能，血液凝固及纤溶，血型及输血原则；血液循环及规律；呼吸运动及规律；消化与吸收及规律；排泄活动及规律；能量代谢与体温调节；感觉器官功能及规律；神经系统功能及反射规律；内分泌系统概念及主要激素的作用和分泌调节机制；生殖的内分泌调节机制等，是本课程的主要内容；其中循环、呼吸、消化、排泄是全课程的重点内容。

护理专业是在学生修完解剖学和组织胚胎学等形态学科之后的第一学期学习本课程。总学时84学时，其中理论课72学时，实验课12学时。

二、课程培养目标

（一）知识目标

1. 系统掌握人体机能系统、器官的作用和作用意义。掌握内环境稳态和人体机能调节的方式。掌握主要的生理学概念。掌握重要的生理活动发生的机制。掌握重要的生理量值。
2. 熟悉人体机能自动控制学说。
3. 了解生理学与相关学科的联系；了解生理学有关最新研究进展。

（二）能力目标

1．能通过多种思维方式运用生理学知识分析临床现象，并提示解决问题的依据。

2．通过生理学实验，验证所学理论，学会常用动物实验技术，培养实验技能和动手能力，为后续课程学习打下基础。

（三）素质目标

1．将素质教育贯穿到教学过程当中。

2．强化业务素质的养成。如各种常用手术器械的正确使用，动物静脉注射、麻醉、固定、备皮、切、剪、扎、插管等常用手术技能。

3．培养科学方法和求真的科学态度。

4．培养爱护生命的理念；培养爱伤、爱患的人文思想。

5．培养和谐的人际沟通能力和团结协作的团队理念。

三、课程内容及目标要求

生理学	护理专业/学时
第一章　绪论	2
第二章　细胞的基本功能	8
第三章　血液	4
第四章　血液循环	12
第五章　呼吸	8
第六章　消化与吸收	4
第七章　能量代谢与体温	4
第八章　肾的排泄	8
第九章　感觉器官	4
第十章　神经系统	8
第十一章　内分泌	8
第十二章　生殖	2
理论课合计	72
实验	12
总学时合计	84

教学内容/学时	教学课次	知识目标	能力目标	预备知识
第一章 绪论/2 1．生理学的概念和内容。 2．生理学在本专业课程体系中的地位和作用。 3．生命的基本特征。 4．人体与环境。 5．人体机能调节的方式及自动化调节。	绪论/1	掌握： 1．生命的基本特征。 2．兴奋性的概念及影响因素。 3．刺激与反应；兴奋与抑制的概念。 4．阈值的概念；兴奋性与阈值的关系。 5．内环境的概念；稳态的概念和意义。 6．人体机能调节方式。 熟悉： 1．生理学的概念和内容。 2．生理学在课程体系中的地位和作用。 3．生理学的研究方法。 4．生理学研究的层次。整体、器官、细胞分子水平。 5．刺激的三要素。 6．兴奋性的变化。 7．人体与环境。外环境的概念。 8．人体功能自动调节。反馈。负反馈。正反馈。前馈。 了解： 外环境的构成及其对人体机能的影响。	1．能理解生理学在医学课程体系中的地位和作用，从而指导自己对本专业的学习规划。 2．根据兴奋性的概念及意义，能理解临床判断人体生命状态的方法。 3．能理解人体机能稳态的意义及人体维持稳态的反馈调节的意义。	生物学一般性知识。
第二章 细胞的基本功能/6 1．细胞膜的物质转运功能。 2．细胞的生物电现象。 3．细胞的信号转导功能。 4．骨骼肌收缩的环节和影响因素。	细胞/1	掌握： 1．细胞的物质转运。 2．单纯扩散。特点。影响因素。 3．易化扩散。通道转运。载体转运。特点。 4．主动转运。特点。继发性主动转运。 5．入胞和出胞。 熟悉：细胞膜的结构及膜上镶嵌蛋白的功能。 了解：电压门控通道三种状态。	理解物质或药物进出细胞的机制和影响因素。	细胞及细胞膜的构成。细胞膜镶嵌蛋白。普通物理学、化学及医用化学一般性知识。

续表

教学内容/学时	教学课次	知识目标	能力目标	预备知识
	细胞/2	掌握： 1．细胞的生物电现象。静息电位。极化。去极化。超极化。反极化。静息电位产生的原理。影响因素。 2．动作电位。概念。构成。过程。产生原理。动作电位的特点。 熟悉： 细胞的信号转导功能。通道耦联受体转导。G蛋白耦联受体转导。酶耦联受体转导。细胞内受体介导的信号转导。 了解： 能斯特公式。	1．理解人体生物电对人体机能的作用意义。 2．理解生物信号转导对于细胞间的有机联系的意义。 3．增强对药物作用于靶细胞机制的认识。	
	细胞/3	掌握： 1．动作电位产生的条件。 2．阈电位。 3．动作电位与兴奋性。 4．动作电位的传导。	1．深刻理解兴奋的本质。 2．理解产生兴奋的条件。	
	细胞/4	掌握： 1．肌细胞的收缩功能。神经-肌肉接头处兴奋的传递。过程。特点。 2．骨骼肌细胞的兴奋-收缩耦联。耦联因子。 熟悉： 1．骨骼肌细胞的微细结构。肌丝滑行学说。 2．骨骼肌的收缩形式。等长收缩。等张收缩。单收缩。强直收缩。 3．影响因素。前负荷。后负荷。收缩能力。 了解： 平滑肌细胞的结构和功能特点。	理解骨骼肌收缩的影响因素，从而为理解心脏泵血功能的影响因素打下基础。	1．三种肌细胞的结构。 2．骨骼肌三联管的构成。

续表

教学内容/学时	教学课次	知识目标	能力目标	预备知识
第三章 血液/4 1. 血液的功能。 2. 血液的理化特性。 3. 血细胞。 4. 生理性止血。 5. 血量与血型。	血液/1	掌握： 1. 血液的理化特性。 2. 血浆晶体渗透压。作用。 3. 血浆胶体渗透压。作用。 4. 红细胞的数量。生理特性。影响因素。 熟悉： 1. 血液的生理功能。血液的组成。 2. 体液的概念。体液的分布。 3. 等渗、高渗、低渗溶液。 4. 白细胞分类、作用。 5. 红细胞的生成。成熟因子。调节因子。 了解： 血细胞的生成、发育及演变过程。	1. 理解血液对维持生命的意义。 2. 理解低蛋白血症水肿发生的原理。 3. 理解临床输液对液体渗透压的要求。 4. 理解临床测定红细胞沉降率的原理及意义。 5. 理解贫血的概念及治疗原理。	1. 医用化学渗透现象。 2. 组织学各类血细胞的形态学知识。
	血液/2	掌握： 1. 血小板。生理特性。生理功能。 2. 生理性止血的概念和过程。 3. 血液凝固。概念。凝血过程。影响因素。 4. 血型。概念。ABO血型分型依据。判断。 熟悉： 1. 抗凝物质。 2. 纤维蛋白溶解系统。组成。过程。意义。 3. 交叉配血试验。 4. 血量。分布。意义。失血及后果。 5. 输血原则。 了解： Rh血型系统。判定依据。临床意义。	1. 理解临床止血方法的原理。 2. 理解临床防治血栓形成的原理。 3. 理解临床检测血型及交叉配血的原理，学会血型的判断。 4. 理解输血原则。 5. 理解临床输血、输液对补充血容量的意义。	

续表

教学内容/学时	教学课次	知识目标	能力目标	预备知识
第四章 血液循环/12 1. 血液循环的概念、作用和意义。 2. 心脏生理。 3. 血管生理。 4. 心血管活动调节。 5. 器官循环。	血液循环/1	掌握： 1. 心动周期的概念。 2. 泵血过程。分期。室内压变化规律。瓣膜开闭规律。 3. 泵功能评价。搏出量。心输出量。射血分数。心指数。 熟悉： 血液循环的概念、作用和意义。 了解： 心脏的解剖结构。	1. 理解心脏泵功能的临床意义。 2. 理解心动周期在临床的应用。	1. 心脏的解剖学一般性知识。 2. 心脏的房室及瓣膜。心内血流的方向。 3. 体循环、肺循环的一般性知识。
	血液循环/2	掌握： 1. 影响心脏泵功能的因素。 2. 心肌细胞跨膜电位及其形成机制： （1）静息电位。 （2）动作电位。心室肌细胞动作电位的形成机制、特点和意义。 3. 窦房结P细胞、浦肯野细胞动作电位4期自动去极化的离子机制。 熟悉： 1. 心功能曲线及意义。 2. 心力储备。心音。 3. 心肌细胞的分类。 了解： 1. 心脏做功。搏功。 2. 心肌细胞与骨骼肌细胞结构主要异同。 3. 心电图。	1. 理解临床降血压治疗的生理学意义和原理。 2. 理解临床纠正心律失常的原理。 3. 理解心电图原理。 4. 理解心音的产生机制和心音的临床意义。 5. 理解不同心功能状态下心力储备的差异。 6. 理解心电图各波的生理意义。	1. 物理学静电知识。 2. 组织学窦房结P细胞、工作肌细胞、浦肯野细胞的结构。 3. 心房优势传导通路中心房肌排列的特点。房室交界区细胞排列的特点。
	血液循环/3	掌握： 心肌细胞的生理特性： （1）自律性。影响因素。 （2）兴奋性。周期性变化。特点。意义。影响因素。期前收缩与代偿间歇。	理解临床各类心律失常产生的生理机制。	1. 各类血管的解剖学结构和组织学结构特点。 2. 物理学柏肃叶公式。

续表

教学内容/学时	教学课次	知识目标	能力目标	预备知识
		（3）传导性。传导途径。特点。影响因素。 （4）收缩性。特点。意义。影响因素。 熟悉： 各类血管结构和功能特点。 了解： 血流动力学。柏肃叶公式。		
	血液循环/4	掌握： 1．血压的概念。 2．动脉血压的概念。收缩压。舒张压。脉压。平均动脉压。正常值。 3．动脉压的形成机制。 4．影响动脉压的因素。 熟悉： 动脉压对维持器官血供的意义。	1．理解临床补充血容量对维持血压和器官血供的意义。 2．理解临床高血压治疗的生理学原理。 3．学会动脉压测量的原理和操作。	
	血液循环/5	掌握： 1．静脉血压的概念。 2．中心静脉压和外周静脉压的概念。 3．中心静脉压的决定因素。 4．影响静脉回流的因素。 5．微循环。概念。构成。路径。作用。意义。调节。 6．组织液和淋巴液的生成和回流。 7．有效滤过压。影响组织液生成和回流的因素。 熟悉： 淋巴循环及作用。	1．理解临床输液速度控制的意义。 2．理解临床治疗下肢静脉曲张时抬腿、腿部肌肉收缩等治疗方法的生理学原理。	1．组织学微循环的构成。 2．解剖学淋巴循环；组织学毛细淋巴管的结构。
	血液循环/6	掌握： 1．心血管活动的调节： （1）心脏的神经支配及其作用。 （2）血管的神经支配及其作用。	1．理解压力感受器反射对维持正常血压的意义。 2．理解化学感受器反射对在低血压时挽救血压的意义。	1．解剖学外周神经、内脏神经的结构。 2．解剖学延髓的一般性知识。

续表

教学内容/学时	教学课次	知识目标	能力目标	预备知识
		（3）心血管活动中枢。 （4）压力感受器反射。作用。意义。 （5）化学感受器反射。作用。意义。 2. 体液调节。 肾上腺素、去甲肾上腺素、肾素-血管紧张素等物质对心血管的作用。 熟悉： 1. 心肺反射。作用。意义。 2. 加压素、内皮素、NO、ANP等物质对心血管的作用。 3. 冠脉循环、肺循环、脑循环的特点和调节。	3. 理解临床升压治疗用药的生理学原理。	
第五章 呼吸/8 1. 呼吸的概念和环节。 2. 呼吸运动。 3. 血气运输。 4. 呼吸运动调节。	呼吸/1	掌握： 1. 呼吸的概念和意义。 2. 呼吸的过程。 3. 肺通气的动力。直接动力、原动力、原动力转变为直接动力的关键。 4. 呼吸运动的形式。 5. 呼吸功能评价指标。肺内压的变化规律。 6. 胸膜腔负压的作用和意义。胸膜腔负压变化的规律。	1. 理解临床缺氧的可能环节。 2. 理解临床气胸时肺不张的生理学机制。	呼吸肌、胸膜腔的解剖学结构。
	呼吸/2	掌握： 1. 肺通气的阻力。弹性阻力的构成。肺的弹性阻力。 2. 肺泡表面张力。形成。作用。 3. 肺泡表面活性物质。主要成分。分泌细胞。作用。意义。 4. 肺通气功能的评价。肺容量。肺通气量。潮气量、肺活量、肺泡通气量、无效腔。	1. 理解临床呼吸困难的生理学原理。 2. 理解人工呼吸的生理学原理。 3. 理解早产儿发生新生儿呼吸窘迫综合征的机理。	肺泡的组织结构特征。

续表

教学内容/学时	教学课次	知识目标	能力目标	预备知识
		熟悉： 1．胸廓的弹性阻力。特点。非弹性阻力。意义。 2．残气量、功能残气量、用力呼气量。最大通气量。		
	呼吸/3	掌握： 1．呼吸气体交换。气体交换的动力。扩散速率。气体交换过程。 2．气体在血液中的存在形式。氧的运输。氧合血红蛋白。氧容量、氧含量、血红蛋白氧饱和度。 3．氧解离曲线。特点。意义。氧离曲线的移动。影响因素。意义。 4．二氧化碳的运输。两种结合形式。 5．影响肺换气的因素。影响组织换气的因素。 熟悉： 发绀出现的条件，发绀的意义。	1．理解临床吸氧的指证及生理学原理。 2．理解临床高压氧仓吸氧的意义。 3．理解临床慢性阻塞性呼吸系统疾病不宜吸纯氧的生理学原理。 4．理解发绀对缺氧的诊断意义。	1．分子的物理扩散运动。 2．肺循环、体循环的过程。
	呼吸/4	掌握： 1．呼吸运动的调节。呼吸中枢。脊髓。延髓。脑桥。 2．反射性调节： (1) 肺牵张反射。意义。 (2) 呼吸机本体感受器反射。意义。 (3) 化学感受器反射。外周化学感受器、中枢化学感受器。意义。 熟悉： 呼吸节律的形成机制：吸气切断机制。	1．理解临床呼吸困难的表现和处置原理。 2．理解脑干损伤病人呼吸抑制的生理学原理。	脑干（延髓、脑桥）的解剖学结构。

续表

教学内容/学时	教学课次	知识目标	能力目标	预备知识
第六章 消化和吸收/6 1. 消化与吸收的概念。 2. 消化道平滑肌的生理特性。 3. 胃肠道的神经支配。 4. 消化腺及胃肠激素。 5. 口腔内消化。 6. 胃内消化。 7. 小肠内消化。 8. 大肠内消化。 9. 吸收。	消化和吸收/1	掌握： 1. 消化和吸收的概念。消化的方式。 2. 胃的运动。特有的运动形式。胃排空。影响因素。 3. 小肠的运动。特有的运动形式。 4. 胃液。成分。作用。胃酸的分泌过程。作用。 熟悉： 1. 消化道平滑肌的生理特性。电活动。 2. 消化液的来源及其主要作用。唾液。成分。作用。 3. 大肠的运动形式。 了解： 咀嚼和吞咽。	1. 理解临床胃动力降低疾病的病理生理基础。 2. 理解临床治疗消化性溃疡的生理学原理。 3. 理解临床便秘防治措施的生理学原理。	1. 消化管和消化腺的组成，组织学特征。 2. 胃腺的组织学特征。
	消化和吸收/2	掌握： 1. 胰液。成分。作用。意义。 2. 胆汁。成分。作用。 3. 吸收。消化道各段的吸收能力。小肠是主要的吸收部位。 4. 各营养成分的吸收。 5. 消化活动的神经体液调节。消化器官的神经支配。交感、副交感、壁内神经丛。反射性调节。 6. 促胃液素、胆囊收缩素、促胰液素的作用和分泌调节。 7. 胃液分泌的调节。 熟悉： 1. 胃黏膜的自身保护。两种屏障。 2. 胆囊的功能。 3. 小肠液成分及其作用。	1. 理解急性胰腺炎的生理学原理。 2. 理解胆道疾病对消化机能的影响。	1. 胰腺、肝、胆囊的解剖结构，分泌或排放消化液的途径。 2. 小肠的组织学特征。

续表

教学内容/学时	教学课次	知识目标	能力目标	预备知识
		4. 吸收机制。被动吸收。主动吸收。继发性主动吸收。 5. 中枢。非条件反射。条件反射。 了解: 社会-心理因素对消化功能的影响。		
第七章 能量代谢与体温/4 1. 能量代谢 （1）机体能量代谢的来源和转化。 （2）能量代谢的测定原理和方法。 （3）影响能量代谢的因素。 （4）基础代谢。 2. 体温及其调节 （1）体温及其生理变动。 （2）机体的产热与散热。 （3）体温调节。	能量代谢与体温/1	掌握: 1. 能量代谢。概念。 2. 基础代谢。基础状态。BMR。 3. 机体能量的来源和去路。 4. 影响能量代谢的主要因素。 熟悉: 1. 能量代谢的测定。 2. 食物热价、氧热价、呼吸商。	理解测定BMR对某些疾病诊断的意义。	1. 糖、脂肪、蛋白质在体内的生物转化和利用。 2. 物理学中的能量守恒定律。
	能量代谢与体温/2	掌握: 1. 体温。概念。正常值。生理变动。 2. 产热形式。产热活动的调节。 3. 散热方式。 4. 体温调节。自主性调节。 5. 体温调节中枢。体温自动调节原理：体温调定点学说。意义。 熟悉: 1. 主要产热器官。 2. 主要散热器官。 3. 行为性调节。温度感受器。	1. 理解临床物理降温措施的生理学原理。 2. 理解机体感染性发热时的临床表现及退热药的作用机理。	
第八章 肾的排泄/8	肾的排泄/1	掌握: 1. 排泄的概念。机体排泄途径。肾的功能。 2. 肾血液循环的特点。调节机制。	1. 理解大失血、休克情况下肾血流量减少的原因及意义。 2. 理解急性肾小球肾炎时出现少尿、血尿、蛋白尿的原因。	1. 肾的解剖结构。 2. 肾单位、近球小体、滤过膜的组织学结构。 3. 肾血管的分支及走行。肾的神经支配。

续表

教学内容/学时	教学课次	知识目标	能力目标	预备知识
		3. 尿生成过程。肾小球的滤过作用。有效滤过压。肾小球滤过率。滤过分数。影响肾小球滤过的因素。意义。 熟悉： 1. 肾的结构特点。肾单位的分类。球旁器官。 2. 滤过膜的结构及其通透性。	3. 理解急、慢性肾炎时水肿发生的机理。 4. 理解大失血时出现少尿，大量输液时多尿的原因。	
	肾的排泄/2	掌握： 几种主要物质的重吸收过程。NaCl、葡萄糖、水、HCO_3^-。影响重吸收的因素。渗透性利尿。球-管平衡。意义。 熟悉： 肾小管和集合管的重吸收和分泌作用。重吸收的概念、意义。K^+的重吸收。	1. 理解呋塞米（速尿）、甘露醇利尿消肿的机制。 2. 理解正常情况下尿中不含葡萄糖的原因。 3. 理解糖尿病患者多尿的原因。	肾小管和集合管的组成及结构。
	肾的排泄/3	掌握： 几种主要物质的分泌。H^+、NH_3、K^+。 熟悉： 分泌的概念。尿的浓缩和稀释。概念。机制。 了解： 尿的浓缩和稀释的影响因素。	1. 理解肾具有排酸保碱、维持血浆pH相对恒定的原因。 2. 理解机体产生高渗尿、低渗尿的原因。	肾的解剖学结构。
	肾的排泄/4	掌握： 1. 尿生成的调节。ADH。来源。作用。分泌调节。水利尿。尿崩症。 2. 醛固酮。来源。作用。分泌调节。RAAS。血钾、血钠浓度。肾交感神经的调节作用。 熟悉： 1. 肾血浆清除率。 2. 尿的排放。排尿反射。意义。	1. 理解大量喝清水、大量出汗及大失血时尿量变化的原因。 2. 理解尿频、尿潴留、尿失禁的生理学机制。	1. 下丘脑的结构及与垂体束的联系。 2. 肾上腺皮质的组织结构。 3. 膀胱和尿道的神经支配。大脑皮层与脊髓的联系。

续表

教学内容/学时	教学课次	知识目标	能力目标	预备知识
		了解： 膀胱的肌肉、神经支配。初级排尿中枢。		
第九章 感觉器官/4	感觉器官/1	掌握： 1．感受器的一般生理特性。感受器电位。 2．眼的调节。晶状体的调节。近点。远点。瞳孔的调节。瞳孔对光反射。瞳孔近反射。眼球会聚。 3．眼的折光异常。近视、远视、散光。 熟悉： 1．感受器、感觉器官的概念。 2．眼的折光功能。四种折光介质。四个折光面。简化眼。 了解： 1．感受器分类。 2．视觉器官。	1．理解老视、近视、远视的发生机制、成像情况及矫正方法。 2．理解临床上通过瞳孔对光反射来判断中枢病变的理论依据。	1．眼球的解剖学结构。 2．凸透镜、凹透镜成像原理。
	感觉器官/2	掌握： 1．眼的感光功能。视锥系统、视杆系统。视杆细胞的感光原理。色觉。视觉障碍。 2．视力、视野。 3．外耳、中耳的传音功能。鼓膜。听骨链。咽鼓管。 4．声波出入内耳的途径。气导。骨导。基底膜的振动与行波学说。 5．前庭器官。椭圆囊、球囊的功能。半规管的功能。 熟悉： 1．内耳的感音功能。 2．耳蜗及蜗神经的生物电现象。	1．理解补充维生素A防治夜盲症的生理学机制。 2．理解色盲、色弱的发生机制。 3．理解鼓膜穿孔、化脓性中耳炎听力下降的发病原因。 4．理解传音性耳聋和感音性耳聋的发生机制和判断方法。	1．视网膜的组织结构。 2．耳的解剖结构。

续表

教学内容/学时	教学课次	知识目标	能力目标	预备知识
		了解： 1. 生理盲点。 2. 与视觉有关的几种生理现象。暗适应、明适应。双眼视觉。 3. 听觉器官。 4. 听阈、听域。 5. 前庭反应。眼震颤与变速运动的关系。		
第十章 神经系统/10	神经系统/1	掌握： 1. 神经纤维。基本功能。营养性作用。轴浆运输。神经纤维传导冲动的特征。 2. 突触生理。突触的概念、分类。 熟悉： 神经元的构成。神经元的四个功能分段。 了解： 1. 神经系统功能概述。神经元及反射活动的一般规律。 2. 分类和传导速度。 3. 化学突触的基本结构。	理解神经纤维损伤或麻醉时机体的表现及发生机制。	1. 神经元的组织学构成。 2. 突触的结构。
	神经系统/2	掌握： 1. 突触传递的过程。两种突触后电位。EPSP和IPSP。 2. 神经递质。外周神经系统中胆碱能纤维。 3. 中枢兴奋传递的特征。 4. 中枢抑制。突触后抑制。突触前抑制。 熟悉： 反射中枢。中枢神经元的联系方式。 了解： 1. 非化学性突触。 2. 中枢递质。	1. 理解各类受体阻断剂的药理学作用。 2. 理解肌肉不发生过度兴奋收缩及屈肌和伸肌交替活动神经机制。 3. 理解有机磷中毒的临床表现	1. 神经系统的分类。 2. 自主神经纤维的组成。

续表

教学内容/学时	教学课次	知识目标	能力目标	预备知识
	神经系统/3	掌握： 1．神经系统的感觉功能。脊髓。丘脑。丘脑投射系统。特异性和非特异性。路径、投射特点、作用、作用特点。意义。 2．内脏痛的特点。牵涉痛。机制。 熟悉： 1．大脑皮层的感觉分析功能。体表感觉区。部位。投射规律。本体感觉区。 了解： 1．内脏感觉区。视觉区。听觉区。嗅觉区和味觉区。 2．痛觉。概念。意义。痛觉感受器。致痛物质。皮肤痛的特点。	1．理解镇静催眠药的作用机制。 2．理解一侧大脑皮层受损机体感觉障碍的临床表现。 3．根据内脏痛的特征，指导内脏疾病的问诊方案及手术时应注意的问题。 4．根据常见疾病的牵涉痛部位协助诊断疾病。	1．神经系统的感觉传导通路。 2．大脑皮层的分区。
	神经系统/4	掌握： 1．牵张反射。类型。腱反射、肌紧张。反射弧。感受器。肌梭、腱器官。 2．脊休克。概念。表现。产生机制。意义。 3．去大脑僵直。 4．小脑对躯体运动的调节。小脑的功能分区。 5．基底核对躯体运动的调节。黑质-纹状体系。作用。病变表现。 熟悉： 1．神经系统对躯体运动的调节。脊髓。两类运动神经元。运动单位。	1．理解大脑皮层受损腱反射亢进的机制。 2．理解急性脊髓损伤的临床表现。 3．理解痉挛性瘫和弛缓性瘫的生理学机制。	锥体系、锥体外系的传导通路。

续表

教学内容/学时	教学课次	知识目标	能力目标	预备知识
		2. 大脑皮层对躯体运动的调节。大脑皮层运动区。作用。特点。运动信号下行通路。锥体系与锥体外系作用。 了解： 1. 屈反射与交叉伸肌反射。 2. 脑干对肌紧张的调节。易化区和抑制区。		
	神经系统/5	掌握： 1. 神经系统对内脏活动的调节。自主神经系统主要功能。递质、受体、阻断剂。各级中枢对内脏活动的调节。 2. 脑的高级功能。条件反射。概念。形成条件。变化。意义。人类的条件反射特点。学习与记忆。大脑皮层的语言中枢。一侧优势现象。优势半球。两种睡眠时相。伴发的生理变化。 熟悉： 自主神经系统的结构和功能特征。起源。分布。特征。 了解： 脑电图。皮层诱发电位。觉醒与睡眠。	1. 理解大失血等应急状态下机体的表现及意义。 2. 理解条件反射的建立过程。理解睡眠对机体的影响。	大脑皮层的语言中枢。
第十一章 内分泌/8	内分泌/1	掌握： 1. 内分泌系统概述。激素、靶细胞。主要内分泌腺及其激素。 2. 激素作用的一般特征。激素间的相互作用。 3. 下丘脑与神经垂体、腺垂体的结构功能联系。生长激素。种属特异性。作用。分泌调节。	1. 根据激素的特征理解内分泌系统病变时机体表现的严重性和复杂性。 2. 根据生长激素的作用理解生长激素分泌异常时机体的表现。	1. 内分泌腺的解剖部位。 2. 激素作用机制的生物化学过程。 3. 糖、脂肪、蛋白质的物质代谢。

续表

教学内容/学时	教学课次	知识目标	能力目标	预备知识
		熟悉： 激素的信息传递方式。分类。作用机制。		
	内分泌/2	掌握： 甲状腺激素作用。 熟悉： 催乳素的作用、分泌调节。缩宫素作用、分泌调节。 了解： 甲状腺激素。合成过程、体内过程。	1．理解甲状腺功能亢进患者应减少碘摄入的原因，抗甲状腺药物硫脲嘧啶的药理学作用。 2．理解甲状腺疾病的临床表现。	1．甲状腺的解剖结构及组织学特点。 2．糖、脂肪、蛋白质的物质代谢。
	内分泌/3	掌握： 甲状腺激素分泌调节。地方性甲状腺肿产生机制。	1．理解食物中缺碘导致地方性甲状腺肿的发病原因。 2．理解甲状腺功能亢进患者术前准备采用大剂量碘的理论依据。	
	内分泌/4	掌握： 1．肾上腺。皮质激素。髓质激素。糖皮质激素的作用、分泌调节。临床用药不能骤停皮质激素。 2．胰岛激素。作用、分泌调节。 熟悉： 甲状旁腺素、降钙素、维生素D_3作用。 了解： 甲状旁腺素、降钙素、维生素D_3分泌调节。	1．理解临床上长期大剂量使用糖皮质激素的不良反应及禁忌突然停药或停药过快。 2．理解糖尿病患者"三多一少"的机制。 3．理解婴幼儿应适当户外光照的原因。	肾上腺、胰岛、甲状旁腺的解剖结构。

续表

教学内容/学时	教学课次	知识目标	能力目标	预备知识
第十二章/2	生殖/1	掌握： 1. 男性生殖。睾丸的生精作用、内分泌作用。睾酮的作用。 2. 女性生殖。卵巢的生卵作用、内分泌作用。雌激素的作用。孕激素的作用。月经。月经周期。 熟悉： 1. 男性生殖。分泌调节。睾丸功能的调节。 2. 月经周期的调节。 了解： 1. 生殖的概念。 2. 妊娠。胎盘激素。避孕。	理解女性不孕发生的生理学原理。	1. 男性、女性生殖器的解剖结构。 2. 卵巢的组织结构。

（陈宝琅）